高等学校药字类专业系列教材

Modern Pharmaceutics

现代药剂学

（第二版）

主　　编　黎　威　何　文

副主编　郭咸希　周小菊　田　间

主　　审　董长江　周本宏

其他编委　卢　云　沈秉正　台万一　肖玉玲

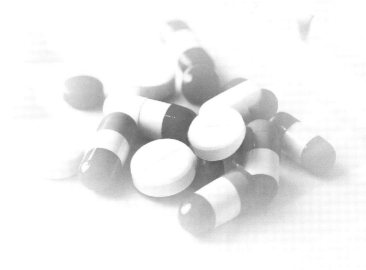

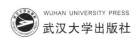

WUHAN UNIVERSITY PRESS

武汉大学出版社

图书在版编目(CIP)数据

现代药剂学/黎威,何文主编;郭咸希,周小菊,田间副主编.--2版.--武汉:武汉大学出版社,2025.5.--高等学校药学类专业系列教材.--ISBN 978-7-307-24634-8

Ⅰ.R94

中国国家版本馆 CIP 数据核字第 2024FS6666 号

责任编辑:杨晓露　　　责任校对:汪欣怡　　　版式设计:马　佳

出版发行:**武汉大学出版社**　　(430072　武昌　珞珈山)

（电子邮箱:cbs22@ whu.edu.cn 网址:www.wdp.com.cn）

印刷:武汉图物印刷有限公司

开本:787×1092　1/16　印张:22　字数:519 千字　插页:1

版次:2012 年 3 月第 1 版　　2025 年 5 月第 2 版

2025 年 5 月第 2 版第 1 次印刷

ISBN 978-7-307-24634-8　　　定价:88.00 元

前　　言

药剂学的发展日新月异，特别是与先进技术的结合，使得药物制剂的研发更具科学化、现代化及新颖性。

本书针对目前国内外药剂学研究较热门的十个领域进行了详尽阐述，包括药物制剂的设计与优化技术、微丸制备技术、口服缓控释技术、靶向给药系统、黏膜给药系统、薄膜包衣技术、原位凝胶、经皮给药系统、生物大分子药物新型给药系统、乳化技术等。在选材上尽量避免与现有的药剂学教科书内容重复，强调在本科学习的基础上进一步深入引导读者开阔视野，了解国内外药剂学领域的发展前沿和新制剂、新技术。

《现代药剂学》是武汉大学"十四五"规划教材，在本科药学专业必修课"药剂学"的基础上，对国内外药剂学的新制剂、新技术进行了深入介绍，是一部适合药学和生物制药专业本科生及研究生深入学习的参考书，也可为从事药物制剂研发的科技人员提供借鉴。希望本书的出版对药学工作者提高药物制剂的研究水平、开发层次，了解药剂学发展前景和更新知识等有所裨益，并能为培养药学人才作出应有的贡献。

本书的编者，包括主审，均为长期从事药剂学科研、教学的资深教师，均具有博士学位，在实际工作中均有一定的造诣和经验。他们热心药剂事业，为本书的编写付出了辛勤的努力，在此深表感谢！

药剂学发展至今，许多新技术、新辅料、新制剂层出不穷，而且学无止境，书中未及涵盖或取舍不当之处祈请广大读者指正！

编者

2025 年 2 月 27 日

1

目　　录

第一章　药物制剂的设计与优化技术

第一节　概　　述

　　"剂型"一词是医学和药学领域的常用名词，现代医学认为剂型是将原料药加工制成适合预防、治疗及诊断疾病的应用形式，方便临床使用，充分发挥了药物的治疗作用，降低或避免不良反应，同时便于贮存和运输。早在殷商时期，就有"鬯[chàng]其酒"的记载，《针灸甲乙经》序言有"汤液始于伊尹"之说，标志着酒剂、汤剂等剂型的出现。到明代，《本草纲目》问世，全面地总结了本草学，所述中医药传统剂型40余种，对药剂学的发展作出了重大贡献。此后，随着西方医学与技术的传入，片剂、注射剂等现代制剂剂型得到了生产及应用。

　　药物的药理作用必须通过剂型才能发挥。制剂是为适应治疗或预防的需要，按照一定的要求制成的，可以最终提供给用药对象使用的药品。过去认为只有药物的化学结构决定药效，现在随着药剂学及相关学科的发展，这种观点已逐渐改变，人们认识到剂型不仅赋予药物一定的外形，而且对药物的作用产生影响。无论哪一种药物，都不能直接应用于患者，它们在临床应用之前，都必须制成适合医疗或预防应用，并具有与一定给药途径相对应的形式，这种形式称为药物的剂型(dosage forms)。药物制成各种剂型及制剂可以有不同的用药部位和给药途径，有不同的处方组成、理化性状和释药性能等。同一药物经加工制成不同的剂型后，因给药途径、理化性质及释药性能不同，往往呈现不同的效应，如药物的起效时间、作用强度、作用部位及持续时间、毒副作用等。例如：解热镇痛抗炎药布洛芬，常见的剂型有布洛芬片剂、布洛芬混悬剂、布洛芬栓剂及布洛芬注射剂等，以上剂型均为布洛芬制剂。

　　环境中的温度、水分、催化剂、光线、辐射等因素可影响药物制剂的稳定性；机体的年龄、胃肠道功能、肝肾功能等因素可影响制剂的作用效应，因此设计适宜的剂型对药物药效的良好发挥起到重要作用。而药物剂型优化的目的，是基于临床用药的需求，根据药物的理化性质及药理作用，选择合适的辅料及制备工艺，弥补现有制剂不足，扩大用药适应证，为临床提供安全、有效、经济的治疗药物。

　　近年来，全球医药产业在激烈竞争中快速发展。药物制剂在我国从制药大国转变为制药强国的过程中，被赋予越来越重要的使命，成为我国医药发展新的机遇。随着生命科学、材料科学与药学不断交叉融合，药物制剂的新技术、新工艺、新辅料、新材料、新设备不断涌现，使得药剂学研究可以向更加纵深微观发展，从微米到纳米，再到分子水平，为更全面详细地研究开发药物新剂型提供更加充足的理论和方法依据。

一、药物剂型与临床药效密切相关

1. 药物剂型改变药物的作用性质

有些药物在剂型和给药途径不同时能改变其作用性质。例如硫酸镁口服溶液剂,由于具有一定的渗透压,使肠内保持大量水分,机械地刺激肠蠕动,发挥导泻作用;口服33%硫酸镁也可刺激十二指肠黏膜,反射性引起胆汁排空而有利胆作用;但其10%的注射液,能抑制中枢神经系统,用于抗惊厥和先兆子痫的治疗;50%硫酸镁外用则可以消炎去肿。

2. 药物剂型改变药物的吸收速率和生物利用度

剂型不同,药物从制剂中溶出的速度不同,故而影响药物吸收速率和生物利用度。药物含量相等的一些药物制剂,因药物晶型、粒度差异、剂型不同、处方组成或制备工艺不同,其生物利用度常有较大不同。一般情况下,雾化制剂>口腔黏膜制剂>肌肉注射>舌下制剂>贴片>凝胶胶囊>胶囊>片剂的生物利用度。例如,硝酸甘油存在显著的首过效应,口服生物利用度低,制成舌下、透皮制剂可有效提高药物的生物利用度,提高药效。吲哚美辛片剂溶出速率慢,影响吸收,每日所需剂量为 $200 \sim 300mg$,刺激性大,几乎被淘汰,后采用胶囊剂,改善药物的溶出速率,促进了药物的吸收,用较少剂量 $75 \sim 100mg$ 即可达到治疗效果,不良反应大大降低。再如国外曾发生苯妥英钠胶囊引起患者中毒的事件,原因是将原来所用的填充剂硫酸钙改由乳糖替代,乳糖易吸湿、溶解快,药物吸收大幅增加,致使血药浓度过高而造成中毒。

3. 药物剂型改变药物的靶向性

将药物制成靶向制剂可以提高药效、降低毒性。如前列地尔注射液,是以脂质微球为药物载体的靶向前列腺 E1 制剂,脂微球的包裹可使本药在肺内不易失活,使其具有较强的扩张血管和抑制血小板聚集的作用;同时脂微球的屏障作用可减少药物对血管的刺激和炎症反应。再如,结肠靶向给药制剂,可避免药物在消化道上段的破坏或释放,而到人体结肠释药,发挥局部或全身治疗作用。

4. 药物剂型改善药物的不良反应

例如,紫杉醇溶解度低,以聚氧乙烯蓖麻油为增溶剂制成注射剂时刺激性大,设计制成紫杉醇脂质体制剂后,可避免使用增溶剂,降低了刺激性,用药安全性得以提高。对于治疗指数较小的药物(治疗指数(TI)= 半数致死量(LD_{50})/半数有效量(ED_{50})),可设计制成缓释、控释制剂,使血药浓度更为平缓和持久,减少峰谷浓度起伏,安全性好。

二、药物剂型选择依据

1. 根据临床治疗目的选择合适的药物剂型

改变剂型的主要目的是满足临床治疗和预防用药的需求,临床疾病种类繁多,病有缓急,症有表里,应针对疾病的种类和特点,确定合适的给药途径和相应的剂型。判断和评价药物新剂型合理性的一个基本标准就是新剂型相比原剂型,能够更好地为临床治疗服务。

药物新剂型研究应紧紧围绕临床需求,科学、客观地选择剂型。对于一些急性疾病,例如心绞痛、急性支气管哮喘等急性疾病的治疗，我们首选注射剂，其他经黏膜直接吸收的剂型，如吸入剂、口腔速崩片、直肠栓、滴丸等都是不错的选择；而对于一些慢性疾病的治疗，如高血压、高胆固醇、糖尿病、尿失禁、骨质疏松、关节炎、癫痫、多动症、胃食管反流疾病、抑郁症等，缓控释制剂则是合适的剂型，缓控释制剂能够平稳血药浓度，降低药物不良反应、减少服药次数、方便病人用药、提高药效、安全性和患者的顺应性。随着对药物药理作用特点的深入了解，根据各种疾病治疗的时辰药理学和时辰病理学的研究结果进行缓控释制剂的开发，以保证平稳的血药浓度，并达到最佳的治疗效果，是近年来缓控释制剂的研究方向。临床实践表明，许多常见病的发病呈昼夜变动的特点，如高血压病人早上醒来时体内儿茶酚胺浓度增大，在最初几小时内最可能出现问题；心肌梗死的发作时间呈可预测的波动；哮喘病人呼吸困难等症状在夜间最明显。择时释药系统根据疾病发作的时间规律和时辰药理学原理，按照时辰和生理需要而定时、定量地释放出有效治疗剂量的药物。这一研究思路对药物新剂型的开发提出了更高的要求，虽然在一定程度上增加了开发成本，延长了开发周期，但是这种切合临床需求的新型制剂终将是制剂工作者追求的目标。

2. 根据不同生理因素选择合适的剂型

一般来说，生理因素对剂型合理性评价的影响主要包括种族、年龄、性别等，同一药物治疗同一种疾病，用药对象的生理特点不同，在剂型选择上具有明显的差异。

(1)种族差异。药物种族差异是指由于种族因素的差异导致同一种药物对不同种族人群的安全性、疗效、剂量和给药方案不同。药物种族差异由种族因素的差异所产生。种族因素对药物作用的影响是多种多样的，不仅包括各种族间的生理差异，还与社会文化、风俗习惯、医疗实践等非药源性因素密切相关，所有这些因素最终均影响到药物作用于人体的吸收(absorption)、分布(distribution)、代谢(metabolism)、清除(excretion)等药代动力学，以及临床疗效、安全性、量效关系等药效学反应的各个过程。如心血管药普萘洛尔使患者心率下降20%，其所要求的血浆药物浓度，中国黄种人比美国白种人低约50%；而用于呼吸抑制的吗啡正好相反，起效剂量中国人比美国人高1倍；抗结核药异烟肼在人体内的主要代谢途径是乙酰化，乙酰化作用在不同人群中存在快慢之分，黄种人主要为快乙酰化者，而白种人多为慢乙酰化者。这种代谢差异在磺胺二甲嘧啶、肼屈嗪、普鲁卡因胺和苯乙肼中也可以见到。所以，如果在进行某一药物的新剂型开发时，照搬国外数据，而不经过详细的临床前处方设计和一定规模的临床试验，仅仅凭借药代动力学参数的估测，是难以判定中国人和外国人在药效学反应上的差异的，这样的剂型仿制也是毫无意义的。

(2)年龄。改变剂型的一个目的就是提高不同年龄段患者的用药顺应性。对新剂型的选择应从服用方法、外观、形状、大小、色泽、嗅味等多方面进行评价，这一点在儿科用药剂型的选择上尤其重要。因为相比成年人，儿童更易生病。同时，由于儿童各个器官尚未发育成熟，其肝脏代谢酶活性、肾清除率、血脑屏障等与成人存在较大差异，不能简单地用成年人的药品进行减量处理。另外，儿童用药对尺寸、口感、颜色等也有独特要求，这也是不容忽视的。应在把握儿童用药的质量和安全性的前提下，尽可能地考虑儿童的生理和心理特点，选择和研发提高儿童服药顺应性的药物新剂型。国内儿童药以颗粒剂、片剂、口服溶液剂为主，丹麦 Fertin Pharma 公司研发了一种药用咀嚼胶，10～20min 的咀嚼时间，能使大多数药物释放并保留在口腔内，达到口腔黏膜对药物充分吸收的效果。咀嚼胶释放的药物主要通过口腔黏膜吸收，可用于疼痛、偏头痛、过敏、恶心、消化不良、咳嗽、感冒和晕动症等多种儿童疾病的治疗。这种咀嚼胶口感好，不需用水送服，寓药于乐，特别适于儿童的服药特点。再如老年人及临床吞咽障碍的患者，常规口服药的使用受到限制。口崩片指在口腔内不需要用水即能迅速崩解或溶解的片剂。此种剂型崩解速度快、吸收迅速，且服药后无须喝水，对儿童、老年、卧床不起和严重伤残病人最为适宜。虽然口腔崩解片对主药的溶解度无具体要求，但由于口崩片需要口感好，且辅料中有较多的崩解剂和矫味剂，故药品的剂量小，且对药物的苦涩感和刺激性均要求较高，因此此类剂型的适用药物较少。

（3）性别。针对妇女绝经期综合征，德国先灵（Schering）公司利用透皮控释技术制备的雌二醇/左炔诺孕酮控释贴片新剂型，能比口服制剂以小得多的剂量持续释放激素，1周1次治疗中度至严重绝经后引起的血管舒缩症状。本品改变了以往激素治疗的传统给药途径，提高了女性对激素治疗这些症状重要性的认识和对药物有效性的信心。伯莱克斯（Berlex）公司开发的雌二醇控释贴片的剂量规格达6种之多，均为易贴于皮肤上的透明薄片，可以使女性患者采用更多个性化方案治疗绝经综合征和预防骨质疏松。

3. 根据药物的理化性质和药理、生理学特点，灵活选择剂型

药物的溶解度、pKa值、熔点、表面性质、分配系数、嗅味、粒度、晶型、水分，以及药物在光、热、湿、氧等条件下的稳定性等理化性质不同，体内的 ADME 生物学特点各异。因此，应在充分掌握药物理化性质及具体处方、工艺等对制剂影响的基础上，考虑该药物是否适宜被开发成新剂型。

（1）根据药物的理化性质确定合适的剂型。对于难溶性药物，通过合适的制剂手段，将其制备成方便老人、儿童及吞咽困难者服用的口服制剂，既可以提高病人服药的顺应性，又可以改善药物的溶解性质，有利于药物的吸收。分散片、口腔速崩片、混悬剂或干混悬剂等都是合适的剂型。但对于水溶性药物，口服溶液剂、泡腾片、颗粒剂、冲剂等就在优先考虑之列，当然还应考虑药物在溶液状态下的稳定性、晶型变化等诸多理化因素对药物制剂的影响。

（2）根据药物治疗作用机理选择剂型。随着人们对药物作用机理认识的不断深入和制剂技术的进步，对新剂型药物的选择已经突破了过去的一些原则。例如缓控释制剂是在普通制剂基础上发展的一类药物新剂型，但并非所有药物均适宜制成缓控释制剂。以往认为，抗生素类药物，由于其抗菌效果依赖于峰浓度，加之其特有的耐药问题，一般不宜制成缓控释制剂。但近年来，在实际剂型开发中，已成功制备了不少抗生素类缓控释制剂。根据抗生素药效学研究成果，将抗生素主要分为两大类：一类为以内酰胺类抗生素和部分大环内酯类抗生素为代表的时间依赖型；一类为以氨基糖苷类、喹诺酮类为代表的浓度依赖型。时间依赖型抗生素要求血清浓度大于最低抑菌浓度（MIC），且持续时间要超过给药间隔的40%（青霉素类）至50%（头孢类）。通常剂量给药时，其血清浓度达到最低抑菌浓度的4~5倍后，杀菌作用即处于饱和状态，增加给药剂量一般不改善疗效。这类药物没有或少有抗生素后效应，维持血清药物浓度的时间主要取决于半衰期的长短。基于以上药效学的认识，现已成功开发出了头孢氨苄肠溶缓释胶囊、头孢拉定缓释片、头孢克洛缓释

胶囊等新剂型，并取得了良好的治疗效果。浓度依赖型抗生素的药效学一般要求 24h 曲线下面积（AUC_{0-24h}）/MIC≥125，血清药物峰浓度（C_{max}）/MIC≥10，且峰浓度尽量保持在防突变浓度（MPC）以上。因此这类抗生素的最佳临床治疗方案应为每日足量单次大剂量给予，故不推荐将其开发成缓控释制剂。国外开发的环丙沙星缓释片，表面上看不符合上述原则，但是分析其适应证不难看出，这种缓释制剂的适应证完全不同于常规缓释制剂，仅限于泌尿系统感染。由于环丙沙星主要从泌尿系统排泄，缓释制剂在泌尿系统的药物浓度高于常规缓释制剂，因此这一特定的药物代谢途径就成为将环丙沙星设计成缓释制剂的充分理由。硫酸庆大霉素缓释片，其适应证仅限于治疗因幽门螺杆菌引起的胃炎，也是一个提高局部治疗浓度，治疗特定疾病的例子。

以上剂型开发的分析提示我们，不能仅为了增加剂型而改变上市品种的剂型，还应针对具体的药物，从药效学和药动学等各方面进行具体分析和慎重评价。

4. 从安全性方面选择剂型

在选择剂型时需充分考虑其安全性。没有一种药物制剂是绝对安全的，但是应比较剂型因素产生的疗效增益和风险阈值，如果不充分考虑临床用药的经验和进行深入的文献检索，仅从无此剂型这一论据进行盲目开发，很容易使新药研究一开始就误入歧途。例如利巴韦林作为一种抗病毒药，在临床上有广泛的应用，已有厂家将其开发成注射剂使用。但国外利巴韦林安全性试验结果提示其临床用药具有严重的安全隐患，其中最为突出的问题是动物实验所显示的遗传毒性、生殖毒性和致癌性，以及临床应用中发现的致溶血性贫血等毒副作用，这些不良反应的发生率和严重程度具有剂量依赖性，某些动物实验的结果可以外推到人。因此美国 FDA 仅批准了利巴韦林的口服制剂和需经专用装置给药的雾化吸入剂，并在已批准的利巴韦林口服制剂的说明书中加入了黑框警示。目前国内上市的利巴韦林制剂的说明书中无安全性警示的内容，临床医师也缺乏相应的认识，各临床领域应用利巴韦林时也均未进行完善的不良反应监测。因此不能确定利巴韦林使用后给患者可能带来的远期后果。鉴于利巴韦林制剂的安全性特点，即使某些剂型，如粉针剂、大输液在短期有利于提高临床疗效，但从长期安全性考虑，还是需要对利巴韦林新剂型的开发重新权衡利弊。即使药物新剂型通过了上市前的动物实验和临床试验，批准并进入临床应用，也有必要对其进行上市后的药物评价。药物制剂安全性问题，值得引起新药审评人员和新药研发工作者的高度重视。

5. 从经济学角度选择剂型

从宏观的角度上讲，对药物的完整评价应包括临床、经济和人道三个方面的内容。临床方面，即我们通常进行的新药临床研究，需要解决新药的安全和功效的问题，而对于经济和人道方面，则需采用药物经济学方法和数据采集技术来衡量，它贯穿于新药研究的各个过程。以往，药物经济学研究往往是在产品开发的后期（第Ⅲ至第Ⅳ阶段的临床试验）进行，但由于医药市场的需求瞬息万变，这样做有些为时过晚。为了支持产品的市场准入及定价协商，有必要在药品研发的早期即选择合适的剂型时就融入药物经济学分析，这样就可以确保及时为相关人员（包括病人、医生、药剂师、用药目录委员会、政府机构和相关部门等）提供各自所需的信息。为了控制企业成本，应对激烈的市场竞争，越来越多的医药企业也开始重视药物经济学在新药研发和成本管理上的作用，并投入大量的资金和人力。这一投资反映了医药企业的一个根本转变，即从争取新药准入阶段逐步向理性商业化运作阶段发展。这一转变意味着企业认识到仅仅对药物的准入投入人力、物力是远远不够的，而应在药物开发的整个过程中开展药物经济学研究，以确保新药能被消费者接受并有良好的收益。

药物经济学研究是药品开发战略的重要组成部分，将药物经济学原理应用于药物新剂型的研究中，对确定产品开发的先后次序，决定是否终止研发等方面将发挥重要作用，同时也有助于提高研发效率。证明新药的市场价值也是新药开发与评价的一个重要组成部分。考虑到我国目前医药工业发展的整体水平、设备条件和市场需求，以及药物经济学的有关问题等，研制和申报单位在进行药物新剂型的选择与立项过程中，应充分运用药物经济学原理，不仅要提供具有说服力的文献依据和试验资料，而且还要从经济学和人道的角度充分阐述剂型选择的科学性、合理性和必要性，在调整科学的严谨和商业的相关之间找到最佳的平衡点。

总之，对药物新剂型选择的合理与否，应从药物的理化性质及生物学性质、临床治疗需要、患者用药的顺应性、已有制剂的利弊权衡、市场开发前景等各方面进行综合评价与分析。只有这样，才能保证剂型选择合理准确，减少药品研究资源浪费，降低药品评价与监管成本，这样才能更好地发挥药物新剂型在医疗卫生实践中的重要作用，推动医药科学技术的全面发展。

第二节　药物制剂设计的基本原则

在给药途径及剂型确定后，针对药物的基本性质及制剂要解决的关键问题，重要的工作就是选择适宜的辅料和工艺，将其制备成质量可靠、应用方便的药物制剂。药物制剂进入市场后，直接用于病人，无论经哪个途径用药，都应把质量放在最重要的位置，稍有不慎，轻则贻误疾病治疗，重则将给病人带来生命危害，同时也将给生产厂家带来不可估量的信誉损失和经济损失。药品的质量构成包括安全性、有效性、稳定性和顺应性。此外，对于制剂的设计者和生产者，制剂的生产成本和药品的价格也应是考虑的因素之一。

一、安全性

药物制剂的安全性问题来源于药物本身，也与药物剂型与制剂的设计有关。任何药物在对疾病进行有效治疗的同时，也可能具有一定的毒副作用。有些药物在口服给药时毒副作用不明显，但在注射给药时可能产生刺激性或毒副作用。例如布洛芬、诺氟沙星的口服制剂安全有效，但在设计成肌肉注射液时却出现了严重刺激性。一些药物在规定的剂量范围内的毒副作用不明显，但在超剂量用药或制剂设计不合理使药物吸收过快时，会产生严重后果，这类情况对于像茶碱、洋地黄、地高辛、苯妥英钠等治疗指数较小、药理作用及毒副作用都很强的药物更需要引起注意，临床上要求对这类药物进行血药浓度监测，就是为了尽量减少事故的发生。

对于药物制剂的设计者来说，必须充分了解用药目的、药物的药理、药效、毒理和药动学性质以确定给药途径、剂型及剂量。应该注意，在某些药物的新剂型及新制剂设计过程中，由于改变了剂型，采用新辅料或新工艺而提高了药物的吸收及生物利用度时，需要对制剂的剂量及适应证予以重新审查或修正，对于毒性很大的药物或治疗指数小的药物一般不制备成缓释制剂，也不采用微粉化工艺加速其溶解。

二、有效性

在保证安全性的同时，药物制剂的有效性是设计的重要考虑。药品的有效性与给药途径有关，也与剂型及剂量有关。前面已经强调了给药途径对药效的影响，如硝酸甘油通过透皮、舌下黏膜吸收及颊粘贴等取得不同的治疗或预防效果。又如硫酸镁在口服时是有效的泻药，而在制备成静脉注射液时则起到了解痉镇静的作用。即使在同一给药途径下，不同的剂型也可能产生不同的治疗效果。溶液剂、分散片、口溶片等制剂能够较快地起效，迅速地起到抗菌、镇痛、退热、止咳等作用，但往往维持时间较短，需要频繁用药，如布洛芬分散片、布洛芬颗粒剂等。将其设计成缓释制剂时则能够维持更长的作用时间，每天1~2次即可维持全天的镇痛作用。像高血压、精神焦虑等慢性、长期性疾病的治疗，以及预防性治疗等选择缓释剂型具有优越性。

在保证用药安全的前提下，通过合理的制剂处方及工艺设计可以提高药物治疗的有效性，对于某些口服难溶性药物、胃肠道吸收差的药物，使用高效崩解剂、增溶剂、固体分散技术或微粉化技术等可以提高药物的溶解速度及吸收，提高其治疗有效性。将一些药物制备成脂质体、微球、乳剂等剂型，不仅提高了药物的有效性，还能减少毒副作用。前列腺素E1具有强烈的血管扩张作用，在制备成乳状型注射液后，其有效性比溶液型注射液有数倍的提高，剂量降低至原来的1/10~1/5，同时还减小了药物对血管的刺激。

三、稳定性

稳定性是保证药物制剂安全性和有效性的基础。不仅要考虑在处方配伍及工艺过程中的药物稳定性，还要考虑在贮存期以及使用期间的稳定性。药物的化学不稳定性导致有效剂量降低，形成新的未知（或已知）毒副作用的有关物质；药物制剂的物理不稳定性导致液体剂型的沉淀、沉降、分层等，固体制剂的变形、破碎、软化、液化等现象；药物的生物学不稳定性导致制剂的污损、霉变、染菌等严重问题。所有这些问题或使制剂的有效剂量发生变化、制剂的均匀性变差，或使药品外观发生不良变化等，从而影响治疗以及病人和医护人员的顺应性。制剂设计中的稳定性考虑不仅与处方成分配伍有关，也与采用的制备工艺有关，如葡萄糖注射液、维生素C、阿司匹林等受湿、热和处方润滑剂等添加剂的影响，还需要考虑制剂的合理包装，特别是引湿性较强、光敏感的药物制剂还必须严格防潮、避光包装。有些在制剂处方和工艺设计中难解决的稳定性问题，通过制剂包装材料的选择则比较容易解决。

四、顺应性

顺应性是指病人或医护人员对所用药品的可接受程度。从给药途径而言，口服是应用最广泛、最容易被接受的给药途径，而注射剂需要专业技术人员操作，注射时的疼痛感等使许多人，特别是儿童患者不易接受。而直肠用药，对婴幼儿而言是一种较好的给药途径，在欧洲许多患者也比较乐意接受栓剂，但在我国的应用则不够广泛，需要进一步推广。所以从顺应性出发，只要口服给药安全有效，则在剂型选择上一般总是以口服制剂为首选。

顺应性的范围也包括对剂型及制剂的外形、外观、色泽、嗅味、使用方法等多方面的考虑。较小的体积、较少的数量、明快的色彩、良好的口味会受到更多患者的欢迎。胶囊、囊形片较圆形片更容易吞咽。解决一些药物的苦味是颗粒剂、咀嚼片、液体制剂处方设计和工艺设计中的专门技术。细腻、洁白、水性、涂展性好等优点使乳剂较油膏剂更受欢迎。缓释制剂发展的原因之一就是减少了病人每天用药的次数，方便了病人。更重要的是，优质的外观将进一步提高患者和医护人员对优质药品的信任度。相反，即使偶然的外观瑕疵都可使患者不能放心用药，甚至影响治疗效果。

在制剂的设计中，除了上述原则外，生产成本往往是列入考虑的重要因素。在保证质量和达到相同治疗目的的情况下，选择适宜剂型、辅料及工艺以降低成本，无论对生产者或对患者，以及对全社会，均具有重要意义。药物经济学的迅速发展将加强药品价格核算在药品生产及应用中的地位。

第三节　药物制剂处方设计前工作

一个药物从开始合成到最后上市，中间要进行大量的工作，主要内容大致包括药理活性筛选；初步毒理学及分析方法研究；处方前工作；临床研究；处方与制备工艺研究；申报工作。其中处方前工作在整个研制过程中占有重要地位。

处方前工作包括通过实验研究或从文献资料中获得所需科学情报资料，如药物的物理性状、熔点、沸点、溶解度、溶出速度、多晶型、pKa 值、分配系数、物理化学性质等。这些可作为研究人员在处方设计和生产开发中选择最佳剂型、工艺和质量控制的依据，使药物不但能保持物理、化学和生物学的稳定性，而且使药物制剂用于人体时，能获得较高的生物利用度和最佳药效。

处方前工作的主要任务是：获取新药的相关理化参数；测定其动力学特征；测定与处方有关的物理性质；测定新药物与普通辅料间的相互作用。由于处方前工作将为该药物制剂的开发提供决定性的参考价值，这就要求尽可能多地获取处方前信息，要求准确且及时。

为完成好处方前工作，可通过文献检索获取情报资料。如今新发展的网络信息检索更方便、简捷、经济，而且网络信息更新速度之快是以前所有检索工具所不及的。Internet已成为获取信息的主要途径之一，现将一些与药学有关的检索工具简介如下。

一、检索引擎

(1)通用检索引擎 Internet 蕴含着丰富的信息，随着 Web 空间的日益庞大，为了帮助用户快捷地获取所需信息，许多公司和信息机构推出了多种 Web 检索工具，其中使用广泛，具有重要影响的通用检索工具地址有：http：//www. google. com；http：//www. baidu. com；等。

（2）医学检索引擎（Medical Search Engine）。

①Medical World Search：MWS（医学世界检索）（http：//www. mwssearch. com）由 The Polytechnic Research Institute 创建。MWS 采用美国国立医学图书馆的 Unified Medical Language System 词表，该表融合了 30 余种生物医学词表和分类法（包括 MeSH 词表），约 540000 个医学主题词，几乎能提供每个医学述评的信息。

②医学目录（Medical Directory）：Medical Matrix（医源）（http：//www. medmatrix. org/）由 Healthtel Corporation 创建，是一种由概念驱动的智能检索工具，包括 4000 多个医学网址，分类排列。

③PubMed：PubMed 是一个免费的 MEDLINE 数据库，提供生物医学和健康科学领域的文献搜索服务。MEDLINE 是当今世界上最权威的文摘类医学文献数据库之一，1996 年起向公众开放。而 PubMed 是互联网上使用最广泛的免费 MEDLINE 检索工具，是美国国家医学图书馆（NLM）所属的国家生物技术信息中心（NCBI）于 2000 年 4 月开发的一个基于 Web 的生物医学信息检索系统，也是 NCBI Entrez 数据库查询系统中的一个。PubMed 数据库包含超过 3200 万篇生物医学文献和摘要。不提供期刊文章的全文，但是通常会附有指向全文的链接。

二、光盘检索

1. IPA 光盘检索

IPA（International Pharmaceutical Abstracts）是由 ASHP（美国医院药剂师学会）1970 年推出的药学专业核心期刊，收录了世界上 750 多种杂志的文献，在药理学、药物评价和药剂学等方面有独特优势。

2. Drugs & Pharmacology 光盘数据库（D&P）

D&P 是荷兰 Elsevier 出版社建立的 EMBASE 系统中的药物和药理学数据库，收录了荷兰医学文摘以及其他医学领域中有关药物和药理方面的文摘几百万条，每季度更新约 3 万条记录以反映新进展。内容涉及药物及潜在药物的作用和用途，以及药理学、药物动力学和药效学的临床和实验研究，如副作用和不良反应等各方面内容。

3. MEDLINE 光盘数据库

MEDLINE 是美国国立医学图书馆建立的 MEDLARS 系统中最大和使用频率最高的生物医学数据库，收录了自 1966 年以来世界上 70 个国家和地区已出版的生物医学及其相关学科期刊约 4000 种。

4. 中国生物医学文献光盘数据库（CBMDISC）

CBMDISC 是中国医学科学院医学信息研究所研制的综合性医学文献数据库，收录了自 1983 年以来《中文科技资料目录（医药卫生）》的 900 多种中国期刊，以及汇编、会议论文的文献题录，总计 96 万多条，内容涉及基础医学、临床医学、预防医学、药学、中医学及中药学等生物医学的各个领域。

5. 中国科技期刊光盘数据库

中国科技期刊光盘数据库是 1989 年由中国科学情报所重庆分所建立，收录 5000 余种期刊，其中医药期刊 800 余种，1994 年对核心期刊做了文摘题录。

三、网络检索

（1）Rxlist——the Internet Drug Index（http：//www. rxlist. com）。Rxlist 是 Internet 网上一项免费的服务。它收录了美国 4000 多种新上市或即将上市的药物、产品。该药物数据库包括药物的商品名称、普通名称和类目等信息。

①药物数据检索：通过 Keyword（关键词）检索和 Rxlist-ID（特征编号检索）检索，即可获得所查药物的商品名、普通药物名、适应证、副作用和使用方法等信息。

②The Top 200（美国排名前 200 位的药）：依次列出美国排名前 200 位的药物处方（按使用频率）。分三栏，分别为 brand name（商品名）、manufacturer（制造商）和 generic name（仿制药品名称）。单击所要查找的 generic name，即可得到该药的名称、治疗类型、临床药理、适应证及用法、禁忌证、参考文献等各种信息。

（2）Pharmacokinetics，Pharmacodynamics and Biopharmaceutics homepage（药物动力学、药效学、生物药剂学主页）（http：//griffin. vcu. edu/~gkrishna/PK/pk. html）。

四、电子期刊

电子期刊（Electronic Journal）是以数字形式存贮在光、磁等介质上，可通过计算机设备在本地或远程读取使用的连续出版物，又称为数字化期刊（Digitized Periodical）、在线期刊（Online Journal）等。国内比较有名的数据库电子期刊有中国学术期刊（光盘版）或中国期刊网（http：www. cnki. net）、万方数据或万方数字化期刊（http：//www. periodicals. com. cn）、重庆维普或天元数据（http：//www. tydata. com）等。电子期刊的优势显而易见：检索途径多样，读者可及时、准确获取所需信息；成本较低，省去了印刷、发行及邮寄等过程；方便读者，世界上的任何一位读者，只要具备上网条件，就可随时获取所需信息；出版周期短，更新及时；投稿、审稿、发行等均在网上进行，数据传输瞬时即可实现。

国内通过各种途径上网的电子期刊已超过 5000 种，其中生物医学电子期刊逾千种，全球的电子期刊高达数万种。现对几个权威生物医学电子期刊网站做简单介绍。

1. 国外电子期刊

（1）Free Medical Journal. com 网站提供的电子期刊（http：//www. freemedicaljournals. com）：这是一个专门提供免费全文医学期刊目录服务的网站。在该网站上可获得近千种免费医学在线期刊目录，可以通过主题、字母顺序、语种进行浏览。对于部分限制型期刊，则列出所限制的时间范围（如半年、1 年等）。

（2）斯坦福大学 HighWire 出版社提供的电子期刊（http：//www. highwire. org）：它是世界上最大的提供自然科学文献全文服务的网站，主要收集生命科学、医学、自然科学及少部分社会科学方面的出版物。目前该网站提供超过 4500 种医学电子期刊的 1200 篇文献，其中 50 余篇为免费全文。该网站将这些期刊分为免费、过刊免费、付费等几种类型。通过该网站的超级链接可以进入这些期刊的主页，其中有几百种期刊提供免费全文或摘要阅览，如 *Science*、BMJ 等。

（3）牛津大学出版社提供的电子期刊（http：//www3. oup. co. uk/jnls/online）：提供几

百种电子期刊，通过链接可以免费获取大量全文。

（4）几个著名的生物医学电子期刊。

Science（科学，http：//www. sciencemag. org）：世界著名科技期刊，周刊。*Science* 的用户分为 3 个层次：一般浏览者在进入该刊主页后，可免费阅读部分全文、现刊目录等；免费注册用户除具有一般浏览者的所有权限外，还可阅读一年前该刊的全文；订阅用户指个人订购印刷本者，这类用户在获得印刷本的同时，可拥有一个网上账号，用于及时在网上阅读全文或下载 PDF 格式的论文。

Nature（自然，http：//www. naturesj. com）：世界著名科技期刊，周刊。*Nature* 现在是一个系列化刊物，除了 *Nature*，还包括 *Nature Reviews Drug Discovery*，*Nature Genetics*，*Nature Neuroscience*，*Nature Cancer*，*Nature Immunology*，*Nature Biotechnology*，*Nature Cell Biology*，*Nature Neuroscience*，*Nature Medicine*，*Nature Materials*，*Nature Structural Biology*，*Nature Biomedical Engineering* 等众多刊物。*Nature* 的用户同 *Science* 一样，也分为三类，凡印刷本订购者在网上有权获取该刊全文，网上注册用户可阅读 1997 年以后该刊论文的摘要，而一般浏览用户仅可阅读目录及少量全文。

Cell（细胞，http：//www. cell. com）：影响因子最高的医学期刊。该网站提供 *Cell* 杂志 1996 年至今的全文及 1974—1995 年论文的摘要。用户可通过作者或关键词入口检索所需文献。免费注册用户可获取所有摘要，一般浏览用户仅可阅读目录。

British Medical Journal（英国医学杂志，http：//bmj. com）：世界上最有影响的医学期刊之一，周刊。该网站提供 1994 年以来 BMJ 的论文全文，几乎均可免费阅览。检索入口包括作者、题名或自由词等。

（5）Journal of the American Medical Association（美国医学会杂志，http：//jama. ama-assn. org）：JAMA 为周刊。美国医学会（AMA）还编辑出版 Archives of Internal Medicine，Archives of Dermatology，Archives of Facial Plastic Surgery，Archives of Family Medicine，Archives of General Psychiatry，Archives of Neurology，Archives of Ophthalmology，Archives of Surgery，Archives of Pediatrics and Adolescent Medicine 等系列刊。在 AMA 网站可检索上述期刊 1998 年以后的内容。

（6）New England Journal of Medicine（新英格兰医学杂志，http：//www. nejm. org）：世界著名医学期刊之一，周刊。该网站提供 NEJM 1975—1992 年的摘要及 1993 年以后的全文。网上注册用户可阅读出版 6 个月以后的全文，现刊全文限印刷本订阅用户或付费用户。

（7）*Lancet*（柳叶刀，http：//www. thelancet. com）：世界著名医学期刊之一，周刊。该网站提供 *Lancet* 1993 年至今的全文。网上注册用户有权阅读几乎所有全文（包括近期全文）。检索途径之一为引文作者。

2. 中文电子期刊

（1）中国期刊网（http：//www. cnki. net/index4. htm）：1996 年 12 月由清华大学主办的《中国学术期刊（光盘版）》CAJ-CD 出版，1999 年 6 月上因特网，称之为"中国期刊网"。中国期刊网收录 1994 年至今的 6600 种学术类核心与专业特色中英文期刊全文，累积全文500 多万篇，题录 1500 万余条。内容覆盖理工 A（数理科学）、理工 B（化学化工能源与材料)、理工 C(工业技术)、农业、医药卫生、文史哲、经济政治与法律、教育与社会科学、电子技术与信息科学。分九大专辑,126 个数据库,网上数据每日更新。收录医学全文期刊近 1000 种。

(2)万方数字化期刊(http://www.periodicals.com.cn):数字化期刊作为万方数据资源系统中的主要栏目之一,目前已经集纳了 5 大类,70 多个类目的 3500 种科技期刊全文。为方便浏览,单列了中华医学会系列杂志、大学学报、科学普及期刊、科技类文库、英文版期刊和中国科学系列杂志。

(3)重庆维普(http://www.tydata.com):重庆维普资讯公司从 1989 年开始研制"中文科技期刊数据库"(中刊库),在 1992 年制作第一张中文光盘。该网站主要包括中文科技期刊数据库、中文科技期刊引文数据库、外文科技期刊数据库、中国科技经济新闻数据库、中国企业及产品广告数据库。其中中文科技期刊数据库包含 1989 年以来的社会科学、自然科学、医药卫生、农业科学与工程、工业技术等学科 8000 余种期刊刊载的 500 余篇文献,并以每年 120 余篇的速度递增。

五、专利检索

(1)中华人民共和国国家知识产权局专利检索系统(免费全文)(https://www.cnipa.gov.cn/):该检索系统收录了 1985 年至今公开的所有中国专利(包括发明专利、实用新型、外观设计),可免费下载阅读中国专利说明书全文。

(2)中国知识产权网(免费文摘):该检索系统收录了 1985 年至今公开的所有中国专利,数据按法定公开日每周更新,是每周出版的《专利公报》的电子版数据。

(3)美国专利与商标局(USPTO)专利数据库(免费全文)(http://www.uspto.gov/):该数据库用于检索美国授权专利和专利申请,提供 1790 年至今的图像格式的美国专利说明书全文,1976 年以来的专利还可以看到 HTML 格式的说明书全文。专利类型包括发明专利、外观设计专利、再公告专利、植物专利等。

(4)欧洲网上专利数据库(http://ep.espacenet.com):欧洲网上专利数据库是由欧洲专利组织(EPO)及其成员国的专利局提供的,可以免费检索。使用该数据库可以通过某一 EPO 成员国专利局的网上数据库站点检索其他成员国专利局出版的专利申请。利用该数据库,还可以查找到美国、日本、专利合作条约组织(PCT)等 50 多个其他国家和专利组织的专利文献,这些专利文献大部分可以回溯到 1970 年。可以查到文摘、著录信息和说明书全文的国家有欧洲专利组织(EP)、法国、德国、瑞士、英国、美国、PCT。其他国家可以查到文摘和著录信息。

第四节　药物制剂处方的优化设计

一、概述

通过处方前的工作了解药物和辅料的所有物理、化学和生物学性质后,接下来的工作是剂型选择和处方设计。优化技术对处方和工艺因素提供深入的了解,并确定其最佳范围。一般先通过适当的预试验方法选择一定的辅料和制备工艺，然后采用优化技术对处方和工艺进行优化设计。

优化过程包括：选择可靠的优化设计方案以适应线性或非线性模型拟合；建立效应与因素之间的数学关系式，并通过统计学检验确保模型的可信度；优选最佳化学工艺条件。

二、优化法

(一) 单纯形优化法(simplex method)

1962 年 Spendley 提出基本单纯形法，它是一种动态多因素优化方法。方法易懂，计算简便，不需要建立数学模型，并且不受因素个数的限制。基本原理：若有 n 个需要优化设计的因素，单纯形则由 $n+1$ 维空间多面体所构成，空间多面体的各顶点就是试验点。比较各试验点的结果，去掉最坏的试验点，取其对称点作为新的试验点，该点称为"反射点"。新试验点与剩下的几个试验点又构成新的单纯形，新单纯形更靠近最佳目标点。如此不断地向最优方向调整，最后找出最佳目标点。

为了解决优化结果精度和优化速度的矛盾，可以采用可变步长推移单纯形，此即改进单纯形法，既能加快优化速度，又能获得较好的优化精度。改进单纯形法是 1965 年 J. A. Nelder 等提出来的，它是在基本单纯形法的基础上引入了反射、扩大、收缩与整体收缩规则，变固定步长为可变步长，较好地解决了优化速度与优化精度之间的矛盾，是各种单纯形优化法中应用最广泛的一种单纯形优化方法。如安定几乎不溶于水，市售的安定注射液使用丙二醇、乙醇、苯甲醇作共溶剂，带来了一定副作用，其中较为严重的是血栓性静脉炎。有人应用泊洛沙姆作主要乳化剂研制了安定的亚微乳剂，以改善其副作用。利用 Nelder 改良的单纯形优化法，确定泊洛沙姆和精制豆磷脂的用量分别为 4% 和 0.3%，制得的亚微乳稳定性和生物相容性均较好。

(二) 拉氏优化法(lagrangian)

拉氏优化法是一种数学技术。对于有限制的优化问题，其函数关系必须在服从对自变量的约束条件下进行优化。此法是把约束不等式转化为等式。此法具有以下特点：直接确定最佳值，不需要搜索不可行的实验点；只产生可行的可控变量值；能有效地处理等式和不等式表示的限制条件；可处理线性和非线性关系。

(三) 效应面优化法(response surface methodology)

效应面优化法是通过一定的实验设计考察自变量，即影响因素对效应的作用并对其进行优化的方法。$y=f(x_1, x_2, \cdots, x_k)+\varepsilon$（$\varepsilon$ 为偶然误差），该函数所代表的空间曲面就称为效应面(response surface)。效应面优化法的基本原理就是通过描绘效应对考察因素的效应面，从效应面上选择较佳的效应区，从而回推出自变量取值范围即最佳实验条件的优化法，为一种新的集数学与统计学于一体，利用计算机技术进行数据处理的优化方法。

有人设计了双嘧达莫气囊式漂浮渗透泵，同时评价制剂的体外释放和漂浮性能。以聚氧乙烯用量、NaCl 用量和致孔剂用量(PEG4000)为自变量，以自制处方溶出曲线与目标溶出曲线相比而得的相似因子(f_2)为应变量，采用星点设计-效应面法优化系统，所得优化模型在试验范围内预测效果良好。有研究使用效应面优化法来优化银杏黄酮醇苷的水解条件，并验证在优化的水解条件下银杏黄酮醇苷的定量分析方法。采用 4 因素 5 水平的星点设计方法，考察溶剂甲醇(X_1)、25% HCl(X_2)的用量、水解时间(X_3)及水解温度(X_4)对银杏叶标准提取物中银杏黄酮醇苷含量测定的影响。结果表明各因素之间有复杂的交互作用，拟合出多元二次方程并绘出效应面，在此基础上得出银杏黄酮醇苷的最佳水解条件，表明效应面优化法优化银杏水解条件切实可行。

(四) 实验设计

1. 析因设计(factorial design)

析因设计又称析因试验，是一种多因素的交叉分组试验。它不仅可以检验每个因素各水平间的差异，更是检验各因素之间有无交互作用的一种有效手段。如果两个或多个因素之间有交互作用，表示这些因素不是各自独立发挥作用，而是互相影响，即一个因素的水平改变时，另一个或几个因素的效应也相应有所改变。反之，如果无交互作用，表示各因素具有独立性，即一个因素的水平改变时不影响其他因素的效应。在析因设计中，研究各因素的所有组合下的实验结果(效应)，由此判断哪个因素对结果的影响最大，以及哪些因素之间有交互作用。

如以析因设计-效应面法优化党参饮片的炮制工艺。按照设计的炮制工艺进行优化，同时参照药典法测定党参饮片中的浸出物和水分。党参片以干燥温度(℃)与干燥时间(h)两个因素为自变量，麸炒党参以炒制温度(℃)与炒制时间(min)两个因素为自变量，以各自的水分和浸出物的综合"归一值"(OD 值)为因变量，分别进行多元线性回归和二项式方程拟合，用效应面法预测最佳工艺。结果两者的二项式方程拟合度均较好，预测性也均较好。采用析因设计-效应面法能从三维图直观地分析出自变量对因变量的影响，从而更方便地优选出党参饮片的炮制工艺。

2. 星点设计(central composite design，CCD)

星点设计是多因素五水平的实验设计，是在二水平析因设计的基础上加上星点和中心点构成的。星点设计常与效应面法联合应用，有关 CCD 设计表和操作方法可参考相关文献。

3. 正交设计(orthogonal design)

正交设计是一种用正交表安排多因素多水平的试验，并用普通的统计分析方法分析实验结果，推断各因素的最佳水平(最优方案)的科学方法。用正交表安排多因素多水平的实验，因素间搭配均匀，不仅能把每个因素的作用分清，找出最优水平搭配，而且还会考虑到因素的联合作用，并可大大减少试验次数。

有人对盐酸氨溴索口腔崩解片的处方进行优化。参照市售盐酸氨溴索片中主药含量，确定盐酸氨溴索口腔崩解片中主药用量。选用枸橼酸、酒石酸和富马酸 3 种矫味酸，两两组合，与微晶纤维素和甘露醇一并进行正交试验，以志愿者对苦味、麻和涩等的口感以及崩解时限、溶出度等为指标，确定微晶纤维素和甘露醇的用量，以及矫味酸的种类和用量。将阿司帕坦、薄荷粉末香精和苹果粉末香精分别作为甜味剂和矫味剂，根据志愿者服用后的口感评分，确定其用量。以休止角为指标，确定助流剂硬脂酸镁的用量。采用优化处方制备的盐酸氨溴索口腔崩解片口感明显改善，崩解时限和溶出度均符合要求，并与市售盐酸氨溴索片生物等效，起效更迅速。综上得到了符合盐酸氨溴索口腔崩解片剂型要求的处方。

4. 均匀设计法(uniform design)

均匀设计法也是一种多因素试验设计方法,它具有比正交试验设计法试验次数更少的优点。进行均匀设计必须采用均匀设计表和均匀设计使用表。每个均匀设计表都配有一个使用表,指出不同因素数应选择哪几列以保证试验点分布均匀。例如 2 因素 11 水平的试验应选用 $U_{11}(11^{10})$ 表,表中共有 10 列,根据 $U_{11}(11^{10})$ 的使用表,应取 1,7 两列安排试验。若有 4 因素应取 1,2,5,7 列进行试验。其试验结果采用多元回归分析、逐步回归分析法的多元回归方程。通过求出多元回归方程的极值即可求得多因素的优化条件。目前已有均匀设计程序,用程序进行试验设计和计算,更快捷和方便。

如考察不同因素对软胶囊胶皮溶解性能的影响,以柠檬黄为指示剂,改变因素的水平,测定胶皮溶解速率,用均匀设计优化胶皮处方。考察明胶与甘油质量的比例、聚乙醇 400(PEG400)的量、二氧化钛的量对胶皮溶解速率的影响规律,优化出胶皮处方。结果表明该方法简单、实用,有助于对胶皮处方的进一步研究。

5. 人工神经网络(artificial neural network)

人工神经网络是一种由大量简单处理单元以某种方式相互连接而成,对连续的输入做出状态响应的动态信息处理系统。它模拟人脑生物神经网络系统处理信息的方式,通过经验而不是设计好的程序进行学习、训练。因此,人工神经网络具有人脑的某些重要特性,如联想记忆、并行处理、自学习、自组织、自适应和容错性等能力,这些构成了人工神经网络模式识别、预测评价和优化决策等能力的基础。

如图 1-1 所示,这是含有一个隐含层的神经网络示意图,其中空心圆圈表示神经元,神经元是神经网络(neural network)的基本单元,也称为节点。每层中可以包含多个节点,多层节点之间按一定的方式相互连接构成神经网络。神经网络的信息处理功能由神经元的输入和输出、网络的拓扑结构、连接面的大小(突触联系强度)以及神经元的阈值所决定的。输入层节点的输入变量为自变量(样本参数),输出层节点的输出变量为因变量(目标函数),当多个输入进入神经元后,其加权求和值超过神经元的阈值后会形成输出,通过连接权连接,传递到下一层神经元,作为下一层神经元的输入值,这样按网络的拓扑结构依次传递。根据神经网络的计算原理,每一神经元的输入值将更新变化,最后到达输出层。将输出值与样本的期望输出值进行比较,计算出误差,按学习规律将误差反向传播到前一层神经元,调整连接权大小,重新计算,再输出。如此反复,直到训练集样本输出误差和达到期望值。至此得到固定的连接权值,就达到了对未知样本的预测和分析。其中网络的信息主要储存在连接权中。根据神经元之间的相互结合关系和作用方式,神经网络模型可以分为很多种,其中反向传播神经网络(back-propagation neural network)即 BP 神经网络是目前药剂领域中应用最广泛、计算能力最强的人工神经网络模型之一。由于这种网络的权值和阈值调整采用了反向传播的学习算法,解决了感知器所不能解决的问题,可以实现从输入到输出的任意非线性映射。在确定了网络的结构后,利用输入样本集对其进行训练,即对网络的权值和阈值进行学习和调整。经过训练的 BP 网络,对于不是样本集中的输入样本也能给出合适的输出,利用这种方式可以使用该网络对未知样本进行预测。

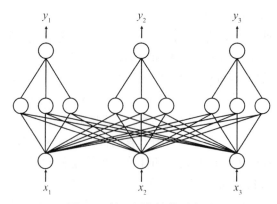

图 1-1 神经网络结构示意图

人工神经网络在药剂中的应用如下所示。

(1)药物制剂处方设计及优化。制剂处方设计及优化是目前神经网络在药物制剂中应用最多，也是比较有发展前景的方向之一，尤其是应用于缓控释制剂的处方优化和设计中。

有人将人工神经网络应用于优化 HPMC 缓释片处方。以药物的溶解度、含药量、HPMC 的量、HPMC 的固有黏度、辅料的量、黏合剂的浓度、溶出仪的转速为神经网络的输入，药物的累计释放量作为输出，采用 BP 网络对 52 个样本进行训练，建立 BP 神经网络模型。然后与优化算法相结合实现对乙酰氨基酚、甲氧苄氨嘧啶、米诺地尔、氧氟沙星等模型药物在不同的含药量、不同转速条件下的处方优化。试验结果发现利用神经网络预测药物的释放、训练处方和测试处方的实测值和预测值能很好吻合，得到的 4 个优化处方的释放值均和目标值很接近。有人选取 9 种药物作为模型药物，按 HPMC：糊精 = (5 ~ 0.2)：1 的配比制成不同释放度的缓释片，测定各个处方的释放度，以每个药物的溶解度和处方中 HPMC：糊精的配比值作为网络的输入，以释放度测量中每个给定取样时间点药物的累计释放量作为输出变量，得到含一个隐含层，迭代次数为 25 次的 BP 神经网络，通过优化，成功拟定了 4 个制剂处方，按此处方制备的缓释片的实测释放值与神经网络预测值相符。根据此法，可以从药物的溶解度设计符合一定释放度要求的缓释制剂处方。用干压包衣技术制备卡托普利延时起效延缓片时，用人工神经网络预测释药时滞。运用一个 3 层 BP 神经网络，以释放度作为输入层神经元，以对应时间点作为输出层神经元，得到一个含 8 个隐含层神经元的 BP 网络，其中变换函数为双曲正切函数，学习规则为归一化累积 Delta 规则，目标误差为 0.001，学习速率为 0.01。神经网络预测释药时滞结果为后面用 SAS 进行多元线性回归分析提供了可靠的数据，使预测优化处方很快达到设计要求。在硫酸沙丁胺醇渗透泵控释片的处方筛选中采用反应曲面法和人工神经网络法优化。选择包衣液中 PEG 1500 含量与包衣膜的厚度为网络的输入因素，以各个处方 1~8 小时的累计释放度对实践的相关系数和各处方 8 小时的累计释放度为输出因素，在 36 个实验处方中随机抽取 24 个作为网络的训练数据，其余作为网络的测试数据检测网络预测性能，建立了含一个隐含层的 BP 神经网络模型，最后根据预测结果实现处方优化。比较结果证实神经网络方法较优。

（2）药物制剂制备工艺方面的应用。药物剂型的制备工艺过程中，存在着诸如温度、压力、黏度、流速等诸多影响因素，这些工艺参数与制剂质量指标之间往往存在很强的非线性和耦合性，很难用传统的方法建立有效的质量控制模型。基于人工智能的人工神经网络具有辨识和逼近任意复杂非线性系统的能力，而且具有一定的容错能力，可以同步优化制备工艺中的多个工艺参数。

有人收集某大型中药企业滴丸制剂生产线的 100 多个生产批次，每个批次包含多个数据的样本作为神经网络训练集，设计了一个具有 3 个层的 BP 神经网络，输入层的 5 个节点分别为化料温度、化料时间、滴制温度、滴制速度及冷凝温度；输出层的节点为滴丸成品率，建立了某滴丸制剂过程工艺参数与滴丸成品率之间的神经网络映射模型。然后利用遗传算法对模型输入参数空间进行寻优，搜索使滴丸成品率达到最优时所对应的工艺参数值。经生产试制，利用优化后的工艺参数值进行生产，能使该制剂过程的成品率提高约 2.6%，表明利用神经网络与遗传算法对制剂过程进行建模与优化是合理的。

（3）药物制剂体内-体外相关性评价的应用。建立体内外相关性评价方法对药物制剂研究非常重要。一个好的体内外相关性模型应能使预测值与实测值相互吻合，从而用体外的释药数据预测药物的体内过程，设计与已知制剂生物等效的制剂，或者制定药物制剂的质量标准及指导临床用药。但是生物系统是极其复杂的，药物在体内的代谢过程也是相当复杂的，使得判定药物疗效与生物学、药物动力学及药物分布等各因素之间的关系非常困难。人工神经网络是模拟生物神经系统对外界系统的认知过程，它给我们提供了一个很好的研究体内外相关性的方法。

如采用人工神经网络结合 Wagner-Nelson 法，研究氯氮平非 pH 依赖型缓释片的体内体外相关性。以处方中 HPMC 与琥珀酸的用量为神经网络输入变量，考虑到缓控释制剂的特点，以 2h 的血药浓度，12h 的血药浓度-时间曲线下面积 AUC_{12}，以及血药浓度的峰值数据为输出，建立了氯氮平非 pH 依赖型缓释制剂处方组成和血药浓度之间的关系模型。以此为基础，绘制输出三个输出变量的等高线图谱，分别在 3 个等高线图谱上标记最佳变量所取值的范围，将 3 个图中的最佳区域结合在一起从而求得生物利用度最佳的处方。

人工神经网络技术作为一种新方法、新技术，虽然已在药剂研究领域取得了一定的进展，但仍然有许多问题需要进一步的研究。例如神经网络虽然可用于制剂制备工艺参数的优化，但能否利用神经网络实时监控工艺过程以控制质量还需进一步探讨；人工神经网络通常需要大量的数据训练网络，但有时数据的获得比较困难，尤其是体内的试验数据；神经网络拓扑结构的选择规律、传递函数的选取，防止过拟合和陷入局部最优等问题也需要在模型的建立过程中考虑；在制剂分析中的方法适应性和重现性等基础工作也还需要深入研究。总之，神经网络是一个充满了活力的研究领域，通过以上的简述可以发现神经网络在药剂学研究领域具有广阔的应用前景，相信随着神经网络理论和技术的不断发展，神经网络以其独特的模拟、学习、预测能力必将在药剂学的各个方面得到更充分的应用。

第五节　新药制剂的研究与申报

新修订的《药品注册管理办法（国家市场监督管理总局令第 27 号）》已于 2020 年 1 月

15 日经国家市场监督管理总局 2020 年第 1 次局务会议审议通过，自 2020 年 7 月 1 日起施行。为规范药品注册行为，保证药品的安全、有效和质量可控，根据《中华人民共和国药品管理法》(以下简称《药品管理法》)、《中华人民共和国中医药法》、《中华人民共和国疫苗管理法》(以下简称《疫苗管理法》)、《中华人民共和国行政许可法》、《中华人民共和国药品管理法实施条例》等法律、行政法规，制定本办法。在中华人民共和国境内以药品上市为目的，从事药品研制、注册及监督管理活动，适用本办法。

药品注册，是指药品注册申请人(以下简称申请人)依照法定程序和相关要求提出药物临床试验、药品上市许可、再注册等申请以及补充申请，药品监督管理部门基于法律法规和现有科学认知进行安全性、有效性和质量可控性等审查，决定是否同意其申请的活动。

国家药品监督管理局主管全国药品注册管理工作，负责建立药品注册管理工作体系和制度，制定药品注册管理规范，依法组织药品注册审评、审批，以及相关的监督管理工作。

一、药品注册分类

(1)未在国内外上市销售的药品。

①通过合成或者半合成的方法制得的原料药及其制剂；

②天然物质中提取或者通过发酵提取的新的有效单体及其制剂；

③用拆分或者合成等方法制得的已知药物中的光学异构体及其制剂；

④由已上市销售的多组分药物制备为较少组分的药物；

⑤新的复方制剂；

⑥已在国内上市销售的制剂增加国内外均未批准的新适应证。

(2)改变给药途径且尚未在国内外上市销售的制剂。

(3)已在国外上市销售但尚未在国内上市销售的药品。

①已在国外上市销售的制剂及其原料药，和/或改变该制剂的剂型，但不改变给药途径的制剂；

②已在国外上市销售的复方制剂，和/或改变该制剂的剂型，但不改变给药途径的制剂；

③改变给药途径并已在国外上市销售的制剂；

④国内上市销售的制剂增加已在国外批准的新适应证。

(4)改变已上市销售盐类药物的酸根、碱基(或者金属元素)，但不改变其药理作用的原料药及其制剂。

(5)改变国内已上市销售药品的剂型，但不改变给药途径的制剂。

(6)已有国家药品标准的原料药或者制剂。

二、申报资料项目

根据《国家药监局关于实施〈药品注册管理办法〉有关事宜的公告》(2020 年第 46 号)，为推进相关配套规范性文件、技术指导原则起草制定工作，在国家药品监督管理局的部署下，药审中心组织制定了《药品注册申报资料格式体例与整理规范》，自 2020 年 10 月 1 日起施行。

化学药品申报资料项目如下所示。

1. 综述资料

（1）药品名称。

（2）证明性文件。

（3）立题目的与依据。

（4）对主要研究结果的总结及评价。

（5）药品说明书、起草说明及相关参考文献。

（6）包装、标签设计样稿。

2. 药学研究资料

（1）药学研究资料综述。

（2）原料药生产工艺的研究资料及文献资料；制剂处方及工艺的研究资料及文献资料。

（3）确证化学结构或者组分的试验资料及文献资料。

（4）质量研究工作的试验资料及文献资料。

（5）药品标准及起草说明，并提供标准品或者对照品。

（6）样品的检验报告书。

（7）原料药、辅料的来源及质量标准、检验报告书。

（8）药物稳定性研究的试验资料及文献资料。

（9）直接接触药品的包装材料和容器的选择依据及质量标准。

3. 药理毒理研究资料

（1）药理毒理研究资料综述。

（2）主要药效学试验资料及文献资料。

（3）一般药理学的试验资料及文献资料。

（4）急性毒性试验资料及文献资料。

（5）长期毒性试验资料及文献资料。

（6）过敏性（局部、全身和光敏毒性）、溶血性和局部（血管、皮肤、黏膜、肌肉等）刺激性等特殊安全性试验资料及文献资料。

（7）复方制剂中多种成分的药效、毒性、药代动力学相互影响的试验资料及文献资料。

（8）致突变试验资料及文献资料。

（9）生殖毒性试验资料及文献资料。

（10）致癌试验资料及文献资料。

（11）依赖性试验资料及文献资料。

（12）非临床药代动力学试验资料及文献资料。

4. 临床试验资料

（1）国内外相关的临床试验资料综述。

（2）临床试验计划及研究方案。

（3）临床研究者手册。

（4）知情同意书样稿、伦理委员会批准件。

（5）临床试验报告。

三、中药、天然药物申报资料要求

中药是指在我国传统医药理论指导下使用的药用物质及其制剂。天然药物是指在现代医药理论指导下使用的天然药用物质及其制剂。

1. 综述资料

（1）药品名称。

（2）证明性文件。

（3）立题目的与依据。

（4）对主要研究结果的总结及评价。

（5）药品说明书样稿、起草说明及最新参考文献。

（6）包装、标签设计样稿。

2. 药学研究资料

（1）药学研究资料综述。

（2）药材来源及鉴定依据。

（3）药材生态环境、生长特征、形态描述、栽培或培植（培育）技术、产地加工和炮制方法等。

（4）药材标准草案及起草说明，并提供药品标准物质及有关资料。

（5）提供植物、矿物标本，植物标本应当包括花、果实、种子等。

（6）生产工艺的研究资料、工艺验证资料及文献资料，辅料来源及质量标准。

（7）化学成分研究的试验资料及文献资料。

（8）质量研究工作的试验资料及文献资料。

（9）药品标准草案及起草说明，并提供药品标准物质及有关资料。

（10）样品检验报告书。

（11）药物稳定性研究的试验资料及文献资料。

（12）直接接触药品的包装材料和容器的选择依据及质量标准。

3. 药理毒理研究资料

（1）药理毒理研究资料综述。

（2）主要药效学试验资料及文献资料。

（3）一般药理研究的试验资料及文献资料。

（4）急性毒性试验资料及文献资料。

（5）长期毒性试验资料及文献资料。

（6）过敏性（局部、全身和光敏毒性）、溶血性和局部（血管、皮肤、黏膜、肌肉等）刺激性、依赖性等主要与局部、全身给药相关的特殊安全性试验资料及文献资料。

（7）遗传毒性试验资料及文献资料。

（8）生殖毒性试验资料及文献资料。

（9）致癌试验资料及文献资料。

（10）动物药代动力学试验资料及文献资料。

4. 临床试验资料

（1）临床试验资料综述。

（2）临床试验计划与方案。

（3）临床研究者手册。

（4）知情同意书样稿、伦理委员会批准件。

（5）临床试验报告。

有关规定可参考《药品注册管理办法》，在此不再赘述。

四、申报新制剂的主要内容

1. 处方、制备工艺、辅料等

生物制剂学已证实，同一原料制成不同剂型，其作用开始时间、强度、持续时间均有显著差异；同一剂型，当辅料成分、工艺方法改变时也会影响到作用强度与稳定性。为此，制剂的处方、制备工艺和辅料规格、来源及其质量对药效影响很大，必须进行深入细致的研究。只有确定了制剂这些条件后，其他实验项目才能继续研究。

2. 稳定性试验

原料药物制成制剂后，稳定性常不如原料好。因此对制剂必须进行稳定性研究试验。包括自然存放和化学动力学试验的结果。

化学动力学试验是加速试验的理论依据。该试验在较高的温度条件下进行，用较短的时间获得结果，推算出在室温条件下制剂能保持原有浓度（或含量）的90%所需的时间（$t_{0.9}$）。

溶液型（包括注射剂）制剂应用加速试验法求室温的有效期在理论和实践上都较为成熟，在结果方面也比较可信，例如40℃加速试验3个月，大致可相当于室温25℃贮存2年。加速条件的确定是根据化学动力学原理导出的。

固体制剂药物的降解规律比较复杂，但仍有若干方法可以采用。固体制剂中的辅料有时可影响药物的稳定性，例如硬脂酸镁可加速乙酰水杨酸的水解。蔗糖等易吸湿成分可严重影响某些药物的质量。因此，用什么辅料组成处方最好，应进行一些初步实验。通常可在不同温度（40℃，60℃）、不同RH%（如75%、90%）、强光照射（如2000~4000Lx）下进行加速试验，定期取样，观察结果。

3. 溶出度或释放度试验

溶出度是指按照药典规定的方法在一定时间内药物从固体制剂溶入介质中的累计百分率。溶出速度系指药物从固体或半固体剂型中溶解、扩散到周围溶出介质速度的过程。溶出速度是剂型释药规律的一种反映。不同剂型、制剂、药物原料、辅料、处方组成以及生产工艺都可能改变释药规律。药物释放的快慢和持续时间的长短均将影响药物的吸收及药效的发挥。溶出速度可以用来评价或在生产中控制制剂的内在质量。一般认为凡属下列情况：难溶或难以吸收的药物；治疗量与中毒量接近的药物；要求速效或长效的制剂；用于治疗严重疾病或急救用的药物,都需要进行溶出速度的试验。这些药物的释药规律直接影响药物的生物利用度和药效。

4. 生物利用度

通常,将静脉注射的生物利用度定为100%,该药的其他制剂与静脉注射剂比较所得的生物利用度称为绝对生物利用度;若某药的一种非静脉给药制剂与该药的另一种制剂或相同制剂不同生产批号、牌号相比较,称为相对生物利用度。总体上说,吸收速度受溶出速度限制的药物,其生物利用度与溶出速度有较强的相关性。

以上是申报新制剂的四个主要内容及其试验方法概要。溶出度是体外试验,但与生物利用度紧密相关,其目的是保证制剂的有效性。稳定性试验则是保证制剂体外的稳定性。所有这些体内体外试验都必须有优良的处方,以工艺为基础,才能获得满意的结果。原料、辅料是构成制剂的基本物质。原料的纯度、晶型、粒度、溶出度都与制剂质量密切相关。辅料的来源、纯度、高分子辅料的聚合度、分子量、溶解度、水溶液的黏度等也与制剂的质量密切相关。因此,制剂的申报要求是严格的,内容是丰富的。必须以科学的态度、严谨的作风、实事求是的精神认真对待。

◎ 参考文献

[1]方亮. 药剂学[M]. 8 版. 北京:人民卫生出版社,2020.

[2]崔福德. 药剂学[M]. 7 版. 北京:人民卫生出版社,2011.

[3]方亮,龙晓英. 药物剂型与递药系统[M]. 北京:人民卫生出版社,2014.

第二章 微丸制备技术

第一节 概　　述

一、定义

微丸是一种直径在 0.5~1.5mm 范围内的球形或类球形制剂。除直接用于临床外，可进一步装胶囊，也可作为功能粒子用于制作片剂，如时控片、口腔速崩片等。

二、分类

微丸可分为速释微丸、骨架型缓释微丸和包衣型缓控释微丸(肠溶衣或不溶衣)三种，近来也有骨架与膜控杂化型、树脂型及脉冲释药微丸的研制报道。

速释微丸是将药物与辅料制成具有快速释放速度的微丸，要求其 30min 内释药量不低于 70%，因此常加入优良的崩解剂或表面活性剂，保证快速崩解及药物溶出。

骨架型缓释微丸主要由药物与难溶基质(脂肪、蜡类等)组成，无孔隙或极少孔隙，通过磨蚀、溶蚀、分散等溶出药物，一般释药模式符合 Higuchi 方程，影响释药速度的主要因素有药物溶解度、微丸的孔隙率及孔径等，较适用于水溶性药物。

肠溶衣型微丸是在微丸表面包上肠溶包衣材料，适合对胃有刺激或在胃中不稳定的药物；不溶衣型微丸是指将微丸用水不溶性高分子材料与适当比例的致孔剂的混合物包衣，可达零级释药目的，可通过控制小丸半径、衣层厚度及致孔剂含量来调节微丸的释药速度。在释药后期，随药物不断减少，药物达不到饱和，释药速度随浓度变化而呈一级释药。

骨架与膜控杂化型微丸是在骨架型微丸的基础上再对其进行包衣而制成的。通过选择合适的骨架材料及衣膜材料，可以调节药物的释放速度。有研究采用挤出滚圆法制备载药丸芯，以微晶纤维素作为填充剂，加入乳糖，组成骨架结构，再以乙基纤维素水分散体作为缓释包衣材料进行包衣。用该方法制备的缓释微丸衣膜质量好，制备工艺效率高，并且具备较理想的缓释效果。

树脂型微丸是利用药物交换到树脂上，经聚合物包衣成微丸。口服后胃肠道中离子可将药物从树脂上置换下来而发挥其缓释作用。有人以磺酸型离子交换树脂为骨架，以苯丙醇胺盐酸盐(PPA·HCl)为药物，以乙基纤维素为包衣材料制成苯丙醇胺缓释树脂，并考察了树脂粒径、衣膜厚度、聚合物黏度及介质离子强度、pH 值对树脂溶出度的影响。

脉冲释药微丸以定时控制方式在胃肠道特定部位如胃、结肠释药，其释药方式符合人体昼夜节律变化,是近期药物制剂研究的一个新领域。脉冲释药微丸亦称时控爆裂系统(time-controlled explosion system,TES),这种微丸从内到外分为四层:丸芯—药物层—膨胀层—水不溶性聚合物外层衣膜。水分通过外层衣膜向系统内渗透并与膨胀层接触,当水化膨胀层的膨胀力超过外层衣膜的抗张强度时,衣膜便开始破裂,从而触发药物释放。可通过改变外层衣膜厚度来控制时滞。有人以糖丸为丸芯,分别以亲水及疏水药物为药物层,再裹以膨胀层,最后以 EC 为外层衣膜做成 TES。他们发现 TES 的大小取决于丸芯大小、药物层及膨胀层厚度;释药速度取决于药物的溶解性,而不依赖于外界的 pH 值(因为膜的破裂不受 pH 的影响)。有研究将法莫替丁速释微丸与脉冲控释微丸按一定比例混合,装于硬胶囊壳中制成法莫替丁脉冲控释胶囊剂,使药物体内有 2 个释药峰,在一天口服一次的情况下也能有效地抑制晚间胃酸分泌。

三、特点

微丸属于多单元剂型,一般单次给药的药量由若干小丸构成。正是因此,与装填粉末或颗粒的胶囊相比,微丸胶囊有许多独特的优点:微丸外观光洁,粒度一致,流动性好,易于填装,重量差异小,且易于复方;球形微丸表面积小,贮存时受湿、热、空气的影响小,因而贮存稳定性好,产品质量稳定;由于微丸一般内部结实,含药量大,因此比粉末、颗粒装填量大,单粒胶囊的最大剂量可达 600mg;微丸崩解溶化性优,疗效发挥快,同时由于具有较固定的释药面积,释药速度稳定均匀,在胃肠道分布面积大,生物利用度高,刺激性小,受消化道输送食物节律影响小;易于制成缓控释制剂,通过骨架、包衣等来调节;制备机械化程度高,质量易于控制。

四、主要制备工艺

制备微丸的主要工艺见图 2-1。

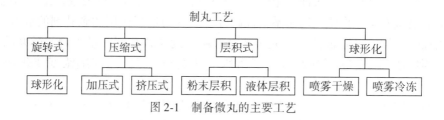

图 2-1 制备微丸的主要工艺

(一)旋转式制丸

旋转式制丸技术的机理是成核、聚结、层积过程。原粉粒子随机碰撞形成较大粒子(成核),最终形成丸核(聚结),丸核以一定速度随容器旋转,丸核间相互碰撞、摩擦形成球状丸芯(层积)。在制备过程中,原粉粒子大小、水分、黏合剂以及干燥速度等均影响丸核的大小和性质,微丸的成长速度与机器的旋转速度呈同方向变化。旋转式制丸技术制备的微丸粒径大小分布区域宽,易形成不规则形状,因此在检测小丸质量时,尤应注意测定微丸的粒度和圆整度。

旋转式制丸法的主要设备是旋转金属容器,常用包衣锅制备微丸。硫酸沙丁胺醇控释微丸可采用此法制备，经健康志愿者服用后，血药浓度平缓，达峰时间、半衰期明显延长，具有缓释效果。优布芬缓释微丸采用球状成形机制备，还有离心造粒亦属于旋转式造粒法，得到的微丸圆整性好、粒径分布集中。

（二）层积式制丸

层积式制丸指药物以溶液、混悬液或干燥粉末的形式沉积在预制成型的丸核表面，包括液相层积法和粉末层积法两种工艺。

液相层积法：该方法操作简便、工艺稳定，微丸质量较好。根据药物溶解度，采用水或有机溶媒作为溶液介质，尽量配制高浓度的药物溶液以缩短操作时间，对于溶解度低的药物，可将其微粉化后配成混悬液上药，亦制得较好微丸。

粉末层积法：该法尤适用于大剂量药物的微丸制备。操作关键：①协调供粉速率和黏合剂喷液速率，避免过湿和供粉过快影响微丸质量；②药物微粉化应小于10μm，以利于微丸的表面光洁度、含药层致密性和较低脆碎度。若流动性差则可加入适量助流剂，如微晶纤维素、微粉硅胶、滑石粉等；③控制物料批量、转盘转速和流化风量，使微丸呈螺旋运动状态，保证上药的均匀性。粉末层积法常常形成含量不均、大小不一的微丸，值得注意。

流化床制备微丸是目前常用的方法之一，主要通过层积过程完成。该法集制粒、干燥、包衣在同一容器完成，原辅料无损失，得到的微丸大小均匀、形状较好，生产过程劳动强度小，质量易控制。消炎痛控释微丸即可采用流化床制丸法。有人分别采用液相层积法和粉末层积法在流化设备中制备盐酸苯丙醇胺微丸，通过测定微丸收率、含量、均匀度、脆碎度、堆密度、粒径分布、表面光洁度，评价微丸质量，结果表明两种方法均可制得质量优良的微丸。

（三）压缩式制丸

压缩式制丸即用机械力把药物和赋形剂压制成一定大小微丸的过程，分为加压式和挤压式两种工艺。加压式制丸与普通压片工艺类似，只是模具的形状、大小不同。挤压式制丸工艺是将药物在挤压机械中挤压成高密度条状物，在离心球形化机械中打碎成颗粒并搓圆成微丸。

挤出-滚圆法制备微丸在国外应用已很普遍，该法制出的微丸大小均匀、粒度分布窄、药物含量均匀。制备小丸时操作条件不同会在很大程度上影响小丸的成型和质量。挤出速率影响小丸的产量，滚圆速率影响成丸大小，干燥的方法和时间对小丸的机械性能和骨架结构可产生影响，因此在制备小丸时应严格掌握控制其工艺条件以保证获得高质量的产品。扑热息痛控释微丸可采用挤出-滚圆法制备，将药物与辅料混匀湿法造粒并经18目筛挤压过筛，将条状湿粒置包衣造粒机内，以30r/min转速滚制成微丸，取出后于60℃干燥6小时，筛选24~30目微丸作包衣处理。国内研制出了带有导流装置的挤出滚圆机。由于导流装置的引进，大大增加了颗粒翻动、切割和磨圆效果，明显提高微丸的圆整度和得率。该法常用微晶纤维素为辅料，所含水分与小丸粒径有很大关系，水分越少粒径越小。挤出滚圆法可制得质地沉重、光滑均匀、圆整度好的微丸。

（四）球形化制丸

球形化制丸指将热融物、溶液或混悬液喷雾形成球形颗粒或微丸的过程，包括喷雾干燥和喷雾冷冻两种方法。由于液体被雾化产生很大的表面积，因此大大增加了雾滴的干燥和冷却效果，直接得到球形颗粒。两种方法的装置原理大同小异，喷雾干燥法的物料溶液介质为水或有机溶剂，在喷干室中热空气使之快速干燥，喷雾冷冻法的物料介质是低熔点蜡、氢化油或酯类，在喷干室内由循环冷风使熔融物料冷凝成丸。该技术制备的微丸具有多孔性，不适于控缓释药物的制备，多用于掩盖药物苦味与臭味，或将液状物料变成固态物料等。

(五)液体介质中制丸

液体介质中制丸是指将药物与辅料制成的颗粒置于液体介质中高速搅拌而形成微丸的制备方法，包括球形结聚法和冷凝制粒法两种工艺。

使药物在溶剂中发生聚结，从而制备颗粒和微丸的方法称为球形结聚法，其又可分为直接球形结聚法和结晶球形结聚法。直接球形结聚法的原理是将药物微粒直接混悬于一种溶剂中，并将其与另一种溶剂混合，在混合的过程中结聚成球。在使用直接球形结聚法的过程中，药物微观结晶形态无太多改变，达不到通过改变难溶性药物结晶状态以增大药物在体内生物利用度的目的，故而目前应用较少。结晶球形结聚法是将药物先溶解于一种溶剂中，再将其与另一种溶剂混合，而药物在此过程中发生结晶并结聚成球。结晶球形结聚法溶剂体系通常包括一种辅料(如聚合物等具有缓释作用的材料)和药物均易溶解的溶剂、一种辅料和药物均不易溶解的溶剂及架桥剂(药物在溶剂中聚结时，为增强颗粒间的相互作用力，使颗粒表面部分附着或溶解，进而使颗粒间产生毛细管张力而相互黏合，常外加一种溶剂，该溶剂即为架桥剂)。在了解药物和辅料在各个溶剂中的溶解特性的基础上，通过绘制三元系相图即可确定各种溶剂的比例。

球形结聚法既适用于常规的制粒操作，又可用于骨架型微丸的制备。在处方中添加合适的辅料(如高分子聚合物)使之与药物共同结聚，即可得到骨架型微丸。通常制备方法是用有机溶剂将药物与高分子材料溶解，再将含药有机溶剂倒入蒸馏水中，滴加架桥剂，在此过程中不断搅拌，在一定温度下，待药物结聚完全后，过滤，干燥，即得。

球形结聚法制备微丸的优点主要有：在常温下即可进行；整个操作过程在液相中完成，可避免药物粉尘的污染；操作简单，对仪器要求低，只需简单搅拌装置和容器；操作时间较短，结晶和制粒等可一步完成；实验材料与方法选择范围大。但由于球形结聚法制备微丸存在所制微丸脆碎度高，以及制备过程中有机试剂残留难处理等问题，该法在工业化生产中的应用受到了限制，目前还停留在实验室研究阶段。

冷凝制粒法是一种简便的新型工艺，可用于骨架型微丸的制备。其过程为：首先使载体材料在高于其熔点5~10℃的温度下熔融，然后将药物与载体充分混合形成溶液或混悬液，再由喷头喷入惰性液体中，药物与载体的混合物便发生固化，形成微丸。此过程分为成形和固化两部分，前者温度为25~100℃，为加热至熔融过程；后者温度为0~40℃，为冷却至固体过程。根据熔融混合物与惰性液体密度的不同，可选择将熔融物从顶端或底端喷入惰性液体中，使微丸能在沉降或上浮的过程中获得充分的冷却。该法制得的微丸具有圆整度好和粒径分布窄等优点。冷凝制粒法存在的缺陷是所制微丸硬度较差，且目前无成熟的相关工业化生产设备，因此该法尚未进入实际生产应用阶段。

微丸的制备方法还有振动喷嘴制微丸、熔合法制微丸、利用微囊技术制微丸，等等，其中熔合法制微丸优于湿法制丸，是制备缓释小丸的最简便方法，且重现性好。压缩式制丸技术也正在研究之中，一旦此类制丸机械问世，微丸生产将有大的飞跃，它的制备过程可以像片剂生产那么简单。

五、微丸的常用辅料

制备微丸丸芯的辅料主要是稀释剂和黏合剂，通常以淀粉、糊精单独或按一定比例制成，如阿司匹林肠溶微丸、布洛芬缓释微丸、盐酸强力霉素缓释微丸等，其中阿司匹林肠溶微丸的主药：淀粉＝0.6：1。中药浸膏可兼做黏合剂。有些微丸采用空白丸芯，将药物包裹于丸芯表面。

目前微晶纤维素（MCC）作为一种成丸促进剂，具有良好的流变学性质，不仅使物料具有塑性，而且起黏合作用，是制备微丸应用最广泛的辅料。MCC 种类较多，研究不同 MCC 制备微丸的差异，有利于制得物理性质及释药性质最佳的微丸。此外 MCC 与某些药物有相互作用，寻找完全替代或部分替代 MCC 的辅料，避免不良作用或降低生产成本成为近来制备微丸辅料研究的热点。

其他常用辅料有粉状纤维素、壳聚糖、κ-角叉菜胶、果胶衍生物、聚乙二醇脂肪酸甘油酯、交联聚维酮、淀粉、乳糖等。

大多数微丸需要进行薄膜包衣，通过膜的厚度或微丸增重的方法来控制其溶出速率，达到缓控释目的。此外，薄膜包衣还可以起到掩味，着色，提高药物稳定性，如：防潮、抗氧化、遮光、隔热等作用。

（一）水溶性包衣材料

聚乙烯醇、聚乙烯吡咯烷酮、甲基纤维素、羟丙基纤维素、羟丙基甲基纤维素等。

（二）水不溶性包衣材料

乙基纤维素、乙酸纤维素、丙酸纤维素、乙酸丙酸纤维素、聚丙烯酸树脂、聚乙烯、聚丙烯等。

聚丙烯酸树脂是一类常用的制剂薄膜包衣材料，是由丙烯酸和甲基丙烯酸或它们的酯，如甲酯、丁酯、二甲胺基乙酯、氯化二甲胺基酯等单体以一定比例共聚而成的一类高分子化合物。丙烯酸树脂有多种类型，由于构成的成分不同、比例不同、聚合度不同，所得产品的型号、规格也不同，性状差异较大。由于 Eudragit 具有成膜性能优良、各型号间相容性好等优点，并且安全无毒，在体内不被酶破坏，不被吸收和代谢，该类聚合物已广泛应用于缓释微丸、缓释骨架片、中药制剂、固体分散体、微球和微囊、口服结肠定位给药系统及透皮给药系统。

1. 渗透型丙烯酸树脂的应用

甲基丙烯酸（β-三甲铵基）乙酯-甲基丙烯酸酯共聚物在消化液中不溶解，但水分子可渗透入聚合物结构，将药物慢慢溶出释放。具有渗透性的聚丙烯酸树脂包括 Eudragit RL、NE、RS，分别为高、中、低渗透性材料，三者的相容性好，通过调节不同比例可获得理想渗透性而制得不同性质的制剂。单独或混合使用这些材料包衣，可以制备薄膜包衣缓控释制剂。

2. pH 依赖型丙烯酸树脂的应用

胃溶型丙烯酸树脂的应用：胃溶型丙烯酸树脂包括 Eudragit E100、EPO、E30D 等几种不同的类型。Eudragit E 在 pH 值为 5.0 以下的消化液中能快速成盐溶解,在口腔内能滞留 30~60s 而不溶解,有效避免口腔、食道等部位释药,但又不影响药物的溶出时间,故主要用于遮盖异味及隔离型包衣。在中药微丸包衣中也有广泛应用,如金蟾定痛微粒丸的制备,很好地解决了其成分易氧化变色、上色不均匀、崩解慢及吸潮等现象。

在普通肠溶制剂中的应用:普通肠溶丙烯酸树脂包括 Eudragit L30D-55、L100-55、L100、S100 等型号。Eudragit L、S 分别于 pH = 6.0 和 pH = 7.0 开始溶解,L100-55 在 pH = 5.5 下便可溶解。形成的包衣薄膜无色透明,略带脆性,需加入较大量(10%~40%)的增塑剂,如聚乙二醇、柠檬酸三乙酯等。在包衣时应注意药物与溶媒有无显著溶解作用,否则将不能直接喷涂于丸芯表面,而宜采用先包内粉衣隔离层,再喷包衣溶液的工艺。

对于溶解度具有 pH 依赖性的药物,通过采用具有 pH 敏感性的载体以固体分散技术处理,可有效改善其溶出行为,通过调节处方的组成和配比,制成体外释放具有 pH 非依赖性的制剂。

在脉冲、定位制剂中的应用:近年来,脉冲和定位给药越来越受到关注,丙烯酸树脂辅料也在这两个领域发挥了重要的作用。

3. 两种材料的混合应用

随着制剂技术的发展,目前制剂中经常将渗透型和 pH 依赖型的丙烯酸树脂混合包衣,以达到不同的释药目的。

(三)水分散体薄膜包衣材料

常用的有聚丙烯酸树脂水分散体、乙基纤维素伪乳胶、乙酸苯二甲酸纤维素乳胶、聚苯二甲酸乙酸乙烯酯水分散体和醋酸琥珀酸羟丙基甲基纤维素水分散体等。水分散体可延缓药物的释放。

(四)增塑剂

增塑剂用于微丸薄膜包衣中提高膜的性能。水溶性增塑剂有丙二醇、甘油、聚乙二醇等。非水溶性增塑剂有甘油三醋酸酯、苯二甲酸二乙酯、乙酰甘油一酯、蓖麻油、油酸等。

(五)致孔剂

致孔剂遇体液产生许多微孔,使药物分子易于溶出。常用的致孔剂有亲水性液状载体(甘油、PEG200)、电解质(NaCl、KCl)、糖类(乳糖、果糖、甘露醇等)、表面活性剂(聚山梨酯80、十二烷基硫酸钠)、微晶纤维素、高分子物质(PEG、PVP)、少量亲水凝胶(HPMC、CMC 等)。

第二节　微丸的形成机理

一、微丸的结合力(bonding forces)

(一)固体粒子间的相互作用力

该作用力包括范德华力、价键力、静电力、磁力等。这些相互作用力都只有在粒子间近距离时才发挥作用，如当粒子间距离在 0.1μm 以内时才具有明显的范德华力；当粒子间距离在 1nm 以内时才具有明显的价键力等。带相反电荷的粒子间如果具有静电力，往往较大，而同电荷的粒子间不宜聚集。对于磁力是否存在，目前尚有争论，有些学者认为它可能存在，且可能产生十分强的结合作用。

（二）液体桥（包括液体毛细管力和表面张力）

这是在湿法制丸中的润湿剂或湿黏合剂作用下形成的，是干燥前粒子结合的主要结合力，其形成过程可用图 2-2 来阐述。

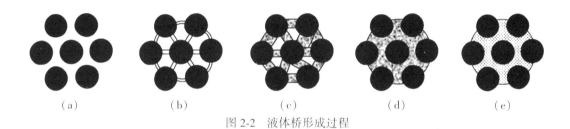

（a）　　　（b）　　　（c）　　　（d）　　　（e）

图 2-2　液体桥形成过程

钟摆状态（图（b））：当在分散的干粉中加入少量润湿剂或湿黏合剂时，每个粒子表面分布着许多液相接触点，靠表面张力使粒子连接，此时空气为连续相，液体相对空隙来说量较少。

索带状态（图（c））：随着润湿剂或湿黏合剂量的增加，液体相转为连续相，其中包有少量空气。

毛细管状态（图（d））：液体完全充满空隙，产生较强的毛细管力，使结合力进一步增加。

液滴状态（图（e））：液体完全包围聚集体，黏合强度仅取决于所用液体的表面张力，结合强度来源于液体桥，即表面张力及毛细管引力产生的黏合力。

（三）固体桥

高浓度黏合剂黏附到固体粒子表面，在粒子间产生较强的固体桥，形成较硬的粒子聚集体，这是微丸在干燥后的主要结合力。有三种可能形成的途径：黏合剂溶剂蒸发，在粒子接触点上析晶，形成连续骨架使粒子结合；黏合剂经一定时间后，自发固化而形成固体桥；高温时，黏合剂熔化，黏附于粒子表面，冷却后，黏合剂自然凝固形成固体桥，如图 2-3 所示。

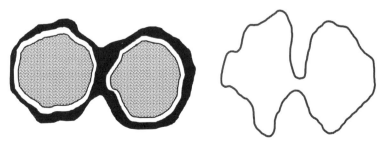

图 2-3　固体桥形成过程

（四）机械连锁

如图 2-4 所示，可能出现在纤维状、片状及大粒子的搅拌、压缩过程中，但对微丸强度仅有很小的作用。

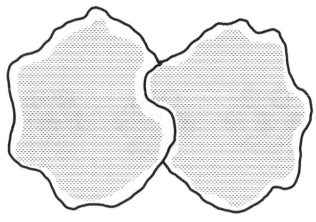

图 2-4　机械连锁示意图

二、微丸的成核及生长

微丸形成的基本原理：成核、聚结、层结、磨蚀转移等四个过程。

（1）成核：润湿剂或湿黏合剂喷入或加入药粉中，在液体桥的作用下形成液滴状，随时间增加，物质总量增加，成核数量增加。

（2）聚结：这是液滴状态丸核的结合作用，且只有表面稍带过量水分的核才能发生有效碰撞，核数下降，物质总量不变。

（3）层结：加入原粉到已成核体系中，使核成长。加入物可以是干燥的，也可以是润湿的，但其大小应小于已成核，此时丸核总量不变，但其大小及物质总量增加。

（4）磨蚀转移：在相互撞击过程中，物质从一个丸芯剥落，黏附到另一丸芯的过程，丸芯量不变，仅大小发生变化。随着时间的延长，磨蚀转移变化逐渐变小。

微丸就是在上述四个过程的相互渗透、相互作用中形成的。在这四个过程中，有三种使丸芯变小的作用，即磨损作用、破碎作用、粉碎作用等，见图 2-5。脱落的细粉、碎片主要通过层结作用重新黏合到破碎的核上，完成核的成长过程。也可能自身聚集形成新丸核，因此需要在生产过程中防止这三种作用力过大。

微丸在成型过程中不断地滚动、碰撞、摩擦、旋转，受到揉捏、挤压等机械作用力，因此必须具备足够的机械强度以维持外形。微丸的机械强度与溶出度、生物利用度有密切关系，缺乏机械强度的微丸极易松散，机械强度过大则溶出减慢、溶出度降低、生物利用度降低。要得到适宜硬度的微丸，辅料的选择至关重要，黏合剂的种类、浓度、包衣料的性质、辅料的配比等均应考虑。

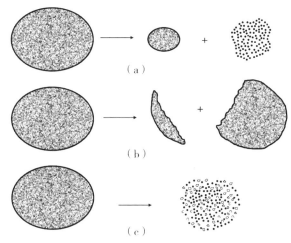

图 2-5　细粉和碎片形成机理

第三节　微丸的主要制备设备

一、用包衣机制备

在包衣机制备微丸中，微丸的成形可分为包层法(层积)和附聚法(旋转)。

包层法是指溶液或粉末均匀地附着在预先制好的母核上，使丸粒的体积逐层地增大。附聚法是指药物粉末相互黏结附聚成丸粒。根据包衣机的形式可分为无孔包衣机和微孔包衣机两种。无孔包衣机除了我们所熟悉的传统包衣机外，还有埋管式高效包衣机，既适合包层法又适合附聚法。而微孔包衣机仅适合包层法中的溶液上药法。在传统包衣机中，用包层法制丸时，把母核置于包衣锅中，喷洒适量的黏合剂溶液，一边滚一边撒入药物粉末。在黏合剂作用下，粉末附着于母核上，母核就与加入锅内的粉末进行撞击和摩擦，干燥后如此反复操作，直到获得一定大小和含药量的微丸，即粉末上药法。也可将药物溶解或混悬在溶液中，喷包在母核上，一边喷液一边干燥成丸，即溶液上药法，但此法载药量较少。

用附聚法制丸时，在少量粉末中喷入少量液体使其润湿，固体粉末相互黏附，在滚动和搓动作用下使粉末聚集在一起形成大量的母核。母核在滚动时进一步压实，并在转动过程中在母核表面均匀喷液和撒入药粉，使其继续长大，如此反复，便得一定大小的药丸。

方法优点：设备简单，投资成本低，易于推广，有广泛的基础。缺点：物料的投入量较难控制，批间重现性差，干燥效率低，劳动强度大，粉尘污染大，成品收率低。

目前有许多研究将全自动包衣锅用于微丸的制备，并将包衣锅和全自动包衣造粒机制备微丸的操作方法、微丸的各项指标进行了比较，发现采用全自动包衣造粒机制备微丸，其制备全过程在密闭环境中进行，边润湿母丸边供粉，产尘少，利于劳动保护，整个操作过程中供粉、喷润湿剂和筛丸均由自动和半自动设备完成，避免了人对药品的污染，同时也降低了操作人员的劳动强度。各锅次出丸率高，母丸量易控制，每批操作剩余的母丸量少，能保证批数量的相对稳定。全自动包衣造粒机转速快，转子离心力大，制得的微丸结实、圆整度好、光洁，操作过程中不断有洁净风鼓入，使湿微丸得到预干燥，湿微丸的干燥失重比包衣锅制备法低，既缩短了真空干燥的时间，又大大减少了干燥过程中产生的细粉量，还消灭了结块现象。全自动包衣造粒机制备的干微丸堆密度大，保存稳定性好，休止角小，流动性好，填充装量差异小，剂量更准确。全自动包衣造粒机制备微丸在保证微丸质量的同时，既降低了成本，缩短了生产周期，又提高了效率。因此，采用全自动包衣造粒机取代包衣锅制备微丸应予以推广。

二、用离心流化造粒包衣机制备

离心流化造粒包衣机是一台同时具有流化作用的离心机，主要由离心转盘、外筒体、喷雾系统、供粉装置、热风系统等组成(图 2-6)。它可在密闭系统内完成混合、起模、成丸、干燥、包衣全过程，又可直接投入空白母核进行粉末上药和包衣。离心造粒机制备微丸是在旋转的转子上，输入一定量的母粒即丸模，鼓风时由于离心力和摩擦力的作用，在定子和转子的曲面上，形成涡流回转运动的粒子流，然后向其表面喷射雾化的浆液并撒物料，颗粒滚大变圆，即微丸的丸芯。包衣后即成微丸。

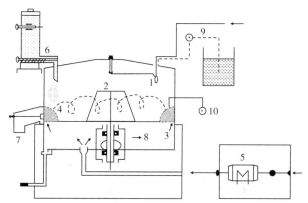

1. 喷嘴；2. 转子；3. 进气；4. 粒子层；5. 热交换器；6. 粉末加料器；
7. 出料口；8. 气室；9. 计量泵；10. 湿分计

图 2-6　离心流化造粒包衣机

特点：喷液、撒粉、干燥同时进行，周期较短。制丸过程中物料相互挤压，成丸强度较包衣锅滚制法高。具有所需辅料量少、自动化程度高、符合要求等特点，非常适合传统复方中药制剂中微丸的规模化生产。常用设备为 BZJ 型离心包衣造粒机。物料在床内受到浮力、离心力、自身重力的作用，呈环形绳股状态，成丸真球度高，表面致密。若形成环状螺旋流，则球丸可产生自转。润湿剂雾粒到达颗粒表面的距离短，附着力较强。由通过窄缝的热空气干燥，风量较小，干燥强度较低，不致使雾粒过早干燥；用粉末制丸时有粉尘飞扬。

有人采用离心造粒法制备了万氏牛黄清心微丸。把中药浸膏粉碎过筛混匀，与微晶纤维素按比例混合，至造粒机中，以溶液为黏合剂，以水为润湿剂制得。并以粒径分布、休止角、松密度为指标，考察了影响微丸成型过程的处方因素。采用优化处方工艺制得了外观和体外释药行为良好的微丸产品。

有研究采用离心-流化造粒包衣技术制备了克拉霉素缓释微丸，并考察了体外释放度。结果表明，包衣液中 Eudragit NE30D 与 L30D-55 的重量比为 12：1，包衣增重为 10%时，制品在 pH 值为 6.0 的介质中缓释性能较好。与克拉霉素片相比，制品生物利用度更高、缓释效果更好。

在采用离心造粒法制备微丸的过程中，由于可控参数多，微丸的质量受多种变量因素的影响，而实践表明处方和工艺是其中最重要的影响因素。

(一)处方因素对微丸的影响

1. 稀释剂

稀释剂可改善原料药粉末的流动性和成形性，兼有崩解作用。采用离心造粒法制备微丸时常用的稀释剂有淀粉、蔗糖、乳糖、纤维素类等，其中，传统辅料淀粉和蔗糖并不能明显改善微丸的成形性，而微晶纤维素(MCC)则被认为是一种成球促进剂，其作用在于能控制水在物料中的分布和运动，将水保留在物料内部空隙处，使物料易变形，故应用较为普遍。在采用离心造粒法制备微丸时，MCC 主要被用作稀释剂来降低原料药粉的黏性，同时也可提高药粉的流动性和塑性变形能力，用其制备的具有不同性质和含量的药物微丸，均有较好的真球度，并具有较高的强度和硬度，不会出现崩塌现象。

2. 润湿剂和黏合剂

润湿剂本身没有黏性，但其能将物料中的黏性成分溶出，从而使得物料粉末聚结成颗粒。常用的润湿剂有水、乙醇和水/乙醇混合物等。对于任何一种润湿剂，随着其用量的增加，物料的黏性也随之增加。但当润湿剂中乙醇的体积分数增加时，其溶解黏性物质的能力减弱，诱发的黏性作用就缓和，润湿剂的用量范围就越大，因此，当物料黏性较大时，使用乙醇体积分数高的润湿剂更易控制物料的黏性；然而，对于黏性小的物料而言，用该类润湿剂制备微丸时，由于乙醇易挥发，物料易呈松散的粉末状，难以成丸。

对于无黏性或黏性不足的物料，则需加入黏合剂以增加黏性。常用的黏合剂有糖浆、羟丙甲纤维素(HPMC)、聚维酮(PVP)等。黏合剂溶液中黏合剂的质量分数对微丸的粒径分布范围影响很大：当黏合剂质量分数较低时，微丸层积速度缓慢，且在滚动过程中层积部分有脱落现象，从而导致粒径小的微丸含量较高；当黏合剂质量分数过高时，微丸之间相互粘连，导致大于目标粒径的微丸增多，微丸的真球度降低。

3. 初始物料的粒径

辅料与药物粉末的粒径对微丸的性质和药物的释放度等均有影响。药物粉末的粒径及相互间的作用力对微丸的长大有重要影响。一般情况下，粒径大的物料可润湿性差，离心过程中表面会析出过多水分，使微丸相互粘连，成丸粒径大，真球度差；反之，粒径较小的物料制成的微丸真球度好，粒径分布范围窄。

(二)工艺因素对微丸的影响

1. 主机转速

物料在主机旋转产生的离心力作用下相互碰撞，并通过黏性作用而聚结成丸。主机转速决定了离心力的大小，故在一定程度上也决定了微丸的形成：当主机转速过慢时，离心力较小，大部分药粉随底盘转动，无翻滚现象，喷浆不能使其均匀润湿，且物料与挡板的撞击力小，大的团块不易破碎；随着转速的增加，离心力变大，物料与挡板的撞击力增加，大团块易破碎，同时由于黏合剂与药粉混合均匀，细粉减少，所得微丸粒径分布集中；但若主机转速过快，则使微丸层积部分发生脱落，导致细粉增多，且使微丸通过喷浆液雾化面的时间缩短，导致微丸润湿性差，收率下降。

2. 喷浆泵转速

喷浆泵转速往往会影响物料润湿的速度，以及润湿与干燥速度之间的平衡，是决定微丸成形及粒径的关键因素之一。喷浆泵转速低时，黏合剂在使粉料润湿聚结之前即已逐渐干燥，导致产生大量细粉和小于目标粒径的微丸；当喷浆泵转速增加至合适值时，黏合剂在干燥前有足够的时间使粉末聚结成丸，故目标粒径的微丸收率提高；而当喷浆泵转速过大时，黏合剂在短时间内喷入过多，已形成的微丸之间则会相互黏结，致使大粒径微丸数量显著增加，且微丸表面粗糙。

3. 喷枪雾化条件

喷枪雾化条件包括喷气压力和喷气流量，其可直接影响喷液的雾化效果以及物料被润湿的均匀性，从而影响微丸的成形及粒径分布大小：增大喷气压力，可增大雾化面，使物料润湿均匀，但喷气压力过大时，易使物料大量飞扬，造成损失；喷气流量过小，雾化效果差，易形成大颗粒；而喷气流量过大，则也会使物料飞扬，造成物料损失。

4. 供粉速度

供粉速度对微丸的粒径分布也有明显影响。有研究采用离心造粒法制备盐酸二甲双胍微丸时发现，供粉速度较慢时($15g \cdot min^{-1}$)，微丸表面水分多，微丸间易发生聚结，而形成大颗粒，且微丸生长速度慢，耗时长；供粉速度过快时($35g \cdot min^{-1}$)，细粉增多，当黏合剂喷入时，细粉间聚结成颗粒，易形成"假核"，粒径分布范围变宽，同时易导致细粉飞扬，造成原料的浪费；供粉速度合适时($25g \cdot min^{-1}$)，微丸粒径增长均匀，且最终粒径集中在 $0.8 \sim 0.9mm$。为此，该研究团队提出应调节合适的供粉速度，同时调节喷浆速度，使两者协调一致，才能保证微丸的质量和收率。

5. 鼓风流量

物料在重力和鼓风的作用下作垂直运动，故提高鼓风流量有利于增大物料翻腾运动的空间和幅度，使之不易聚结成大颗粒或块状，但若鼓风流量过高，黏合剂在使物料润湿聚结之前即已逐渐干燥，易产生大量细粉，同时物料翻腾运动幅度过大，易造成原料的损失，导致产率下降。

6. 抛光时间

当微丸粒径达到一定要求后即停止供粉和喷浆，但微丸仍需在离心机内继续滚动一定时间，进行抛光，以提高其机械强度和改善其外观真球度。有研究者根据对微丸的真密度、比表面积、孔隙率等的测定和扫描电镜的观察，证实了微丸具有开孔海绵结构，相对延长抛光时间可减小孔体积，使微丸表面光滑。

值得一提的是，离心造粒法制备微丸的影响因素很多，但它们并不是孤立地发生作用，而是协同作用来产生影响，因此，可运用统计学方法，将多个因素的不同水平列出方差分析表，根据各组条件进行多次实验，将实验结果按一定标准拟合成数据，并运用数学方法加以分析，最终得出最佳因素组合。

三、挤出-滚圆机制备

挤出-滚圆造粒法是 Nakahara 于 1964 年发明的，并申请了美国专利。Reynolds 和 Conine 于 1970 年首先将此法应用于药剂学领域并发表文章，它是目前制备球形颗粒中应用最广泛的方法之一。挤出-滚圆法具备以下特点：生产能力大，设备费用较低，造粒范围广，可以制造 0.3~30mm 的球粒，且有粒径分布窄，造粒后球粒内的含量均匀等优点。近年来，由于药物控释、缓释制剂的发展，对球形微丸的要求骤增，挤出-滚圆法的高生产性能得到体现，越来越多的产品使用挤出-滚圆法制备。

该法制微丸的工艺流程主要有以下 5 步：①干粉混合：一定粒径范围内的物料干粉（辅料或药物/辅料）混合均匀；②制软材：以适宜速度加润湿剂于干粉物料中混合均匀至具有适度黏弹性和塑性；③软材挤出：软材经挤压机挤出，挤出物在重力作用下呈弯曲条状或经切割断裂成不规则长度的短枝，一般长度为其直径的 2~3 倍，且表面光滑；④挤出物滚圆：挤出物被立即移至滚圆机，在摩擦力、离心力作用下先断裂成许多长度与直径比在 1.0~1.2 的小段，结合软材自身的黏结力和凝聚力滚制成球形；⑤小丸干燥：滚圆后将小丸进行适度干燥，使其具有一定硬度、球形度和机械特性，同时控制微丸的水分含量，便于进一步加工和质量控制。该过程制得的微丸可继续进行包衣，如图 2-7~图 2-10 所示。

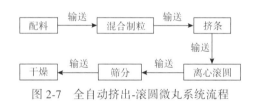

图 2-7 全自动挤出-滚圆微丸系统流程

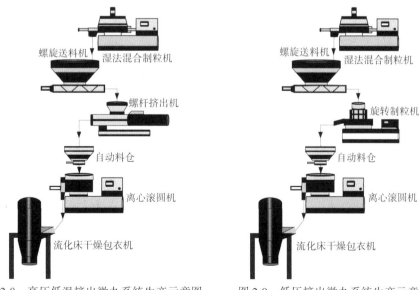

图 2-8 高压低温挤出微丸系统生产示意图　　图 2-9 低压挤出微丸系统生产示意图

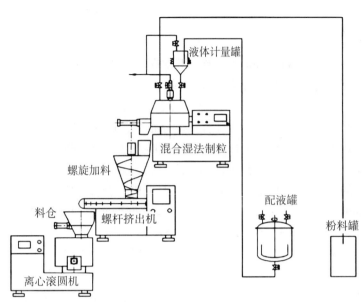

图 2-10　全自动挤出滚圆微丸系统具体流程图

此工艺的特点：所得颗粒粒径由网孔大小控制。根据挤出条带的长短、湿粒的特性选择不同表面形状的转盘，达到碾断条带及防止打滑的目的。控制丸芯内部水分向外迁移速度较为重要，在整个干燥过程中应防止表面太湿和过快干燥。热敏性物料不宜选用本法制备。

在挤出-滚圆过程中，许多因素可以改变微丸的形状结构和释药行为。评价微丸的指标主要包括微丸的粒度平均几何粒径、粒径分布、圆整度、脆碎度、堆密度、流动性，以及微丸表面的微观结构和药物的溶出度等。通过优化微丸的处方或工艺因素可得到圆整度好、表面光滑、脆碎度低的微丸。对于有特殊释药目的的微丸，如速释、缓释、控释等，可通过不断调整处方工艺，如加入乳合剂、改变滚圆速度等，达到满意的释药效果。下面就挤出-滚圆过程中影响微丸质量的因素逐一探讨。

(一)处方组成对微丸的影响

挤出-滚圆法制备微丸所需的辅料与经典的片剂制湿颗粒相似，主要有稀释剂、黏合剂、润湿剂、崩解剂及药物本身的性质等。

1. 稀释剂

在挤出-滚圆法中，辅料比例越大越利于成丸，辅料一般应不少于 20% ~ 30%，常用的稀释剂为微晶纤维素、乳糖、壳聚糖及果胶醋酸。其中微晶纤维素被认为是一种成球促进剂，而乳糖则是优良的水溶性稀释剂，二者配比可以调节药物的释放速率，能将不同性质和比例的药物制成微丸，且具有较好的圆整度。微晶纤维素为木质纤维或棉纤维经强酸水解后，除去其中无定形纤维，剩下聚合度较低的针状微小晶体。其中 PH-101 较常用，其粒度适中，兼有黏合、稀释、崩解等多种作用，用水稍有过量亦不影响湿料搅拌和过筛。

不同厂家相同型号或同一厂家不同型号的微晶纤维素对微丸的释药速率也有影响。有人研究了 11 种不同型号的微晶纤维素与乳糖以 3 : 7 混合作稀释剂，考察了挤出过程中的用水量及滚圆过程中对水的敏感性，发现微晶纤维素的性质，如粉末的粒径大小、粒径分布及孔隙率对挤出滚圆过程的影响较小，而其空体积和挤出滚圆的含水量对微丸的性质影响较大。使用乳糖、淀粉、二磷酸钙等稀释剂，成球性较差，单独使用的不多，加入崩解剂有利于提高释药速率。

2. 润湿剂及黏合剂

润湿剂的类型、组成和用量对微丸的性质均有显著影响，很多研究者考察了微丸的含水量及不同条件下的水分迁移。有人考察了 5 种模型药物在挤出-滚圆过程中水分的迁移情况，挤出的速度越快，软材含水量越高，水分迁移越小，而对于一定程度上的水分迁移，挤出-滚圆法是可以承受的。有人比较了乙醇、乙醇水作混合剂，以及水在作润湿剂时对微丸性质的影响，发现润湿剂中随着乙醇用量的增加，微丸的脆碎度、溶出度及孔隙率均增加。有人考察了不同比例的异丙醇/水混合液作为润湿剂对挤出-滚圆的影响，发现当异丙醇的比例超过 40% 时，微丸的孔隙率显著增大，而崩解时滞亦明显缩短。

在润湿黏合剂中加入低黏度的羟丙基纤维素(L-HPC)或羟丙基甲基纤维素(HPMC)等黏合剂，有利于微丸的成形。以布洛芬为模型药物，考察了加入不同黏度的 HPMC 为黏合剂对释药速率的影响，发现随着 HPMC 浓度增大或黏度增加，微丸的释药速率减慢。制软材时加入适量黏合剂有助于减少细粉，提高微丸圆整度。有人以萘普生为药物模型，考察了当含药量为 60% 时，若只以水作润湿剂，因萘普生不溶于水，所制得的微丸可塑性差，且滚圆时不能保持水分，当加入 L-HPC 作黏合剂时，由于其有一定的表面活性作用，有助于微丸的润湿和保水，所制得的软材具有良好的可塑性，故制得的微丸更圆、更硬。

3. 药物的性质及载药量

药物的含量及溶解性是通过影响润湿剂的用量来影响软材和微丸的性质。可溶性药物在剂量较大时能增加液相体积，导致系统过湿，难溶性药物尚不存在此问题，但对于较难溶解的药物其处方设计尤为重要。有研究比较了 3 种药物(布洛芬、乳糖及维生素 C)在高载药量时成丸的影响，研究发现，在相同水平下，乳糖和维生素 C 所形成的微丸表面光滑、粒径分布小，而布洛芬所形成的微丸不如前者，这种现象是与其溶解度相关的。

制备过程中若水分比保持不变，随着载药量的增加，会逐步出现双粒、哑铃状颗粒、大颗粒、结块等现象，颗粒粒径也随载药量的增大而增大。这是由于当载药量增大时，靠近筒壁部位的颗粒所受压力较大，颗粒间的碰撞、挤压的概率也增多，导致颗粒黏附在一起，形成大颗粒。

(二)制备工艺的影响

挤出-滚圆可分为四个步骤，即药物与辅料加黏合剂揉合、湿料挤压过筛、条状湿料切断滚圆和干燥，每一个环节参数的改变都可能引起微丸表面性质的改变而导致其释药行为的改变。通过考察制备过程中各个参数对微丸的影响，以优化制备工艺，达到制备具有良好释药行为制剂的目的。

1. 制备软材

药物与辅料干粉的混合对于软材的性质及微丸的制备影响很大。混合不均匀可使极易溶解的成分或极细的成分溶解在润湿黏合剂中，从而影响微丸的性质及溶出。由于每一种粉体，其密度、粒度、黏度等各不相同，特别是对于中药浸膏造粒，混合得均匀与否与造粒的最终结果有很大的关系，中药浸膏的黏度很大，在造粒前必须选用适合的辅料和表面活性剂与其混匀来降低其黏性，才能达到混合均匀的目的。为尽量混合均匀，可以使用混匀机，常用的混匀机类型有行星式混合机、高速剪切混合机、西格玛刀片混合机。在制备软材的过程中，液体的蒸发一定要控制到最小的程度，特别是对于西格玛刀片混合机，因为它在混匀的过程中产生了大量的热量，导致软材的温度升高，液体蒸发的速度加快，影响软材的挤出，冷却搅拌器可以减少这种影响。

2. 挤出过程

在软材一定的条件下，挤出物性质主要影响因素有：挤出进度与时间、物料所受挤压力及伴随挤压的温度。目前有四种形式的挤出机，如螺杆式挤出机、篮式或筛网式挤出机、碾滚式挤出机和柱塞式挤出机，螺杆式挤出机又可以分为单杆和双杆。不同的挤出机对软材的挤压力、产热均不同，所制得的微丸也不同。在实践过程中，许多公司开发出了新型挤出机，可以在线测定挤出压力、温度等。国内也有很多公司开发出了挤出-滚圆机，但都以螺杆式挤出机为主。

挤出速度：由于微丸的生产能力主要由挤出速度控制，在生产过程中，挤出速度越快，其生产能力也越高。适宜的挤出速度不仅是微丸成形的先决条件，同时也会影响微丸的释药速率。有人考察了挤出速度对微丸表面的影响，发现挤出速度过快，会使挤出物的质量变差，物料较疏松，表面粗糙，呈鳖鱼皮状，粒度分布过宽，将严重影响微丸质量。另外挤出速度过快，还会伴有温度升高的现象，不利于物料性质的稳定，且使润湿剂较易挥发；而挤出速度过慢，其耗时长，物料在圆筒内反复挤压造成物料失水干燥，从而影响微丸的圆整度。不同类型的挤出机、不同的挤出板对于挤出速度也有影响，根据不同的挤出设备选择不同的处方及工艺，以生产出满意的微丸。

挤出力：挤出物所受的挤出力越大，其密度越大、强度越高，越不容易变形，因此在滚圆时越不容易滚圆。而影响挤出力的主要因素是挤出机的挤出形式和孔板的厚度。挤出孔板的性质一般由 2 个参数决定：挤出板的厚度和挤出孔的大小。其中，挤出孔的大小决定了挤出物的粗细，挤出孔板厚度对挤出物性能的影响也集中体现在挤出力对软材塑性的影响上。根据对挤出板的 L/R(挤出板的厚度/挤出孔的直径) 值进行比较，结果发现，在相同的处方及工艺条件下，L/R 值较小时，所制得的微丸疏松粗糙；而 L/R 值较大时，所制得的微丸表面则较完整、光滑。说明挤出孔板越厚，物料挤出时所需通过的距离越长，物料所受的挤出力越大，过大的挤出力必然会导致挤出物密度增大、强度提高，但这同时也降低了挤出物的塑性变形能力。

另外，不同的挤出设备对挤出力也有显著的影响，如单螺杆挤出机的挤出功率消耗是同样规格的双螺杆挤出机的 2 倍，因此对于同样的物料，采用双螺杆挤出机则可以极大地降低物料所受的挤出力，从而成倍增大颗粒的可塑性。

挤出温度：挤出温度对于热敏性药物及物料的润湿剂类型均有较大影响。一方面，挤出温度的高低会影响到物料的黏度及含水量；另一方面，物料的黏度和含水量也会影响挤出温度，当物料的含水量较低，所得挤出物较粗糙，而挤出筒的压力也会逐渐升高，挤出温度也随之升高，挤出时间延长，这样会加快水分的蒸发速度，从而使含水量更低。处方中含 pH-101 时，由于其中的水分多为自由水，易蒸发，会影响挤出温度的高低，从而影响微丸的性质及药物的溶出。对于降低挤出温度，一方面可采用溶于高浓度乙醇并含有黏合剂的高分子材料作润湿黏合剂，如 PVP、HPMC 等，实验证明，在挤出过程中挤出顺利、不产热，对于热敏感性药物起到了很好的保护作用。另一方面，也可以通过改进挤出机以达到控制挤出温度的目的，如通过改变挤出设备，在挤出筒上面加上一个冷却夹套，它有两个作用：其一，冷却夹套降低挤出筒内的温度，使挤出温度保持在一定范围内；其二，夹套可供给物料热量，使其具有一定的塑性，以减少温度变化对微丸性质的影响。

3. 滚圆条件对成丸的影响

滚圆过程是将挤出物移至滚圆机，在高速转盘内经剪切力、离心力、自身重力、筒壁弹力以及颗粒间互相的作用等的共同作用，先断裂成许多长度与直径比在 1.0~1.2 的小段，结合软材自身的黏结力和凝聚力滚制成球形。在诸多作用力中，只有滚圆速度提供的剪切力可以调节，对丸核的收率和圆整度影响最大，因此也就尤为重要。转盘是一种有特殊凹凸槽的圆盘，滚圆过程有两种不同的机制，其一为从挤压机出来的条状物料被整齐地切断成圆柱形，其高度与圆柱直径大体相等或略长。在造粒过程中圆柱体的棱角被墩圆，再被墩成哑铃形，然后墩成椭球形，在滚制过程中被墩成圆球。其二为切断后的圆柱形物料被墩弯，在剪切力的作用下，中部受剪变细，然后破断，再被墩成圆球。

根据转盘的条纹形状，可以分为多种网状线条纹和射线条纹。影响挤出-滚圆过程的主要因素有滚圆速度、滚圆时间、在滚圆过程中的温度和湿度，以及滚圆机的装料量等。其中滚圆速度和滚圆时间均与处方组成、物料塑性密切相关，应视具体情况确定最佳滚圆速度和时间。

滚圆速度：滚圆过程是软材颗粒在滚圆机离心力作用下不断变形而逐渐趋向圆球体的过程。这个过程能够顺利进行的前提条件是软材颗粒在滚圆过程中不能粘连团聚，同时颗粒应具有良好的塑性变形能力。这就要求在滚圆过程中，颗粒中要保持一定量的水分，以保证颗粒的变形能力，同时颗粒中的水分要在颗粒整体范围内比较均匀地分布，既不能使颗粒外层缺水而降低其变形能力，也不能因颗粒表面的水分过多而导致颗粒间的粘连。滚圆速度对微丸粒度、硬度、圆整度、收率、孔隙率及松密度等均有影响。滚圆速度对颗粒变形的影响具有两重性。首先，滚圆机滚圆速度高则单位质量颗粒所受的离心力就大。大的离心力会使颗粒间和颗粒与筒壁间的摩擦力增大。而摩擦则是颗粒表层水分蒸发的主要因素，因此大的离心力会加快颗粒表面水分的蒸发。由于颗粒表层水分的减少，颗粒表层逐渐变硬，这使颗粒表层的变形能力大大减弱。当表层水分含量降低到一定程度，而又得不到补充时，颗粒表面就会形成一个比较坚硬的外壳层，这使整个颗粒丧失了变形能力。其次，在离心力的作用下，颗粒中央部分的水分会向颗粒表层扩散。离心力越大，颗粒中央的水分扩散的速度越快。因此，适当的离心力可以使颗粒中央的水分均匀地向颗粒外层扩散，从而及时有效地补充颗粒表层丧失的水分，使颗粒内、外层始终保持良好的变形能力。但过大的离心力也会使颗粒中的水分加速向颗粒表面扩散，导致颗粒表面水分过多而从颗粒体中溢出包覆在颗粒表面，这反而会使颗粒粘连、团聚而形成较大的颗粒。理想的滚圆速度既可以保持颗粒整体范围内水分的均匀分布，使颗粒有良好的变形能力，又不会因颗粒表层水分过多而造成颗粒表层粘连、团聚。这是滚圆成功与否的关键。

滚圆时间：有人通过对不同滚圆时间的微丸观察发现，当滚圆时间较短时，微丸还未能滚圆，仅仅是将圆柱条破断成短圆柱或哑铃状，随着滚圆时间的延长，哑铃状的条状物逐渐被墩成不规则形，同时短圆柱也将消失，颗粒呈不规则形。再继续滚圆，颗粒基本呈圆球形，颗粒的圆整度也较好，其密度也较大。此时颗粒的形貌基本确定下来，随着滚圆时间的延长，因其表面比较湿润，可能吸附周围的粉末，使其粒径逐渐增大，但这也与微丸的含水量及滚圆速度有关，滚圆速度越快，含水量越高，其表面所含有的水分也越多，其粒径增大也越明显。

滚圆过程中的温度和湿度：湿润剂若为一定浓度的乙醇，因其易挥发的特性，在滚圆过程中，会将大量热量带出，粒径迅速增大，容器槽内空气的温湿度在控制上把握不当，对微丸成型会造成消极影响。

滚圆机载料量：载料量对于收率和粒径的影响较大。有人考察不同载料量对成丸的影响，发现若制备过程中水分比保持不变，随着载物量的增加，会逐步出现双粒、哑铃状颗粒、大颗粒、结块等现象，颗粒粒径也随载物量的增加而增大。这是由于若挤出物中水分比相同，则颗粒的塑性、强度和黏合力相同。颗粒在滚圆盘上一方面做螺旋起落运动，一方面做自转运动。当载物量增大时，靠近筒壁部位的颗粒所受挤压力较大，另外颗粒间碰撞、挤压的概率也增大，当颗粒的塑性变形增加，从较圆的球形变成椭圆形或扁平状时，颗粒间的接触面积增大，摩擦力和黏合力变大，颗粒黏附在一起，形成较大颗粒。随着颗粒表面的干燥，颗粒间黏合力降低，颗粒形成更大颗粒的可能性减小，最终造成颗粒分布带较宽、粒径普遍较大的现象。但是微丸的粒径增大，有可能是由于水分偏高引起小颗粒团聚造成的，也有可能是由于水分偏低使挤出物破断，长度增大造成的。若运用于工业化生产，为提高产量，滚圆机的载物量必须提高，这时可通过降低物料中的水分来得到质量较好的颗粒。与前面研究结果不同的是，有研究发现，转盘的载料量越大，微丸的硬度越高，圆整性降低，而成品得率不变。

4. 干燥过程

常用的干燥方法主要有烘箱干燥法和流化床干燥法。有研究比较了4种干燥方法，即冷冻干燥法、流化床干燥法、烘箱干燥法和硅胶干燥法对以微晶纤维素-水-乙醇(5:3:2)制成微丸的影响，发现经流化床干燥法干燥的微丸表面光滑，而经硅胶和烘箱干燥的微丸表面凹凸不平。这是因为经硅胶和烘箱烘干过程较慢，且它们都是在静止状态下缓慢干燥的，从而大大增加了药物向表面迁移和重结晶的机会。而流化床干燥器由于内部气流量大、温度高，具有较快的干燥速度，产生的迁移作用很小，且其孔隙率较高，药物从微丸内部溶出速度较快。

热熔-挤出技术是近年来美国、日本和欧洲国家大力开发的一种新制剂技术，主要用于提高难溶性药物的溶解度，制备缓控释及局部给药制剂，并在上述领域显示出独特优势。其熔融-挤出机与挤出-滚圆机的挤出部分存在着本质的区别，后者为湿法挤出，只输送挤压一个单元操作，完成了物料的初步成型过程，且不具备改性作用，物料的塑性来源于溶剂；而前者为干法挤出，合并了多种单元操作，完成了物料的混合改性与成型，物料的塑性来源于热量。国外研究者已经利用熔融-挤出-滚圆工艺制备了茶碱缓释微丸。他们先将茶碱、骨架材料、固体增塑剂加入挤出机中，待混合物以 1.22mm 直径左右的条状挤出后，用切割机将其均匀切成长为 1.22mm 左右的小段，然后投入滚圆器，在旋转的同时，锅底鼓入热风，小段在温度的作用下产生塑性，在离心力的作用下翻滚碰撞，逐渐磨平棱角，成为球形。但此技术以热熔技术为基础，不太适用于对热敏感的物料，同时由于一次投料量大，不能应用于贵重药材处方的上机筛选。

四、用流化床制备

流化床喷涂法又称空气悬浮包埋法、Wurster 法。粉粒在床体中央的圆形导向筒内由气流加速上升，形成喷泉式的流态化，同时同向喷入包衣液雾滴。粉粒离开导向筒进入扩展室后风速急剧下降，落入床体与导向筒之间的环隙区域，重复循环过程。特点：①物料高度分散。物料在导向筒内处于气流输送状态，分散性好，伴随衣膜的喷涂，不易产生粘连。②底喷。雾粒与物料同向运行，到达物料的距离较短，水分不易快速蒸发，可与物料产生良好的附着。③大风量对流。物料形成喷泉式流态化，并可产生自转，使其表面任一角度与雾粒接触机会均等，有利于涂膜层分布均匀。同时进行干燥，蒸发强度高，适合主药以溶液或混悬液方式喷涂在微丸表面。喷涂作业时增重比小，辅料耗用少，生产成本低。

旋流流化床喷涂法是在二十世纪末由德国 Huttlin 公司生产的 Kugelcoater 多功能包衣机中进行的，是对 Wurster 系统改进后推出的新产品。采用涡轮驱动底盘代替传统的多孔板；热介质以切线状进入，驱动物料悬浮运动；以大风量气流反吹清灰方式，确保连续地将漂浮于机内的粉尘带回物料层。

流化床制粒法将混合、制粒、干燥等多个过程一次完成，简化了操作，提高了生产效率，适用范围广，且整个过程都在密闭状态下进行，可有效地避免粉尘飞扬，保证生产环境符合 GMP 要求，且便于工业化规模生产。

以上介绍的是实际生产中微丸的制备及其装置，它们都适合于批量生产。相信随着研究的深入和设备的完善，微丸将有更广阔的前景。

五、其他制丸新工艺

(一)液中干燥法

此方法多用于微囊的制备，近年来延伸到制备微丸。它是在高沸点的连续相中直接加热挥发低沸点分散相溶剂，使分散相中固体物料呈球形析出的技术。其技术关键是形成：有机溶剂/惰性液体型乳剂，其中外相为高沸点液体，内相为药物＋载体＋低沸点有机溶剂。

(1)乳化剂：因为外相为高沸点油相，故常选用亲油性乳化剂，使乳剂顺利形成。液体乳化剂(如 Span(司盘)类)在干燥时，一部分进入微丸，成为高分子载体的增塑剂；若选用固体粉末型乳化剂(如硬脂酸镁)，可在乳滴外形成固体膜，有助于乳剂的形成，在干燥时可防止丸间粘连。

(2)内、外相溶剂：内相溶剂为沸点低且与外相不互溶的有机溶剂，对药物及高分子材料有较好的溶解性，常用的有丙酮、乙醚、乙醇、乙酸乙酯等；外相为高沸点、稳定性好的溶剂，如液体石蜡、甲基硅油等。

（3）搅拌速度：速度增加，丸径下降，丸径分布范围变窄，丸中药物的包封率也会提高，这是由于小乳滴内相溶剂比大乳滴少，易较快挥发，药物损失少的缘故。

（4）内相高分子材料：这是丸成形的载体，用量增加，会使丸径增大，药物包封率提高。同时，载体的性质直接关系到微丸中药物的释放速度，如载体为水溶性者，则释药较快；载体为水不溶性者，则释药较慢，可按 Higuchi 方程释药；载体为肠溶性者，则在肠中释药快。

（5）投药量：载体用量一定时，投药量应控制在一定范围内。如过多，丸表面会有较多药物固体附着，造成表面粗糙；过少，则易形成空丸。

（6）温度：一般于 20~25℃ 形成乳剂。蒸发内相溶剂时，应慢慢升温至其沸点左右，如升温过快，会使乳滴运动加剧，相互碰撞、合并，使丸径增大或难以成丸。

（7）压力：一般用常压操作挥去内相溶剂，但若其沸点超过 60℃，应考虑减压操作，以维持稳定性。

（二）球形结晶技术（spherical crystallization technique，SCT）

这种技术是 20 世纪 80 年代兴起的制丸新工艺，是指药物在溶剂中结晶时发生结聚而成丸，较适用于难溶性药物的微丸制备。基本过程：将高分子载体及药物溶于有机溶剂（与水互溶）中，在快速搅拌下，加入水中。由于有机溶剂与水互溶，水就会抢夺有机溶剂，使溶于其中的载体及药物快速析出，形成微晶。在此体系中缓慢滴加架桥剂（与水不互溶）及表面活性剂，由于架桥剂与水不互溶，架桥剂即在水相中形成液滴，体系中的微晶可黏附于架桥剂上，由于表面张力的关系会缩至最小，即球形。完全结聚后，将液滴过滤、干燥，即可得微丸。

（1）溶剂系统：选用的有机溶剂与水互溶，架桥剂与水不互溶，而与有机溶剂互溶，且对药物及载体有一定的互溶性。有机溶剂、水、架桥剂之间应有合适的比例。

（2）投药量：在一定范围内，加大溶质浓度可增加相互碰撞，有利于成丸。

（3）表面活性剂：一般用 O/W 型表面活性剂，且用量增加，丸径变小，分布变窄，但会使得率下降。

（4）搅拌速度：若外加搅拌力大于结晶间结聚力时，丸难以成形，因此宜选择适宜的搅拌速度，一般应小于 1000r/min。

（5）温度：温度升高，丸径变大，分布变宽，得率下降，故采用低温制备，一般 25℃ 左右。

（6）高分子载体：加载体可使丸表面光滑，硬度增加，释药速度下降而达缓释目的。一般宜选用在架桥剂中可溶者，否则难以成丸。

（7）混合方式：有机溶剂系统加入水相应快速，以形成微晶；架桥剂的加入应慢速，使其分散均匀，并可使丸大小一致。

（三）水中分散法（dispersion-in-water）

高级脂肪醇、酸、蜡质材料加热熔融，加入药物，混合均匀，加入热水中，使其分散乳化成 O/W 型乳剂，再降低温度，高级脂肪醇、酸、蜡质材料凝固成固体微丸。适合于水不溶性或难溶性药物微丸的制备，药物常以微晶或分子状态分散于载体中。

(1)载体性质：与水不混溶，熔点小于100℃，与药物无相互作用。常用的有鲸蜡、蜂蜡、十八醇或十八酸、十六醇及其酯等。

(2)药物性质：遇水、热稳定，熔点小于100℃，可与载体形成低共熔物者更好，但共熔点小于40℃时不宜存放。

(3)表面活性剂：常用Tween(吐温)、Span(司盘)类或其混合物，但它们的加入可能增加药物在水中的溶解度，导致回收率下降，应小心选择并控制用量。

(4)搅拌速度：速度增加，丸径下降。应筛选出合适的搅拌速度，得到理想的丸径。

(5)温度：加热温度及热水温度均应高于载体熔点，使其呈液态，保证O/W型乳剂的顺利进行；冷却采用分级冷却，一级冷至室温，微丸内部载体呈半固体状态，二级冷至0~-5℃，使丸坚固。冷却速度越快，微丸释药速度会越快。

第四节　微丸在药剂学中的应用

微丸在药剂学中的主要应用为制备缓控释制剂，如缓控释胶囊、缓控释片等。

一、微丸作为缓控释体系的优势

缓释、控释微丸是国际上迅速发展的一种新剂型，它以血药浓度平稳、毒副作用小、服用次数少、可以和流质一起服用、价格相对低廉等特点深受广大医生及病患者，尤其是吞咽困难的幼儿及老年患者的欢迎。

随着药用机械设备的发展，缓控释药体系由一个单元(如片剂)向多单元(如微丸)释药体系发展，微丸属多分散体系，每个给药剂量通常含几十或几百个微丸。近年来，以微丸制剂为代表的多单元型给药系统以其特有的优越性，逐渐成为目前较理想的缓控释制剂的研究热点之一。其具有生产工艺简洁、载药量大、流动性好、重现性好、稳定性好等特点，广泛应用于西药缓控释制剂，但在中药制剂中的应用尚待开发。在传统复方中药制剂中，由于药材提取后稠膏量大、易吸湿等缺点，使得西药制剂中常用的挤出-滚圆方法制备微丸的工艺很难适合传统复方中药制剂，因而对于中药制剂微丸制备工艺的改进研究也是近年来国内比较关注的方向。

缓控释微丸之所以受到人们的青睐，是因为它有许多其他口服制剂无法比拟的优点。

(1)能将一个剂量的药物分散在千百个微小圆形隔室内，用药后药物质点广泛分布在胃肠道黏膜表面，使药物吸收完全，从而提高生物利用度。

(2)通过几种不同释药速率的小丸组合，可获得理想的释药速率，达到预期的血药浓度，并能维持平稳的、长时间的有效浓度，降低药物的毒性作用，避免对胃黏膜的刺激等不良反应，对治疗窗狭窄的药物尤为适用。

(3)释药行为是组成一个剂量的多个小丸释药行为的总和，个别小丸制备上的缺陷不至于对整个制剂的释药行为产生严重影响。

(4)由于粒径小，受消化道输送食物节律影响小，因此药物在体内很少受到胃排空功能变化的影响，在体内的吸收具有良好的重现性。

(5)可由不同药物分别制成微丸而组成复方制剂，可增加药物的稳定性。

（6）在微丸表面包衣制成缓释或定向释放制剂的工艺比在片剂表面包衣易行可靠，可避免片剂等包衣不均匀而引起药物冲漏等危险。

（7）微丸的粒径均匀，流动性好，不易压碎。

（8）能掩盖某些药物的不适味道。

因此，微丸是目前被认为较理想的缓控释剂型之一，也是缓控释制剂发展的方向。

二、微丸缓控释体系的类型

缓控释微丸的种类主要包括速释微丸、缓释或延释微丸。微丸可以压制成片，还可以把速释微丸与缓释微丸共同装载于胶囊中，制成控释胶囊剂来取得理想的给药效果。根据缓控释微丸组成结构及释药机制的不同，缓释或延释微丸又包括骨架型微丸、膜控型微丸和膜控与骨架技术相结合制备微丸。

（一）速释微丸

速释微丸指药物与一般制剂辅料（如微晶纤维素、淀粉、蔗糖等）制成的具有较快释药速度的微丸。一般情况下，30min 内溶出度不得少于 70%，微丸处方中常加入一定量的崩解剂或表面活性剂，以保证微丸的快速崩解和药物溶出。

有人将硝苯地平与聚乙烯吡咯烷酮制成固体分散体，再经滚圆法制成硝苯地平微丸，并证明该微丸与国内普通片剂相比，体外溶出度明显提高，体内起效快，生物利用度有明显改善。有研究采用挤出滚圆法制备阿托伐他汀钙速释微丸，在单因素实验的基础上，以微丸的粉体学性质、收率和体外溶出度为评价指标，对影响微丸成型的关键工艺参数进行正交设计优化。制备的阿托伐他汀钙速释微丸圆整度好、粒度分布窄、收率高，且在 30min 内的体外溶出度均在 95% 以上。

（二）膜控型微丸

膜控型微丸通常由丸芯和外层聚合物衣膜组成，可以利用渗透压原理或衣膜材料的溶胀爆破特性设计出各种微丸衣层结构，也可利用聚合物材料功能特性不同，制备不同释药规律的微丸制剂，如普通缓释微丸、脉冲微丸和肠溶微丸。一般多通过调节衣膜材料的种类、用量及在包衣材料中加入水溶性小分子物质来调节衣膜的组成，并以此来调节膜控型微丸的释药速率，达到定时、定位和定速释药的目的。

有人研制开发的双氯芬酸钠脉冲控释微丸是一种时间控制释放的微丸。其结构由内到外依次是丸芯、药物层、溶胀层和控释层。该系统的药物释放不依赖于介质的 pH 值，实验证明通过改变控释层包衣增重可调整药物释放的时滞，从而达到定时脉冲释药。

TES 是一种脉冲释药微丸系统，其结构由内到外依次是丸芯、药物层、溶胀层和控释层。该系统药物释放不受外界溶液环境 pH 值的影响，通过调节外层衣膜的厚度可以得到不同的时滞，从而可以调节药物的释放时间，达到定时脉冲释药。

国内这类微丸研究也越来越多，法莫替丁和茶碱脉冲控释微丸都采用了多层微丸包衣技术，在丸芯中加入了高效崩解剂，内层包衣材料选用水溶胀型高分子材料，外层选用水不溶性高分子材料作为控释膜材料。当水分进入溶胀层后，溶胀层膨胀产生足够的压力，同时协同丸芯中高效崩解剂的作用，促使控释膜破裂，触发药物迅速从丸芯释放，形成一种定时脉冲释药模式。

有人提出了一种微丸结构，采用 pluronic F-68 先制备硝苯地平固体分散体，然后将其包在空白丸芯表面作为内层药物层，中间层采用乙基纤维素（EC）水性分散体包衣以控制内层药物的释放速率，外层再包上硝苯地平固体分散体作为药物速释部分。通过调节固体分散体中硝苯地平和 Pluronic F-68 的比例，以及中间层 EC 衣膜的厚度来调节药物在两层衣膜中的释放行为。

除了上述从微丸结构上调整药物释放规律外，还可利用衣膜材料不同的功能特性或不同类型材料的组合来调节药物的释放速率或实现药物的定位释放特征。最典型的两种不同组合发挥控制药物释放作用的聚合物材料是 EC 和羟丙基甲基纤维素（HPMC），HPMC 是水溶性高分子材料，可用作致孔剂，在 EC 网状结构中形成孔隙，促使药物扩散释放。

采用肠溶材料 Eudragit RL 和胃肠不溶性材料 EC 以一定比例混合作为包衣材料，调节药物释放规律，在酸性环境中两种聚合物都不溶，在小肠高 pH 条件下肠溶材料 Eudragit RL 溶解，使衣膜渗透性和孔隙率增加，便于药物通过衣膜释放出来，该系统主要通过调整 Eudragit RL 和 EC 的比例来调节药物的释放规律。

采用 Eudragit RNE30D 和 Eudragit RL30D-55 的混合物作为包衣材料，主要是利用两种聚合物不同的物理特性来调节药物的释放行为。Eudragit RL30D-55 是一种肠溶型聚合物，Eudragit RNE30D 具有较低的玻璃化转变温度（T_g），加入 Eudragit RL30D-55 中，可增强材料的成膜特性，而且其在任何 pH 条件下都不具有膜渗透性。因此，两种聚合物在胃中均不溶解，而在小肠 pH 环境中只有 Eudragit RL30D-55 溶解，这样使得衣膜具有较高的孔隙率和渗透性，从而提高了药物的释放速率。

有研究设计了 5-氨基水杨酸多单元型结肠给药系统，该系统的设计思想是利用聚甲基丙烯酸酯在小肠末端 pH 环境中合适的溶解特性，同时基于小肠较恒定的转运时间开发此结肠输送系统。所设计的微丸结构共有三层，包括一层药物层和两层衣膜层，药物层直接包在空白丸芯上制成含药丸芯，再依次包上两层衣膜，内层包衣材料选用释放特性为 pH 非依赖性材料 Eudragit RL 和 Eudragit RS 混合物（2∶8），外层为 pH 依赖性聚合物 Eudragit FS，实验结果表明，亲水性聚合物 Eudragit RL 比例提高，药物的释放速率也随之加快，该系统在 pH 值为 6.5 以上环境中开始释放，成功地实现了 5-氨基水杨酸在结肠的定位释放。

国内有人研制了红霉素肠溶微丸，采用虫胶、邻苯二甲酸醋酸纤维素和丙烯酸树脂Ⅱ号、Ⅲ号的混合物作为肠溶衣膜材料，对含药丸芯进行包衣，体外溶出结果表明肠溶效果良好。

除了有机溶剂包衣和水性包衣以外，第三种微丸包衣技术为干粉末包衣技术。1999年，日本 Shin-Etsu 化学有限公司的 Obara 等首次提出了干包衣法的概念，即不添加任何溶剂，直接将聚合物衣料粉末在片芯或微丸上成膜。但是实际上，Obara 等人在研究以羟丙基甲基纤维素醋酸琥珀酸酯（HPMCAS）作肠溶型包衣材料的干包衣过程中还是加入了少量的水（3%~8%）。随后这一技术被应用到化学、食品、航空、药剂等多个领域。

采用包衣锅、流化床及离心制粒机进行干包衣时，设备都需要有粉料进料装置及液体喷雾装置。以流化床为例，用一条软管连接定量进料装置与流化床的底部，将粉料从进料装置输送到流化床，从底部喷出来。管的末端与流化床底部网板的距离为 5cm，而液体喷雾装置的喷嘴则与常用的顶喷式流化床一样装在流化床的上部。图 2-11、图 2-12 为用于干包衣的流化床设备图及其示意图。采用旋转式流化床进行干包衣的包衣效率较高，且适用于更多的包衣处方。

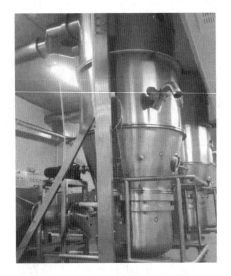

图 2-11　干包衣流化床

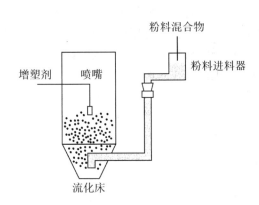

图 2-12　干包衣流化床示意图

下面以顶喷式流化床为例介绍干包衣的过程。用流化床进行干包衣的过程是一个在热空气中，定量地输送粉料并同时喷入液体增塑剂的过程。首先将包衣材料与固体润滑剂混合后倒入粉料进料器，并将液体增塑剂混合物倒入液体喷雾装置中。接着，将一定量的含药微丸置于流化床后在一定温度下预热。然后，将粉料从粉料进料器中输送至流化床，直接均匀地喷在微丸上，同时用蠕动泵将液体增塑剂混合物通过喷雾的形式输送至流化床内。在此过程中，可以通过调整粉料进料及液体喷洒的速率使两者同时进行，并同时结束。在一些研究中，有人在输送粉料前先喷入增塑剂，期望能使粉末更好地固定在微丸上。最后待粉料全部加入后，微丸需要在流化床中进行硫化(curing)，使包在微丸外层的粉末成膜。硫化是指在一定条件下使聚合物大分子链进行交联的过程。目前多用加热的方法来进行硫化，如用流化床包衣，则可在包衣完成后，升高流化床温度，使微丸在高于包衣操作温度的条件下硫化一定时间，即可使微丸外层形成薄膜，改变药物的释放特性。如以微晶纤维素微丸作为核心粒子，分别用羟丙基甲基纤维素、微晶纤维素和硬脂酸的水溶液与 HPMCAS、滑石粉及增塑剂枸橼酸三乙酯和乙酰化单甘油脂肪酸酯粉末进行包衣。尽管干包衣的包衣层较厚，但是该法包出来的微丸溶解的速度比用水溶液包衣的微丸快。这是因为包衣层溶解的快慢是由包衣层的结构所决定的。因此，在干包衣后增加一个硫化过程，使沉积在微晶纤维素微丸外的微粉转化为一层膜，改变包衣层的结构，则能使包衣层在 10min 后才溶解。

干包衣法的薄膜形成过程与有机溶剂包衣及水分散体包衣的过程完全不同，为了描述其成膜过程，研究一个如最低成膜温度这样的用于描述水分散体包衣有效成膜的参数的定义是非常必要的。干包衣法成膜主要发生在硫化这一步骤，因此，干包衣法的成膜过程可用 2 个影响成膜的参数来分析，即硫化温度和时间。以茶碱为模型药物，用 HPMCAS 及增塑剂乙酰化单甘油脂肪酸酯作为包衣材料对茶碱微丸进行包衣，研究在包衣过程中不同硫化温度和时间对薄膜形成及药物释放的影响，结果表明：提高硫化温度和（或）延长硫化时间可以增加微丸的抗酸能力，包衣材料的玻璃转化温度为（51.7±3.3）℃，接近其成膜所需的温度。微丸在 55℃ 温度下硫化 0.75h 即可具有肠溶的特性，而在 45℃ 温度下则需要硫化 12h 以上，微丸才具有肠溶的特性。

干包衣法大大缩短了工序时间，且不必制备包衣液，可用于水不稳定药物包衣。适用的仪器较广，可用包衣锅、流化床及离心制粒机，但是制得的微丸外表不光滑，具有许多小孔，且增塑剂用量较大。

干包衣法的种类主要有干粉包衣法和添加增塑剂的干包衣法两种。成型过程示意图见图 2-13。

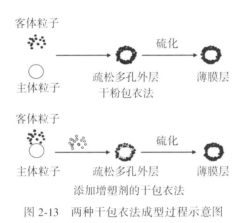

图 2-13 两种干包衣法成型过程示意图

随着人们对干包衣法的研究越来越多，目前已研究适用于干包衣法的辅料也越来越多。干包衣法的包衣材料包括纤维素及其衍生物，如羟丙基甲基纤维素醋酸琥珀酸酯（hydroxypropyl methylcellulose acetate succinate，HPMCAS）、乙基纤维素（ethylcellulose，EC）；丙烯酸树脂类（acrylic resin），如 Eudragit RS，Eudragit EPO 等；此外还有虫胶等。而常使用的增塑剂为枸橼酸三乙酯（triethyl citrate，TEC）、乙酰枸橼酸三丁酯（acetyltributyl citrate，ATBC）及乙酰化单甘油脂肪酸酯（acetylated monoglyceride，AMG）。

20 世纪末干包衣法提出以来受到国外研究人员的极大重视，并迅速地应用于药物包衣。但是，目前国内对于干包衣法的研究尚属空白，有待国内研究人员重视与积极参与。

（三）膜控与骨架技术相结合制备微丸

采用膜控与骨架技术相结合制成的微丸是在骨架微丸基础上进一步包薄膜衣制备而成，可以从更多的角度来控制药物释放。首先，可以通过骨架材料的选择控制药物释放，对于水易溶性药物，常加入一些水不溶性填充剂来控制其释放速率。对于水不溶性药物，可以在骨架材料中加入水溶性填充剂、表面活性剂或崩解剂，使药物首先分散成小颗粒，再进一步释放出来，也可加入一些在液体环境下可产生较强渗透压的物质如糖类，利用渗透压原理促使药物扩散出来。其次，可通过衣膜材料的选择控制药物释放，目前，常用的衣膜材料是水性分散体包衣材料，如 Colorcon 公司的 Surelease 和 FMC 公司的 Aquacoat 等。

有人考察了丸芯骨架材料和衣膜材料对微丸中药物释放行为的影响，研究结果发现，衣膜材料是控制药物释放行为的主要因素，而药物自身的理化特性和丸芯骨架材料的性质也会影响药物的释放。

通过衣膜材料和丸芯骨架材料双重调节盐酸维拉帕米微丸在中性介质(小肠和结肠环境)中的释放行为，采用 Eudragit RS 与醋酸羟甲基丙基纤维素琥珀酸酯(HMAS)混合物作为衣膜材料，由于 HMAS 是肠溶性聚合物，可在 pH 值为 6 以上介质中溶解，在不溶性聚合物材料 Eudragit RS 中形成小孔，从而 HMAS 在肠道介质中起致孔剂的作用，促使药物从孔道中释放出来。而维拉帕米是一种弱碱性药物，其盐酸盐在中性介质中溶解性较差，故在丸芯中加入一种有机酸延胡索酸，使得微孔 pH 环境为酸性条件，可使药物溶解性提高，从而更易提高药物的生物利用度。对于采用有机酸来调整药物释放模式的研究很多，例如，以 2-丙基戊酸钠为模型药物，采用挤出-滚圆工艺和薄膜包衣工艺制备微丸，所选用的外层包衣肠溶辅料是 Eudragit RL30D-55，内层选用 Methocel E5 和 Opadry AMB 来阻止活性成分向微丸表面迁移，此外，在骨架丸芯或内层衣膜中加入柠檬酸，改变了微丸内部的微环境 pH 值，使得药物离子化受到影响，从而致使药物释放行为改变，产生一段时滞，形成延迟释药模式。

国内有人研制了苯丙醇胺树脂缓释微丸，将药物交换到离子树脂上，以此作为含药骨架丸芯，再用胃肠不溶性聚合物材料包衣而成。口服后胃肠液渗透进入微丸内部，胃肠道中的离子先将药物从树脂上置换下来，然后药物再通过衣膜扩散出来，从而达到体内的缓释效果，该系统主要利用骨架系统和衣膜屏障双重控制药物释放。也有人以乙基纤维素、丙烯酸树脂和丙烯酸树脂为骨架材料，分别制备单硝酸异山梨酯和阿司匹林混合骨架缓释微丸，并通过包薄膜衣进一步控制药物的释放。灌装胶囊后，两种药物均达到良好的缓释效果，符合中国药典对缓释制剂的要求。其体外释放过程同时符合 Higuchi 方程和一级释药方程。

(四)骨架型微丸

骨架型微丸一般由药物、阻滞剂和致孔剂组成。阻滞剂可分为亲水性凝胶类、水不溶性高分子聚合物和蜡质脂肪类。亲水性凝胶骨架微丸与水形成黏稠的凝胶层，药物通过该凝胶层扩散释放，其释药机制主要是骨架溶蚀和药物扩散。用蜡质或水不溶性高分子聚合物作为骨架的微丸，先被胃肠液溶蚀，分散成小的颗粒，然后再释放出药物，其释药机制主要是溶蚀—分散—溶出过程。影响释药速率的主要因素是微丸的孔隙率和药物自身的物化性质，故常在骨架材料中加入一些致孔剂，旨在增加微丸内部孔隙率，以调节药物释放速率；有研究将难溶性药物酮洛芬先制成纳米级晶体，再与微晶石蜡和淀粉衍生物混合，采用熔融成丸技术制备骨架微丸，所制得的微丸与药物以微米级晶体状态存在的微丸相比，体外释放速率有所提高。

随着辅料种类的不断丰富和发展，一些新型辅料也用于骨架微丸的制备。例如，对于挤出-滚圆工艺制备骨架型微丸，多采用 MCC 作为辅料，但其缺点是所制备的微丸崩解缓慢，从而药物释放也比较缓慢，特别是对于水难溶性药物更是如此。因此，有很多研究致力于 MCC 替代物的研究，例如高岭土、弱酸或弱碱、蜡质材料、乳糖及含有硫酸钡、单硬脂酸甘油酯和乳糖中的两种或多种等。为了解决呋塞米的难溶性问题，用粉末化的纤维素代替 MCC 制备呋塞米骨架微丸，结果发现，由于粉末化纤维素制备的微丸结构中含有较多的孔隙，药物的释放速率明显提高。有人采用一种新型辅料胶质酸(pectinic acid，PA)代替 MCC，通过挤出-滚圆工艺制备迅速崩解型骨架微丸，与 MCC 相比，用 PA 制备的微丸可以在液体中迅速崩解，对于水难溶性药物也适用。

有人研制了多单元型骨架微丸系统，采用 Eudragit RL100/55 和 Eudragit RS100 作为骨架材料，用挤出-滚圆技术制备难溶性药物白三烯 D_4 拮抗剂骨架型微丸，通过在骨架系统中加入柠檬酸三乙酯来调节药物的释放速率。所制得的微丸释药机制主要是表面溶蚀过程，体外实验表明该系统为零级释药模型。

有人开发了一种新型口服多单元系统，该系统是采用藻酸钠、低甲氧基果胶与钙离子通过热电离凝胶化制备了藻酸钙、果胶钙及其二元交联聚合物，然后分别以这三种物质为骨架材料将有较强胃刺激性的药物双氯芬酸钠制成骨架微丸。利用这些材料的溶胀性和释药特性(具有高度 pH 依赖性)的特点设计了靶向小肠末端的口服多单元给药系统。该系统中影响药物释放最重要的因素是聚合物的松弛程度、凝胶层边界状态的维持、凝胶的溶蚀和聚合物的溶解等。

采用脱乙酰壳聚糖、微晶纤维素(MCC)、聚乙烯吡咯烷酮(PVP)与药物混合后用挤出-滚圆工艺制备双氯芬酸钠骨架微丸。脱乙酰壳聚糖作为一种新型药用辅料，用于缓控释微丸系统，主要利用其凝胶化特性和成膜特性，制备的微丸表面光滑度良好，该辅料在 pH 值为 6.8 以上的环境中具有一定的崩解作用，有助于药物迅速释放。

有人以丙烯酸树脂 Eudragit RL30D 和 Eudragit RS30D 为包衣材料，制成了骨架型缓释微丸，因为该包衣材料在水中不溶解，但溶胀，在衣膜中形成孔道释药。因此，不需加致孔剂，只需调整两种树脂的配比和包覆量，即可实现理想的释药效果。

对于一些水难溶性药物，如果骨架材料选择不合适，所制备的骨架微丸中药物的释放速率会很慢，达不到释放要求。为了解决这一问题，可以通过在骨架材料中加入水溶性辅料、表面活性剂或崩解剂的方法加以改善，或者通过调整药物和稀释剂的比例来改善。

三、微丸缓控释体系的主要剂型

(一)胶囊剂

自 19 世纪中叶欧洲开始使用胶囊以来，随着机械工业的发展和自动填充机的问世，胶囊剂从理论到实践均有了较大的发展，世界各国药典收载胶囊剂的品种仅次于注射剂和片剂而居第 3 位。近年来，许多制剂的新方法、新工艺融入胶囊剂这一古老剂型，使它焕发出新的活力。

为了更好地控制药物成分的释放度，减少药物成分之间的相互作用，提高生物利用度，将药物成分根据药物性质、临床需要等制成不同微丸，然后按一定比例混合填充，这就是"复合微丸胶囊"。如中美天津史克制药有限公司的新康泰克缓释胶囊中含有红、黄、白 3 种颜色的微丸，既有速释微丸，又有缓释微丸，可在 12h 内有效；广州光华药业股份有限公司的速效伤风胶囊则是含有红、黄、白、绿 4 种颜色的微丸；深圳万和制药有限公司的复合氨基酸胶囊除含有 8 种人体必需的氨基酸外，还含有 11 种维生素，为了减少药物成分间的相互作用，促使药物的充分吸收，保证产品质量稳定，将这些成分制成 7 种颜色的微丸，其主要成分为黄色微丸。

复合微丸胶囊中各种微丸的比例是依据每种微丸的成分含量在混合时确定的。由于复合微丸胶囊中各种微丸在形态、密度、主药含量等方面的差异与一般胶囊中的粉末、颗粒有明显不同，因此在每粒胶囊中各种微丸是否均匀是一个值得关注的问题。微丸均匀度包含两方面的含义：①微丸重量均匀度，即在胶囊中各微丸重量分布的均匀程度；②微丸重量比例均匀度，即在胶囊中各微丸重量所占比例的均匀程度。复合微丸胶囊中各微丸重量均匀度与含量均匀度直接相关，各微丸重量分布均匀是含量均匀的前提，而微丸重量均匀度检查法是一个简单、快速的方法，有重要的参考意义。

复合微丸胶囊的生产可分为两大部分：复合微丸的制造，即各微丸的制造与混合；复合微丸的填充。填充过程中的装量差异是否良好，是影响各微丸重量分布是否均匀的一个因素。微丸重量比例均匀度则是各微丸重量分布是否均匀的另一个因素，因此采用微丸重量比例均匀度检查可以排除装量差异的影响，直接考察微丸的混合均匀程度，这对微丸的制造有较大的参考作用。

(二) 片剂

缓控释微丸除了直接灌封于硬胶囊壳中外，目前研究较热门的是将其压制成片。微丸压制成片剂是一个比较难的工艺课题，报道多见于制剂发达的欧美国家。国内相关的研究还未见比较成熟的工艺报道。

要使微丸压片之后仍然能够保持其固有的药物释放特性，需要对处方和工艺参数进行系统优化。影响微丸压片的关键因素主要有高分子衣膜的性质、丸芯的大小和结构，以及其他压片辅料的选择。Eudragit 和 Kollicoat 类聚合物比较适合微丸压片，增塑剂可以改善衣膜的机械性能，微丸压片的稀释剂对保持药物释放特性具有重要的影响，理想的压片稀释剂可以保证微丸衣膜在压缩过程中不发生破裂，保持片剂含量均一性、有合适的硬度和速崩能力，众多的研究报道已证明微晶纤维素是比较理想的微丸压片的稀释剂。

微丸压片技术难度比较高，影响因素众多，前期的研发成本比较高，目前临床上应用的品种很少。微丸压片技术一定程度上的不成熟，限制了它的深入研究和广泛应用。但由于微丸压片制得的片剂较胶囊小，提高了吞咽困难患者用药的顺应性，而且可分割、咀嚼，随时调整药物剂量，提高了缓控释制剂的用药安全性。因此，微丸压片技术尽管具有一定的局限性，但仍具有一定的临床意义，它的存在和发展在一定程度上丰富和发展了口服缓控释制剂的研究。

理想的缓控释包衣微丸片剂口服之后要求能够在胃肠液中快速崩解为独立的微丸，且微丸释药特性没有或者很少受到压片工艺过程的影响而能够仍然保持其缓控释的特征。微丸可以变形，但不应该破裂，包衣膜的弹性足够承受压片中微丸形变的压力。很多文献报道通过研究影响包衣膜的关键变量来达到制备理想的缓控释包衣微丸片剂的目的。

1. 微丸包衣膜的研究

膜控型微丸的包衣膜是评价压片之后微丸释药性质中最关键的参数。压片中微丸的包衣性能决定着最终剂型的理想程度。合适的包衣膜应该具有适宜的弹性系数和抗张强度，可以承受来自压片时微丸形变的压力而不破裂，保持完整性，而且释药性质基本不受压片的影响。压片前应首先对聚合物进行各种物理性质的测定，如弹性系数、抗张强度等，以选择合适的聚合物衣层。一般当衣膜的延展系数超过75%时，能够适合微丸压片的工艺要求。

（1）衣膜的种类。

薄膜包衣主要分为普通型薄膜包衣、缓控释型薄膜包衣和肠溶型的薄膜包衣，聚合物种类主要分为纤维素类和丙烯酸树脂类，其中用于缓控释包衣的纤维素类主要是乙基纤维素类，如 Aquacoat 和 Surelease 等，用于肠溶或者缓控释包衣的丙烯酸树脂类主要有 Eudragit 和 Killicoat 等。市售常用其水分散体，即以水为分散介质制备的包衣液。由于水分散体可以克服有机溶剂包衣固体含量高、黏度大、成膜慢和效率低的缺点，而广泛应用于薄膜包衣中。

乙基纤维素（EC）：EC 是通过氯乙烷与适当浓度的纤维素碱溶液反应制备。作为水不溶性高分子材料，EC 是缓控释包衣的理想聚合物。它无色无味，在生理条件和正常贮藏条件下都比较稳定，且 EC 产品黏度范围和取代度较广泛，为制剂人员提供了很大的选择性。但是单用 EC 形成的衣膜物理性能较差，易于破裂，延展系数（<5%）和抗压能力小，压片过程中经常伴有衣膜的破裂而使微丸失去缓控释的性能。因此，一般的研究都是通过调节其他因素，比如包衣增重、增塑剂用量等来进行压片。目前市售的 Aquacoat 和 Surelease 是采用 EC 与适当的增塑剂、润滑剂等添加剂制得的水分散体包衣材料。

Eudragit 类聚合物：丙烯酸乙酯-甲基丙烯酸酯的共聚物是另一类重要的包衣材料。由于这类材料具有高度的交联结构，在水中并不溶解。对比 EC、丙烯酸酯聚合物，包衣膜的韧性好，延展系数可达125%，是包衣微丸压片的首选材料。德固赛的 Eudragit 系列有不同的黏度可供选择。这种分散体的最低成膜温度在5℃左右，有些不需要加入增塑剂便可以得到理想的缓控释膜包衣液。Eudragit NE30D 为乙基丙烯酸树脂与甲基丙烯酸树脂共聚物的水分散体，柔韧性非常好，包衣时无须加入增塑剂，延展系数就可达到365%，可以作为缓释微丸压片首选的包衣材料。Eudragit RS 和 Eudragit RL30D 作为缓控释包衣材料，延展性不如 Eudragit NE，但选择合适的增塑剂比例，可以增加膜的延展系数，用于微丸压片。有人设计了不同比例的 Eudragit RS 和 Eudragit RL 作为包衣材料，对布洛芬微丸进行包衣，研究压片之后微丸衣膜的延展系数和抗张强度。发现随着 Eudragit RS 比例增加，包衣微丸的屈服点和弹性膜量都有所降低，表明微丸塑性的增加，这是由于 Eudragit RS 的玻璃化温度比 Eudragit RL 更低，成膜性更好。通过研究，他们选择了 Eudragit RS 和 Eudragit RL 按4∶1的比例，增塑剂 TEC 20%的包衣液，制得机械性能良好的包衣膜，在压片过程中衣膜仍然保持完整。肠溶型的 Eudragit L30D-55，是甲基丙烯酸和丙烯酸乙酯（1∶1）的共聚物，其分子之间的作用强而使得衣膜的刚性增强，延展性差，不能直接用于微丸压片，常与弹性较好的 Eudragit NE 混合，调整合适的比例，所得的混合衣膜仍然能够保持肠溶的特性，或者可以得到在胃肠中不同释药速度特性的片剂。此外，德固赛公司根据微丸压片的需要，开发了一些延展性好的肠溶材料，如 Eudragit L，当增塑剂 TEC 的用量为5%~10%时，衣膜的延展性可以达到300%；Eudragit FS 在 pH 值为7.2时才开始溶解，无须增塑剂，其延展系数就可以达到600%。

Kollicoat类聚合物：德国BASF公司生产的Kollicoat系列属于聚乙烯醋酸酯共聚物胶态物质，延展性很好，包衣时也不用加入增塑剂。药物释放速度通过包衣易于控制，出色的成膜性、高柔韧性，比较适合作压片微丸的衣膜材料。肠溶包衣材料主要有KollicoatMAE 30DP〔甲基丙烯酸-丙烯酸乙酯共聚物(1:1)30%水分散体〕、KollicoatMAE 100P〔甲基丙烯酸-丙烯酸乙酯共聚物(1:1)粉末〕；缓控释包衣材料有Kollicoat SR 30D和Kollicoat EMM 30D，Kollicoat IR是聚乙烯醇-聚乙二醇(3:1)的接枝共聚物，用于速释包衣；Kollicoat Protect是Kollicoat IR和聚乙烯醇(3:2)的混合物，属于防潮型包衣材料。

有人采用流化床喷雾包衣的方法制备了3种不同包衣膜的微丸并压片，包衣材料分别选用Aquacoat ECD30、KollicoatMAE 30DP，KollicoatMAE和KollicoatEMM 30D混合材料为包衣膜，考察其压片后的药物释放度发现，KollicoatMAE 30DP包衣微丸压片时包衣膜容易破裂，但加入增塑剂可以极大地提高包衣膜的韧性，而KollicoatMAE 30DP和Kollicoat EMM 30D以70:30的比例制成混合膜，包衣微丸压片之后，制剂仍然能够保持良好的肠溶效果。

（2）增塑剂对衣膜的影响。

增塑剂可以改变高分子薄膜的物理机械性能，使其更具有柔韧性。单纯应用上述包衣材料制得的薄膜往往机械性能差、脆性大、容易破裂，故在包衣液处方中添加增塑剂以提高包衣材料的成膜能力，增强衣膜的韧性和强度。增塑剂在包衣溶液处方中的浓度由许多因素决定，包括聚合物的性质、使用方法，以及处方中所用的其他附加剂的性质。一般增塑剂的常用浓度相当于聚合物质量的15%～30%。由于压片对微丸包衣膜的特殊要求，增塑剂的类型和用量必须经过细致的实验才能确定，使用适宜的增塑剂从而使包衣膜适合压片的需要。常用的增塑剂有柠檬酸三乙酯(TEC)、二丁基癸二酸酯(DBS)、丙二醇(PPG)、聚乙二醇(PEG)等。有人在探索盐酸维拉帕米胃漂浮型微丸压片的研究中，使用Kollicoat SR 30D作为包衣材料，研究了分别使用3种增塑剂：PPG、TEC和DBS后对包衣微丸压片行为、微丸在胃中的漂浮效果和释药速度的影响。研究发现，在相同的包衣厚度下(70μm)，增塑剂对包衣膜的影响也是不相同的。使用DBS和TEC为增塑剂降低了压片后药物的释放，因为这两者的水溶性都比较小，20℃时在水中的溶解度分别为0.01和5.5%～6.3%(mV)，极大地限制了药物在介质中的扩散。因此选择PPG作为盐酸维拉帕米胃漂浮型微丸的包衣材料，满足药物释放度的要求。

2. 微丸压片丸芯的研究

丸芯的材料、孔隙率和大小也是影响微丸压片的关键变量。用于压片的微丸丸芯本身应该具有一定的弹性，能适应压片时形变的要求，并且压片后其弹性复原对包衣膜影响小。

丸芯的材料主要有稀释剂和黏合剂，比较常用的有蔗糖、乳糖、淀粉、微晶纤维素、羟甲基纤维素、聚乙烯醇、聚维酮、羟丙基纤维素、羟丙基甲基纤维素等。目前已有制成不同粒径规格的空白丸芯出售。市售的主要有淀粉球形颗粒和微晶纤维素球形颗粒。MCC因其优良的弹性和黏性，经常被用作微丸丸芯的制备材料。

丸芯的粒径大小直接影响压片混合物的可压性，进而影响压片的成形性和药物的释放。有人用挤出-滚圆法制备了两种不同数目的 MCC 微丸（425～500μm 和 1250～1400μm），在不同的压力下压片，考察微丸大小对压片后微丸的形变和片剂密度两个参数的影响。他们发现，在 80～160MPa 的压力下微丸的形变和片剂的密度与微丸的大小没有明显的关联，但是当压片压力达到 160MPa 或者以上时，颗粒大的微丸压成的片剂有较高的抗张强度，显示出很好的压缩成形性，推测可能与其接触面积较大有关。有人在对不同包衣膜进行研究时，采用不同粒径大小的微丸时，也得到相同的结论，可能是因为小颗粒的微丸在相同重量下表面积更大，增重相同时形成的包衣膜就比较薄，因此压片的时候容易破裂。有人在采用流化床喷雾的方法载药和包衣时，制备了硝苯地平包衣微丸控释片，发现微丸粒径越大，包衣膜越厚，释药速度也越小。

此外，不同的孔隙率对微丸的压片行为和片剂释药特性的影响是不同的。丸芯的孔隙率包括丸芯颗粒内部的孔隙率和颗粒之间的孔隙率。有研究比较了用挤出-滚圆机和喷雾包衣法制得的三种不同孔隙率的微丸，考察了不同压力下不同孔隙率的包衣微丸的形变、表面积大小的变化和药物释放度的变化，结果发现不同孔隙率的微丸对压片性质和药物释放度的影响是不同的，低孔隙率的微丸形状变化不大，但是释药曲线变化大，加快了药物的释放；高孔隙率的微丸形变影响大，释药曲线变化小，药物能够保持缓、控释的效果。因此，通过调节处方，高孔隙率的微丸更容易得到保持原来释药特性的片剂。

3. 微丸压片填充辅料的研究

辅料作为片剂压缩成形的组成材料之一，在片剂中占有比较大的比例。包衣微丸一般使用干法直接压片。辅料除了作为填充剂、崩解剂、润滑剂或黏合剂之外，还充当微丸形变时的缓冲垫。这就要求辅料自身具有一定的弹性，能够缓解压片引起的微丸形变，发挥其保护作用。辅料可以以粉末或者颗粒的形式添加到压片的混合物中。有人甚至采用冷冻干燥的方法制备粒径与包衣微丸相等的颗粒充当填充辅料。辅料的种类、用量及物理机械性能，如大小和孔隙率等，是包衣微丸压片的重要影响因素。

不同的辅料对微丸起到的作用也不尽相同。有人曾就不同辅料对用 Eudragit RS 包衣的茶碱微丸膜的作用进行研究，发现压片时辅料对包衣膜的破坏程度为：聚乙烯醇 3350＜微晶纤维素＜交聚维酮＜乳糖＜磷酸二钙。通过比较，对茶碱微丸来说，最佳的辅料比例是微晶纤维素占 50%、聚乙烯醇 3350 占 25% 和交聚维酮占 25%，此时混合辅料的屈服压力最适合 Eudragit RS 包衣茶碱微丸压片。因此通过选择不同辅料的种类和比例，可以调整到合适的处方适合微丸压片的需要。MCC 以其优良的弹性系数和抗张强度，经常作为微丸压片时的填充-黏合剂使用。在对奥美拉唑肠溶包衣微丸压片的研究中，使用人工网络系统对微丸压片行为和片剂的加速稳定性试验进行系统的分析，发现 MCC 作为基质，在压片过程中表现出非常强的弹性形变的能力，压片后微丸包衣膜仍然完整，释药性质没有很大的改变，并且奥美拉唑的释放量取决于 MCC 的用量。90 天的加速稳定性试验表明，片剂中的处方都能够保持稳定，符合药品的要求。

有研究发现，压片辅料的用量对片剂中微丸的均匀分散和药物释放度也有很大的影响。研究人员以药物释放度为指标，考察了不同种类、用量的填充-黏合剂和高速旋转压片机的压力对肠溶包衣比沙可啶微丸片剂释放度的影响，发现 Avicel PH 101 是包衣微丸压片最佳的填充-黏合剂，它能够使微丸在片剂中均匀分散并且不受压力大小的影响。当微丸占片剂总质量的 70%时，片剂释放度不符合美国药典的要求，但当微丸的比例为 60%时，制得的片剂在释放度试验中 2h 内只有 10%的比沙可啶释放，完全符合美国药典对肠溶控释片的规定。因此，Avicel PH 101 对工业化生产微丸压片有重要的意义。通过选择填充-黏合剂辅料与用量，能够制得保持微丸原有释药效果的片剂。有研究以压片压力、辅料的粒径和孔隙率为变量，考察了粉末状 MCC、小粒径低孔隙率、小粒径高孔隙率、大粒径低孔隙率和大粒径高孔隙率的 MCC 微丸为辅料对压片后 EC 包衣微丸释药行为的影响，发现无论 MCC 的粒径大小是多少，微丸包衣膜在压片过程中都没有破，MCC 是微丸压片时的首选辅料。因此，通过控制辅料的物理性质，包衣微丸压片时的形变能够有效地控制，小粒径高孔隙率的 MCC 微丸为辅料压片后，药物释放时间延长，这说明包衣微丸衣膜压片时仍保持其完整性，片剂的压实性好；大粒径低孔隙率的 MCC 微丸辅料压片后药物释药时间缩短，说明压片过程中微丸的包衣膜发生了破裂，导致释药速度加快。因此，辅料的物理性质可以作为控制包衣微丸压片时形变和获得控制药物释放度的因素，在涉及缓控释微丸压片的过程中加以利用。在早期研究中，也曾发现孔隙率高的微丸在压片过程中可压型和压实性好，更有利于保持压片微丸的包衣膜的性质。

4. 时控片

受人自身生物钟的支配，许多慢性疾病有明显的周期性。例如：哮喘呼吸功能低下的症状常出现在深夜或清晨；消化道溃疡常因深夜胃酸分泌上升而出现疼痛；风湿病疼痛常在深夜和清晨加剧；帕金森综合征的颤抖症状在清晨加剧，等等。从时辰药理学研究成果来看，这些有昼夜节律性的疾病应在症状出现的高峰期维持治疗所需的血药浓度，这样疗效不仅显著而且毒副作用最小。按照这一给药方案，病人需要在深夜甚至凌晨就要服药，这给患者和护理双方都带来了很大麻烦。于是人们开发了时控制剂新剂型，它可避开难于服药的时间段，而在睡前服药，药片按照预先设定的迟滞时间而瞬间释药，即实现延时脉冲给药，释药曲线如图 2-14 所示。

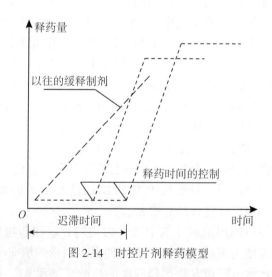

图 2-14 时控片剂释药模型

图 2-15 是单个药丸释药原理图，主药是包覆在空白丸芯上，外层包有聚丙烯酸树脂

薄膜衣，膜内为琥珀酸粉末层。聚丙烯酸树脂为疏水性胶乳粒子，能均匀、稳定地分散于水中。把它喷射到药丸表面上，干燥后胶乳粒子融合成膜壳。在粒子融合界面上分布着带有电荷的亲水链段，遇水后这些链段形成过水通道，这时膜壳实际上就变成了一个能渗水的网状层。网内的琥珀酸是水合作用促进剂，通过对它的用量来调整渗水率。当药丸内压力增至能胀破外膜时，药物便瞬时释放出来，实现脉冲给药，整个释药过程如图 2-15 所示。

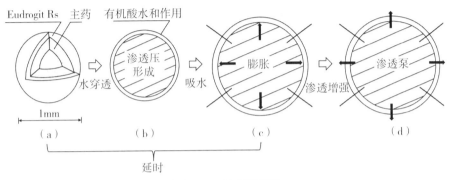

图 2-15　释药原理图

5. 口腔速崩片

口服时，不用水，仅靠口中的唾液就能快速崩解，这一新剂型主要适用于高龄和小儿患者，也适用于工作繁忙患者。

湿颗粒直接压片后再干燥是生产工艺之一，由于片子的成型压力很低，因此作为辅料的糖的晶型未遭到破坏，而且片子中颗粒的结构疏松、多孔，在口中极易崩解。由于为非包衣片，对于那些药味非常重的药物来说，掩味就显得格外重要，此外还有避光、控释等方面的技术问题等，都应用制剂工艺技术加以解决。

一种对酸极不稳定的新药，原为胶囊剂，为把它制成具有同等药效的，有人用旋转流化床制丸工艺，先将它制成肠溶颗粒再压成片剂，如图 2-16 所示。主药包覆在空白丸芯上，然后再包一层过渡保护层，以确保颗粒在压片时的机械强度，同时也保证了主药在胃内的稳定。处方设计时，选用低取代羟基丙酰纤维素作崩解剂。

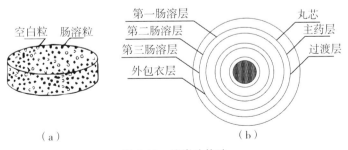

图 2-16　速崩片构造

　　有研究者研究制备了兰索拉唑肠溶微丸型口崩片，采用流化床包衣法制备兰索拉唑肠溶微丸并考察了丙烯酸树脂 L30D-55 和丙烯酸树脂 NE30D 配比、增塑剂用量和压片主压力对兰索拉唑肠溶微丸型口崩片的耐酸性和释放度的影响。所制备的兰索拉唑肠溶微丸在压片过程中肠溶衣膜未发生破裂，表现出良好的耐酸性，与市售制剂体外释放行为相似。

◎　参考文献

[1]何文，郭咸希，王军，等. 现代药剂学[M]. 武汉：武汉大学出版社，2012.
[2]方亮. 药剂学[M]. 8 版. 北京：人民卫生出版社，2020.
[3]邹龙贵. 微丸的制备方法简介[J]. 中国医药工业杂志，2005，36(2)：127-128.
[4]杨锦，马葆睿，高增平，等. 中药微丸制备工艺及其体内外评价研究进展[J]. 中国药师，2021，24(5)：932-935.

第三章 口服缓控释技术

第一节 概　　述

一、定义

（一）缓释制剂（sustained-release preparations）

缓释制剂是指用药后能在较长时间内持续缓慢地非恒速释放药物，以达到长效作用的制剂，药物释放速度遵循一级速度过程或 Higuchi 方程，给药频率比普通制剂少，且能显著增加患者的顺应性。口服缓释制剂的持续时间根据其在消化道的滞留时间，一般为 12~24h。

（二）控释制剂（controlled-release preparations）

控释制剂是指药物能在预定的时间内自动以预定速度释放，使血药浓度长时间恒定维持在有效浓度范围内的制剂。广义上，控释制剂包括释药速度、部位或时间的控制，因此靶向制剂、透皮吸收制剂等均属于这一范畴。狭义上，控释制剂一般是指在预定时间内缓慢地恒速或接近恒速释药，药物释放速度遵循零级或接近零级速度过程，给药频率比普通制剂少，血药浓度比缓释制剂更加平稳，且能显著增加患者的顺应性。

二、特点

（一）优势

（1）减少服用次数，延长作用时间，使患者顺应性大大提高。如每天 3~4 次的普通制剂，制成缓控释制剂后，每天只需 1~2 次，这对于需要长期服药的慢性病患者是十分方便的。

（2）平稳血药浓度，降低毒副反应。与普通制剂相比，缓控释制剂波动系数明显减小，特别是控释制剂，可达零级或近零级速度释药，血药浓度更加平稳，可以避免由于血药浓度剧烈波动产生的毒副作用。

（3）增进疗效，使药物长期维持有效血药浓度，改善吸收。从血药浓度-时间曲线可看出，普通制剂服用后，血药浓度为单一短暂的峰形曲线，在有效血药浓度范围的时间很短；而缓控释制剂服用后，血药浓度可长时间维持在有效血药浓度范围内，从而维持较长的药效。控制释放部位的控释制剂还可防止药物在其他非吸收或治疗部位的破坏，较长时间滞留于吸收或治疗部位，促进药效。

(二)不足

不是所有药物都能或都有必要开发成缓控释制剂。

(1)一般缓控释制剂的剂量要大于普通制剂,若处方、工艺不成熟,特别是剧毒药物,剂量稍有差异,就易发生危险,因此在药物的选择上有一定限制。

(2)缓控释制剂成本较高,包括涉及的设备、辅料、工艺等。因此若制成缓控释制剂后,与普通制剂相比无明显优势者,不宜开发。

(3)缓控释制剂临床应用中对剂量的调节灵活性降低,特别是在出现了较大的毒副反应时,不能及时停止治疗。可增加其品种规格,以缓解此缺点。

三、历史及临床使用现状

缓控释制剂历史由来已久,例如传统医学认为蜡丸作用缓和而持久,是最早的一种缓释制剂。国外从 20 世纪 50 年代末开始研制缓控释制剂,60 年代后期发展日益迅速,70 年代以来,国外一些大型制药公司竞相投入巨大的人力、财力,使得缓释和控释制剂的研制和生产取得了很大突破。目前,国外已上市的缓释和控释制剂达数百种。我国从 80 年代初开始研制缓释、控释制剂,但投入临床的品种较少,目前临床上应用较多的缓释和控释制剂大多为进口或合资药厂的产品。

适宜于制成缓控释制剂的药物范围广泛,如首过作用强的药物中已有不少被研制成缓释及控释制剂,一些半衰期很短或很长的药物制成缓释或控释制剂,头孢类抗生素制成缓释制剂,一些成瘾性药物制成缓释制剂以适应特殊医疗应用。这类制剂的品种已经涉及抗生素、抗心律失常药、降高血压药、抗组胺药、解热镇痛药和激素等方面。各种类型的缓释制剂,如缓释小丸、骨架型缓释制剂、包衣缓释制剂、缓释胶囊、微囊缓释制剂、缓释膜剂、缓释栓剂等被广泛应用于临床。

(一)临床使用误区

近年来,缓控释制剂发展迅速,理论与技术发展日趋成熟,临床应用广泛,但由于是新型制剂,部分临床医生并不十分了解该剂型的特点,从而在执行医嘱时存在不合理使用的现象。口服缓控释制剂的误用现象及结构特点主要表现在如下方面。

对于口服缓控释制剂,目前临床上常见的误用有片剂掰断、胶囊拆分、嚼碎使用、用药次数过多等,其中缓控释制剂用药次数过多的差错率最高。

(1)药品说明书上虽已标明药品的半衰期,但在临床使用时仍按普通药物的用法进行使用,如氯化钾控释片口服间隔时间为 12h,每日服用 2 次即可达到有效浓度,但很多医生仍习惯性地下医嘱为每日 3 次。同样,非洛地平缓释片平均半衰期为 25h,每日只需早晨服用 1 次,而每日 2 次,甚至每日 3 次的医嘱也不少。口服缓控释制剂用药次数过多,可能造成药物在体内蓄积,引起毒性反应。

(2)片剂掰断使用、胶囊拆分,此类用药差错率也较高,这可能与医院某些药品规格过大有关。丙戊酸镁缓释片(规格:0.125g/粒)的说明书用法用量:通常小剂量开始服用,200mg/次,2~3 次/d,逐渐增加至 300~400mg/次,2~3 次/d。6 岁以上儿童按体重一日 20~30mg/kg,分 3~4 次服用。6 岁以下儿童禁用。有些医生会根据患者情况,下医嘱:1/2 片或 2/3 片,3 次/d。头孢氨苄缓释胶囊(规格:0.25g/粒)说明书用法用量:成年人及体重20kg以上儿童，常用量0.5~1.0g/次（2~4粒），2次/d，分别于早、晚餐后服用，体重20kg以下儿童，一日40~60mg/kg，分2次于早、晚餐后口服。针对小儿用药或病情轻的病例，有些医生会采用头孢氨苄缓释胶囊$\frac{1}{2}$粒/次，3次/d的用法。表面看来这些用法是按患者需要给药，实际却忽略了口服缓控释制剂的结构特点，不但使制剂失去缓控释的功能，还可能增加药物的毒副作用。

（3）为了使药物的有效成分充分吸收，个别医嘱要求患者将片剂咀嚼服用，如医生给予曲马多缓释片镇痛，$\frac{1}{2}$片/次，2次/d，嘱咐患者饭后咀嚼服用，这样服用使制剂结构遭破坏，达不到缓控释效果，还会造成药物中毒。

（4）用药次数过少也是临床上常见的一种误用。用药次数少，必然会使药物的血药浓度维持在较低水平，无法延续长时间的有效血药浓度，达不到应有的疗效。如茶碱缓释片，血药浓度达峰时间为4~7h，每日口服1次，体内茶碱血药浓度可维持在治疗范围内（5~20μg/mL）达12h，血药浓度相对较平稳。说明书用法为1日2次。每日服用1次，就不能有效地防止夜间哮喘的发作。

（二）临床正确使用方法

口服缓控释片剂的结构决定了其一般不可以被掰开使用。口服缓控释药片被掰碎后表面缓控释膜或缓控释骨架被破坏，药物的释放特性即被改变，药物会从断口处迅速释放出来，这样不但达不到缓控释的目的，还会因体内药物浓度骤然升高，造成药物中毒。膜控型硝苯地平控释片通过渗透泵原理制成，使用时不可以掰断，须整粒吞服；骨架型盐酸吗啡缓释片，采用固体分散技术，以疏水脂质材料为缓释骨架材料，释放时以骨架溶蚀及扩散方式进行，其正确服用方式为整片吞服，不可截开，成人每隔12h服用1次，用量应根据疼痛的严重程度、年龄及服用镇痛药史选择不同规格的药片。只有少数骨架型缓释片可以掰断使用，如盐酸曲马多缓释片，它采用的是特殊缓释技术，片剂中间有刻痕，但只能沿刻痕掰开，半粒使用。这样设计是因为曲马多为强力中枢镇痛药，在强调三阶梯镇痛疗法时，从小剂量开始逐渐加大剂量，经常采用的是半粒的用法，这样能方便患者及时调整用药剂量；丙戊酸钠缓释片，采用特殊的网状支架设计，1/6在胃内快速吸收，5/6在肠内缓慢吸收，与盐酸曲马多缓释片一样，中间有刻痕，可半片服用。

口服缓控释胶囊不能被拆分使用，因为患者很难根据胶囊壳内小丸的不同厚度将它们尽可能分均匀后服药。如头孢氨苄缓释胶囊，是一种膜控型复合颗粒缓释胶囊，其胶囊中的小丸，30%属不包衣的普通颗粒，口服后立即释放达到有效血药浓度，70%为肠溶缓释颗粒，随食物进入肠中持续释药以维持有效血药浓度，其正确服用方式为整粒吞服，2次/d，分别于早、晚餐后服用，利于大部分缓释颗粒随食物进入肠中；如布洛芬缓释胶囊，是将包衣颗粒（丸）、缓释微丸、微型骨架片等填充于明胶硬胶囊中制成剂量分散型多单元剂量给药形式，一次剂量由多个单元组成，它由几种不同释药速率的小丸（颗粒）组合，来取得预期的血药浓度，并能维持较长的作用时间，避免对胃黏膜的刺激等不良反应。

所有的口服缓控释制剂均应要求患者勿嚼碎服用，否则制剂结构被破坏，这样不仅丧失了其突出功能，而且会因其药量较普通制剂高而增加药物的毒副作用。

口服缓控释制剂的服药时间也应根据制剂的种类来分别要求，未做特殊要求时，口服缓控释制剂宜空腹服药，使药物的结构不受食物的影响。如亲水性骨架片的部分结构可能会因胃肠道的强烈蠕动而被破坏，使药物在体内释放被显著加速，容易引起药物毒性反应。相反，亲水性骨架片如果到达水量极少的结肠时还没完全溶胀，药物释放就会被抑制，药物很难被充分吸收，但文献报道有一种聚离子复合物亲水骨架片，它用带有相反电荷的葡聚糖与基质共同制备药片骨架，可以在外面形成一层保护性的凝胶层，以抵抗胃肠道的破坏力，而且也可以在水量极少的结肠段溶胀，在志愿者体内的研究显示，它在多种条件下的胃肠道环境内均有良好的药物释放特性，因此不受食物的影响。胃内滞留给药系统中非降解型制剂的胃内停滞时间与受试者卡路里的吸收有相关性，即胃内停滞时间与受试者非空腹状态的时间长短有关。

每种缓控释制剂都有其体内代谢的不同特性，应根据药品说明书给出的药动学参数，合理设计每种药物的给药间隔时间。使用次数过多，不但可使血药浓度过高造成不良反应增加，而且同时又因缓控释制剂的价格比普通制剂贵，无形中增加患者的治疗费用。使用次数过少，则会造成血药浓度不够，达不到治疗效果，缓控释制剂只是相对于同种药品的普通制剂而言，减少了给药频率，并非所有缓控释制剂都能持续 24h 有效。

因此，医师和药师必须在充分了解缓控释制剂的结构特点、药动学特性及正确使用方法的基础上，才能在临床治疗中合理选用缓控释制剂，以达到其应有的理想疗效。

第二节　缓控释制剂的设计原理和方法

总体设计思路：如何控制药物从制剂中释放的时间。

一、溶出速度的控制

Noyes-Whitney 方程：
$$\frac{\mathrm{d}C}{\mathrm{d}t} = \frac{DKA(C_s - C)}{Vh} \tag{3-1}$$

式中，$\mathrm{d}C/\mathrm{d}t$ 为药物溶出速度；D 为扩散系数；K 为分配系数；A 为扩散有效面积；C_s 为药物溶解度；C 为时间 t 时介质中的药物浓度；V 为介质体积；h 为扩散层厚度。

根据以上药物溶出方程，有以下方法来降低药物的溶出速度。

(1)将药物制成其难溶性衍生物：主要是在药物分子中增加疏水性部分，以降低 C_s。如将青霉素制成其钾盐，C_s 增加，溶出速度加快；制成其普鲁卡因盐，C_s 降低，溶出速度减慢；睾酮及倍他米松均可制成其丙酸酯或戊酸酯，C_s 均降低，从而减慢其溶出。

(2)形成高分子复合物：利用高分子材料与药物之间的化学键结合，形成高分子复合物，也可降低 C_s，从而减慢溶出。如毛果芸香碱与海藻酸形成高分子复合物后，在泪液中的 C_s 很小，制成药膜可慢慢吸收；胰岛素分为短效、中效及长效胰岛素，其中，中效胰岛素即为胰岛素与鱼精蛋白形成的高分子复合物，长效胰岛素即为胰岛素与鱼精蛋白锌形成的高分子复合物。

(3)增大粒径：可减小 A，而 C_s 也有所降低。但此法不常用，因其产生的作用不大。

（4）阻止溶出骨架的使用：此为最常用方法。骨架分为可溶蚀型及不溶型，前者通过溶胀到溶蚀过程释药，后者通过孔隙释药。

二、扩散速度的控制

扩散速度主要通过控制扩散层厚度、孔隙来调节，通常进行包衣处理。

（1）制备水不溶性衣膜：如用 EC、丙烯酸树脂等不溶性高分子材料包衣。

（2）多孔膜：将不溶性材料与适量水溶性物质(吐温-80、乳糖、小分子盐等，即致孔剂)配伍，共同形成包衣膜。在介质中，致孔剂迅速溶解，形成释药孔道，利于药物的扩散溶出。调整两者的比例，可得到适宜的释药速度。

（3）阻止扩散骨架的使用：基本原理及常用材料与阻止溶出骨架相同，因此高分子骨架有两方面作用，既可阻止药物的溶出，又可阻止药物的扩散。

（4）增加黏度：此法多用于液体制剂，如溶液剂、混悬剂、乳剂等。

三、渗透压原理

制剂表面包有半透膜(醋酸纤维素、乙基纤维素、乙烯-醋酸乙烯共聚物等)，外部介质可渗入，但制剂内的药物不能渗出，只能从释药小孔(由激光打孔，或机械致孔，或致孔剂致孔)中渗出，其主要驱动力为制剂内外的渗透压差，可通过选择不同渗透性物质来调节。在开始释药时，制剂内部的药物浓度为饱和浓度，渗透压差恒定，释药速度恒定，可达零级释药；到释药后期，制剂内的药物浓度开始下降，渗透压差下降，释药速度下降，为非恒速释药。恒速释药量 M_t 与总药量 M_0 有如下关系：

$$M_t/M_0 = 1 - C_s/\rho \tag{3-2}$$

式中，ρ 为固体制剂的密度。

胃肠道中的离子不会渗透进半透膜，故释药速度与胃肠道 pH 值无关，且释药过程中，制剂外形维持不变，而半透膜厚度、孔径及孔率、制剂内部处方、释药小孔大小等是设计成败的关键。

四、降解速度的控制

所用材料均为生物可降解性的，如聚乳酸(PLA)，在体内可降解为聚羟基乙酸，再降解为乳酸，最后成为 CO_2 和 H_2O。降解速度与降解型材料的分子量、聚合度等有关。释药机理为降解释药与扩散释药的结合。前者：材料降解过程即为药物释放过程，降解速度即为释药速度；后者：药物有自身扩散行为，开始时，释药较快，因为此时溶蚀扩散层较薄，随后释药速度下降，达到扩散与溶蚀平衡时，释药速度恒定，主要由前者控制。

五、离子交换控制

离子交换树脂(不溶解、不溶蚀、不降解)具有可交换的活性基团(季胺、胺基、硫酸根、磺酸根、磷酸根等)，可与药物中的 H^+、OH^- 结合，并发生交换，在体内离子作用下发生逆交换，游离出药物。释药速度只与胃肠道中离子强度及多少有关，而与 pH 无关。

如苯磺酸型阳离子交换树脂的作用过程如下(药物：$\oplus$)：

$$\text{®}-SO_3^- -H^+ + \oplus \longrightarrow \text{®}-SO_3^- - \oplus + H^+ \xrightarrow[\text{包衣}]{EC} \boxed{\text{®}-SO_3^- - \oplus} \xrightarrow{\text{糖浆}} \text{混悬剂}$$

$$\xrightarrow[Na^+ \cdot H^+]{P.O.} \boxed{\text{®}-SO_3^- -Na^+} + \oplus$$

可制得口服液体型制剂，也可压片或灌胶囊。

第三节　口服缓控释制剂的设计

缓控释制剂的设计首先应进行文献调研，需对药物的选择、设计目标的确定、剂量的确定及剂型的选择进行全盘考虑。

一、药物的选择

需对药物的理化性质、药理学性质、药效学性质、毒理性质等做全面考察。

(1)毒性较大的药物一般不考虑。

(2)药物的理化性质包括溶解性、分配系数、稳定性、pKa等。其中需特别关注其溶解性，因为它与确定缓控释制剂类型及制备工艺密切相关。若药物为水溶性者，设计成缓控制剂要比脂溶性药物更困难，因其有"剂量突释"的倾向，要着重降低其溶解速度及扩散速度，一般可采用疏水性高分子材料并结合包衣技术；若药物为难溶性者，仅用不包衣的高分子骨架即可，比前者容易达到缓控释效果；若药物为特别难溶者(如尼莫地平、硝苯地平等)，需将固体分散技术与骨架技术相结合，固体分散技术增加药物的局部溶解性，促进其溶出，而宏观用骨架来缓控释，这样既解决了特别难溶药物的溶解性问题，又达到了缓控释的目的。

(3)药物的吸收部位：通常，药物在胃内滞留时间为2~3h，在十二指肠、小肠的滞留时间为4~6h。对于只在十二指肠吸收的药物(如维生素B_6)，不宜设计成12h的缓控释制剂，可设计成胃内滞留制剂；用于结肠炎(癌)的药物(如5-氨基水杨酸)，不宜设计成全肠道缓慢吸收的制剂，宜设计成延时释放制剂，胃、十二指肠、小肠均不释放，进入结肠才释药。

(4)首过效应：缓控释制剂的肝代谢常常大于普通制剂，因此生物利用度会下降，对于首过效应大的药物，不宜制成缓控释制剂。代谢酶活性因人而异，故最好多样化、个性化设计。

(5)$t_{1/2}$：$t_{1/2}$很长的药物设计成缓控释制剂，注意在体内的蓄积，一般要求治疗窗要宽，主要目的是降低其毒副作用(降低峰浓度)，如非洛地平的普通片5mg/片，2~3次/d，其$t_{1/2}$为23h，由于口服后吸收快，造成血压骤降，故设计成缓释片，5mg/片，1次/d。大于24h就没有必要制成缓控释制剂，如卡马西平的$t_{1/2}$为30h。$t_{1/2}$很短的药物设计成缓控释制剂，常需较大剂量才能维持较长时间，给制备工艺造成困难，但如果本身剂量较小，增大剂量后仍能较易制备，也可以考虑，如硝酸甘油的$t_{1/2}$为3~5min，但由于其剂量小(舌下片0.3mg/片)，仍可制备成缓释片(3mg/片)。

二、设计目标

（1）生物利用度不低于普通制剂的 80%，不高于普通制剂的 120%，防止超出治疗窗。

（2）波动系数小于普通制剂（波动系数为稳态时的最大血药浓度与最小血药浓度之差除以平均稳态血药浓度）。

（3）体内作用时间明显延长，口服 1~2 次/d，即 12h/次或 24h/次。其中 12h/次较容易制备，且符合胃肠转运时间，12h 释放 80% 即可，而 24h/次需依赖于药物本身较长的 $t_{1/2}$，12h 时仍释药 80%，由于 $t_{1/2}$ 较长，血药浓度缓慢下降，有效血药浓度维持时间长，或者设计成两次释药模式，即脉冲释放，第一次释药维持至 12h，此时再次释药，浓度梯度增加，促进吸收，如硝苯地平渗透泵片。

三、剂量的确定

药动学原理：一般 0.5~1.0g 的单剂量是口服常规制剂的最大剂量，这也同样适用于缓控释制剂。先确定药物的吸收模型（单室或双室），再通过一系列药动学参数确定剂量，很难实现，一般不用。

与普通制剂比较：其原理为缓控释制剂的生物利用度应为普通制剂的 80%~120%。如：普通制剂 3~4 次/d，D_0/次，则总剂量为 $D_0×(3~4)$/d，变成 2 次/d，则每次剂量应为总剂量/2；变成 1 次/d，则每次剂量即为普通制剂的总剂量。因此一般缓控释制剂的剂量比普通制剂要大。对于像硝酸甘油这种 $t_{1/2}$ 较短的药物，剂量可能还要增加，其舌下片 0.3mg/片，变成 12h/次，则可能为 3mg/片。

针对缓控释制剂发挥疗效较为缓慢的问题，有如下两种措施：在首剂量时，加服普通制剂，达到速效与缓释作用；在设计处方时，增加速效部分。速效部分剂量需小于普通制剂，且起效稍慢，防止"尖峰"现象。

四、剂型的选择

口服缓控释剂型主要有固体片剂、胶囊剂及液体的混悬剂、乳剂。片剂主要有膜包衣片、骨架片、多层片等；胶囊剂内部主要由骨架，或包衣颗粒，或微丸组成，分隔一个剂量为多个剂量，即多个颗粒或微丸，因此也称为"多剂量型"，其安全性、释药均匀性优于片剂，吸收也均匀，维持时间长。固体缓控释制剂研究较早，技术也十分成熟，液体缓控释制剂主要集中在缓控释混悬剂的研发中。

（一）固体剂型

就制剂释药特点而言，近年来口服缓控释药物制剂技术正发展成各具特点又相互结合的 3 种类型，即定速释放技术、定位释放技术和定时释放技术。定速释放可大大减少血药浓度波动情况，增加服药的顺从性；定位释放可增加局部治疗作用或增加特定吸收部位对药物的吸收；定时释放可根据生物时间节律特点释放需要量药物，使药物发挥最佳治疗效果。

1. 定速释放

定速释放指药物在体内以一定速率释放，该速率与体内药物的吸收速率可以有一定相关性，但并不一定与之相等。它以一定的速率连续释放，对于需要长期和连续治疗的患者来说有更好的顺从性。目前已上市和正在研究的大多数缓控释制剂属于此类。如早已上市的双氯芬酸钠就为克服其口服吸收迅速、生物半衰期短(1~2h)等缺点而制成缓释制剂，有研究用聚合树脂制成了双氯芬酸钠包衣缓释片，缓释时间可达到10h，有人用亲水性高分子材料HPMC为骨架材料，制成了阿司匹林溶胀缓释制剂。

(1)骨架型缓控释制剂：骨架型缓控释制剂在释药机理上属于扩散控释系统。骨架型制剂的临床应用有各种剂型，最常用的为口服制剂，其释药一般符合一级过程，合理的处方设计，其释药可达到零级速率过程。按制剂骨架材料的不同可分为以下4种：

①不溶性骨架缓控释片：不溶性骨架缓控释片系以不溶于水或水溶性极小的高分子聚合物或无毒塑料为材料制成的片剂。常用的不溶性骨架材料有EC、聚乙烯、聚氯乙烯(PVC)、聚丙烯等。

②亲水凝胶骨架缓控释片：亲水凝胶骨架缓控释片是目前口服缓控释制剂的主要类型之一，占上市骨架片品种的60%~70%。其释药过程是骨架溶蚀和药物扩散的综合效应过程。药物水溶性不同，释放机制也不同，对于水溶性药物主要以药物扩散为主，而对难溶性药物则以骨架溶蚀为主。很多亲水性高分子材料(如MC、HPMC等)都可作为骨架材料，其中HPMC的研究最多，并已成功地用作多种药物的骨架材料制成缓控释制剂。

③蜡质骨架缓控释片：亦即生物溶蚀骨架片，借蜡类或酯类的逐渐溶蚀释放药物。由于骨架的释药面积在不断变化，故难以维持零级释放，常呈一级速率释药。其释药过程是一种磨蚀-扩散-溶出过程。常用的骨架材料有硬脂酸、巴西棕榈蜡、蜂蜡、氢化植物油等。

④混合材料骨架缓控释片：混合材料骨架缓释片系将药物与2种以上的不溶性蜡质、亲水凝胶骨架材料等相互混合后制成。

(2)薄膜包衣缓控释制剂：包衣技术也是制备口服缓释制剂最常用和最有效的方法之一，片剂、胶囊、颗粒、小丸等均可用包衣方法。此类制剂在释药机理上属于扩散控制系统。常用膜包衣材料有醋酸纤维素、EC、聚丙烯酸酯、PVA等。随着包衣技术的发展，水分散体薄膜包衣材料品种不断增多，现有聚丙烯酸树脂水分散体、EC水分散体(Aquacoat和Surelease两种商品)、醋酸纤维素胶乳等。有人仅用水溶性Eudragit L和S包衣制备的盐酸地尔硫卓控释丸就能控制药物释放24h以上。

(3)渗透泵型控释制剂：渗透泵型控释制剂系用渗透压原理制成的一类制剂。口服渗透泵片以其独特的释药方式和稳定的释药速率引起人们的普遍关注，是目前应用最广泛的渗透泵制剂，是迄今口服控释制剂中最为理想的制剂。一般渗透泵的渗透压比释药环境高5~6倍，半透膜厚度为10~100μm，释药孔径为100~300μm。按照其结构特点，可将口服渗透泵制剂分为单室渗透泵片和双室渗透泵片两类。

单室渗透泵片：单室渗透泵片片芯包含药物和促渗透剂，外包一层控速半渗透膜，然后用激光在片芯包衣膜上开一个释药小孔，口服后胃肠道的水分通过半透膜进入片芯，形成药物的饱和溶液或混悬液，加之高渗透辅料溶解，使膜内外存在大的渗透压差，将药液以恒定速率压出释药孔。其流出量与渗透进入膜内的水量相等，直到片芯药物溶尽。

双室渗透泵片：双室渗透泵片药室用柔性聚合物膜隔成两个室，上面的室内含有药物，遇水后形成混悬液或溶液，下面为盐类或膨胀剂，片外再包半透膜，在靠片剂上面一室的片面上用激光打一小孔。水分子渗透进入下层后物料溶解膨胀产生压力，推动隔膜将上层药液顶出小孔。此技术适合于制备水溶性大或难溶于水或有配伍禁忌的药物。但至今未有此类型产品问世。激光打孔有可能将膜灼烧或使孔径不一，且释药孔道较少时，口服后孔道易在胃肠道被堵塞而导致不规则释药。近年有人在成膜材料中加入致孔剂（水溶性物质），改善膜的通透性，制成微孔型渗透泵。许多研究者也已尝试利用水分散体包衣技术制备口服渗透泵制剂，并对其释药机制进行了研究。

微孔型渗透泵：微孔控释渗透泵制剂（controlled-porosity osmotic pump preparations，CPOP）作为一种免激光打孔的新型渗透泵应运而生。由于能恒速释药，CPOP 在体内可使药物保持稳定的血药浓度，避免普通制剂的"峰谷"现象，从而降低不良反应，延长药物作用时间。由于只需要一天给药一次或两次，能极大提高患者的顺应性。除此之外，CPOP 能减缓由于药物从单个释药孔中释放、局部浓度过高而引起的刺激或由于单一释药孔堵塞引起药物突释。在制备工艺上，CPOP 不需要在包衣膜上进行机械打孔，而是在膜材料中加入致孔剂（致孔剂主要为多元醇及其衍生物或水溶性高分子）。患者服药后，水溶性致孔剂在体内遇水溶解，药物在渗透压的作用下通过由致孔剂在膜上形成的微孔持续释放。与传统的初级渗透泵剂型相比，CPOP 在体内能通过多孔释放药物，因此更安全，不良反应更小；与传统的激光打孔技术相比，CPOP 更易工业化生产。

胶囊型渗透泵：胶囊型渗透泵控释制剂是将胶囊剂与渗透泵制剂相结合而产生的新型渗透泵制剂，与渗透泵片剂相比具有明显的优势：制备简便，处方简单，无须压片和包衣等工艺，操作简化，加工成本低；药物选择灵活，为一些不适合制成渗透泵片剂的药物制备成渗透泵制剂提供了新的方法；胶囊的囊壳和内容物可分别单独制备，提高生产效率，便于工业化生产。有人将氟比洛芬制备成一种新型的 pH 调节固体分散体渗透泵控释胶囊，以提高其溶解度和口服生物利用度，并减小体内血药浓度的波动。胶囊型渗透泵控释制剂是比较理想的口服控释制剂，符合零级释药的要求，具有很好的应用前景和临床意义。

（4）干乳缓释制剂：乳化技术制备的乳剂可使药物缓释，延长药效。如在 W/O 型乳剂中，加入亲水性及亲油性硅胶制成了一种新型的口服缓释给药体系：吸干乳（dry emulsion）。干乳缓释作用主要取决于干乳粒子的大小、溶出面积及初乳油相的组成。

（5）离子交换树脂缓控释制剂：有人在表面包有增塑剂的盐酸苯丙醇胺树脂外以 EC 水分散体包衣，以黏度为 200Pa·s 的 EC 增重达 150kg/L 时，包衣树脂在 0.1mol/L HCl 中的释放符合美国药典第 23 版缓释盐酸苯丙醇胺胶囊的要求。

（6）缓控释固体分散体制剂：近年来，人们利用水不溶性、肠溶性等载体制备固体分散体，既可提高生物利用度，又有缓释长效作用。有研究将 EC 和磺胺嘧啶制成固体分散体，体外按零级动力学释放，其释药速度仍受扩散速度控制。

（7）缓控释微囊和微球：有人用明胶甲醛化制成硝苯地平微球和微球外包 EC 和聚乙烯制成微囊，经体外释药证明，微球主要按一级动力学释药，包衣的微囊按零级动力学释放。口服该缓释微球可维持有效浓度（10～15ng/mL）10h，用作微球、微囊混悬剂的分散介质是该药的饱和水溶液，从而可阻止药物从微球、微囊中扩散出来。

（8）包合物缓控释制剂：有人将乙基 CD 与地尔硫卓制成包合物，研究发现其延缓释药作用与取代的乙基数量有关,如三乙基 CD 缓释作用明显强于二乙基 CD。如将乙基 CD 包含物与 β-CD 包含物进行适当配位,可获得较理想的缓释制剂,高度丁(或已)酰化 β-CD 包合吗多明,经口服呈缓释效应,生物利用度提高约 2 倍。

2. 定位释放

定位释放是指利用制剂的理化性质及胃肠道局部 pH 值、胃肠道酶、制剂在胃肠道的转运机制等生理学特性,使药物在胃肠道的特定部位释放,即在目标部位增强药物的生物活性,而在其他部位降低活性。其优点:改善口服药物在胃肠道的吸收,避免某些药物在胃肠生理环境下失活;提高生物利用度;改善个体差异和胃肠运动造成的药物吸收不完全现象。

(1)胃内滞留给药:胃肠道是多数药物的有效吸收部位,故延长制剂的胃肠内滞留时间,可以达到增加药物吸收、提高生物利用度的目的。胃内滞留给药是指延长药物在胃内滞留时间,有胃内漂浮、胃内膨胀、生物黏附给药等方式。以下药物可制成胃内滞留给药制剂:主要在胃部吸收的药物,在胃中发挥作用的药物,在小肠或结肠中不稳定的药物,不被胃酸破坏的药物。如利用固体分散技术制备了呋塞米胃内漂浮剂,大大提高了其生物利用度。有人研制了一种冠状动脉扩张药异搏定漂浮片剂,能漂浮在胃肠液中。

(2)结肠定位释放:结肠定位释放技术是近年来研究较多的领域,对结肠疾病(包括结肠炎、结肠溃疡和克罗恩氏病等)的治疗,避免蛋白质和多肽药物口服被胃肠蛋白酶破坏,增加药物在全肠道的吸收,提高生物利用度具有重要作用。结肠定位常用的技术有:利用结肠高 pH 值;生理环境溶解适宜聚合物包衣材料,或利用结肠特殊酶或正常菌落分解特异性聚合物(如 α-淀粉、果胶钙等)。目前对依赖 pH 环境和时间控制释药的技术研究得更多。pH 依赖释放可由肠溶性包衣获得,在药物运送到小肠的过程中,于一个预定时间后释放药物。时间控制系统部分则由可溶胀、可溶解的材料包衣,这些材料能在一定时间内阻止制剂中主药的释放,从而将药物主要运送到结肠。如有人制成的盐酸苯丙醇胺肠包衣定时片(ETP-PPA)。药物 5-氨基水杨酸(5-ASA)口服后只有以原形到达结肠病变部位才能发挥作用,在胃肠道上部吸收则会代谢失活。有研究制备的结肠定位系统也是利用结肠高 pH 值的生理环境溶解聚合物包衣材料,而使 5-ASA 保持原形到结肠部位的原理。利用结肠特殊酶或正常菌落分解特异性聚合物的研究也有一些报道。如利用壳聚糖可被结肠内菌落完全消化的特点,可制作成微球或胶囊药达到结肠定位释放的目的。如用壳聚糖材料制成给药系统,胶囊药物由可酸解的内层(壳聚糖在酸性环境中易溶解)和肠溶聚合物包衣的外层组成,可以有效阻止胶囊内药物在酸性环境的胃里释放。口服此胶囊 1~3h 内到达大肠,药物在结肠内降解。

(3)口腔黏附制剂:其主要有局部治疗作用,多为水凝胶骨架片,可减少肝脏首过效应,通过口腔毛细血管吸收,但停留时间不如在胃肠道中的滞留时间,一般为 4h 左右,且易剥落。

3. 定时释放

定时释放是指根据生物时间节律特点释放需要量的药物,是在一个预定的时间后释放药物,用于治疗那些依赖生物节律的病证。它按人体生理治疗需要定时单次或多次释放药物,能避免某些药物因持续高浓度造成的受体敏感性降低和细菌耐药性的产生,从而提高患者治疗的顺应性。定时释药机制有利用渗透泵机制、亲水凝胶溶胀产生的力、包衣层控制释药时间 3 种。目前国内外正在研究的定时释药主要用于治疗晚上或清晨发作的疾病，包括哮喘、心绞痛、高血压、胃溃疡、风湿性关节炎等。有研究设计了一个以硬明胶胶囊载药的给药系统，由里到外分为药芯、膨胀层及水不溶性聚合物外层衣膜。当水分通过外层衣膜向系统内渗透时接触膨胀剂，一旦水化膨胀剂的膨胀力超过外层衣膜的抗张强度时，膜开始破裂，从而释放出药芯，形成一种脉冲式释放。药芯释放的时间可以通过改变外层衣膜的厚度来控制。结肠定位释放给药常与定时释放技术相结合，使药物在结肠部位达到定时和定位释放的目的。Pulsincap® 是已经开发出的一种带水溶性凝胶塞的胶囊，可于服用后某一特定时间在结肠部位释放，它有一个水不溶性的胶囊体，在胶囊径口上有一个水溶性凝胶塞，肠溶性盖套在胶囊体上，肠溶性盖在小肠中溶解后，凝胶塞暴露、吸水溶胀产生一个药物释放的滞后时间，当胶囊体容不下溶胀了的凝胶塞时，凝胶塞从囊体中脱离，而将囊体中的药物释放。又如有研究得到的结肠释药制剂也是定位释放技术与定时释放技术的结合。

(1)膜控释的定时给药系统：有人将法莫替丁与淀粉糊精等稀释剂混合制得微丸，然后用亲水性的高分子聚合物包衣，作为溶胀崩解层，最后用 EC 包衣形成一层控释膜。释放度试验显示，在 0~1h 和 10~12h 分别有一次比较集中的爆发式释药过程，其累积释药百分率分别在 40%~60% 和 60%~100%。3 名健康志愿者口服法莫替丁脉冲控释胶囊后，相对生物利用度初步估算约为口服普通片剂的 80%，血药浓度-时间曲线在服药后 1~2h 和 13~15h 呈双峰现象，近似于口服 2 次剂量的普通片，从而达到了夜间抑制胃酸分泌的目的。

(2)渗透压控释定时释药系统：有人选用不溶性的胶囊囊身和半透性的胶囊囊帽，药装于囊身，渗透活性物质装入囊帽，囊身与囊帽间加一不透水的刚性材料(类似活塞)。渗透活性物质在水性环境中吸水，经一定时间后产生足够的渗透压，推动活塞并将装药的囊身推出，药物释放。利用该原理，将胶囊反复套接，可得到多次脉冲释药的控释系统。

(3)膨胀控释定时释药系统：Scherer DDS 公司研制开发了定时脉冲活塞胶囊。药物装于不溶性囊身中，胶囊径口有亲水凝胶制成的塞子，其外覆以一层可溶性的膜，水溶性膜遇水环境溶解，水凝胶塞溶胀，经一定时间与胶囊脱离，药物即从囊中释放出来。脉冲释药时间由塞子的大小和插入的深浅控制。

(二)液体剂型

口服液体控释系统是一种通过液体混悬或乳剂形式供口服给药的控释制剂，分散的微粒可以是微囊、微球或乳滴，分散介质可以是水、糖浆或其他可供药用的油性液体。在这类制剂中有多种专利技术出现，最为成功的是美国 Pennwalt 制药公司的"Pennkinetic"专利技术(即利用微粉化树脂包囊后分散在低浓度糖浆中，直接以混悬剂用药)。爱尔兰 Elan 制药公司的"Pharmazone"专利技术(即利用药物微粉直接微囊化制备成干混悬剂，临用前加水分散成混悬剂服用)。目前，成为产品的有美沙芬、可代因、苯丙醇胺、苯丙胺茶碱、伪麻黄碱等药物的口服液体缓控释系统。

1. 口服控释混悬液(oral suspension controlled-release system，OSCRS)

口服控释混悬液为一种口服的控释混悬体系，其中的分散微粒一般是微囊包衣的载药树脂,分散介质为去离子水。该剂型的特点:流动性好,适宜于较大剂量的药,便于服用,无药物苦味,便于分配剂量,对老幼尤为适合,药物在胃肠道内刺激性小,分布面积大而均匀,受胃排空影响小,离子交换及膜控释药很少受胃内容物、温度、胃肠道酶和pH 的影响。

20 世纪 60 年代首次出现用离子交换树脂以控制药物释放的长效制剂的报道,但长期无商品上市。Moldenhauer 等人应用 Pennkinetic 系统成功解决了药物微囊化的技术后,才真正有用去离子水为分散介质的液体控释制剂问世(Delsym®,Penntuss®)。我国在 20 世纪 80 年代曾进行盐酸苯丙醇胺的口服控释混悬液研究,因技术上的原因未见商品。近年来国内有研究将一种有效的止咳药——右美沙芬吸附于离子交换树脂后,经微囊包衣制备了其口服缓释混悬液,并对其体内外的释药进行评价。

口服控释混悬液由混悬介质和控释药物微粒组成。一般将控释药物微粒混悬于液体介质中,药物会从微粒向介质中渗漏,使释药速率随贮存时间而发生变化。理想的控释混悬剂除了要保证良好的分散性外,关键是克服这种物理不稳定性。目前研究最为成熟而且已经上市的大多数为离子交换树脂控释混悬剂。

口服控释混悬剂首先将药物交换到树脂上,然后用微囊技术在该树脂外包上一层控制药物释放的膜,再将该包衣含药树脂混悬于由去离子水配制成的、有一定黏度和触变性的介质中。由于混悬介质中没有离子存在,结合在树脂上的药物不会被置换出来,从而保证混悬剂的释药行为不会因贮存时间而发生改变。控释混悬液口服后,胃肠道中的 H^+、Na^+、K^+、Cl^- 等内源性离子透进包衣膜交换出含药树脂上的药物离子,后者在消化道被吸收。由于消化道中的内源性离子的量一般是恒定的,因此药物的释放也较为恒定,主要取决于包衣膜的性质、厚度及离子交换树脂的交联度。

含药树脂控释混悬液的独特释药机理及良好的体内作用,适合某些病人的临床需要。但长时间服用可能会造成消化系统离子环境紊乱,此外树脂交换容量不大,使得适用药物受到限制,该制剂要得到广泛的发展,还有待于进一步研究开发。

2. 控释非水介质混悬剂及干混悬剂

对于水中溶解度较大的药物,如果用一般的材料和方法制备水介质混悬剂,混悬介质中的药物会向介质中渗漏,不易达到缓控释效果。这种药物除了用以上所述的离子交换树脂技术外,还可制成非水介质混悬剂或干混悬剂。

(1)非水介质混悬剂:水溶性药物一般在油性介质中溶解度很小,因此用药物不溶性的非水介质制备混悬剂,可阻止药物从微粒中渗出。将羟氨苄青霉素、美沙芬、氯化钾等制成控释微球,分散于食用的杏仁油、花生油或蓖麻油等非水介质中,形成口服控释混悬剂。与水介质混悬剂相比,其生物利用度得到提高,吸收好,个体差异小,药物吸收时间长。盐酸伪麻黄碱在水中溶解度很大,但在 Neobee-5 油中不溶,将药物控释微球混悬于其中,6 个月后,微球中药物含量无变化。

(2)干混悬剂:将药物制成缓控释微粒后,再与合适的分散、助悬、矫味等辅料混合,配成干混悬剂,服用前加水分散成稳定的混悬剂,可克服液体混悬剂药物渗漏问题。如果液体混悬剂药物存在化学不稳定性,或易结块,或释药速率随时间而变,均可考虑采用干混悬剂技术。

α-甲基多巴是水溶性药物，每日服用 3 次，每次 250mg，这样大的剂量制成缓释片剂或胶囊会造成制备及服用的困难，可制成干混悬剂。将药物和缓控释材料溶于有机溶剂中，在搅拌状态下使溶剂蒸发，固体块粉碎过筛，得到包含药物的颗粒，与混悬用辅料如 CMC-Na、蔗糖、柠檬酸混合，可制得满意的干混悬剂。布洛芬味苦，刺激黏膜，而且剂量较大（有时可达 800mg），其片剂对于患者来说难以吞服。将其制成肠溶微囊，再与凝胶剂、枸橼酸、蔗糖和其他辅料组成干混悬剂。在体内吸收迅速，1h 内药物吸收量显著大于速释膜包衣片，疗效满意。茶碱的治疗窗较窄，获得安全的控释茶碱制剂主要有微丸包衣技术和骨架片技术。骨架片体积较大，不便于服用；微丸填充胶囊，打开后服用也不方便。使用 EC 制备茶碱微囊，再与蔗糖、增稠剂、表面活性剂和矫味剂等混合，服用前加入 100mL 水，搅拌后服用。口服后，血药浓度平稳，持续时间长，符合茶碱缓释制剂的药动学标准。特别适用于老人、儿童及吞咽困难的患者使用。

（3）水难溶性药物控释混悬剂：用离子交换树脂制备混悬剂主要适用于水溶的离子型药物，而不适用于难溶性药物，难溶性药物不能或很少被离子交换树脂结合或吸附。选择合适的不溶于水的高分子缓释阻滞材料，将难溶药物分散或包囊其中，制成微球，再混悬于适当的水性介质中，也可形成较稳定的控释混悬剂。由于药物的溶解性很小，微球材料又不溶于水，故药物很少向水介质中渗漏。

布洛芬是一个几乎不溶于水的药物，将其与 Eudragit RS 或醋酸丁酸纤维素和丙酸纤维素用适当方法制成微球，再混悬于 MC，或 CMC-Na 和 D-山梨醇组成的酸性水介质中，即形成控释混悬剂，在 6 个月内稳定性良好，与普通布洛芬混悬剂相比，胃肠道黏膜的刺激性明显降低，且血药浓度平稳，具有较高的生物利用度。

地尔硫卓是老年心血管患者的常用药物，将其制成难溶性的果胶酸盐，以醋酸丁酸纤维素为包囊材料将其微囊化，其释放不受溶出介质 pH 值及离子强度的影响，再将其分散于山梨醇、单糖浆和 MC 的水介质中，可制得满意的口服缓释混悬剂，在室温以下保存，可稳定 26 周，再分散性良好。

（4）作用部位胶凝化控释混悬剂：有人制备了一种新型的茶碱控释混悬剂，以黄原胶、藻酸钠、明胶、角叉菜胶、MC 等为混悬介质，它在胃内环境下可从一般的液体形式变成半固体胶体状态，从而阻滞药物释放，是一种很有前途的控释混悬剂。

因此可见，控释混悬剂作为一种新型的给药系统，制备方法较多，以离子交换树脂控释混悬剂研究应用最为成熟，国外已有多种产品上市，其他形式的控释混悬剂也有较大发展，会有更多药物、更多类型的控释混悬剂应用于临床。

五、中药口服缓释制剂

相比于西药而言，中药缓释制剂的研究起步相对较晚，我国从 20 世纪 90 年代才逐渐开展研究。它是以中药的有效单体化合物、有效部位，以及单味药和复方中药为对象，进行缓释制剂的开发研究。近年来，随着中药现代化和中药制剂水平的提高，中药缓释制剂的研究不断增多，内容涉及中药缓释制剂的制剂工艺及体内外评价等，积累了宝贵的经验，但许多研究尚处于初级阶段。我国仅有雷公藤双层片（抗类风湿）、正清风痛宁缓释片（抗风湿和类风湿）等少数中药新剂型上市。已被批准进入临床研究的新剂型有灯盏花素缓释片(治疗脑血管疾病)、黄杨宁缓释片(治疗心脏病)、苦参素缓释片(治疗乙肝)等品种。由于中药缓控释制剂研究起步较晚,基础研究还不够成熟,临床研究的文献报道相对较少。

现代制剂新技术、新工艺、新辅料的应用对发展中药新剂型、提高制剂质量和生物利用度、降低毒副作用等起到了积极作用。如多能提取、罐提取、罐阻逆流提取等实现了提取程序控制自动化,提高了提取效率;蒸发浓缩方法已采用薄膜蒸发、反渗透法等先进技术;中药干燥技术也进入新的阶段,冷冻干燥、喷雾干燥、高频电流、电离辐射等,有的已广泛用于生产;采用微粉化法、固体分散法、包合物制备技术等增加难溶性药物的溶出度和溶解度,提高其生物利用度;高压液相色谱、气相色谱、质谱、紫外、核磁共振等分析检测方法的应用,提高了检测的准确性和结果的可靠性;大量优质进口辅料的选用,解决了一部分中药制剂的药物释放特性和重现性差的问题,为促进剂型优化发挥了重要作用。

(一)中药缓控制剂的有效成分

(1)中药单体化合物制剂:有人考察了灯盏花素缓释微丸的制备工艺和最优处方。以乙基纤维素、硬脂酸等为阻滞剂,微晶纤维素为赋形剂,采用单因素考察和正交设计筛选最优处方,利用挤出滚圆法制备骨架型微丸。结果所得微丸大小均匀,载药量大且药物含量均匀,能达到缓释12h的试验设计要求。对该微丸的药物释放动力学进行常用模型拟合,并观察微丸溶出前后微观结构的改变,探讨其释药机制。结果显示,微丸的释放度和时间的相关性,以 Higuchi 模型和 Ritger-Peppas 模型为优,而且经 Peppas 方程拟合得到时间项 t 的指数 $n=0.155$,Higuchi 方程的拟合仍有很好的线性关系,说明该微丸以药物扩散为主要释放机制,兼有硬脂酸的骨架溶蚀作用,电镜扫描发现,溶出前微丸表面结构致密,而在溶出试验后,原来致密的结构变得疏松且出现了许多溶蚀性孔道,表面形态因溶蚀而变得不规则,这从另一方面证实了上述释药机制。

采用尿药法研究自制灯盏花素缓释片在 Beagle 犬体内的相对生物利用度,表明灯盏花素缓释片与普通片剂相比,$t_{\frac{1}{2}}$ 显著延长,具有明显的缓释特征,总尿药排泄量无显著差异,二者为生物等效制剂。

用甲壳胺和海藻酸钠为辅料制备复合骨架葛根素缓释片。这两种带相反电荷的聚合物可在胃和肠液的不同 pH 条件下形成凝胶层来控制药物的释放。经正交试验优化处方表明,甲壳胺的用量、脱乙酰度和海藻酸钠的黏度对释放度影响显著,海藻酸钠的用量和甲壳胺的黏度影响较小。通过差示热分析及红外光谱证明该复合骨架葛根素缓释片中确实形成了甲壳胺-海藻酸钠复合物。

其他研究:用卡波姆为骨架材料研制磷酸川芎嗪缓释片;以羟丙基甲基纤维素 K_{100M} 为骨架材料,乙基纤维素为阻滞剂制备磷酸川芎嗪缓释片;采用丙烯酸树脂 RS30D 和丙烯酸树脂 RL30D 混合液包衣制备磷酸川芎嗪缓释小丸;青藤碱缓释片、芦丁缓释骨架片,等等。

(2)中药有效部位:络康缓释胶囊是在双参益脑颗粒剂的基础上加减处方而成,由人参茎叶总皂苷、银杏叶提取物及丹参总酚酸组成。在脑络康缓释胶囊的制剂工艺研究中,采用正交设计对缓释辅料进行优选,以人参茎叶总皂苷的体外释放度作为考察指标,得到最佳处方制成的缓释胶囊体外释放度符合《中国药典》对缓释制剂的要求，释放曲线符合 Higuchi 动力学模型。

有人采用缓释材料及固体分散技术制备三七总皂苷缓释片，选择乙基纤维素为缓释部分的辅料，聚乙二醇 4000 为速释部分的辅料，以人参皂苷 Rg1 和 Rb1 的平均累积释放度为指标，确定缓释部分和速释部分中辅料与药物的用量比例。体外释放度考察表明，该缓释片缓释效果较佳，重复性好。

有报道银杏总内酯控释小丸影响因素试验、加速试验，以及室温留样的研究，考察内容包括银杏总内酯胶囊外观、小丸颜色、组分含量(银杏内酯 A、B、C 和总内酯)、体外释放度(银杏内酯 B 为指标)，结果显示小丸的稳定性良好。

测定不同时间点兔血浆葛根素的量，计算药动学参数，表明所制葛根黄酮缓释胶囊呈现一定的缓释效果。

(3)中药单味药和复方口服缓释制剂：针对大黄普通制剂治疗消化性溃疡及其相关疾病，存在服药量大、腹痛、腹泻作用等不足，将其制备成缓释制剂，以减轻不良反应，提高疗效。大黄浓缩粉(大黄粗粉经 95% 乙醇渗滤提取，减压浓缩至干)以羟丙基甲基纤维素为阻滞剂制成大黄缓释片，选择与大黄浸出液具有相同紫外-可见吸收光谱的芦荟大黄素作为释放度考察指标。结果所制得的 3 批大黄控释片样品外观平滑，释放特性良好，符合《美国药典》对缓释制剂体外溶出的要求，对大鼠实验性胃溃疡的保护作用显著。

有研究探讨了复方丹参缓释片体外缓释作用的综合评价方法。针对钙离子内流过多的冠心病发病机制，将缓释制剂释放度测定与^{45}Ca 跨膜内流测量相结合，测定复方丹参缓释片体外释放样品对^{45}Ca 跨膜内流的影响。结果显示，复方丹参缓释片在 1~12h 内钙拮抗作用呈增强趋势，从 4h 开始有显著钙拮抗作用，表现出明显的缓释延效作用。

左金缓释胶囊是将黄连、吴茱萸提取物制成素丸，以乙基纤维素、聚乙烯吡咯烷酮为包衣材料，采用滚动包衣法制备缓释小丸填充入硬胶囊内得到缓释胶囊。累积溶出速率测定显示，盐酸小檗碱 2h 释放量为 20%~30%，6h 为 40%~50%，12h 达 77%，基本属于零级释放。

有人观察了四逆汤缓释片的急性毒性和亚急性毒性，并测定了急性和亚急性染毒时心肌和脑组织 Na$^+$-K$^+$-ATP 酶的活性。

还有将小金丹制成漂浮缓释胶囊的报道，等等。

(二)主要剂型

目前，中药口服缓控释制剂研究较多的剂型有片剂、胶囊剂、微囊、微球、脂质体等。这些剂型用于中药缓控释制剂的共同点在于能够通过辅料阻滞或减缓药物的释放而达到缓控释的目的。

1. 中药缓控释片剂

(1)骨架片：是缓控释制剂中研究较多的一种剂型，此种片剂主要是利用骨架材料控制药物释放。根据骨架材料性质的不同，又可分为亲水凝胶型骨架片、不溶性骨架片和溶蚀性骨架片。亲水凝胶型骨架片可作为可溶性药物和难溶性药物的载体，其制备工艺简单，释药变异小，生物利用度较高，是目前口服缓控释制剂的主要类型之一，占上市骨架片品种的 60%~70%。大黄是应用广泛的传统中药，具有清热解毒、活血化瘀、化湿止血等多方面的疗效，但大黄普通制剂用于消化性溃疡及其相关疾病的治疗时有服药量大，腹痛、腹泻等副作用。有人用大黄浓缩粉和辅料压制成片重为 0.5g 的亲水凝胶型骨架控释片剂，减轻了用药的不良反应，提高了疗效。有研究制备了日服 1 次的氧化苦参碱缓释片，考察不同释放介质对该片剂释放度的影响，结果表明该氧化苦参碱缓释片的体外释放不受释放介质影响，并且在 24h 内保持连续缓慢释药，为体内分析提供了参考依据，预期达到临床用药能平稳血药浓度、降低不良反应的效果。

(2)渗透泵型控释片：这是一种利用渗透压原理制成的控释制剂，有单室、双室和夹层渗透泵。将药物与具有高渗透压的渗透促进剂或其他辅料压制成片芯，外包一层可以透水的不溶性多聚物薄膜衣，在膜上开一个或多个释药小孔，在胃肠道中水透入衣膜溶解药物，药片内渗透压会高于外部胃肠液，将药物溶液通过小孔释放出来。研究表明渗透泵片在体内释药速率均匀且不受胃肠道蠕动、pH 值和胃排空时间等因素的影响，体内外相关性好，是目前较为理想的口服控释剂型。附子理中方是健脾益胃、温中散寒的经方，药典规定附子理中丸规格为大蜜丸每丸重 9g，1 次 1 丸，每日 2~3 次，给患者带来吞咽不便的烦恼。有研究者将其制成每片 0.2g 的单室泡腾型渗透泵控释片。附子理中方药物中的有效成分呈弱酸性，当半透膜外的水分渗透入片芯时，其与片芯内的碳酸氢钠发生反应，产生二氧化碳气体有助于药物的充分释放，体外释放表现为恒速的零级释放，药物动力学研究表明受试制剂与对照制剂(市售大蜜丸)释放行为较一致，二者有较好的生物等效性。不足之处是未能减少给药次数，仍需要日服 3 次，因此有待进一步的研究。

(3)胃内滞留漂浮缓控释制剂：此剂型近年来也研究得较多，治疗胃部慢性病有良好疗效。这种制剂由于自身密度小于胃内容物的密度，通常在胃液中呈漂浮状态滞留 5~6h，达到延长药物在胃内的释放时间，改善药物吸收，提高生物利用度的目的。有研究者将元胡止痛片改为胃漂浮型控释片，体外实验结果是供试品起漂时间为 1~3min，主要有效成分延胡索乙素 3h 相对溶出度为 32%，预示较短时间内溶出一定量药物，9h 相对溶出度为 86%，具有良好的缓释作用，克服了元胡止痛片每日 3 次给药所带来的不便，同时使药物初始释放所产生的"漏药"现象得到了基本控制，避免了血药浓度波动，从而稳定了疗效。有人将中药胃溃克散剂制成了漂浮缓释片，采用 γ-闪烁照相技术监测在人体胃肠内的运行状况，结果显示，服用缓释片 5h 后仍有药物滞留胃中，而普通片在胃中仅滞留 0.5~1.5h，1.5h 后全部在肠道中显影。中药复方胃幽净、中药复方罗布麻控释片也是选择了胃内漂浮片作为缓释剂型，科学合理，提高了药物在胃及小肠上端的吸收率。因此对于中药来说，胃内滞留型制剂是达到缓控释效果的理想剂型。

2. 中药缓释胶囊剂

胶囊剂是基于改善服药条件发展起来的一种剂型，中药胶囊剂可分为硬胶囊和软胶囊。目前，硬胶囊中最具有开发前景的制剂即为缓释胶囊。缓释胶囊是将具有缓释特征的小丸、颗粒等填充入硬胶壳内制成，服用后药物从剂型中缓慢均匀释放，从而达到缓释长效的目的。如将药物与阻滞剂混合制丸或先制成普通丸芯后包控释膜衣得到缓控释微丸(直径 0.5~1.5mm)，再将其压制成片或将不同释药速率的控释微丸以不同配比混合后灌装于空胶囊中，能获得较理想释药速率的控释胶囊。左金丸为水泛丸，服药频繁，每天需3~4 次，且对胃肠道有一定刺激性。研究者将左金丸提取物制成微丸，以乙基纤维素和聚乙烯吡咯烷酮为缓释包衣材料包衣，装入硬胶囊制成左金缓释胶囊后，使用药次数和用药量减少，掩盖了药物的苦味并减少了对胃的刺激性，且具有明显的缓释特征。麝香保心pH依赖型梯度释药微丸组成的缓释胶囊中的冰片和人参总皂苷在体外可同步缓释，在体内具有pH依赖型崩解溶散的特征，冰片作为指标性成分具有梯度缓释的药动学特点。脑络康缓释胶囊是在双参益脑颗粒剂的基础上加减处方而成，药理学实验证明其治疗血管性痴呆的作用显著。相对于普通胶囊剂溶出快、短时间内释放完全，脑络康缓释胶囊剂能缓慢释放药物，并将药物浓度保持在一定水平，从而减少服药次数。

3. 微囊、微球

微囊即利用天然或合成高分子材料或共聚物将药物包裹成的微小囊状物，如使药物溶解和(或)分散在高分子材料基质中，形成骨架型微小球状实体，称微球。通常微囊与微球的粒径范围为 $1\sim250\mu m$，可以根据临床需要制成片剂、胶囊剂及散剂等各种剂型，服用后药物从剂型中缓慢均匀释放，从而达到缓释长效的目的。我国研制的中药挥发油类微囊已有10余种，如可掩盖不良臭味的蒜素微囊、提高稳定性的芥油微囊、具有良好的血管栓塞作用和缓释特性的土贝母皂苷微囊等。中药缓释微球制剂研究得也较多，如用于肝癌治疗的复方白芨微球与草乌白蛋白微球，用于消化道肿瘤治疗的抗癌中药复合5-Fu磁性微球等。目前应用微粒给药系统来提高中药制剂质量已逐步开始发展，并已证明具有可行性和有效性。但由于中药有效成分复杂，质量不稳定，加之测试方法和测试手段的限制，给制备工艺、稳定性考察增加了难度，因此真正将其应用于临床还需进行深入研究。

4. 脂质体

脂质体系指药物被辅料类脂双分子层包封成微小泡囊，有单室与多室之分，通常小单室脂质体的粒径为 $0.02\sim0.08\mu m$，大单室脂质体的粒径为 $0.1\sim1\mu m$，多室脂质体的粒径为 $1\sim5\mu m$。脂质体通过防止药物快速降解、延缓药物释放而延长药物在体内的作用时间，同时可提高药物的靶向性，减少药物的用量、降低药物的毒副作用。目前有20余种中药单方或复方制成了脂质体，其中研究最多的是口服制剂，有人参多糖、补骨脂素、莪术油、青蒿酯、银杏叶提取物等。有人将喜树碱包封于由二棕榈磷脂酰胆碱-神经鞘磷脂-磷脂酰肌醇组成的脂质体，当总磷脂与药物的摩尔比为 $40:1$、胆固醇的摩尔分数为1%时，可得到较高包封率，其血浆体外释放特性为在4h内迅速释放50%，在随后的120h内缓慢释放总药量的50%。药理研究表明，其具有明显的抗肿瘤活性和较小的宿主毒性及明显的缓释特性。有人采用逆向蒸发法制备了紫杉醇磁性长循环脂质体，体内分布研究表明其对小鼠EMT-6肿瘤生长均有较明显的抑制作用，抑瘤作用较紫杉醇注射液提高，同时可降低药物对心、肺、肾等器官的毒性，并具有明显的缓释特性。

综上所述，目前中药单体化合物、有效部位、单味药和复方的口服缓释制剂均有一定程度研究，研究内容主要是其缓释制剂的制备工艺和体外释药考察，缓释性能的评价多为一个或几个已知成分的体外释放度测定，也有一些品种进行了缓释作用综合评价方法的探索，体内药动学研究，以及剂型改变后的药效和毒理研究，反映了研究工作的细致和深化。同时也看到这项工作的艰巨性，作为服务中医药现代化发展和临床用药的中药缓释制剂研究，当前面临着一些问题：以中药提取分离的单体成分作为中药缓释制剂的中间体，纯度高，物化性质比较清楚，可以借鉴西药缓释制剂的研究经验，筛选适宜的辅料和设计出合理的制剂处方制备缓释制剂，制成的缓释制剂也能得到准确的评价。然而许多中药单体成分的药理活性不强或在中药材中的含量很低，适于制备缓释制剂的中药单体化合物数量较少，而且从中医药理论和中医用药特点来看，以应用多组分的整合作用为主，单一成分缓释载药平台的构建对中药制剂水平的影响力有限。研制中药有效部位的缓释制剂，与中药单一成分的缓释制剂相比，较能体现中药多成分、多层次、多靶点的作用特点，反映中医药发挥综合疗效的优势，具有较大的实际意义。但有效部位存在剂量较大、成分多、物理化学性质比较复杂等问题，给制剂工艺和质量评价带来困难。如何比较全面地反映有效部位的缓释特性，区别于单一成分的缓释评价，保证缓释剂型给药的精密性，需要进一步探索研究。中药以复方应用为主，但绝大多数复方产生疗效的物质基础尚未完全清楚，成分和药效的对应关系不明确，即使是单味中药的有效组分确定亦相当复杂，难以获得缓释制剂设计所需的动力学参数，也难以建立质量监控的指标和方法。

我国正全面推进中医药现代化，中医药的基础研究也在不断深入，这将大大推动中药缓释制剂的研究进程。比如，中药有效组分的研究和中药体内药代动力学研究将为中药缓释制剂的设计提供依据。质谱分析、荧光光谱分析及高效毛细管色谱等分离分析技术的进步，可为缓释制剂质量评价提供支持。通过多学科相互交叉，相互渗透，在中医药理论指导下，进行理论和技术创新，中药口服缓释制剂研究将有广阔的前景。

六、口服缓控释制剂的质量评价

口服缓控释制剂主要从药物的体外释放试验、药物的体内动力学研究及临床试验等三方面进行评价。

(一) 药物的体外释放试验

药物制剂最终的使用对象是人体，必须通过体内的代谢行为发挥药物的作用，因此评价制剂质量最可靠的依据是药物的体内试验。但从药物质量的常规控制来看，不可能也没必要将每批产品都用体内试验来进行评定，只要在处方和工艺的筛选阶段，建立起体内外试验的相关性，在日常的常规检验中，就完全可以借助体外释放试验来控制产品的质量。对于缓控释制剂的质量控制来说，体外释放试验主要有两个作用，一是作为药品质量控制的手段，二是有利于制定药品标准。而且在研究阶段，体外释放试验也是指导研制工作的有力工具。

体外释放度实验是筛选缓释、控释制剂处方和控制其质量的重要手段。由于口服缓释、控释制剂的长效作用是通过延缓吸收而达到的，因此在胃肠道的全段均有吸收作用发生。体外释放度测定一般模仿缓释、控释制剂在胃肠道内的运转状态制定，通常在温度、搅拌、介质 pH 值等方面加以模拟。体外释放测定中释放介质、实验条件、释放度测定时间、释放仪器等方面均会成为影响因素。

在体外进行缓控制剂的释放度考察，其首要问题是药物体外特征曲线的建立。早在1987 年，美国控释制剂专业会议就提出了相关的指导性文件，认为：制定和认可体外释放试验标准的手续应包括测试一个或多个不同释放特征的产品，或改变释放度的试验方法，直至得到一个可接受的相关性为止。《中华人民共和国药典(2000 年版)》增加了"缓控释制剂指导原则"，其中对体外药物释放度试验的仪器装置、释放介质、温度控制、取样时间、工艺的重现性与均一性及释药模型拟合等做了相关规定。

（1）仪器装置：除另有规定外，均采用溶出度测定仪进行。有转篮法、桨法。这两种方法有明显缺点，如不能自动改变释放介质的 pH 值，只能用人工方法，操作不便，且分析结果不准确。现国内使用的主要溶出仪有国产智能溶出试验仪，美国、德国公司的全自动溶出仪等。

对于小剂量、难溶性药物的缓控释制剂，尤其是肠溶制剂，更适合用流通池法，更能模拟药物在体内的转运过程，更接近体内层流流动情况，可以测定峰时浓度，便于更换释放介质。流通池溶出度检查方法也曾被称为流池法，现已为美国、英国、日本药局和欧洲药典的附录收载。该法的主要优点：克服因缺乏下沉条件而导致的饱和或吸附作用的平衡；在测试中改变 pH 条件，使测试参数适应生理条件；给样品定位于小尺寸的溶出室中，溶剂体积可根据实验条件或体内参数而定等。近几年来，国外采用流通池法进行固定制剂的研究越来越广泛，其优点是现行药典溶出度方法的补充和完善，已引起各国学者的重视。

图 3-1 为瑞士产的 CE 70 全自动 Flow-Through 溶出度仪（USP 4 方法）。

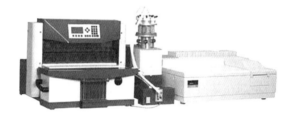

图 3-1　CE 70 全自动 Flow-Through 溶出度仪（USP 4 方法）

（2）温度控制：（37±0.5）℃。

（3）释放介质：最佳的释放介质为去空气的新鲜纯化水，或根据药物的溶解特性、处方要求及吸收部位，使用稀盐酸（0.001～0.1mol/L）或 pH 值为 3～8 的磷酸盐缓冲液，对难溶性药物不宜采用有机溶剂，可加少量表面活性剂（如十二烷基硫酸钠 0.5% 以下等）。释放介质的体积应符合"漏槽条件"，即溶出介质量应超过使药物溶解达到饱和所需量。通常，溶出介质量为使药物溶解达到饱和所需量的 5～10 倍。

介质 pH 值对药物体外释放行为有较大的影响。FDA 希望每一个产品都有一个三维的释放特性图像，三个坐标分别是释放百分数、介质 pH 值和时间，在不同的 pH 值条件下做释放度试验，以便更好地认识制剂的释放特性。

同时需注意释放介质的离子强度在释放过程中也起着重要的作用。尤其是缓释、控释制剂经常使用亲水性高分子多聚物，如 HPMC、PEO 等，易受释放介质中离子强度的影响。胃肠道中液体离子强度的变化也是复杂的，胃中食物的存在可能会刺激胃肠道产生各种化学物质，改变胃肠道液体的离子强度，食物本身所含的离子也使体外释放介质的离子强度的确定变得困难。

（4）取样时间点：释药全过程的时间不能低于给药的间隔时间，且累计释放百分率应在90%以上，通常将释药全过程的数据做累计释放百分率-时间的释药曲线图，制定出合理的释放度检查方法和限度。

缓释制剂从释药曲线中至少选取3个取样时间点，第一个点为开始0.5~2h的取样时间点，用于考察"突释效应"，其释放限度是用来检测产品是否有缓释性，而不过快地释放，一般限度为不超过30%；第二个点为中间的取样时间点，一般为释放50%的时间，用于确定释药特性；最后的取样时间点，一般在释放80%的时间，用于考察释药是否完全。控释制剂除上述3个取样点外，还应增加2个取样点，释放百分率的范围应小于缓释制剂。

如果需要可再增加取样时间点。鉴于缓释、控释制剂的体外释放度测定时间都比较长，尤其是每日一次的制剂，其体外释放度测定时间更长，而且更费时、费力，可测定释放初期(3~5h)的若干数据进行拟合得出数学式，从而计算释放后期的数据，获得较完整的释放曲线。

(5)工艺的重现性及均一性试验：应考察3批以上，每批6片(粒)的重现性，并考察同批产品6片(粒)体外药物释放度的均一性。

(6)释药模型的拟合：缓释制剂一般用一级方程或Higuchi方程等拟合，即：$\ln(1-M_t/M_\infty) = -kt$(一级方程)，$M_t/M_\infty = kt^{1/2}$(Higuchi方程)。其中，$M_t$为时间$t$时的累计释放量，$M_\infty$为$\infty$时的累计释放量，$M_t/M_\infty$为累计释放百分率。拟合时以相关系数($r$)最大而均方误差(MSE)最小为拟合结果最好。

《美国药典》规定的方法有转篮法、桨法、往复圆筒法及流室法。取样时间按具体品种而定，且对同一品种的制剂在其质量标准中可同时规定数种释放度测定方法及限度，如茶碱缓释胶囊的质量标准中就有8种释放度检查方法及限度，并要求在制剂上标明为符合何种释放度限度的产品，这样更能依据制剂工艺的不同去控制产品的质量及指导用药。

(二)药物的体内动力学研究

对缓控制剂的药物动力学研究，应进行单剂量的交叉试验及多剂量的稳态试验。

1. 单剂量交叉试验

(1)试验目的：单剂量试验有四个目的，首先是确定药物在体内的释放行为及食物对制剂在体内的释放、吸收行为是否有影响，即有无"食物效应"问题；其次是提供关于药物体内吸收模型信息；再次与普通制剂进行比较，获得生物利用度及生物等效性结果；最后可建立起体内外试验的相关性，为控制制剂质量提供依据。

如果没有发现因为就餐造成的AUC或峰值浓度的明显差别，就认为没有"食物效应"。如果产生了生物利用度的明显改变时，就应进一步研究产生"食物效应"的原因及食物-药物效应的时间关系。"食物效应"主要有两种原因：第一种为由于食物影响药物从制剂中的释放而影响其生物利用度；第二种为与制剂的释放和药物的吸收无关，而是食物造成的药物配置(如分布和(或)消除)的改变引起。为了搞清楚原因，就需要进行空腹或饱腹的单剂量交叉试验，应该用比较溶液或速释制剂作为试验药物，如果没有食物效应，则结论为第一种原因；如果有食物效应，则结论是第二种原因。可用以下四路交叉试验来验证时间对食物效应的影响或食物效应的时间关系：空腹服药；与高脂肪饮食同服药；在高脂肪餐前1h服药；在高脂肪餐后2h服药。

（2）试验设计：应把握以下五个要点：①根据常释制剂的动力学特征和缓控释制剂的溶出度特征，设计试验采样方案；②确定受试者例数，根据试验的把握度（P）、测定的变异系数（CV%）和可能出现的生物利用度的差异来计算，FDA 要求在 24 例以上；③确定受试者条件（如饮食），如无食物影响时，可用两路交叉试验，如有食物影响，甚至脂肪影响，应考虑用三路或四路交叉试验的方案；④确定给药剂量方法，国外文献对剂量安排有两种方案，一是缓控释制剂和常释制剂相同剂量均一次服用，二是缓控释制剂一次服用，而常释制剂分次仍按原方案服用，保持一天给药剂量相等；⑤考虑统计评价方法，确定用哪些参数来评价缓控制剂。

（3）血药浓度曲线：如果一个常释制剂或其原料药的溶液剂的药物动力学特征呈一级动力学特征，有明显的吸收相、分布相和消除相，有一个明显的曲线峰，在采用缓控释技术制成缓控释制剂后，其血药浓度曲线可能会有三种情况：一是血药浓度曲线仍为一级动力学曲线，有吸收相，但变平，峰时推迟，峰浓度变低，消除变慢，半衰期延长；二是达峰时不明显，峰浓度为平台状，这个平台可维持较长时间，然后缓慢降低，这种曲线多为控释制剂的药时曲线；三是血药浓度曲线为双峰曲线，第一峰高于第二峰，或第二峰高于第一峰，这种曲线多为由速释和缓释两种以上成分构成的缓释制剂。

（4）结果的统计学评价。

①药物动力学参数计算：在获得血药浓度曲线以后，可以对结果作统计学评价，如曲线呈现一级动力学特征，可计算出吸收常数（K_a）、消除常数（K_e）、半衰期（$t_{1/2}$）、峰浓度（C_{max}）、达峰时间（T_{peak}）。由于达峰时间有时在缓释制剂上难以确定，因而主张用实测峰浓度和峰时间来表示峰浓度和峰时间，血药浓度-时间曲线下的面积（AUC）在计算生物利用度和生物等效性时采用梯形法计算或样条函数法计算，而不用拟合曲线来计算，而且多用有限时间区间的浓度数据来计算。AUC 反映药物吸收的程度，应对有限区间数据计算所得 AUC 与无穷大时间所得 AUC 作比较，要求 $AUC_{t\to\infty}/AUC_{0\to\infty} < 20\%$，如大于 20%，则采样时间应适当延长。

②生物利用度计算：生物利用度应由每位受试者服用两种制剂所得的 AUC 来计算，而不宜用均值来计算。由每一受试者的两次用药后的 AUC 计算出生物利用度，再以每一受试者的生物利用度计算出平均生物利用度（F），及其标准差（S）和相对标准差（RSD）。有了这样计算出来的生物利用度就便于考察其生物等效性。表 3-1 给出了一个计算生物利用度的例子。

表 3-1　　　对每一受试者的 AUC[μg/（h·mL）]数据计算相对生物利用度

受试者	受试制剂的 AUC（1）	参比制剂的 AUC（2）	F（1/2）
1	6.83	4.21	1.62
2	5.78	5.01	1.15
3	3.55	4.49	0.79
4	7.31	7.86	0.93

续表

受试者	受试制剂的 AUC(1)	参比制剂的 AUC(2)	$F(1/2)$
5	7.72	6.59	1.17
6	8.31	9.68	0.92
7	9.63	7.23	0.64
8	8.75	7.59	1.15
9	9.02	7.25	1.24
10	7.79	5.00	1.56
11	6.77	5.72	1.18
12	7.62	6.74	1.13
$\overline{X}\pm S$	7.06±1.63	5.45±1.61	1.12±0.26
CV/%	23.08	24.96	25.00

③生物等效性计算：三种方法可供应用，一是方差分析方法，采用多因素方差分析，考虑处理间、周期间、个体间的因素检验有无显著差异。方差分析是其他处理方法的基础。二是 Bayesian 法，该法必须确定一个生物等效区间，若变化在指定的区间内，则认为生物等效。三是双向单侧检验方法，本法计算简便，与第二种方法基本相当。

④生物等效性计算中参数的对数转换问题：生物等效性判定时，如数据具备方差分析的基本特性，即可用 ANOVA 分析。如满足不了，需在 ANOVA 分析前采用药代参数对数转换后再作统计检验，或用非参数法进行统计分析。

在试验制剂和参比制剂的药代参数的差异性检验中，对数转换适用于 AUC 和 C_{max} 数据，而不适用于 T_{peak} 数据。

假设药物消除为一级速率过程，并发生在中央室，在血管外给药后 $AUC=\dfrac{F\cdot D}{CL}=\dfrac{F\cdot D}{VK_e}$，在对数转换后，可使 CL、VK_e 为一线性公式：$\ln AUC=\ln F+\ln D-\ln V-\ln K_e$。同样对 $C_{max}=(FD/V)e^{-k_eT_{peak}}$ 进行对数转换为 $\ln C_{max}=\ln F+\ln D-\ln V\cdot K_e\cdot T_{peak}$。

生物等效性试验中参数对数转换后可改善偏态分布状态而趋于对称，从而适用于标准方法的检验处理。对此 FDA 文件在制剂生物等效性判定中特别推荐这一方法，并提出当用对数转换后，进行 AUC 和 C_{max} 分析时，两制剂平均值的比以 80%~125% 比 80%~120% 的范围为好，采用 80%~125% 的等效判断可使等效的最大概率比值接近于 1。

⑤统计矩计算：根据统计矩理论得到三个重要的参数：零阶矩(AUC)、一阶矩(MRT)和二阶矩(VRT)。在确定药物在体内吸收特征所能提供的是平均驻留时间(MRT)和平均溶出时间(MDT)及平均吸收时间(MAT)。缓释制剂的体内 MRT(in vivo)是缓释制剂的体外 MRT(in vitro)和标准制剂的体外 MRT(st)之差。在符合一级动力学过程时，也可用 MAT 求得半衰期：$T_{1/2}=0.693MAT$，用下式求体外平均溶出时间：$MDT_{(in\ vitro)}=$

$\int t(\,\mathrm{d}m/\mathrm{d}t\,)\,\mathrm{d}t/M_{(0\rightarrow\infty)}$。

⑥药物吸收模型和体内外试验相关性分析：药物吸收的模型，文献方法基本是用 Wagner-Nelson 法、Loo-Kiegeman 法或反卷积法来确定。Wagner-Nelson 法基本原理是吸收的药量＝血中的药量＋消除了的药量，大多数的缓释制剂的吸收模型都可用这一方法来确定。Loo-Kiegeman 法的基本原理是吸收的药量＝血中的药量＋外室的药量＋消除了的药量。反卷积法可直接根据试验数据评价药物在体内的动态规律，用于模型难以评价吸收速率时，用此方法有其优点。

体内外相关性是指体外溶出特性与体内药物吸收特性的关系，如果两者相关性好，可以说明用体外溶出度试验的结果来预测体内药物吸收行为是有意义的。在分析时用不同时间体内吸收分数与相应时间的溶出度进行相关分析可以较简便地得到分析结果。FDA 规定了 A、B 两种水平的相关性分析：水平 A 规定要求对药物的体外溶出度数据与用血药浓度数据经反卷积法求得的体内吸收（溶出）数据进行比较，确定其相关性；水平 B 规定要求对药物的体外溶出时间和统计矩分析求得的体内平均驻留时间或体内平均溶出时间比较。在很多情况下，这种关系可用一直线方程来表示：$\mathrm{MDT(\,in\ vivo\,)} = A \times \mathrm{MDT(\,in\ vitro\,)} + B$，如果 A 接近于 1，则表示体内与体外溶出特性接近，相关性好。

2. 多剂量连续给药试验

（1）试验目的：多剂量稳态试验的主要目的，一是要确定缓控释制剂的血药浓度的波动程度，二是要进一步考察生物利用度。

（2）试验设计：多剂量稳态试验要求必须同时与常释制剂进行对比试验，有时也用另一种缓控释制剂作为参比制剂进行对比试验；最低要连续服药 5 次，达到稳态后，在最后一次给药时，基本参照一次给药采样时间点采血测定血药浓度；确定受试者血药浓度达到稳态时最好测定 3 次以上的谷浓度；确定评价参数，如平均浓度（C_{avg}）、峰谷比（$C_{\max}/C_{\min}$）、波动度 DF 和 AUC 等。

（3）试验结果的统计学评价。

①缓控释制剂与常释制剂的比较研究：药代动力学参数计算中，由多剂量给药的血药浓度曲线可获得一些重要信息，如用线性动力学方式处理时，可得到 T_{peak}、$T_{1/2}$、$C_{\max}$、$C_{\min}$、$C_{\max}/C_{\min}$、C_{avg}、DF、AUC 等参数。

平均浓度 $C_{\mathrm{avg}} = \mathrm{AUC}_{0\rightarrow\tau}/\tau$，其中 τ 为给药间隔。峰谷比（peak-trough ratio，PTR）为 $C_{\max}/C_{\min}$，波动度（degree of fluctuation，DF）为 $(C_{\max}-C_{\min})/C_{\mathrm{avg}}$。

在这些参数中，C_{avg} 可以反映药物的吸收度，DF 和 PTR 可以反映峰谷浓度的波动幅度，它们是衡量一个缓释制剂成功与否的重要参数，研究缓释制剂必须提供这些参数。

②两种缓控释制剂的比较研究：也有文献报告，采用两种缓控释制剂进行生物利用度和生物等效性研究，通过实验证明所研究的新缓控释制剂与已在上市的缓控释制剂参比制剂的相关药代参数是否相当，或在缓控释方面是否优于这种参比制剂，如相当或优于参比制剂，则其新的缓控释制剂也认为是成功的制剂。

③研究报告的基本要求：对生物利用度、生物等效性研究的申报资料有明确规定，应有以下内容：试验目的；实验设计，分析方法的建立和确证，以及药物稳定性试验结果；

受试者资料；服药和采样时间安排；服药后的临床观察结果；生物样品处理程序；原始测定浓度的全部数据，均值和标准差及离散度分析；数据统计分析；生物利用度、生物生效性分析结果；结论。必要时对结果和结论进行讨论。在正文前应有简短摘要，正文末，应写明实验单位，参加试验人员姓名等，以表示对研究结果负责。

④体内外相关性研究方法：体内外试验的相关性是指体外药物释放特性和体内药物吸收特性的关系。如果相关性好，就表明体外试验的结果在预测药物体内行为上具有较大意义。

FDA 相关文件规定，"受试个体的血浆数据和体外溶出数据的水平 A 或最低限度水平 B 的相关性应该是可以接受的。"这里水平 A 和水平 B 分别是指两种研究体内外相关性的方法。它们的意义：

水平 A——按这种水平的相关性处理方法，要求对产品的体外溶出特性与血药浓度数据通过反卷积分方法求出的体内溶出特性相比较。

水平 B——按这种水平的相关性处理方法，要求对产品的体外平均溶出时间和用统计矩分析原理求出的产品的体内平均滞留时间或体内平均溶出时间相比较。

按水平 A 的处理可以得到药物的输入函数，并且进一步将这个输入函数或与之相对应的输入曲线和体外溶出曲线比较，如果这两条曲线都是直线或接近直线(或用数学方法将它们直线化)的话，还可以比较它们的斜率或斜率之间的关系。按水平 B 的处理可以求出体内外 MDT，或体内 MRT 和体外 MDT 的关系。在很多情况下，这种关系可以用一直线方程来描述，例如：$MDT_{体内} = A \cdot MDT_{体外} + B$。$A$ 越接近 1，体内外溶出特性越接近。

当然，按水平 A 的处理方法可以得到较水平 B 更多关于药物体内外相关性的信息，所以水平 A 比水平 B 更好。

Langenbucher 等关于氧烯洛尔缓释片的体内药物吸收特性和体外溶出试验结果的相关性研究的文章是应用反卷积分方法的好例子，国外不少著作都引用了他们的文章。

(三)临床试验

对于缓控释制剂来说，是否需要进行旨在确定它的安全性和有效性的正式临床研究或者药物动力学评价就已经足够，这是评价产品质量的基本问题。这个问题的合理答案首先应该视其药效动力学和药物动力学性质而定。如果对药物(实体)和(或)它们活性代谢物在血中的浓度与临床反应(包括治疗作用与副作用)的关系已经充分明确的话，血药浓度的数据单独就可以作为审批控释制剂产品的依据。

当治疗效果是间接的，当可能发生不可逆毒性，当有功能性(药效性)耐受性，当用速释制剂浓度峰谷差异大，或当血浆浓度与疗效及不良反应的关系不确定，那极可能需要进行临床研究。

七、口服缓控释制剂设计模型的应用

目前，口服缓控释制剂的设计一般还停留在经验阶段，通过大量的处方筛选，摸索最佳处方，研究工作量大。骨架型缓释片是最常见的口服缓释制剂，羟丙基甲基纤维素(HPMC)是最常用的骨架材料。已有不少研究阐明 HPMC 的性质及用量等对某一药物释放性能的影响，亦有一些数学或神经网络模型，描述 HPMC 用量与药物释放速率的关系。

利用这些模型来辅助处方的筛选，简化处方设计和优化工作，是药剂学工作者面临的一个崭新课题，对于药物制剂学的现代化具有重要意义。

神经网络是一种新型的非线性模拟优化技术，是利用计算机来模拟生物神经网络的某些结构和功能的一种技术，目前主要应用于模式识别、判别决策、组合优化和知识工程等。生物现象从本质上看是非线性的，物理化学结构参数对生物活性的影响也是非线性的，因此，神经网络可用于生物药剂学研究、药物动力学和药效学研究，近年来也出现在制剂处方的筛选中。药物理化性质和处方组成与制剂释放度之间的关系，较难用一般的数学模型描述。用不同理化性质的药物，设计各种处方，测定它们的释放度，以所得数据训练神经网络系统，使之能够对制剂释放度进行预测。神经网络可以逆向运行，为得到具有理想释放度的制剂，将神经网络中输入与输出参数对调，即可得到具有理想释放度的制剂处方。

有人用反向传播(backpropagation，BP)神经网络，从药物的溶解度设计符合一定释放度要求的缓释制剂处方。他们选取了9种药物(异烟肼、利巴韦林、盐酸地尔硫、盐酸雷尼替丁、盐酸环丙沙星、茶碱、替硝唑、丙基硫氧嘧啶、磺胺甲唑)作为模型药物，按HPMC：糊精＝(5~0.2)：1配比制成不同释放度的缓释片，测定各个处方的释放度，其释放度数据用于BP神经网络的建模及训练。结果得到隐含层为一层，节点数为5个和迭代次数为25次的最佳神经网络，并成功拟定了4个制剂处方，按此处方制备的缓释片的实测释放值与神经网络预测值相符。由MATLAB511中的BP神经网络和优化工具箱编写的程序可根据药物溶解度设计符合某一释放度要求的缓释制剂处方。以上结果表明本书建立的BP神经网络模型可用来预测溶解度在 $2.0 \sim 1250 \text{mg} \cdot \text{mL}^{-1}$ 的药物在HPMC骨架缓释片的释放曲线。利用该模型亦可以根据希望的释放曲线设计HPMC骨架片的处方。该原理与方法亦可用于其他材料的缓释或控释制剂的处方设计。

◎ **参考文献**

[1]方亮. 药剂学[M]. 8 版. 北京：人民卫生出版社，2020.

[2]崔福德. 药剂学[M]. 7 版. 北京：人民卫生出版社，2011.

[3]颜耀东. 缓释控释制剂的设计与开发[M]. 北京：中国医药科技出版社，2006.

[4]国家药典委员会. 中华人民共和国药典(2020 年版)[M]. 北京：中国医药科技出版社，2015.

[5]Li X Y, Zhao Y, Sun M G, et al. Multifunctional liposomes loaded with paclitaxel and artemether for treatment of invasive brain glioma [J]. Biomaterials, 2014, 35 (21): 5591-5604.

[6]Jeong B, Bae Y H, Lee D S, et al. Biodegradable block copolymers as injectable drug-delivery systems[J]. Nature, 1997, 388(6645): 860-862.

[7]Liang D, Walker J, Schwendeman P S, et al. Effect of PLGA raw materials on in vitro and in vivo performance of drug-loaded microspheres[J]. Drug Deliv Transl Res, 2024.

[8]Jiang E Y, Desroches S T, Mikos A G. Particle carriers for controlled release of peptides

［J］. J Control Release，2023，306：953-968.

［9］Puri S，Mazza M，Roy G，et al. Evolution of nanomedicine formulations for targeted delivery and controlled release［J］. Adv Drug Deliv Rev，2023，200：114962.

［10］Al-Qaysi Z K，Beadham I G，Schwikkard S L，et al. Sustained release ocular drug delivery systems for glaucoma therapy［J］. Expert Opin Drug Deliv，2023，20（7）：905-919.

［11］Sharma R，Yadav S，Yadav V，et al. Recent advances in lipid-based long-acting injectable depot formulations［J］. Adv Drug Deliv Rev，2023，199：114901.

［12］Wang N，Chen L，Huang W，et al. Current Advances of Nanomaterial-Based Oral Drug Delivery for Colorectal Cancer Treatment［J］. Nanomaterials，2024，14(7)：557.

第四章 靶向给药系统

第一节 概　　述

一、定义

靶向给药系统(targeting drug delivery system，TDDS)又称靶向制剂，是指借助载体、配体或抗体将药物通过局部给药、胃肠道或全身血液循环而选择性地浓集定位于靶组织、靶器官或细胞内结构的给药系统，一般应具备定位浓集、控制释药及载体无毒可生物降解等三大要素。

二、发展及特点

靶向制剂的概念是 1906 年由 Ehrlich 提出的，20 世纪 70 年代末 80 年代初，人们开始全面地研究靶向制剂。1993 年 Florence 创办了 *Journal of Drug Targeting* 杂志，专门刊登靶向制剂的研究论文，促进了医药界对于靶向制剂的重视和深入研究。近 20 年来随着分子生物学、细胞生物学和材料学等科学的飞速发展，对靶向制剂的研究已经成为国内外药剂工作者的热点之一。

TDDS 具有以下作用特点：提高药物对靶组织的指向性，帮助穿越解剖或细胞屏障，降低药物对于正常细胞的毒性，从而增加治疗药物的安全性、有效性及可靠性，提高患者的顺应性；减少剂量，增加药物的生物利用度，这对于半衰期短和分布面广而缺乏特异性的药物十分有利；提高药物的稳定性，一些不稳定的药物被靶向制剂的载体包裹后可以避免药物与不稳定因素(如外界不稳定因素及体内酶、pH 值等)的接触。

靶向制剂的生物利用度高，毒副作用小，疗效确切。通过大量的实验证实，只要控制好微粒的粒径和其表面性质，药物对于病变器官的靶向性是可以肯定的。随着靶向制剂研究理论的不断深入与制剂工艺和相关学科领域的发展，今后靶向给药治疗的方法将成为一些疑难疾病的治疗主流。目前，靶向制剂的研究仍然存在以下问题有待解决：①提高药物的稳定性，特别是供静脉注射的靶向制剂，保证制剂在规定时间内的稳定性直接影响到药物能否用于临床；②探索靶向性微粒的粒径大小和其表面性质与所靶向的组织器官的关系；③提高制剂的载药量，减少给药次数，降低药物对于正常组织器官的毒副作用；④选择合适的药物载体，以便获得良好的释药速度和药物的缓释功能，同时增加载体在机体内的生物降解；⑤利用先进的制剂手段，如高压乳匀机技术，获得质量稳定的微粒；⑥探寻靶向药物在体内的药物动力学规律。只有解决了以上问题，靶向制剂的研究才会有质变的飞跃过程。

三、分类

靶向制剂最初的含义是指狭义的抗癌制剂，但是随着对于靶向制剂研究的不断深入，研究领域逐渐拓宽，目前从给药方式、靶向的动力源和靶向制剂的载体方式等方面都取得了突破性进展，现在靶向制剂是广义的，包括所有具有靶向性的药物制剂。

(1)按药物到达的部位来分：可分为三级，一级靶向是指到达特定的靶组织或靶器官，二级靶向是指到达特定的细胞，三级靶向是指到达细胞内的特定部位。

(2)按靶向动力源来分：这是最主要的分类方式。分为被动靶向、主动靶向、牵制靶向及物理化学靶向。

被动靶向(passive targeting)：即自然靶向，药物以微粒(乳剂、脂质体、微囊、微球等)为载体通过正常的生理过程运送至肝、脾、肺等器官。微粒给药系统一般具有被动靶向的性能。所用的材料一般包括脂质(如脂质体、脂蛋白、乳糜微粒、脂肪乳剂)、蛋白质(白蛋白、明胶、胶原)、碳水化合物(右旋糖酐和淀粉)、各种高分子化合物(聚乳酸)和细胞(红细胞、低密度脂蛋白)等。被动靶向的微粒由静脉注射后，在体内的分布取决于微粒的粒径大小。粒径大小不同可积集于不同的靶部位。微粒给药系统能够实现被动靶向的主要机制在于体内的网状内皮系统(包括肝、脾、肺和骨髓等组织)具有丰富的吞噬细胞(单核巨噬细胞，MPS)，可将一定大小的微粒作为异物而吞噬摄取，较大的微粒由于不能滤过某些部位的毛细血管床，而被机械截留。微粒给药系统的靶向性可通过控制颗粒的大小、表面电荷、选择不同表面化学性能的载体材料等来实现。例如 $0.1 \sim 3\mu m$ 的微粒可被动靶向肝脏和脾脏，而 $7 \sim 30\mu m$ 的微粒可被动靶向肺部，小于 $50nm$ 的微粒则可被动靶向骨髓。带负电荷的微粒，电势的绝对值越大，静注后越易被肝的网状内皮系统滞留而积集于肝，带正电荷的微粒则易被肺的毛细血管截留而积集于肺。亲水性的微粒易积集于肺，如果亲水性表面吸附免疫球蛋白，可使表面具有疏水性则易被巨噬细胞吞噬，积集于肝。

主动靶向(active targeting)：是指表面经修饰后的药物微粒，不被单核吞噬系统识别，或其上连接有特殊的配体，使其能够与靶细胞的受体结合等。主动靶向是改变微粒在体内的自然分布而到达特定的靶部位，也就是需要避免巨噬细胞的摄取，防止在肝内浓集。如模仿细菌或血球，可改变微粒的表面性质，使巨噬细胞无法识别，亦可改变聚合物结构，使微粒靶向于骨髓或炎症部位。目前主要技术有抗体介导、受体介导、表面修饰的微粒给药系统等。抗体介导是利用抗体与抗原的特异性结合将药物导向特定的组织或器官，化学免疫结合物在形式上有药物-抗体结合物和药物载体-抗体结合物；受体介导是利用体内某些器官和组织中存在一些特殊的受体(如肿瘤细胞表面的叶酸受体、血浆中的低密度脂蛋白受体、肝实质细胞中的半乳糖受体等)，能选择性地识别具有特异性的配体。因此，利用受体与配体的专一性结合，将药物与配体共价结合，制成共轭物，就可将药物导向特定靶组织；表面修饰主要是利用亲水性高分子材料进行连接、包衣，以避免 MPS 的识别及吞噬，达到长循环目的。

牵制靶向(containing targeting)：为了防止微粒被巨噬细胞(尤其是 Kupffer 细胞)吞噬

破坏，也可在注射微粒之前，先注射空白微粒、硫酸葡聚糖、棕榈酸甲酯等巨噬细胞抑制剂，如用硫酸葡聚糖 500 先将巨噬细胞抑制，可使脂质体在肝中的摄取量降低 23% ~ 70%，从而提高骨、脾及肺的摄取量。但现在这种方法在临床应用上存在问题，因为削弱了巨噬细胞的吞噬作用，会给免疫系统带来严重后果，尤其对肿瘤病人就更为不利，所以这种靶向方法还有待进一步研究应用。

物理化学靶向(physical and chemical targeting)：应用一些特殊的物理化学方法也可以实现靶向给药。如利用体外局部磁场、引导进入体内的磁性载药微粒到达靶部位。热敏感脂质体和 pH 敏感脂质体虽然可以在靶部位特定的环境中释放药物，但不能定向地向靶部位运送药物，而热敏感磁性脂质体的研究成功，可以实现定向定量给药。由于这种脂质体具有磁性，包封的药物在体外磁场的控制下可以定向地运送到靶区。

(3)按给药途径来分：分为口腔给药系统、鼻腔给药系统、静脉给药系统、结肠给药系统、眼部给药系统、皮肤给药系统、直肠给药系统等。

(4)按靶向部位来分：分为肝靶向、肺靶向、脑靶向、皮肤靶向、肿瘤组织靶向、淋巴靶向等。

(5)按载体来分：分为脂质体、微粒、纳米粒、乳剂、单抗偶联物等。

(6)按靶向性机制来分：分为物理靶向、生物靶向、生物免疫靶向等。

四、靶向制剂的靶向机理

1. 微粒的粒径

靶向制剂经过静脉注射后，它在体内的分布首先取决于微粒粒子的大小。一般粒径在 2.5~10μm 时，微粒大部分积聚于巨噬细胞中；粒径小于 7μm 时，通常被肝、肺中的巨噬细胞摄取；200 ~ 400nm 的纳米囊与纳米球集中于肝后迅速被肝清除；粒径为 100 ~ 200nm 的微粒很快被网状内皮系统(RES)的巨噬细胞从血液中清除，最终到达肝 Kupffer 细胞溶酶体中；50~100nm 的微粒系统可以进入肝实质细胞中；小于 50nm 的微粒则透过肝脏内皮细胞或者通过淋巴传递到脾和骨髓中；大于 7μm 的微粒通常被肺的最小毛细血管以机械滤过的方式截留，被单核白细胞摄取进入肺组织或肺气泡中。但是不同的微粒、相同的粒径范围，可能作用于机体的靶器官也不尽相同，因此，筛选对于机体的病变器官具有靶向性的微粒粒径范围需要根据试验数据确定。

2. 微粒表面的性质

靶向制剂之所以具有特定器官的靶向性，主要由于微粒在机体内部受到物理和生理的作用而有选择地聚集于肝、脾、肺和淋巴等组织器官中，其中主要的是巨噬细胞吞噬的作用，单核-巨噬细胞系统对微粒的摄取主要是由微粒吸附血液中的调理素(IgG、补体 Cb3 或纤维连结蛋白)和巨噬细胞上的有关受体完成的。吸附调理素的微粒黏附在巨噬细胞的表面，然后通过内在的生化作用(内吞、融合)被巨噬细胞摄取。微粒的粒径及其表面的性质决定了吸附哪种调理素及其吸附程度，同时决定了吞噬的途径和机制。例如，用戊二醛处理过的红细胞容易受 IgG 的调理，从而通过 Fc 受体被迅速吞噬；用 n-乙基顺丁烯二酰亚胺处理过的红细胞则受 Cb3 因子的调理，以最少的膜受体接触被吞噬。有亲水表面的微粒不易受调理，也就较少被吞噬而易浓集于肺部；如果亲水性表面吸附免疫球蛋白，使其表面具有疏水性，则容易被巨噬细胞吞噬而靶向于肝部；带负电荷的微粒 zeta 电位的绝对值越大，静脉注射后越易被肝的单核巨噬细胞系统滞留而靶向于肝部；带正电荷的微粒则易被肺部的毛细血管截留而靶向于肺部。

五、靶向治疗的主要设计模式

（1）靶向给药：将药物直接用于靶区，以提高靶组织的药物浓度。在脑部肿瘤的靶向治疗中，可以将药物直接注射入脑室，但是由于需要进行外科手术，患者易受感染。这是最简单的靶向治疗方法，但是存在着技术困难，使其应用受到很大限制。

（2）被动靶向：在健康组织中，小分子药物很容易从血管外渗出来，药物载体通常由于直径较大而无法排出。但是，肿瘤血管中往往存在异常宽的裂孔，可允许微球的外渗并聚集在缝隙空间中。如果微球负载药物，则药物微球将被带至泄漏区，微球的载体经生物降解而释放药物，最终使化疗药物在肿瘤组织富集。

（3）热敏、pH 敏感靶向：基于在靶区的反常 pH 值或温度的物理靶向，如在肿瘤或发炎组织。在发炎区域伴随有酸中毒和过高热，这使得利用某些在较低 pH 值或较高温度刺激响应的药物载体分解、释放药物成为可能。目前 pH 依赖型释药系统主要通过用 pH 敏感材料进行包衣的方法来实现，不同的 pH 敏感材料，其溶解度、衣膜厚度不同。有人把一定比例的 Eudragit S 和 Eudragit L 制成共聚物，作为包衣材料，通过一定厚度衣膜的控制，达到了结肠靶向的目的。将抗癌药物甲氨蝶呤热敏脂质体通过静脉注射注入移植肿瘤的大鼠静脉内，其药物在肿瘤的聚集浓度是正常组织的几倍，特别在肿瘤区域外部加热，其药物浓度将更高。

（4）磁靶向：在体外磁场作用下的磁性靶向给药。它是由药物、磁铁粒子及骨架材料组成。该药物可在外磁场引导下通过静脉、动脉导管，经口服给药或直接注射等途径选择性地到达并定位于肿瘤靶区。Widder 等人较早提出磁控靶向药物传递系统的概念，并率先开展了载药磁微球的制备和基础研究。结果表明，在足够强的体外磁场引导下，磁微球通过血管时可避免网状内皮系统的快速清除，选择性地到达并定位于肿瘤靶区，使药物在肿瘤组织的细胞或亚细胞水平上发挥药效，而对正常组织无太大影响，具有高效、低毒、高滞留性的特点。

（5）抗原-抗体靶向：利用对侵染部位抗原有高度特异性亲和能力的单克隆抗体（单抗）进行靶向给药。由于单抗对相应的抗原具有高度特异性结合，可以针对特定的分子靶点，制备与之特异性结合的单抗。抗肿瘤单抗药物一般包括两类，一是抗肿瘤的单抗，二是抗肿瘤单抗偶联物，或称免疫偶联物，包括放射免疫偶联物、化学免疫偶联物和免疫毒素。新药 Herceptin（赫赛汀）是一种人化的单克隆抗体类药物，对于人表皮生长因子受体 2（HER-2）阳性的转移性乳腺癌有较好的疗效。

六、靶向制剂的主要载体

理想的靶向给药系统应具备定位蓄积、控制释药、无毒和可生物降解这四个要素。因此，靶向药物的载体系统至关重要，它应具备以下特点：颗粒小，能在循环中通过毛细血管到达靶部位；载体能够较好地负载药物，使药物的载药量足够高，以满足在靶区的治疗浓度；经过外包装的药物在靶位点释放，仍应具有足够的生物学活性；能够定位于靶位点；有足够的循环半衰期以确保到达靶部位；载体的生物相容性好，其降解产物能被机体清除或对机体无害；抗原性小，热源性小，不易形成血栓。目前国内外正在研究且取得一定进展的靶向抗癌药物载体系统主要有以下 3 种。

1. 大分子载体系统

大分子载体系统包括生物大分子、合成大分子载体及抗体。如单克隆抗体可作为强细胞毒素和生物活性的物质载体，使药物导向靶部位，从而提高药物的疗效。又如壳聚糖，由于肿瘤细胞具有比正常细胞表面更多的负电荷，因此壳聚糖在酸性环境中对肿瘤细胞表面具有选择性吸附与电中和作用。此外壳聚糖还具有直接抑制肿瘤细胞的作用，通过活化免疫系统显示抗癌活性，与现有的抗癌药物合用可增强后者的抗癌效果。

2. 微粒载体系统

微粒载体系统包括脂质体、毫微粒(球)、微粒(球)、乳剂等系统，它们在体内主要是作为异物被吞噬细胞吞噬，到达网状内皮系统分布集中的肝、脾、淋巴等部位。微粒载体系统可分为被动、主动及特殊靶向性微粒载体系统。被动靶向微粒载体一般利用其疏水性及静电作用等理化作用及载体的大小、质量等物理因素实现靶向给药；主动靶向载体系统是利用抗原-抗体结合及配体-受体结合等生物特异性相互作用来实现药物的靶向传递，它又可分为免疫毫微粒和免疫脂质体两种；特殊靶向性载体系统，如利用卟啉具有光敏化作用，可以在肿瘤组织中吸收和滞留，人们设计了光敏毫微粒；利用肿瘤病变部位的体温比正常部位的体温高，设计了热敏感脂质体。

3. 磁性药物载体系统

磁性药物微球是由超顺磁性的纳米磁性材料、抗癌药物和其他成分共同包埋于高分子聚合物载体材料中而构成。已证实磁性微球具有无可比拟的高效、低毒、高滞留性的特点。磁性导向给药系统为抗癌药物的靶向提供了一个新的途径，尤其对治疗离表皮比较近的癌症如乳腺癌、食管癌、膀胱癌、皮肤癌等已显示出特有的优越性。将磁性药物微球靶向给药，靶向组织及血液中的药物浓度明显高于非靶向相应的组织和血液中的药物浓度。Goodwin 等研究了阿霉素磁微球肝动脉栓塞和药物抗肿瘤疗法的毒性，建立了猪的肝癌模型。结果显示肝癌细胞的坏死程度与栓塞程度成正比，阿霉素不能在全身自由循环而成功地被控制在靶区。

七、靶向性的评价指标

1. 相对摄取率 r_e

$$r_e = (AUC_i)_p / (AUC_i)_s \tag{4-1}$$

式中，(AUC_i) 为由浓度-时间曲线求得的第 i 个器官或组织的药-时曲线下面积，脚注 p 和 s 分别代表药物制剂及药物普通溶液。r_e 大于 1 时表示药物制剂在该器官或组织中具有靶向性，r_e 越大靶向性越好，小于或等于 1 时表示药物制剂无靶向性。

2. 靶向效率 t_e

$$t_e = (AUC)_靶 / (AUC)_{非靶} \tag{4-2}$$

式中，t_e 值为药物制剂对靶器官的选择性，$(AUC)_靶$、$(AUC)_{非靶}$ 分别为由浓度-时间曲线求得的靶器官或组织和非靶器官或组织的药-时曲线下的面积。t_e 值大于 1 表示药物制剂对靶器官比非靶器官更具有选择性，t_e 值越大，选择性越强；药物制剂的 t_e 值与药物普通溶液的 t_e 值相比，表示药物制剂靶向性增强的倍数。

3. 峰浓度比 C_e

$$C_e = (C_{max})_p / (C_{max})_s \tag{4-3}$$

式中，C_{max} 为峰浓度，每个组织或器官中的 C_e 值表明药物制剂改变药物分布的效果，C_e 值越大，表明改变药物分布的效果越明显。

第二节　靶向药物载体系统

一、大分子靶向系统

目前，研究者们已经开发出许多具有不同尺寸、结构和特征表面特性的药物载体系统。在不同的系统中，大分子在靶向给药系统中有着广泛的应用。

(一) 生物大分子

生物大分子作为生物体内的天然活性成分，具有良好的生物相容性、易降解、血浆半衰期长、低免疫原性、高靶向性等优点，是理想的药物载体，已逐渐成为生物医学研究中的热点。蛋白质(白蛋白、转铁蛋白、脂蛋白)、多糖(壳聚糖、透明质酸)及脂类是目前应用最广泛的生物大分子，作为载体应用于纳米药物不仅能改善化疗药物的水溶性、稳定性，还能进一步实现通过温度、pH 或空间控制的方式智能释药，除此之外还可凭借自身特异性靶向配体实现靶向给药。目前，多项研究通过共价、非共价结合(包埋封装、疏水作用、静电吸附)和表面修饰活性基团等方法对上述生物大分子进行修饰，开发了多种基于生物大分子为载体的多功能纳米载药系统，在肿瘤靶向治疗相关纳米药物的研发中具有重要意义。

(二) 蛋白质

1. 白蛋白

白蛋白是人体内最丰富的血浆蛋白，具有维持胶体渗透血压和运送金属离子、不溶性小分子、营养素到各组织器官等作用，目前研究较为广泛的是人血清白蛋白(HSA)和牛血清白蛋白(BSA)。HSA、BSA 均具有良好的水溶性，而且分子量相近，BSA 的高同源性和低成本使其成为相关研究中 HSA 的合适替代物。

2005 年，美国食品药品监督管理局(FDA)已批准白蛋白结合型紫杉醇用于乳腺癌的治疗，该纳米药物是由紫杉醇与白蛋白通过疏水作用形成的，是 FDA 批准的第一个用于乳腺癌治疗的纳米药物。以白蛋白为药物载体制备纳米药物主要通过共价结合和非共价结合两种方式实现，其中非共价结合包括包封、疏水作用、化学配位和静电相互作用等，部分学者成功地将米托蒽醌、多柔比星(DOX)、5-氟尿嘧啶等化疗药物通过上述作用与白蛋白相连。因此，白蛋白成为目前研究最广泛的生物大分子载体，已成功应用于临床。

2. 转铁蛋白

转铁蛋白是一种具有储存和代谢铁元素的多功能蛋白，对血管生成、增殖和免疫抑制具有重要作用。转铁蛋白受体是一种跨膜糖蛋白，其主要作用是通过与转铁蛋白靶向结合介导铁的吸收。研究发现，一些恶性肿瘤如肺癌、乳腺癌、结肠癌和脑癌等细胞中转铁蛋白受体高度表达，这是由于癌细胞在生长、DNA 合成、分化和再生过程中需要大量铁的缘故；并且与正常细胞相比，转铁蛋白受体在癌细胞中的表达升高了近 100 倍。因此，转铁蛋白可用作药物传递系统中的靶向配体。而且，转铁蛋白受体是影响血脑屏障的主要蛋白之一，因此可以将化疗药物与转铁蛋白结合，通过受体介导的胞吞作用，穿过血脑屏障进入肿瘤内部，达到脑靶向的效果。

3. 脂蛋白

脂蛋白是体内重要的蛋白质之一，主要由载脂蛋白、磷脂、TG 和 TC 组成，TG 和 TC 组成中心疏水核，外围包被的载脂蛋白及磷脂组成亲水基团。根据脂类、载脂蛋白的类型、密度及大小，可将脂蛋白分为 5 类：乳糜微粒、极低密度脂蛋白（VLDL）、中间密度脂蛋白（IDL）、低密度脂蛋白（LDL）及高密度脂蛋白（HDL）。脂蛋白主要参与 TC 和其他疏水分子在血液中的转运，通过识别其特异性受体进入细胞。由于 TC 和脂肪酸水平的提高对多种肿瘤细胞的生存和快速增殖至关重要，在一些恶性肿瘤细胞中，特别是急性骨髓性白血病（AML）、直肠癌、肺癌、脑癌、转移性前列腺癌细胞中脂蛋白受体过量表达。因此，脂蛋白可被作为一种天然的内源性靶分子。LDL 和 HDL 是脂蛋白的两个主要类型，目前被广泛应用于肿瘤的靶向治疗。有研究者制备出氨基化二氧化硅纳米粒子，通过静电吸附作用与脂蛋白相连，经过修饰的纳米粒子可装载阿霉素用于直肠癌的靶向治疗。但是 LDL 结构中多含有超过 45% 的胆固醇酯疏水核心，血液中过量的 TC 会促进动脉粥样硬化斑块的形成，增加心脑血管疾病发生的危险。因此有学者尝试对 LDL 的疏水核心重构，代之以脂肪酸等无害物质。但是由于大多数正常组织及细胞中均存在 LDL 受体，LDL 载体修饰的纳米药物可能被正常组织吸收，从而增加药物的不良反应；并且 LDL 的溶酶体代谢途径可能导致药物分解，使 LDL 用于靶向药物的传递作用受到限制。

与 LDL 不同，HDL 的受体是清道夫受体 B 类 I 型（SR-BI 受体），HDL 可通过 SR-BI 受体途径而非溶酶体分解途径，有效地将药物转运至细胞质。而且，HDL 被认为是血管内脂质的清道夫，具有抗动脉硬化的作用，故研究者们逐渐将重点投向 HDL。有人将 HDL 与非甲基化寡核苷酸（CpG ODN）及 AS1411 适配体相连，使其具备特异性识别肿瘤细胞和核蛋白的双靶向功能，随后将 DOX 插入 CpG 的 CG 碱基对中；CpG ODN 可通过激活抗原提呈细胞（巨噬细胞和树突状细胞），导致 TNF、白细胞介素-6（IL-6）、IL-12 等促炎因子表达升高，产生免疫刺激作用，最终同步实现化疗及免疫治疗。

（三）多糖

1. 壳聚糖

壳聚糖（CS）是由甲壳素通过脱乙酰作用得到的天然线性生物多糖，其基本结构单元由氨基葡萄糖和 N-乙酰氨基葡萄糖组成，这种结构使 CS 中存在着大量游离的氨基。游离的氨基不仅使 CS 带有正电荷，还可以作为 CS 化学结构修饰的靶点，通过引入不同基团和配体的方式制备一系列 CS 衍生物，从而提高 CS 的水溶性，增强相关生物活性。多数阴离子药物与带正电荷的 CS 之间会发生强烈的电荷作用，形成交联聚合物，这种交联聚合物具有较为稳定的结构，有利于延长药物释放周期，以达到缓释、控释的目的。有人等制备了磁性海藻酸钠/壳聚糖纳米粒子用于乳腺癌的靶向治疗并实现了缓释治疗。而且 CS 由于富含氨基而对 pH 具有高度敏感性，不同 pH 值可诱导 CS 链上氨基($-NH_2$)的质子化/去质子化，从而改变溶胀率，影响药物释放。消化道的 pH 值从胃的 1~3 到小肠的 6~7.5 不等，pH 变化可用来控制药物释放。对 pH 敏感的聚合物胶束可保护药物在胃肠道上部不被破坏，实现以空间控制的方式释放药物，因此，CS-聚合胶束有望成为结肠靶向给药的理想载体。

2. 透明质酸

透明质酸(HA)与 CS 类似，HA 是经 5β-胆汁酸修饰的酸性黏多糖，广泛存在于细胞基质中。其分子中有 4 个化学修饰位点，分别是羧基、羟基、N-乙酰氨基和还原末端，羟基和羧基是常用的修饰位点，可利用酯化、酰胺化、静电作用等方法对其修饰，从而改善其性能。HA 降解速度很快，机体通过透明质酸酶可将基质中的 HA 降解为无毒的 CO_2 和 H_2O。最重要的是 HA 可以与许多肿瘤细胞表面过表达的 CD44 受体特异性结合。因此，目前 HA 已被作为靶向配体用于癌症治疗。除了通过特异性识别 CD44 受体实现靶向功能外，由于 HA 可被透明质酸酶水解，一些学者利用该原理构建基于 HA 的纳米载体，实现肿瘤微环境的药物释放。近年来，能够对温度、pH、氧化还原反应、光辐照、酶及特定物质(如过氧化氢)等外界和内部刺激作出反应的智能药物递送纳米系统被认为是最理想的药物载体，封装在这些系统中的药物可以在指定的地点和时间，以期望的速度进行释放。

HA 作为细胞外基质的主要成分之一，在医学领域展现了较好的应用潜能，但大多数研究仍处于体外试验阶段，体内研究报道较少，而且 HA 生产工艺复杂，工业化难度大。因此，HA 作为药物载体的产业化和广泛临床应用仍需进一步研究。

二、抗体靶向系统

单克隆抗体(monoclonal antibody，MAb)是药物理想的导向性载体，这种抗体特异性高，仅针对某一特定抗原，表位性质均一，易于大量生产，为肿瘤等疾病的治疗带来了新的希望。自 Mathe 于 1958 年首次将抗鼠白血病免疫球蛋白与甲氨蝶呤(MTX)交联用于导向治疗以来，相继出现了各种化疗药物与各种抗体的免疫偶合物，可用于肿瘤的靶向治疗。通过将药物直接或间接与单抗进行交联形成单克隆抗体靶向药物体系，同时相应发展了许多交联方法。蒽环类抗癌药物柔红霉素和阿霉素抗肿瘤活性强，分子中有多种活性基因(侧链羰基、氨基糖中的氨基、氨基糖氧化产生的醛基、侧链上活泼的 α-H)，是免疫导向化疗中研究得较多的药物。

(一)免疫偶合物的制备方法

免疫偶合物发展至今，其制备方法可分为三类，即药物与抗体直接交联、药物通过小分子交联剂与抗体连接及药物通过大分子载体与抗体相连。

1. 药物与抗体直接交联

用 EDCI 在药物氨基和蛋白质羧基之间形成酰胺键。由于酰胺键极为稳定，结合的药物不能释放出来，结果药物活性几乎全部丧失。用 $NaIO_4$ 氧化药物，在其氨基糖上产生羰基，与蛋白质氨基形成希夫碱，再用 $NaBH_4$ 还原稳定。所得偶合物保留了一定的药物活性，体外对靶细胞显示出选择性毒性，但体内对延长荷瘤鼠的存活时间没有明显效果。当偶合物的药/抗比较小时，较好地保留了抗体活性，但随着药物取代程度增加，抗体活性迅速下降。

14-溴柔红霉素与单抗反应得到的偶合物（DM-CH$_2$NH）-MAb 较好地保留了抗体的活性，体外对肿瘤细胞的杀伤作用较游离药物低，但明显显示了对肿瘤细胞的选择性毒性。

2. 药物通过小分子交联剂与抗体连接

大部分药物-单抗偶合物采用这种方法制备。常用的小分子交联剂有戊二醛、顺乌头酸酐和 N-琥珀酰胺基-3-(2-吡啶基二硫)丙酸[SPDP]。此外还有琥珀酸酐、马来酸酐、戊二酐、肼、寡肽等。戊二醛和各种酸酐将药物分子中的氨基和蛋白质分子中的氨基连接起来，是同型双功能试剂；SPDP 连接的则是药物和单抗上的不同基团，称为异型双功能试剂。

(1)戊二醛法。

利用戊二醛在药物氨基和蛋白质氨基之间形成希夫碱，再用 NaBH$_4$ 还原稳定。所得偶合物较直接以希夫碱键相连接的偶合物药理活性强，但有不同程度的蛋白质分子间聚合，使抗体活性完全丧失。改进的戊二醛法制备偶合物，很大程度上克服了上述缺点。

(2)顺乌头酸酐法。

1981 年 Shen 和 Ryser 合作制备了柔红霉素-顺乌头酸-载体复合物，并证明免疫偶合物的作用机理是抗体与细胞表面抗原结合，内化入细胞并进入溶酶体，在溶酶体酸性条件下水解释放药物发挥杀细胞作用。通常肿瘤部位 pH 值(平均 6.4)较正常组织 pH 值(平均 7.2)低，因此，在药物和抗体之间引入对酸敏感的键，使偶合物在体循环中保持稳定，到达靶部位后则释放游离药物发挥细胞毒作用，成为偶合物发展的一个方向。顺乌头酸酐法制备的偶合物具有对中性条件稳定、在溶酶体酸性条件水解的性质，故在免疫偶合物的制备中得到广泛应用。

(3)活性酯法。

药物氨基与酸酐，包括琥珀酸酐、枸橼酸酐、戊二酐、顺乌头酸酐反应生成酰胺键，同时在药物分子上引入羧基，此羧基与 N-羟基琥珀酰亚胺反应生成活性酯，再与单抗氨基进行亲核反应，所得偶合物比酸酐法得到的偶合物的药/抗比大，抗体活性保留好，但水溶液不稳定，易产生沉淀，药物活性下降较显著。

(4)SPDP 法。

用 SPDP 将巯基引入蛋白质分子，再与药物衍生物反应制成单抗-药物偶合物。优点是可以避免同种大分子的自身交联，因此在免疫偶合物及免疫毒素的制备中越来越受到重视。

(5)腙衍生物法。

腙键连接是继顺乌头酸酐法之后又一种制备酸敏感偶合物的方法。SPDP 先与肼(NH$_2$NH$_2$)作用，再与阿霉素作用生成阿霉素-腙衍生物(ADM-Hzn)；单抗与 SPDP-DTT (二硫苏糖醇)反应，在分子中引入巯基-SH，再与上述 ADM-Hzn 反应制得偶合物。其作用途径同阿霉素-顺乌头酸-单克隆抗体(ADM-cisA co-MAb)一样，因此它们体内抗肿瘤活性十分相似。不同的是在保留抗体活性的前提下，ADM-Hzn-MAb 的药/抗比大于 ADM-cisA co-MAb，并且 ADM-cisA co-MAb 中 30%ADM 与 MAb 以非共价键结合，而 ADM-Hzn-MAb 中游离药量少于总药量的 5%。

（6）肽键连接。

由于偶合物最终到达细胞溶酶体，因此对溶酶体蛋白水解酶敏感的键可以构建有效的免疫偶合物。有人合成了多种柔红霉素(DM)的氨基酸和二肽衍生物，体外稳定性试验发现 Leu-DM 和 Ala-Leu-DM 很容易被溶酶体酶水解释放 DM。之后，他们又制备了牛血清白蛋白与 Leu-DM、Ala-Leu-DM、Leu-Ala-Leu-DM 及 Ala-Leu-Ala-Leu-DM 的偶合物，体外实验表明仅三肽连接的偶合物能被溶酶体酶溶解。细胞毒性试验结果证明：直接交联或以一个氨基酸相连的偶合物没有细胞毒性，以二肽相连的偶合物细胞毒性低于游离 DM，而以三肽连接的偶合物细胞毒性远远大于游离药物，并提高了荷瘤鼠的长期存活率。

有人制备了类似的偶合物 DM-Leu-Ala-MAb 和 DM-Leu-Ala-Leu-Ala-MAb，结果它们的细胞毒活性分别比游离药物下降百分之一和四百分之一，它们与单抗的偶合物没有活性。他们认为这种活性的丧失可能是由于单抗内化速度慢或抗原"隐蔽"导致抗体从细胞表面丢失造成的。这方面的研究工作尚有待深入。

3. 药物通过大分子载体与抗体相连

前两种交联方法均属于直接交联法，它们共同的缺点是偶合物的药/抗比较小，以至在抗体允许的剂量下到达肿瘤部位的药物不能达到有效治疗浓度。有些方法通过控制交联条件虽可得到较高的药/抗比，但偶合物的稳定性，尤其是抗体活性却迅速下降。为了在保留抗体活性的前提下提高药物的交联量，人们在药物和抗体之间引入载体，即将较多的药物分子联结于聚合物大分子，再与单抗交联，这就是间接交联法。

间接交联法中主要载体有葡聚糖(Dextran)、聚赖氨酸(poly-Lysine)、聚谷氨酸(poly-Glutamic Acid)、合成多肽、血清蛋白等。

（1）葡聚糖(dextran)。

葡聚糖可用作代血浆，显然适于人体内应用，它是药物和酶的良好载体。Bern stein 等试验了 Dex T-10、Dex T-40、Dex T-500(分子量分别为 10kDa、40kDa 和 500kDa)，随着分子量的增加，其载药量也增加。体内实验证明免疫偶合物中药/抗比为 25 时较为合适，Dex T-10 作载体，药/抗比可达 25:1，且易于分离，故常用 Dex T-10。但有实验表明分子量在 40~70kDa 之间的葡聚糖没有免疫原性。

葡聚糖作载体最常用的方法是先将其氧化，再分别与药物氨基和抗体氨基反应生成希夫碱，最后用 $NaBH_4$ 还原稳定。在氧化型葡聚糖与药物的混合液中，除其醛基与药物氨基形成希夫碱外，还发生以下反应：与氨基及邻位羟基形成噁唑烷衍生物；与甲基酮生成醛缩合产生(缩醛)；与芳香烃部分共价取代。后两种产物不易水解，因此药物活性丧失。噁唑烷衍生物不易还原，易水解，保留了药物的细胞毒活性作用。希夫碱可水解，表现出细胞毒性，还原产生第二胺，结构稳定，避免了偶合物中药物在贮存及体内转运过程中的解离，但细胞毒性下降。有人考察了还原剂(氰硼氢化钠)对偶合物和药物的影响，证明还原使偶合物药理活性下降；非还原的 Adr-PAD 既保留了同游离药物相似的细胞毒性，同时对中性及弱碱性介质稳定，故认为制备偶合物时没有必要将希夫碱还原为仲胺。

葡聚糖作载体的另一种方法是用氯乙酸将其羧甲基化，再与水合肼反应，引入的酰肼基与柔红霉素侧链羰基形成腙键。该交联物体外细胞毒性及体内抗肿瘤活性均优于硼氢化钠或氰硼氢化钠还原的柔红霉素-氧化葡聚糖衍生物。

（2）聚谷氨酸（poly-Glutamic Acid，PGA）。

聚谷氨酸转运药物后，经体内蛋白水解酶水解生成无害的氨基酸。此外，分子中的游离羧基使它具有聚阴离子特点，一些聚阴离子与化疗试剂表现出协同作用，并降低其毒性。这是聚谷氨酸用作单抗-药物交联物中介载体的一大优点。

对六种规格的聚谷氨酸，即分子量分别为 14300Da、34000Da、57000Da 的 L-聚谷氨酸和分子量分别为 14000Da、31400Da、70200Da 的 D-聚谷氨酸进行了体外细胞毒实验，发现在作载体的浓度范围内，各种聚谷氨酸对细胞的生长都没有明显影响，并且它们之间没有显著差异。应用聚谷氨酸制备免疫偶合物始于 1975 年。

用腙衍生物法制备柔红霉素-L-聚谷氨酸-抗体偶合物（DM-PGA-Ig），偶合物中药物通过酰胺键与 L-聚谷氨酸连接，但偶合物的体内外抗肿瘤活性较游离 DM、Ig、DM-PGA 和 DM-PGA-Ig 均强，与药物直接经酰胺键连接于抗体导致失活是不同的。已经证明柔红霉素氨基糖上的氨基与小分子化合物交联不会引起活性的较大损失，因此推测 DM-PLGA-Ig 的作用机理是 PGA 在溶酶体内降解，生成柔红霉素的低分子量活性衍生物而发挥杀细胞作用。

（3）聚赖氨酸（polylysine）。

聚赖氨酸本身具有细胞毒作用，并且随着分子量和浓度的增加，细胞毒性迅速增强。由于 D-聚赖氨酸不能被降解，因此通常用 L-聚赖氨酸作药物载体，其优点：对某些癌细胞具有亲和性；可以通过细胞内吞作用进入细胞；在细胞内易于被胰酶样的蛋白酶降解。

（4）聚合多肽（polypeptide）。

为了建立载体结构与柔红霉素的转运和/或靶向定位性质间的结构效应关系，Hudecz F等进行了大量的工作，他们将柔红霉素与各种结构相关却具有不同化学性质、免疫学性质和动力学性质的聚合多肽（以聚赖氨酸为骨架）交联，试图为免疫偶合物制备中如何选择大分子载体提供理论依据。例如，通过比较研究发现：多肽载体一级/二级结构的变化会改变偶合物的体内分布和药物的活性：两性载体偶合物保留药物活性，并在循环中滞留较长时间，适于单抗靶向制剂的制备，而聚阳离子载体偶合物很快离开循环进入肝脏，故尽管它降低药物的细胞毒活性，却适用于肝脏特异分布制剂的制备；阳离子型聚合多肽具有最强的免疫原性，两性聚合多肽的免疫原性较小，侧链末端引入 D-氨基酸能提高免疫原性；电荷分布平衡的多聚体（两性分子中既有 α-氨基，又有 γ-羧基）基本没有毒性，阳离子占多数的聚合物有毒性（α-氨基，pK = 8.95~9.7），或有较大毒性（α-氨基+ε-氨基，pK = 10.53），说明在侧链上进行适当的取代可以降低化合物毒性，等等。这些研究工作将单抗导向化疗制剂的制备提高到了一个新水平。

总之，随着新型载体（如人源单抗和非抗载体如受体）的出现和交联方法的不断更新、完善，分子导向药物的研制工作从实验室走向临床并广泛应用于各种疾病治疗的前景是十分广阔的。尤其在新冠疫情暴发后，抗体药物因为独特的靶向性而被率先研究开发，其研发进展也一直牵动人心。

三、靶向微粒系统

一般微粒系统均具有被动靶向性，在此基础上进一步修饰、改造结构或组成，可形成主动靶向制剂或物理化学靶向制剂，可以说微粒系统是靶向制剂的结构基础。典型的微粒系统有脂质体、微粒(微球或微囊)、纳米粒(纳米球或纳米囊)、乳剂等。

（一）脂质体(liposomes)

英国的 Bangham 和 Standish 通过电镜发现：磷脂在水中自然形成多层囊泡，每层为脂质体的双分子层，他们将这种类似生物膜结构的双分子小囊称为脂质体。1971 年英国学者 Rahman 等开始研究制备脂质体，1988 年用脂质体包裹的药物在美国进入临床试验，如脂质体公司(TLC)的阿霉素脂质体、顺铂脂质体等。世界上第一个上市的静脉用脂质体是1990 年由美国 Vestar 公司开发的两性 B 脂质体(商品名为 Ambisome)，适应证是化疗由艾滋病感染后机体免疫力下降而引起的散播性霉菌感染。现在已有 3 个抗真菌和 2 个抗癌药物的脂质体制剂得到最后批准，在近 20 多个国家用于临床。

脂质体根据所包含类脂质双分子层的层数，可以分为单室脂质体和多室脂质体。单室脂质体或小单室脂质体(single unilamellar vesicles)为含有单一双分子层的泡囊，粒径为0.02~0.08μm；大单室脂质体(large unilamellar vesicles)为单层大泡囊，粒径为 0.1~1μm；多室脂质体(multilamellar vesicles)含有多层双分子层的泡囊，粒径为 1~5μm。

1. 脂质体在临床上的主要用途

（1）抗肿瘤药物的载体。

脂质体作为抗癌药物载体，具有增加与癌细胞的亲和力、克服耐药性、增加癌细胞对药物的摄取量、减少用药剂量、提高疗效、减少毒副作用的特点。脂质体的靶向性主要由RES 决定，其优点是可以通过包裹不同化学性质和大小的物质，使药物既能有选择性地杀伤癌细胞和抑制癌细胞的繁殖，又能减轻药物的毒副作用，是理想的抗癌药物的载体。许多药物如阿霉素、放线菌素 D、丝裂霉素、氨甲蝶呤、博来霉素、顺铂等都已用脂质体包裹，用于临床。

（2）激素类药物的载体。

抗炎甾醇类激素包入脂质体后具有很大的优越性，浓集于炎症部位便于被吞噬细胞吞噬，避免游离药物与血浆蛋白作用，一旦到达炎症部位就可以内吞、融合后释药，在较低剂量下便能发挥疗效，从而减少甾醇类激素因剂量过高引起的并发症和副作用。将脂质体作为胰岛素载体，以期提高生物利用度和病人的顺应性，并可抵抗胰蛋白酶对胰岛素的降解。但目前仍存在包封率低和药物在胃肠道失活的问题。

（3）抗寄生虫药的载体。

利什曼原虫和疟原虫进入人体后是寄生于网状内皮系统，用脂质体包裹五价锑，治疗实验性利什曼原虫安全而有效，其治疗剂量大大减少。1977 年将抗肝利什曼原虫药锑剂包封，结果使药物在肝脏中的浓度提高 200~700 倍，疗效提高了 100 倍。Das 利用巨噬细胞表面存在的岩藻糖-果糖受体的特点，合成了含岩藻糖的脂质体并包裹锑的化合物，治疗感染了 30d 利什曼原虫的仓鼠；结果表明脂质体包裹的药物作用得到了加强(抑制率55%)，含岩藻糖脂质体的作用更明显(抑制率 72%)，而不用脂质体的药物的抑制率仅为

26%。包虫病是一种严重危害人体健康的寄生虫病，分为囊性和泡状两种，囊性包虫病的70%和泡状包虫病的100%原发性病灶都在肝脏，肝泡状包虫病有"类肝癌样"病灶之称，丙硫咪唑作为其有效的治疗药物，为口服制剂，肠道吸收较差，肝脏浓度低。用脂质体作为丙硫咪唑的载体，研制丙硫咪唑脂质体注射剂型和新型口服剂型，有望提高治疗包虫病的水平。

(4)多肽及酶类药物的载体。

多肽、酶类药物都是生物大分子，其共同特点是在生物体内不稳定，易被蛋白水解酶降解，因而在生物体内的半衰期较短，而且绝大部分不利于口服给药。如用脂质体包裹超氧化物歧化酶(SOD)后，在生物体内的半衰期明显提高，而且脂质体能增加细胞对SOD的摄取能力，从而能更好地保护细胞免受自由基损伤。又如皮下注射游离白介素-2(IL-2)的半衰期仅为6min，而脂质体包裹的IL-2为68min，且脂质体包裹的IL-2体内分布和药物代谢动力学发生很大改变。再如胰岛素口服后由于胃中酶和酸的破坏作用，生物利用度低，而用脂质体包裹后，可克服这些缺点，口服后动物血糖下降明显。

(5)透皮给药的载体。

脂质体用作皮肤局部给药的载体已取得令人瞩目的成就，例如将益康唑脂质体制成凝胶、软膏剂用于治疗皮肤真菌感染，在瑞士、意大利、比利时、挪威等国已经上市；另报道用亚硝酸控制解聚法制得低分子肝素脂质体喷雾凝胶，研究表明能明显促进透皮吸收，优于含有等量药物的普通软膏剂和水凝胶剂。

脂质体以其良好的生物相容性和促进药物透皮吸收特性作为经皮给药载体已成为一个研究热点。脂质体中脂质的组成对药物的渗透有一定的影响。由极性接近皮肤的神经酰胺、胆固醇、脂肪酸和胆固醇硫酸酯等组成的所谓角质脂质体，可使药物有较大的皮肤透过性和稳定性，这是由于与角质层有相同的脂质，易互相融合所致。脂质体脂质的流动性也影响药物的透皮渗透性。固态脂质体与皮肤的结合少于液态脂质体，液态脂质体能增加角质层脂质的流动性，而固态脂质体却降低角质层脂质的流动性，因此液态脂质体促进透皮的效果优于固态脂质体。

(6)用于免疫诊断。

具有荧光性的物质(如羧基荧光素)或酶活性物质(如碱性磷酸酶)包裹于脂质体中，再在脂质体上连接特异抗体，当脂质体上抗体与特异性抗原结合后，脂质体破裂，释放出荧光素，测其荧光强度，即可求出抗原含量。碱性磷酸酶(AP)包入免疫脂质体，而酶底物在脂质体外，当免疫脂质体与抗原结合后，脂质体膜通透性改变释放出AP，AP与底物反应而显色，该法可用于定性或定量分析，操作快速而简便，已用该方法进行了红斑狼疮、梅毒、乙型肝炎、单核白细胞增多症等的诊断及C反应蛋白、免疫球蛋白、激素等的药物检测。

(7)基因治疗的DNA载体。

20世纪90年代以来，随着生物技术和基因治疗的迅猛发展，脂质体还被用作基因治疗的载体，使其靶向性强、稳定性好的特点得到更好的发挥。脂质体作为一种可供选择的基因载体，具有无毒、无免疫原性、可生物降解的特点，可保护质粒DNA不被核酸酶降解，能将目的基因DNA特异传递到靶细胞中。

有研究者认为，通过脂质体介导比利用病毒转导进行基因转移具有以下优势：①脂质体与基因的复合过程比较容易；②脂质体是非病毒性载体，与细胞膜融合将目的基因导入细胞后，脂质即被降解，无毒，无免疫原性；③脂质体携带的基因可能转运到特定部位；④转染过程方便易行，重现性好等。经对阴离子脂质体、pH 敏感脂质体、免疫脂质体、融合脂质体和阳离子脂质体在基因治疗中的比较，认为阳离子脂质体具有货架寿命较长、转染效率较高及能够运载复杂的大分子物质等特点。

(8)其他：脂质体还作为疫苗、解毒剂 EDTA、EDPA、抗菌药、抗真菌药等的载体。

2. 脂质体的作用特点及其修饰

脂质体作为新型药物载体，当药物被包封后，可降低药物毒性，减少药物用量，进行靶向给药，提高药物疗效。脂质体静注后，迅速从血液循环中消除，其清除率与脂质体的大小及表面所带电荷有关。大脂质体(粒径 ≤ 5μm)比小脂质体(粒径 20~100nm)消除快。脂质体除具有被动靶向性外，可提高药物稳定性，降低毒性，提高生物利用度，延长作用时间。由于脂质体结构与细胞膜相似，脂质体可经内吞、融合、吸附等方式，跨过细胞膜将药物导入细胞内。作为药物载体，脂质体的最大特点在于生物相容性好、毒性低。

为了提高脂质体的靶向性，早期常采取改变脂质体的大小、表面电荷和类脂组成等方法，近年来则致力于修饰脂质体表面或把对特定细胞具有选择性亲和力的配体结合于脂质体上，例如掺入糖脂、免疫球蛋白等使其具有主动靶向性。将癌细胞当作抗原细胞，使产生对抗这种癌细胞的单抗，然后将这种抗体结合在脂质体上，由于脂质体与这种癌细胞具有特异性亲和力，从而具有更好的靶向性。这种免疫脂质体作为新型药物载体，具有载药量大、体内滞留时间长，对靶细胞选择性强等优点，是当前极受重视很有前途的药物靶向释药系统。有人用丝裂霉素(MMC)的此类脂质体对人胃癌细胞 M85 进行杀伤试验发现，其杀伤力比游离 MMC 提高了 4 倍，癌细胞的存活率由游离药物作用下的 27% 下降到 19%。也有研究应用抗转铁蛋白受体(TER)单抗与脂质体偶联制备成能靶向富含 TER 细胞的免疫脂质体，利用脂质体包裹阿霉素(DOX)，观察它对人白血病(K562)及其耐 DOX 亚株(K562/ADM)的作用，结果表明，这种脂质体包裹 DOX 能促进 DOX 进入 K562/ADM 细胞内，从而大大提高 DOX 对 K562/ADM 的细胞毒性，提高了药物的疗效。有人制备 CD33 的鼠源单克隆抗体 M195(IgG2a)用于治疗 10 例急性白血病患者，Ⅰ期临床试验表明，单抗 M195 可以快速进入骨髓特异性与白血病细胞结合，选择性地杀灭病变细胞，延长患者的存活期。

然而作为药物载体，脂质体仍存在靶向分布不理想、自身稳定性欠佳等缺点，为提高其靶向性、稳定性，近年来研制开发了一些新的脂质体，如温度敏感性、pH 敏感性、免疫、聚合膜等脂质体。为解决脂质体稳定性差这一难题，1986 年 Payne 等提出了前体脂质体的概念，是将构成脂质体的膜材、药物及支撑剂用适当方法制成颗粒状或其他形状的干燥固体，用前加水水化后形成脂质体，也可直接使用于体内有水的环境中水化成脂质体，企图解决普通脂质体聚集、沉降、融合、渗漏等不稳定问题。目前前体脂质体的制备方法主要有喷雾干燥法、冷冻干燥法、真空模板法等。研究开发前体脂质体是使脂质体走向工业化、商品化的方向。国内有报道用喷雾干燥法制备多柔比星前体脂质体的研究。

20 世纪 90 年代起国外 Klibanor 等研究出第二代脂质体，称为空间脂质体(sterically

stabilized liposomes)或长循环脂质体(long circulating liposomes)。以往脂质体因在体内与促进吞噬细胞具有吞噬能力的调理素结合或通过受体介导途径迅速被单核吞噬细胞降解，故半衰期短，而限制其大生产和临床应用。新一代脂质体因表面含有棕榈酰葡萄糖苷酸或聚乙二醇(PEG)等类脂衍生物，能有效地阻止血液中许多不同组分特别是调理素与它的结合，从而降低了与吞噬细胞的亲合力。例如 FTS 能有效控制小鼠血糖水平，但静脉注射后在体内仅能维持 2~3min 即迅速消除，研究者将 FTS 制成含 PEG 的长循环缓释脂质体，观察其有效控制血糖水平可达 4h，提示该 PEG 脂质体能延长药物在血循环中的滞留时间，具有缓释作用。以右旋糖酐(FITC-dextran，FD270)制成含 PEG 的长循环脂质体，体外实验表明，因含 PEG 的脂质体显著影响血浆或水相的渗透压，由于高渗的脂质体液体能促使血浆中类似右旋糖酐的大分子释放出来，期望能使癌症高体温病人的病情得到缓解。

(二)乳剂

静脉注射乳剂系将两种互不相溶的液体在乳化剂存在的条件下，采用外力乳化，制成粒径小于 1μm 的非匀相分散系统。在国外，从 20 世纪中期就已经有静脉注射脂肪乳剂的商品问世，我国在 20 世纪 80 年代也有类似的商品。

1. 临床应用发展及现状

脂肪乳剂需要经过静脉注射输入人体内，因此，应该尽量使此种制剂的粒径控制在 1μm 以内，微粒的平均体积也要大大小于红细胞的体积(红细胞直径约 7μm)，15 世纪人们就尝试用脂肪乳剂提供能量，20 世纪 20 年代人们开始研究静脉注射用乳剂，但由于使用后有明显的全身反应，一直未能用于临床。1957 年美国普强(Upjohn)公司推出了以棉花籽油为油相的 Lipomul 应用于患者，但因严重毒性而未能推广应用。1961 年，瑞典的 Schuberth 和 Wretlind 用大豆油和蛋黄卵磷脂制成划时代的脂肪乳剂——Intralipid，这种产品一直沿用至今。1962 年，Intralipid 在瑞典被正式批准应用于临床。1976 年，美国有关当局又批准了脂肪乳剂可以在临床上常规应用。1974 年 Solassol 提出"三合一"的输注方法，证明脂肪乳剂和其他营养液可混合于同一个瓶内或袋内，在一定条件和时间内可保持稳定而达到提供营养的效果。目前，世界上至少已有 20 多种脂肪乳剂面市。我国于 20 世纪 80 年代末生产的静脉注射乳剂已经供临床应用。中药静脉注射乳剂——康莱特就是薏苡仁内酯的乳剂静脉注射液。它能在肺部高浓度集中而对肺癌疗效显著，得到国内外公认。现在市场上流通的中药静脉乳剂还有鸦胆子油注射乳剂等。

2. 作为靶向制剂的载体

乳剂作为靶向疗法的载体有以下特点：①作为油相的精制豆油及作为乳化剂的磷脂对人体无毒，在体内可被完全生物降解和吸收；②大量生产技术已解决；③具有适合胶体的稳定期；④静注后不产生人体标准的渗透压。

其中最有特色的仍然是脂肪乳剂作为抗癌药物的载体，具有一定的靶向和缓释作用。乳剂的 ζ 电势的绝对值越大，在肝内表现出摄取吸收越多而消除越慢的倾向。脂肪乳滴不进入肝循环，可以选择性地大量集中于网状内皮系统的巨噬细胞内，因而使药物具有淋巴系统的定向性，并可提高抗炎作用。将抗癌药物制成 W/O 型乳剂可抑制癌细胞经淋巴管的转移或局部治疗淋巴系统肿瘤。由于脂肪乳用于人体安全，其在临床上作为靶向制剂应用的现实性甚至超过脂质体或微囊(微球)制剂。

某些药物制成乳剂注射给药可减轻其刺激和毒副作用,同脂质体、微球相比,乳剂的靶向输送除被动靶向外,还可向淋巴定向输送药物。抗癌药物博来霉素的乳剂腹腔注射后,胸部淋巴内的蓄积量很高,在癌组织中的浓度显著地高于其水溶液。水溶性小分子物质的转运本来是以血液为主的,制成乳剂口服即有淋巴定向性。乳滴在消化道形成乳糜微粒直接进入小肠淋巴到达胸导管,而不是从门静脉转运,因而药物可绕过肝脏,避免肝的首过效应。乳剂给药系统对实验动物肿瘤模型的治疗可达到一级、二级,甚至三级靶向。但是至今这方面的研究仍未解决 RES 的非特异性摄取,另尚需解决乳滴在体内因表面性质变异而影响靶向输送的问题,因此,要达到临床实用阶段还有待于更深入的研究。

由于复乳中药物的释放比单乳更加缓慢,许多学者热衷于复乳的开发研究,脂肪乳剂能增加难溶性药物的溶解度和稳定性,将激素、酶、蛋白质和肽类药物制成复乳口服,可减少其在胃肠中的破坏。可是复乳属热力学不稳定体系,目前的研究重点是改善其物理稳定性,从长远来看,乳剂尤其是复乳有可能成为抗癌药物靶向输送的重要工具之一。

(三)微球(microspheres)

微球是指药物分子分散或被吸附在高分子聚合物载体中而形成的微粒分散系统。其粒径大小不等,一般为几微米,有的甚至达到数百微米,在制剂上多数产品为冻干的流动性粉末,亦有混悬剂。目前微粒的研究用药多为抗癌药,也有抗生素、抗结核药、抗寄生虫药、平喘药、疫苗等。近 20 年来,微球作为靶向给药的载体已日益受到重视。微球的主要特点是缓释、长效和靶向作用,应用于患者,可以在体内特异性地分布,可以提高药物局部的有效血药浓度,降低全身的毒副作用。目前关于微球应用的报道很多,不少微球已经进入了市场,包括米诺环素可吸收微球、美国 Genetech 公司的生长素、日本武田公司的亮丙瑞林微球等。其中亮丙瑞林微球的缓释时间长达 6 个月,仅治疗与激素相关肿瘤的醋酸亮丙瑞林,这一个产品 2006 年在美国的市场销售额就达到 6199 亿美元,充分显示了这类产品的市场魅力。

微球根据其囊材是否可以降解可分为:①生物可降解微球(淀粉微球、白蛋白微球、明胶微球和药用高分子材料微球,如聚乳酸微球、壳聚糖微球、聚丙交酯微球等),它们广泛地应用于抗肿瘤药物、生物大分子(蛋白质、多肽疫苗等)的载体。这些材料除可生物降解外,对人体无毒,并显示出较高的靶向性;②非生物可降解微球,如根据醛醇缩合反应,用乳化聚合法制备聚乙烯醇(PVA)微球,用含 5-Fu 的 PVA 微球对肝癌患者实施肝动脉栓塞治疗,取得了良好的效果,为我国首创。

1. 微球的临床应用

(1)抗肺癌药物的靶向载体:作为抗肺癌药物的靶向载体,选用碳铂、米托蒽醌为模型药物,以合适材料的微球为载体,通过控制粒度大小,将药物导向于肺,提高疗效,减少剂量,降低不良反应。

(2)抗肺结核药物的靶向载体:微球还作为抗肺结核药物的靶向制剂,临床上治疗难度较大的是大咯血与长期反复咯血的患者,这类患者目前主要采用支气管动脉栓塞疗法,以明胶海绵与聚乙烯醇材料为栓塞剂,治疗咯血的有效率达 76.9%~92.9%。

(3)免疫磁性微球的临床应用:磁性微球是近年发展起来并已广泛应用于生物医学领

域的一种新型多功能载体。它的结构通常由具磁性的内核及外核包裹的高分子外壳两部分组成。由于磁核对外的响应，磁性微球可在磁场中定向移动。高分子外壳的表面多样性决定了磁性微球可与各种生物活性物质，如抗原、抗体、受体、酶、核酸等偶联，这些生物活性物质被固定于磁性微球上后，可在反应介质中进一步识别相应的抗原、抗体、配体、底物、核酸，从而达到分离或检测的目的。免疫磁性微球具有高效、快速、操作简单、生物相容性好等优点，得到了临床的广泛应用。其中免疫磁性微球作为靶向释药系统的载体，可使免疫磁性微球上的抗癌药物更易与癌细胞接触，提高了杀伤癌细胞的效果。

2. 微球的主要给药方式

（1）动脉栓塞给药：指的是将微球制剂选择性地注入区域性动脉，栓塞于某些组织而使这些组织的病灶缺氧、坏死的方法。这些微球制剂主要用于肿瘤治疗。微球制剂用于肿瘤的栓塞化疗有两大优点：①微球对肿瘤毛细血管网的栓塞较为完全，直径大于 $12\mu m$ 的微球被一级毛细血管网所截获，直径更小的微球能到达毛细血管末梢；②微球中药物不断向肿瘤区域扩散，不但能使病变区域的药物长时间地维持在较高浓度水平，而且能降低体循环中的药物浓度，故可提高药物的治疗指数。

近几年来，临床上将微球的栓塞化疗用于治疗肝、脾、肾、乳腺等部位的肿瘤，疗效显著，可直接促进肿瘤的坏死、缩小，甚至消失。由于肝脏是由肝动脉和门静脉双重供血的器官，肝细胞 70%~90% 的供血来自门静脉，而肿瘤组织 95% 的供血则来自肝动脉，这对肝肿瘤的栓塞化治疗是极为有利的。现阶段对于不能手术治疗的肝肿瘤，采用微球进行栓塞化疗法已成为首选的治疗方法。Yamamoto 等采用淀粉微球栓塞肿瘤供血动脉，同时采用射频热疗和化疗的方法，治疗 45 例晚期肝癌患者，结果显示不良反应少，患者生存时间延长。

（2）导弹疗法：指的是将对癌细胞有靶向作用的单抗与抗癌药结合制成偶联物，或将单抗固定在微球的表面，利用单抗与癌细胞的专一结合来实现癌细胞的靶向性治疗方法。目前"导弹疗法"被认为是实现靶向性治疗的有力手段。

（3）磁性微球：是指在外加磁场的作用下，磁性微球可以将药物载至预定的区域，提高靶区域药物的浓度，从而达到靶向给药目的。磁性微球是近几年发展起来的一种新型多功能剂型。在胃肠道肿瘤的治疗领域内试用，取得了良好的治疗效果。磁微球的制备一般是在磁纳米粒子的周围逐渐形成高分子壳层。天然高分子磁微球多采用包埋法，即将磁粒子、药物等分散于高分子材料的溶液中，通过雾化、絮凝、沉积、蒸发等手段得到磁微球。

（4）静脉注射给药：此为通过控制微球的粒径来实现药物靶向性的给药方法。现已证实大小合适的微球静脉注射后可以产生良好的靶向作用，而且安全，有较好的临床应用前景。例如，临床上运用的抗癌药莪术油葡萄糖注射液，为了提高疗效可将其开发成莪术油明胶微球（ZT-GMS），用 ZT-GMS 栓塞荷瘤大鼠肝动脉，结果大鼠肿瘤生长抑制率为94.5%，生命延长率为117.9%，与对照组相比能显著抑制肿瘤生长并延长大鼠的生存时间。

微球混悬液经静脉注射后，首先将与肺部毛细血管网接触，而肺部毛细血管网的直径为 $3\sim 11\mu m$，因此大于 $3\mu m$ 的微球将被肺有效截获；而网状内皮系统能迅速捕获血循环中的外源性颗粒，因此直径小于 $3\mu m$ 的微球静注后，主要集中于肝、脾等网状内皮系统丰富的组织。小于 $0.1\mu m$ 的微球有可能透过血管细胞的膜孔而离开血循环，这些膜孔取决于毛细血管床的不同大小，胰、肠和肾的毛细血管内皮的膜孔为 $50\sim60nm$，而肝、脾和骨髓的膜孔为 $100nm$，肿瘤区域的毛细血管由于炎症比正常者有较大的渗透性。大量实验证明，只要微球的粒径控制得当就能够实现较为可靠的靶向治疗。

(5)腔室给药：20 世纪五六十年代，人们就开始从事腔室给药的实验。50 年代初，为了治疗风湿性关节炎，人们在关节腔内注入非甾体抗炎药，但是药物在关节腔内消除快，高浓度多次给药无疑会加剧患者的痛苦和副作用。采用微球制剂能更加有效地延缓药物的作用时间，很好地解决了这个问题。研究者将药物制成白蛋白微球，直接进行关节腔室给药，取得了可喜的成果。

微球制剂的淋巴给药也可视为腔室给药的方法之一。微球皮下给药或腹腔给药后相当数量的药从髓状窦进入淋巴系统，因为淋巴系统在肿瘤扩散过程中扮演着重要角色，所以携带抗肿瘤药物的微球聚集于淋巴结，对肿瘤细胞的转移将起到明显的抑制作用。

(四)纳米粒(nanoparticles)

现代药物学研究表明，药物发挥药效作用，除了与药物本身的化学成分、分子结构密切相关外，还与药物的存在状态，如粒径大小、表面电荷等有关。纳米制剂技术在药物研究中的应用，正是基于它能改变药物在制剂中的存在状态，而使药物表现出缓控释性、靶向性，从而提高药物生物利用度，降低药物的毒副作用等。

纳米制剂技术在药物研究中的应用大致可分为两个方面。一是纳米药物粒子的制备，例如纳米结晶技术、超细粉碎(纳米级)技术等，使药物的粒径在 $100nm$ 以下；二是纳米药物载体的制备，纳米载药系统(nanoparticle delivery system，NDS)，使用于载药的载体尺寸在纳米量级。常见的纳米载药系统有纳米脂质体、固体脂质纳米粒、纳米囊、高分子纳米粒、微乳、纳米磁球等。

靶向性是纳米制剂技术的一个引人注目的特点，纳米载药系统在药学领域的应用使药物靶向输送研究获得了突破性进展。纳米药物粒子或载药纳米颗粒在体内可通过被动靶向、主动靶向、物理靶向等方式高选择性地分布于特定的器官、组织、细胞，甚至细胞内结构，改变药物的体内分布特征。

纳米粒实际上属于固态胶体微粒，粒径为 $1\sim100nm$，而最小的毛细血管内径约为 $4\mu m$，因此纳米粒很容易通过，纳米粒经过静脉注射后被网状内皮系统所吸收，主要分布于肝、肺、脾等器官。1976 年 Birrenbach 等首次提出纳米粒的概念和制备方法，1979 年 Couvreur 等首次制备了体内可以生物降解的纳米粒，为纳米粒在医药领域的应用和发展带来了希望。目前使用的纳米粒载体材料为合成的生物降解的高分子材料：聚氰基丙烯酸烷基酯类、聚甲基丙烯酸甲酯、聚乳酸等。但是他们在体内的降解速度较慢，长时间使用会导致其单体和降解产物聚集，产生蓄积。20 世纪 90 年代，对于纳米粒研究的重点逐渐转向了生物相容性好、安全无毒、易于体内降解的天然固体脂质材料：不饱和脂肪酸及其酯类、饱和脂肪酸及其酯类。

纳米制剂作为药物载体优点很多：可缓释药物而延长作用时间，具有靶向输送功能，大大增强药物疗效而减少用量、减轻不良反应，提高药物的稳定性。纳米制剂的靶向性与基因治疗的研究，目前已引入一个全新的微型、微观领域，并取得了许多重大进展。

1. 纳米制剂的临床应用

（1）肿瘤治疗。

利用癌细胞具有较强的吞噬能力和癌细胞血管通透性高的特性，静脉注入纳米粒子，可在癌灶内输送药物而提高疗效，减少剂量和毒性。如将亲脂性免疫调节剂胞壁酰肽胆固醇装载入纳米囊中，其抗转移痛的效果较普通制剂更为有效。利用聚乙二醇修饰的纳米粒子能明显减少单核巨噬细胞系对药物的摄取，增加癌组织的摄取。

（2）介入性诊疗。

纳米控释系统与导管介入技术结合，在心血管内局部给药，可防止血管成形术后再狭窄。载有肝素的纳米粒子能防止局部受损血管处的血栓形成，防止新狭窄出现。

（3）治疗乙肝。

由于乙肝核心抗原（HBcAg）主要存在于肝细胞核中，表面抗原（HBsAg）主要存在于细胞质中，故将抗病毒药物制成纳米制剂，通过提高药物在肝胆中的浓度，并可不经破坏而被纳米粒带入肝细胞提高其抗乙肝疗效，并延长其体内作用时间，降低药物剂量和不良反应。此外，由于肝细胞膜的糖蛋白受体，还可在包裹药物的纳米粒表面交联糖蛋白，进一步提高纳米粒对肝细胞的靶向性，使药物顺利进入肝细胞核，易于整合到病毒 DNA 启动模板上达到高效抑制病毒复制目的。

（4）治疗糖尿病。

胰岛素为治疗糖尿病的最有效药物，纳米制剂可使之口服有效。日本已开发出利用纳米药物存储器，定向后放于人体胰岛部位，纳米监测器根据体内血糖水平的变化情况自动调节对胰岛素的释放，应用十分方便。

（5）治疗中枢神经疾病。

对某些需长期用药的慢性疾患，特别适用纳米药物，如将抗精神病的药物沙优塞干制成聚乳酸纳米粒子，制成不同粒径和含量，可使其在体内的释药过程十分稳定，数小时至30d 内恒速释放，从而大大节省药物，降低不良反应。

（6）抗细菌感染。

纳米控释系统在抗菌药物应用方面有独到之处。如纳米粒子能增加巨噬细胞和肝细胞对庆大霉素的摄取，可作为细胞内药物输送系统，用于细胞内化疗，纳米生物制品能够使菌体变性或沉淀，而不会使细胞产生耐药性。这是在抗感染药领域的一项重大突破。并且它一旦遇到水，便会对细菌发挥更强的杀伤力，使产品的抗菌效果更强。由于主材料反吸附能力强，即使作用过程缓释，多次洗涤后也还有较强的抗菌作用。纳米材料的渗透力很强，能够深入皮下组织，进行消炎灭菌。专家预测，纳米制剂有可能会成为某些抗生素的替代产品。

（7）治疗眼科疾病。

载药纳米粒子的胶体混悬液滴眼后，可促进角膜吸收量，作用延长，非角膜吸收减少，不良反应降低。载卡替洛尔的纳米囊，可大大增强降眼压作用，减少对心血管的不良反应。由于纳米粒可与角膜和结膜表面活性黏附，从而延缓了被清除的速度，可在眼部停留较长时间。已有实验证实聚氰基丙烯酸丁酯（PBCA）纳米粒主要集中在眼部的内眼角及外眼区而不是角膜表面，研究发现 PBCA 经角膜吸收后能引起细胞膜的破损，而使用聚乙内酯(PECL)为载体的纳米囊却无此缺点，且 PECL 在盲管中聚集，从而延长药物的作用时间。

（8）治疗寄生虫病。

利什曼原虫是当今发病率高、死亡率高、药物疗效差且毒性大的世界性疾病。纳米控释药物对此病的治疗显示出诱人魅力。如载有伯氨喹的纳米囊对体外巨噬细胞内的虫体作用较游离的伯氨喹强 21 倍，对体内寄生虫感染同样高效。

（9）用作疫苗佐剂。

纳米粒子可持久释放被包裹的抗原，通过加强吸收作用，促进机体免疫系统对被纳米粒子结合抗原的免疫反应。表面修饰的纳米粒子能使蛋白抗原的表面暴露充分，同时能使抗原结构更趋稳定，注射后引起强烈的、特异的免疫反应，普通佐剂则无此功能。

（10）抗艾滋病(AIDS)。

近年来发现将抗 AIDS 药物装载入纳米粒子，可明显改善药物性质，并可把药物定向输送到 HIV 的靶细胞——单核巨噬细胞内，从而大大增强药效。载有叠氮胸苷的纳米粒子经静脉注射后，在单核巨噬细胞内的浓度较用水针剂提高了 8 倍。口服给药，纳米粒子亦可有效地把药物送入巨噬细胞，成为当今作用最好而用量最少、不良反应最小的药物剂型之一。

2. 纳米制剂技术在靶器官的应用

（1）脑靶向制剂。

近年来，由于中枢神经系统疾病发病率不断增加，特别是脑肿瘤发病率和死亡率不断增加，开发脑靶向制剂日益受到重视。理想的脑靶向制剂必须有两个特点，即趋脑性和能有效透过血脑屏障(blood-brain barrier，BBB)。但对于大多数药物而言，包括抗生素、抗肿瘤药和许多中枢神经系统活性药如神经肽等，是难以逾越血脑屏障的。许多研究证实纳米粒能够透过血脑屏障，成功的药物有亮啡肽类止痛药 Dalargin、二肽药物 kyotorphin、氯苯哌酰胺(Loperamide，抗腹泻药)、tubocurarine(抗生素)、NMDA(N-methyl-D-aspartate，N-甲基-D-天冬氨酸)、受体拮抗剂 MRZ2/576 和阿霉素(doxorubicin，抗癌药)等。有人制备了平均粒径为 85nm 的柔红霉素空间稳定免疫脂质体，给大鼠分别静脉注射游离药物和载药的几种脂质体，结果游离柔红霉素和普通载药脂质体很快从体循环中消失，载药的 PEG 修饰的脂质体没有被脑摄取，而载药的 0X26-空间稳定免疫脂质体可以进入脑部，当每个脂质体接有 30 个 0X26 单抗时，脑靶向效果最佳。将 5-氟尿嘧啶脱氧核苷(5-fluoro-2'-deoxyuridine，FUdR)酯化得到前体药物 DO-FUdR，并采用薄膜-超声分散法制备药质体(平均粒径 76nm)。小鼠静脉注射后 FUdR 的 $t_{1/2\beta}$ 和 AUC 分别为 19.04h 和 138.36μg/(mL·h)，而对照组(FUdR 注射液)的两参数分别为 2.06h 和 44.54μg/(mL·h)，药物在小鼠脑中靶向指数为对照组的 10.97 倍，表明 DO-FUdR 药质体在体内有良好的脑靶向性，提高了 FUdR 在脑组织的分布，并延长其体内循环时间。

细胞对纳米粒的摄取与其表面活性剂的种类有关。将亲水性表面活性剂包裹在纳米粒子表面，或通过化学方法键合上聚氧乙烯链，以减少与网状内皮细胞膜的亲和性，可以避免网状内皮细胞的吞噬，提高纳米粒子对脑组织的亲和性。聚山梨酯 80 被广泛证实能增加载药纳米粒的趋脑性和血脑屏障透过性。采用³H标记法研究了分别静脉注射游离 dalargin 和聚山梨酯 80 包裹 dalargin-PBCA(聚氰基丙烯酸正丁酯)纳米粒的小鼠的药代动力学变化，结果纳米粒组的小鼠脑组织药物浓度明显高于其他试验组，说明聚山梨酯 80 包裹的纳米粒具有脑靶向性。有人以生物可降解材料聚氰基丙烯酸丁酯及聚山梨酯 80 等制备了阿霉素纳米粒，结果脑中阿霉素浓度是对照组的 60 倍。

将载脂蛋白 E(apolipoprotein E，apoE)与经表面活性剂修饰的纳米粒在 37℃ 人血浆中孵育 5min，发现 apoE 吸附于吐温 20、40、60、80 包衣的纳米粒表面，而未包衣或 Poloxamer 338、407，Cremophor EL，Cremophor RH40 包衣的纳米粒表面没有 apoE 吸附。而且对 apoE 缺乏的小鼠，吐温 80 包裹的 dalargin 纳米粒的镇痛效果弱于正常小鼠的效果。

纳米粒透过血脑屏障的最可能机制是纳米粒可使脑毛细血管内皮细胞的紧密连接断开。其次聚山梨酯(特别是聚山梨酯 80)有助于药物通过血脑屏障，用这些材料包裹的药物可能将血浆中的 apoE 吸附到纳米粒的表面，从而作为低密度脂蛋白(LDL)的类似物而与脑毛细血管内皮细胞的 LDL 受体结合，促进纳米粒的脑部吸收。另外表面活性剂能够抑制泵系统，特别是 P-糖蛋白，防止穿过 BBB 的药物被泵回血流。这些机制可能分别发挥作用，也可能共同发挥作用。

目前国内外许多学者对脑靶向纳米给药系统仍在进行有益的探索。硫胺素(thiamine，即 Vit B$_1$)是一种水溶性维生素，是维持正常细胞功能和生长所必需的。将硫胺素包裹在纳米粒表面，制备成水包油的微乳(平均粒径 100nm)，用大鼠脑灌流技术比较硫胺素包裹和未包裹的³H标记的纳米粒的脑分布，结果硫胺素包裹的纳米粒的脑吸收增多，这可能是硫胺素易与 BBB 上的硫胺素转运体结合而增加了纳米粒的脑吸收。这也可能是脑靶向纳米给药系统的另一种机制。将载硫黄素的纳米粒注射入小鼠的海马内，发现硫黄素从纳米粒释放出来后主要沉积在神经元细胞和小神经胶质细胞中，提示载硫黄素的纳米粒可靶向作用于 Alzheimer 病的淀粉样变。因此，纳米载药系统在脑靶向制剂的应用上具有广阔的前景。

(2)肝靶向制剂。

由于肝脏有大量的网状内皮细胞，经注射给药后，纳米粒被肝脏网状内皮细胞吞噬，对肝脏有被动靶向作用。当纳米粒足够小(100~150nm)且经表面修饰后，可避免网状内皮细胞的吞噬，靠其连接的特异性抗体等物质定位于肝实质细胞发挥作用，从而起到主动靶向作用。

肝靶向纳米粒可用于治疗多种肝脏疾病，如肝肿瘤、病毒性肝炎、肝寄生虫病等。氟尿嘧啶(5-Fu)脂质纳米粒经注射给药后，动物肝脏中 5-Fu 的浓度从 29.78% 增加至 67.30%，血液中药物浓度较低，而对照组(5-Fu 水针剂)肝脏中 5-Fu 的浓度较低。

用大豆甾醇糖苷、二棕榈酰卵磷脂、胆固醇等制备大豆甾醇糖苷脂质体。在这种脂质体表面含有葡萄糖残基，它充当了 ASGP-R 的一种配体。通过 ASGP-R 与肝实质细胞发生作用，大豆甾醇糖苷脂质体有明显的肝靶向作用。

有人采用乳化聚合法制备了万乃洛韦(valaciclovir，VACV)聚氰基丙烯酸丁酯(PBCA)纳米粒，平均粒径 104.77nm。经小鼠尾静脉注射后 15min，即有 74.49% 集中在肝脏，是 VACV 水针剂 24.92% 分布量的 2.99 倍；VACV-PBCA 纳米粒肾脏分布量为 9.36%，而

VACA 水针剂肾脏分布量高达 51.15%，提示 PBCA 纳米粒肾脏分布量明显降低，呈现良好的肝靶向性。而体外肝细胞摄取实验发现，肝细胞对 VACV-PBCA 纳米粒的摄取量比对 VACV 高数倍，表明纳米粒使 VACV 对肝细胞的通透性增强。这表明 PBCA 纳米粒对提高 VACV 对病毒性乙型肝炎的治疗效果和降低其肾毒性有重要意义。

固体脂质纳米粒(solid lipid nanoparticle，SLN)是近年来发展的一种纳米载药体系。它以固态的脂质如三酸甘油酯等作为药物的载体，既有生理相容性好的特点，又有聚合物纳米粒的优点，如靶向性、控缓释性等。有研究以半乳糖苷、十六酸等为载体材料，制备了拉米夫定固体脂质纳米粒，经小鼠尾静脉注入小鼠体内后，具有明显的肝靶向性，能快速有效地抑制 HBV 抗原表达和 DNA 的复制。将载有阿霉素(Adr)的 PBCA 纳米粒(Adr-NP)和游离 Adr(F-Adr)给荷肝肿瘤大鼠经肝动脉灌注用药，给药后 1h，5h，15h，Adr-NP 组大鼠肝肿瘤、肝、脾组织中药物浓度均显著高于 F-Adr 组，而血浆、心、肺中 Adr 浓度显著降低。Adr-NP 组给药后 1h，5h 肝肿瘤药物浓度最高，而 15h 时肝脏 Adr 浓度最高，各时间点的心脏药物浓度均最低，且均显著低于 F-Adr 组，这表明 Adr-NP 经肝动脉给药后改变了 Adr 体内分布特征，对肝肿瘤、肝、脾表现出明显的靶向性，而心脏的药物分布明显减少。有人以聚氰基丙烯酸异丁酯为载体材料制备的阿柔比星 A(aclarubicin A)纳米粒，给小鼠尾静脉注射或灌胃时均具有肝靶向作用，并且灌胃时靶器官生物利用度高达 76.01%。

(3)淋巴靶向制剂。

淋巴系统是许多疾病如艾滋病、转移性结核、癌症、丝虫病等的发病部位及某些癌症器官组织的转移途径，脂肪、蛋白质等特定大分子物质转运必须依赖淋巴系统，淋巴循环可使药物免受肝脏的首过效应，将药物定向浓集于淋巴系统已成为靶向研究的热点之一。

在纳米载药系统中，用于淋巴靶向的载体主要是乳剂和脂质体。W/O 型乳剂经肌内、皮下或腹腔注射后，易聚集于附近的淋巴器官，是目前将抗癌药运送至淋巴器官最有效的方式。不同类型乳剂通过局部注射后可产生不同的淋巴靶向能力(即 W/O>O/W>水溶液)。脂质体经肌内注射、皮下注射或腹腔注射后，首先进入淋巴管，主要分布于淋巴系统，可以起到长效作用。当粒径在 48~720nm 之间的脂质体通过腹膜内注射给药时，粒径较大的脂质体易被淋巴结吸收，可能是通过物理滤过作用。另外，当脂质体流经淋巴管时，巨噬细胞的吞噬作用也会导致淋巴结对脂质体的吸收。以明胶为材料制成的油包明胶纳米球(S/O)乳剂，不仅提高了淋巴结摄入量，降低了血药浓度，且具有缓释性，是目前最好的乳剂型淋巴靶向载体。目前，免疫脂质体、PEG 修饰的脂质体、半乳糖苷化的脂质体因具有更强的淋巴靶向能力，也已受到了广泛关注。

SLN 在淋巴靶向的研究中也受到了重视。有研究表明未载药的 SLN 粒通过十二指肠给药后具有明显的靶向性。有人以硬脂酸为固体脂质，卵磷脂和牛磺胆酸钠为表面活性剂，采用微乳法制备了妥布霉素固体脂质纳米粒，并考察了妥布霉素固体脂质纳米粒经十二指肠给药的淋巴靶向性。在给药后 21h 内，纳米粒在淋巴液中的浓度明显高于血液中的浓度，淋巴液中 SLN 保持了给药前的尺寸和球状形态，药物的释放时间长。另外，在给药后 6h，SLN 在淋巴结中浓度是淋巴液中的 3.5 倍，这表明淋巴结对 SLN 有显著的吸收作用。

生物可降解聚合物纳米粒性质稳定，具有较高载药量和缓控释特性，在淋巴靶向中已受到广泛关注。以聚乳酸为载体，以乳化-溶剂挥发法制备了葫芦素-聚乳酸抗癌纳米微粒及其冻干制剂，颗粒的平均粒径为85nm，包封率为93%。对该制剂在小鼠体内的组织分布研究发现，该纳米粒对口腔癌颈淋巴结转移灶具有良好的靶向性和治疗效果。

纳米囊是一种粒径小于100nm的聚合物包衣纳米颗粒。其内核为液态的载体，如大豆油、液态三酸甘油酯等。纳米囊作为一种新型淋巴靶向的载药系统已体现出比脂质体和乳剂更强的靶向能力。有人研究了粒径为100nm的聚氰基丙烯酸异丁酯纳米囊在淋巴结中的滞留时间和AUC，结果发现因其较好的表面疏水性，易被淋巴结中的淋巴细胞捕获，从而使淋巴结中纳米囊的摄取量增加，而且纳米囊在淋巴结中的滞留时间较长，为脂质体和乳剂滞留时间的5~7倍。另外，纳米囊还具有很好的稳定性，能避免药物的脂解作用。

（4）肺部靶向制剂。

纳米载药系统通过肺部吸入给药可以较好地实现肺靶向。有人研制了布地奈德纳米悬浮液，平均粒径500nm，通过肺部吸入，利用纳米药物载体可获得较好的生物黏附性，以增强疗效。以PLGA（聚乙交酯丙交酯）及其衍生物制备了生物可降解聚合物纳米粒，并考察了该纳米粒的理化性质及喷雾技术对气雾剂性能的影响，纳米粒的粒径为90~120nm。试验发现，该聚合物纳米粒的组成、分子量、表面电位对其粒径无明显影响。由于体系中含有一定量的亲水性成分，降低了喷雾过程中出现的团聚现象，非常适于制成超声波喷雾剂。

（5）骨髓靶向制剂。

通过注射给药，纳米载药系统能够使药物靶向于骨髓。有研究表明，静脉注射多柔比星聚氰基丙烯酸纳米悬浮液可提高药物在骨髓的浓度。

目前，大量的文献报道表面修饰的聚氰基丙烯酸纳米粒、聚乳酸纳米粒经注射给药后有明显的骨髓靶向性。用沉淀-溶剂蒸发法制备的PLGA-mPEG纳米粒，平均粒径为50~150nm。mPEG与PLGA的比例对纳米粒的组织分布和在血液中的滞留时间有明显影响，这可能与纳米粒表面的PEG密度及纳米粒的粒径有关。实验表明纳米粒粒径越小，纳米粒在骨髓中的含量越高。这表明对聚合物纳米粒的修饰可以获得较好的骨髓靶向效果。为获得较高的骨髓药物浓度，可用阴离子聚合法和聚合物沉淀法制备集落刺激因子（G-CSF）的聚氰基丙烯酸酯纳米粒，静注后纳米粒主要被骨髓中的吞噬细胞捕获，从而使其在小鼠骨髓中的浓度和作用时间明显增加。有人用AOT、戊二醛等在正己烷反相胶束中制备了壳聚糖纳米粒。对纳米粒的小鼠组织分布研究表明，静脉给药后纳米粒在骨髓中有明显增加，具有作为药物载体用于骨髓靶向的可能性。

综上所述，纳米载药系统用于不同器官的靶向制剂能够增强药效，降低毒性作用，改善药物吸收，改变药物体内过程，为药物的体内药效学和代谢动力学赋予新的特色。纳米载药系统广泛用作抗肿瘤药、蛋白质和多肽、抗生素、DNA等药物的有效输送载体。纳米制剂技术为新药的开发研究提供了广阔的空间。

（五）聚合物胶束

聚合物胶束是具有双层膜的纳米尺寸囊泡系统，由两亲性嵌段共聚物（亲水-疏水）组成，颗粒直径为1~1000nm。聚合物胶束的核心可用于包封亲水性药物，而共聚物膜的双层可以递送疏水性药物。聚合体胶束与脂质体结构类似，主要区别是聚合物胶束外部双层由两亲性共聚物组成，其分子量高达 100kDa，而脂质体的分子量大多数低于 1kDa。聚合物胶束囊泡的膜更厚于脂质体，可以提供更好的耐用物理屏障，保护封闭的药物。当用于药物递送时，更坚固且更少渗漏的聚合物胶束囊泡可以改善药物循环时间和防止药物不受控制释放。聚合物胶束能装载大量小分子疏水性药物，对于大分子如核酸和蛋白质也可通过其电荷之间的相互作用载入其中。典型例子是将带负电荷的 DNA 并入聚合物胶束的内核中，通过带正电荷的离子相互作用，并使用载体聚合物嵌段（如聚 L-赖氨酸）实现。在临床试验中，由于治疗脑病的药物具有水溶性差、生物利用度低等特点，因此用聚合物胶束进行包裹。聚合物胶束纳米给药载体系统是多功能结构，可以负载更多的药物，具有良好的递送和可调控释放的能力。当用于药物递送时，聚合物胶束不仅可以提供良好的耐用物理屏障，防止药物的泄漏，还可以改善药物循环时间和防止药物不受调控释放。因此，聚合物胶束作为纳米结构生物材料具有巨大潜力，为未来的体内药物递送和诊断成像的应用提供了帮助。

1. 聚合物胶束的靶向机制

聚合物胶束要实现在体内药物靶向释放，必须具备以下 3 个属性：①粒径的大小。聚合物胶束的优点是载体尺寸的简单和精确控制。在药物靶向通过血液中，聚合物胶束的粒径范围在 10~100nm 是最合适的，这种大小的载体可以有效地避开肾脏清除捕获网状内皮系统（肝和脾），它可以有选择地从外面渗出血液进入载体的靶组织。②稳定的结构。聚合物胶束结构的稳定性表现为逃避肾脏的吸收，同时分解成小的单聚合物，可以从血液中排出肾脏。这使聚合物胶束具有高准确性、没有产生从肾脏排泄的低毒性。因此，高准确性和低毒性就是聚合物胶束稳定的重要因素。③逃避网状内皮系统的捕获能力。一些能摄入活体染料的网状细胞、内皮细胞及巨噬细胞，统称为网状内皮系统。在溶液中自组装所形成的聚合物胶束粒径一般为 10~200nm，形成聚合物胶束的材料不同，粒径有所差别。较小的粒径有利于聚合物胶束在人体内避免网状内皮系统的捕获，避免被肝、肾等器官清除，从而延长药物在体内的循环时间，有利于发挥药效和提高生物利用度。除上述被动靶向外，作为纳米载体媒介物，聚合物胶束经表面修饰后可递送穿过 BBB 或其他生理屏障，达到主动靶向给药的目的。

2. 聚合物胶束的应用

（1）肿瘤靶向。

作为肿瘤药物的载体应用聚合物胶束作为抗肿瘤药物（如阿霉素、紫杉醇、喜树碱等）的载体治疗肿瘤是被研究较多的领域之一。通过被动向和主动向两种机制可以使更多的载药胶束被传输到肿瘤部分。

（2）作为药物经皮传递的载体。

在对聚合物胶束体外经鼠皮渗透的初步实验中，发现这种嵌段共聚物胶束能够有效地携带所包裹的药物，以完整的胶束形态穿透皮肤并对药物进行控制释放。聚合物胶束作为消炎药物局部给药载体，在达到治疗作用的同时可以避免药物对胃肠道的刺激作用。

（3）脑靶向。

研究者通过纳米沉淀法使可降解的聚（乙二醇）-聚（ε-己内酯）（PEG-PCL）与嵌段共聚

物制备成聚合物(PO)。为了方便大脑定位，聚合物胶束囊泡用靶向蛋白受体(Tf)修饰形成缀合物 Tf-PO。将转铁蛋白缀合可降解的聚合物胶束 Tf-PO 用于有效的脑药物递送，使用香豆素-6 作为模型药物，通过荧光显微镜观察脑冠状切片，可以看出与 PO 相比，Tf-PO 在注射后明显积累在脑中。靶向蛋白受体(Lf)为聚合物胶束的脑部靶向给药提供了另一种机会。Lf 和 Tf 均用于修饰聚合物胶束 Lf-PO 和 Tf-PO 实现脑定位。发现 Lf-PO 和 Tf-PO 的细胞摄取都呈时间、温度和浓度依赖性，表明其具有活性的内吞过程。Tf 在促进纳米载体的细胞摄取方面比 Lf 更有效，Lf-PO 更多是鉴定和消除单核吞噬系统(MPS)的细胞。

3. 环境响应型聚合物胶束

环境响应型聚合物在药物载体系统中的应用越来越多，吸引了众多研究者的关注。近几年来，该类聚合物的研究已经发展成为一个热门学科，在国内外都成立了专门的研究机构。目前研究工作主要集中在利用温度、光、磁、生化物质等手段控制药物在体内的释放途径及分布。这些信号源从分子水平上使载体材料分子链之间、分子链与药物分子之间、分子链与溶剂之间发生相互作用，作为一种"开关"随着外部环境的刺激而控制药物的释放，从而实现药物释放体系的智能性。近几年的研究表明，能对外界刺激产生响应性的单体小分子越来越多，可以根据病灶部位特异性环境进行官能团的设计及改性。

(1)温敏型高分子药物载体。

温度敏感聚合物在水溶液中的相变过程通常有两种现象：当温度高于某一临界温度时，聚合物从溶解变得不溶，这一温度称为最低临界溶解温度；反之，则称为最高临界溶解温度。温度响应型胶束的载体聚合物是指能对外界温度的变化作出响应的一类智能型聚合物。这类聚合物胶束的一个共同特点就是在选择性溶剂中存在一个最低临界溶解温度。最低临界溶解温度指的是低临界相转变温度，当环境温度低于最低临界溶解温度时，聚合物会呈现伸展的线团结构，能较好地溶于溶液中。当环境温度高于最低临界溶解温度时，聚合物会由伸展的线状结构转化成紧密的胶粒状结构，聚合物链会从溶剂中析出，导致相发生变化。常用的温敏聚合物主要包括聚 N-异丙基丙烯酰胺、聚环氧丙烷、聚碳酸酯嵌段聚合物等系列。肿瘤组织相对正常组织，其局部外环境温度增加并且伴随有热量交换，因而温敏性胶束可实现特异性靶向。对具有温度响应性能的聚合物链进行适当的调整，是可以调节该类聚合物的。具体的调节方法可分为：与其他单体的无规共聚，将单体取代基变为疏水性取代基，改变离子强度，添加化学或生物分析物、添加表面活性剂等。

(2)分子响应型高分子药物载体。

分子响应型胶束的载体聚合物是指能够对人体内特殊的分子进行特异性识别，结合后发生结构或体积变化的一类聚合物。糖尿病目前已成为社会的头号健康问题，使得人们对研究葡萄糖响应型聚合物产生了浓厚的兴趣。顾臻等(2018)研制了通过改变葡萄糖浓度来控制胰岛素释放的过氧化氢可降解水凝胶。在该过氧化氢可降解水凝胶体系中，一旦外界溶液中有大量葡萄糖存在时，葡萄糖就会竞争吸附到聚合物基质上与葡萄糖氧化酶发生酶化反应产生过氧化氢使水凝胶降解，使胰岛素可控地释放出来，由此构成对环境葡萄糖浓度波动的响应性的控释体系。

(3)光敏型高分子药物载体。

光敏感型胶束的载体聚合物是指聚合物分子中含有光敏感基团，以外界光为刺激源，使聚合物胶束形成或分解从而达到智能释放药物的一类聚合物。光响应型胶束的药物释放是一种很有吸引力的概念，因为可以通过控制外加的光源来控制药物的携载和释放，对光响应型释放胶束体系研究的人也越来越多。光刺激这种调控手段，其优越性体现在可通过对照射频率、强度、时间及位置的控制，来实现对胶束定时、定速、定点的智能调控。

(4)pH 敏感型高分子药物载体。

在肿瘤的病灶部位，由于肿瘤组织非正常生长与增殖，同时瘤内血管系统不能及时供给新生组织氧气和营养物质，导致肿瘤组织内出现缺氧性环境，从而产生大量乳酸和水解物，使得肿瘤部位呈现微酸性的环境。肿瘤组织的 pH 值明显低于正常组织和血液中的值(同时在肿瘤细胞内，各个细胞器之间也存在明显的差异，其中溶酶体的 pH 值和内涵体的 pH 值要明显低于肿瘤组织及正常组织的 pH 值)。基于上述结论，pH 敏感型高分子药物载体在肿瘤的治疗中得到了广泛的研究和应用。将 pH 敏感型聚合物胶束作为药物载体对肿瘤进行治疗，可以显著提高抗肿瘤药物在肿瘤组织内的分布，增加肿瘤细胞内药物的浓度，降低肿瘤细胞的耐药性，达到最佳的治疗效果。

pH 响应型聚合物主要有两大类，第一类是包含质子化的酸性基团和碱性基团，聚合物的可离子化基团的离子化程度随着环境值的改变会发生变化，当达到等电点时，表现为聚合物的溶解能力发生改变。如聚丙烯酸、聚甲基丙烯酸(等羧基酸的 pKa 值为 5~6)，而在中性或更高值时释放出质子成为酸根离子。

第二类是在载体聚合物中引入原酸酯、腙键、缩酸、乌头酸等 pH 敏感性基团。利用该类聚合物制备的胶束在生理 pH 值环境中能保持稳定，但到达肿瘤部位或癌变细胞内部的内涵体和溶酶体时，由于 pH 值的降低，引起敏感键断裂，从而导致胶束解体，释放抗肿瘤药物。

(5)氧化还原敏感型药物载体。

近十年来，随着高分子材料研究的发展，二硫键和巯基之间的这种氧化还原反应被应用到环境敏感高分子的设计和构建之中，尤其是生物可降解的氧化还原敏感性高分子药物载体。二硫键在血液循环及细胞外环境中非常稳定，但在还原性环境下二硫键会在很短的时间内迅速而且完全地还原成巯基使载体机构崩解。谷胱甘肽是生物体内的一种重要的还原剂，也是细胞中含量最大的巯基化合物之一。在血液、细胞外基质和细胞表面谷胱甘肽的浓度(2~20μM)较低，二硫键能稳定地存在。在细胞内，谷胱甘肽的浓度达到 5~10mM，能将二硫键断裂成巯基，这为氧化还原型载体的研究提供了一种选择性的细胞内释放机制。同时有研究报道，肿瘤组织中的谷胱甘肽的浓度是正常组织的 4 倍以上，这为氧化还原敏感型药物载体在肿瘤部位细胞内释放药物及生物活性分子提供了良好的细胞生物学环境。

有人利用二硫键将小分子抗肿瘤药物 CPT 通过二硫键共价接枝于聚乙二醇端位，制备了两亲性高分子聚合物胶束药物载体。在体外模拟释放中能有效地释放抗肿瘤药物，体外实验证明对 HepG2 细胞具有很好的致死效果。

四、磁靶向系统

磁靶向给药系统(magnetic targeting drug delivery system,MTDDS)是近年来研究的一类新型靶向药物传递系统,属于第四代给药系统——靶向给药系统,该系统将药物和磁性物质与适当的载体材料制成稳定体系,在一定强度的外磁场作用下,使药物定位于靶区,浓集并释放,从而在病变部位发挥疗效,具有高效、速效、低毒的特点。该系统克服了同一代的脂质体、纳米粒、微球等靶向给药系统的缺点和不足,可以靶向定位释药,很大程度上避免了药物被网状内皮系统(RES)的巨噬细胞吞噬,实现了主动靶向给药,是抗肿瘤治疗的理想剂型。此外,MTDDS 还有不易被 RES 吞噬、载药量大、磁响应性好等优点。作为药物靶向应用的新载体,MTDDS 适用于各种实体癌,如肝癌、肺癌、食管癌、胃癌、宫颈癌等的治疗。

MTDDS 主要由磁性物质、载体材料、药物和其他辅助性成分组成,同时加载外磁场。常用的磁性物质是 Fe_3O_4 磁粉、超细磁粉、磁铁矿(magnetite)和铁磁流体(magnetic fluid,简称磁流体,ferrofluid)等。磁流体是指含有超微磁性颗粒(主要为经表面活性剂处理过的 Fe_3O_4,粒径多为 10~40nm)的胶态液体,既有固体磁性材料的磁性,又有液体的流动性。近年来应用比较多的是超顺磁性的氧化铁纳米粒(superparamagnetic iron oxide nanoparticles,SPION)。

MTDDS 具有超顺磁性、强靶向性和超向聚集性。

1. 超顺磁性

MTDDS 多采用磁流体作为磁性物质,这种胶状液体在外磁场作用下可在体内定向移动、聚集,并能定期、安全地排出体外。磁流体中的磁性颗粒可在交变磁场的作用下吸收电磁波的能量,将其转化为热能,提高靶部位温度(一般高于 42℃)以杀伤肿瘤组织,且无磁滞现象发生,此时磁流体具有超顺磁性,该现象也称为磁流体热疗法(MFH)。此外,SPION 在足够的外磁场作用下也可聚集在肿瘤区域,在 43℃ 以上即可杀死肿瘤细胞,而对于正常细胞无影响,由于其粒径很小,因此能快速从肾脏清除出体内。用以上两种具有超顺磁性的材料作为磁核制备的载药纳米粒,具有均匀的磁响应性和较高的磁化率。

2. 强靶向性

由于 MTDDS 的粒径通常比较小,可在靶区外磁场的作用下透过肿瘤组织血管内皮细胞,将药物直接释放于肿瘤细胞,增强药物对靶组织的指向性和滞留性,使药物发挥疗效的同时,降低其对正常组织的不良反应,这样也提高了制剂的生物利用度。药物的释放在初期为速释,使靶区周围药物浓度增加,达到治疗浓度,而后可受控缓释,这样可维持靶区药物浓度,延长治疗时间。

3. 超向聚集性

磁性纳米粒(magnetic nanoparticles,MNP)具有超向聚集的特征,即纳米粒粒径小到一定临界值时,在磁场中被磁化成具有超顺磁性的小磁体,于是成簇聚集纵向排列成短圆柱形链。这种现象使得在磁场存在下微粒的功能粒径远小于实际粒径,易引起靶区肿瘤组织血管的栓塞,导致肿瘤细胞死亡。在非磁区不存在此现象,但可能对血流状态和药物药效产生影响。

MTDDS 的剂型主要包括磁性微球、磁性纳米粒、磁性脂质体、磁性乳剂、磁性泡囊、免疫磁性制剂等。2002 年，美国 FeRx 公司磁导向载体-阿霉素(MTC-DOC)技术已通过美国 FDA 的认证，主要用于肝癌(肝细胞-HCC)的治疗。这表明 MTDDS 已显示出在肿瘤的靶向治疗领域的巨大潜力。相信在不久的将来，随着各个相关学科和技术的进一步发展，MTDDS 在生物医学的很多领域将得到广阔的应用。

第三节　不同靶向部位的靶向技术

一、肝靶向技术

肝脏是人体少数几个实质细胞与血液直接相通的器官之一。每个肝细胞的表面可分为肝窦(血窦)面、毛细胆管面和相邻的肝细胞面。肝窦状隙的内皮细胞基本上没有结缔组织，上面有许多大小不等的窗孔，小的直径约为 $0.1\mu m$，大的直径为 $1\mu m$。多数哺乳动物内皮窗无隔膜，可以说它是通透性最大的血管之一，大分子物质可以自由通过，血液中的脂肪分解物(小乳糜粒)也可以进入，极低密度脂蛋白可通过窦壁进入血液，因此在血液和肝细胞之间均无严密的屏障结构。因此，肝细胞是药物给药系统理想的靶部位之一。

肝细胞分为肝实质细胞、Kupffer 细胞及内皮细胞，其中肝实质细胞是组成肝脏的主要细胞，占肝脏体积及数量的 80%，肝脏的大多数代谢活动都集中于实质细胞，实质细胞中含有数百种酶，因此，有关肝的大多数病变如肝癌、肝炎、肝硬化等多发生于实质细胞。此外，肝内还富含吞噬细胞即 Kupffer 细胞，能吞噬和清除血中的异物，是机体防御系统的主要组成部分。因此针对不同需要，分别靶向肝内不同类型的细胞，各有其现实意义。

肝实质细胞膜上存在无唾液酸糖蛋白受体(ASGP-R)、转铁蛋白受体等，而非实质细胞膜上分布有甘露糖受体、低密度脂蛋白受体及清除受体等，针对上述不同受体，对药物或载体进行修饰，通过受体-配体的特异相互作用，达到药物或载体的细胞靶向。也可利用载体如脂质体、毫微粒、类脂乳等的自身分布代谢特点，被动靶向于肝脏，使药物达到器官靶向的目的。

(一)受体、抗体介导靶向

1. ASGP-R 介导

ASGP-R 是肝细胞特有的一种高效内吞受体，能够专一性地识别并内吞带有半乳糖基的糖蛋白，将其在细胞内代谢，半乳糖酰基是肝靶向作用的导向基团。其全分子量为 250kDa 左右，其中 10% 属于糖成分。每个细胞含有约 20 万个 ASGP 的结合点，其中约 35% 分布在有被小窝内，还有大部分散布在膜表面，但一旦与其配体 ASGP 结合后，亦迅速聚集于有被小窝，2min 内即有 50% 的配体-受体复合物内移，形成有被小囊和内小体，其中约有 50% 吞饮的 ASGP 又可经胞透作用(diacytosis)回释到细胞外，其余则进入次级溶酶体被水解，ASGP-R 的胞内循环周期约 7min。在 ASGP-R 内移时引起该受体的暂时性下调，但不影响细胞膜其他受体的数量和性质。哺乳动物的肝细胞上所有的 ASGP-R 均能特异性介导结合乳糖化多肽或蛋白质，药物通过与大分子载体结合，再对载体进行半乳糖化，也可产生较好的肝靶向效果。

Hashida 等通过模型比较了几种肝靶向的途径，认为经 ASGP-R 介导途径最好，该系统对肝有较高的亲和性，且肝吸收迅速。基于 ASGP-R 用于修饰药物或载体的配体：β-D-半乳糖（β-D-Gal）、半乳糖神经酰胺、三半乳糖基胆固醇、半乳糖磷脂酰乙醇胺、无唾液酸胎球蛋白（AF），以及合成的糖酰蛋白即所谓的新糖蛋白等。直接或间接半乳糖化的药物及载体有胰岛素、脂质体、超氧化物歧化酶（SOD）、半乳糖基拟糖蛋白（NGA）、半乳糖基人血清白蛋白（L-HSA）、乳糖酰化重组高密度脂蛋白（Lac-Neo-HDL）等。键合药物的半乳糖基化高分子载体有半乳糖化多聚谷氨酸、半乳糖基化聚赖氨酸复合物、半乳糖基化壳聚糖、血清白蛋白共轭物、经三硝基苯修饰的生物素结合蛋白载体、其他共轭复合物等。

Fiume 等首次将戊二酸三氟酸苷（F_3T）的 N-羟丁二酰胺与 AF 的 ε-氨基相连，合成 F_3T-AF，该复合物与 ASGP-R 专一性结合，选择性抑制肝细胞内毒素 DNA 的合成。其后，研究了阿糖呋喃腺嘌呤单磷酸盐（ara-AMP）和无环鸟苷单磷酸盐等抗病毒药，与半乳糖基白蛋白偶联，也可以与 ASGP-R 结合，实现肝靶向。目前临床上应用的 ara-AMP 半乳糖白蛋白偶联物可使血清乙肝病毒的 DNA 水平明显下降，但其剂量为游离药物的 1/6～1/3。

国内有人合成了半乳糖新糖白蛋白（NGA），并将去甲替林偶联上去，标记后检测肝内释药特性，表明 NGA 是肝靶向药物的优良载体。之后，用具有生物活性的药用蛋白——细胞色素 C 代替 NGA 中的白蛋白，与"半乳糖双功能试剂"偶联，试图研制既有肝细胞半乳糖受体的配体特性，又具有原药用蛋白的生物活性的新型无载体肝靶向药物。结果表明，该偶联物的肝摄取具有高度的组织特异性、饱和性、种属特异性，符合受体介导结合的基本特征，肝的最大摄取值可达 32.9%，且保留了原细胞色素 C 生物活性的 78.5%。

有人将 AF 棕榈酰化后，插入脂质体的双层脂膜中，观察普通脂质体和 AF 修饰脂质体在大鼠体内的分布和肝内结合情况，发现给药 4h 后 AF-脂质体的肝内总摄取为（73±3.9）%，而普通脂质体仅为（16.5±1.8）%。在 CCl_4 诱导的急性肝损伤小鼠中，给予 VE-普通脂质体后，丙氨基转氨酶为（196000±79000）$U \cdot L^{-1}$，而给予 VE-AF-脂质体组后，小鼠的丙氨基转氨酶降为（38000±16000）$U \cdot L^{-1}$，说明 AF-脂质体可望成为一种有用的靶向于肝的药物传递和基因转染载体。

乳糖与半乳糖结构上仅相差一分子葡萄糖，其肝靶向作用也得到了证实。在脂质体膜成分中掺入 8%（mol/mol）的乳糖基神经酰胺后，血中半衰期降低，而相应的肝内摄取增加，并且肝内摄取的增加主要集中于肝实质细胞。若预先给予 AF，则这种改变明显受到抑制。

由于天然糖苷量少，不能大量使用，许多研究人员进行合成糖苷的研究。如 n-十六烷酰-1-硫代-β-D-半乳糖苷（cetyl-Gal），并用其修饰多柔比星脂质体表面，观察体外对人肝癌细胞系 SMMC-7721 的杀伤作用。48h 细胞毒试验发现，糖脂多柔比星脂质体对人肝癌细胞系 SMMC-7721 的杀伤作用优于无糖脂多柔比星脂质体（$P<0.05$），而糖脂对非靶细胞（B_{16} 黑素瘤细胞）的杀伤作用和无糖脂多柔比星脂质体相近。有人合成了一种含乙氧基的半乳糖衍生物 $Gal\beta_1$-$(CH_2$-CH_2-$O)_3$-$C_{14}H_{29}$，将其作为强化靶向材料掺入斑蝥素脂质

体。结果表明,此种强化靶向材料的加入并不影响脂质体的常规理化性质,小鼠尾静脉注射后 3.5h,强化斑蝥素脂质体在肝内浓度是普通脂质体的 3.6 倍($P<0.05$),滞留时间亦显著延长。

有人直接用半乳糖修饰聚-L-谷氨酸(PLGA),用 ^{111}In 标记后观察在小鼠体内的分布情况。发现静注后,未用半乳糖修饰的 ^{111}In-PLGA 迅速从血浆中清除,并主要积聚于肾和尿液内,大约给药量的 15% 聚集于肝,并主要分布于非实质细胞。而用半乳糖修饰的 ^{111}In-Gal-PLGA 主要被肝实质细胞摄取,并且半乳糖残基为 16 或大于 16 的衍生物被肝摄取的更多(>60%)。由于 PLGA 可生物降解、水溶性高、低免疫原性、低毒性,并且由于具有多个羧基而容易进行化学修饰,因此用 Gal-PLGA 作为载体,直接将药物与其相连,既简化了步骤,又可产生较好的肝靶向效果。

对于蛋白质或多肽等大分子药物而言,直接偶联上半乳糖后就有可能成为受体介导的肝靶向性物质。例如,超氧化物歧化酶(SOD)用半乳糖修饰后(Gal-SOD),可靶向于肝实质细胞,并且显示出优于普通 SOD 的抗肝缺血再灌注损伤的能力。此偶联物靶向肝的能力与蛋白表面半乳糖的密度及给药剂量有关。Gal-SOD 肝摄取的米氏常数与半乳糖残基数呈负相关,而最大摄取速率与最大肝外清除速率无明显变化,但当半乳糖密度大于每平方毫微米为 0.1 个分子时,由于肝血流速率的限制,Gal-SOD 的分布不再发生变化。

尽管针对 ASGP-R 的肝靶向药物研究取得了许多成果,但是由于 ASGP-R 密度和结合活性随许多生理和病理条件的变化而改变,肝靶向药物的效果并不总是满足临床要求。因此,研究半乳糖受体介导的肝靶向药物时,必须综合分析机体生理、病理状况,密切考虑药物与载体材料之间的相互作用,含药载体在生物体内的变化及体内物质对药物载体的影响等因素,相信以后受体导向药物会有更广阔的发展前景。

2. 甘露糖受体介导

肝非实质细胞膜上存在有甘露糖受体,当用 α-D-甘露糖苷(α-Mal)修饰脂质体后(α-Mal 脂质体),给药 3min 后,85% 的 α-Mal 脂质体从血中清除,而普通脂质体仅 50% 被清除,并且甘露糖可抑制 α-Mal 脂质体的清除。用包裹 ^{125}I 的 γ-球蛋白研究肝内分布,结果表明,普通脂质体同时被肝实质细胞和非实质细胞摄取,非实质细胞的放射性略高于实质细胞;而 α-Mal 脂质体的非实质细胞的放射性是实质细胞的 7 倍。若将 SOD 甘露糖化(Mal-SOD),则主要靶向于肝非实质细胞,同样具有优于普通 SOD 的抗肝缺血再灌注损伤的能力。

3. 单克隆抗体介导

有人将肝肿瘤细胞相关抗原的抗体通过葡聚糖与多柔比星相连,考察其抗肿瘤效果及对心脏、骨髓的毒副作用。腹腔注射肝细胞肿瘤 1 周后开始给药,发现实验组的血清甲胎球蛋白较对照组明显降低,肿瘤组织的多柔比星和单克隆抗体浓度高而其周围正常肝组织不显示药物和单克隆抗体的荧光,并且心肌组织亦无多柔比星荧光。

4. 清除受体介导

人血清白蛋白经顺乌头酸衍生化后共价结合于脂质体表面(Aco-HSA 脂质体),大鼠静注后 30min 几乎全部从血中清除,并富集于肝脏,而普通脂质体仍约有 80% 滞留于血中。肝摄取量的 2/3 Aco-HSA 脂质体存在于上皮细胞,剩余脂质体主要集中于 Kupffer 细胞，而普通脂质体并不被上皮细胞摄取，Aco-HSA 脂质体的肝摄取（包括上皮细胞的摄取和 Kupffer 细胞的摄取）均被预先给予的聚次黄苷酸所抑制，说明此摄取过程与清除受体有关，并且 Aco-HAS 脂质体的肝上皮细胞摄取与脂质体大小有关，随着脂质体粒径增加，上皮细胞摄取减少而 Kupffer 细胞摄取增加，提示靶向于肝内非巨噬细胞群的可能性。

（二）载体传递靶向

1. 脂质体

脂质体是一种良好的药物载体，可解决药物的许多问题，如稳定性差、溶解度差、有刺激性、在体内快速降解、治疗指数窄等。未经修饰的脂质体大多被网状内皮系统（RES，如肝、脾等）所摄取，也就是说脂质体有被动靶向于肝脏的作用。普通脂质体的这种作用呈非线性（即 Michaelis-Menten）药代动力学特征，在高剂量时，RES 的清除作用呈饱和状态。当脂质体足够小时（<100nm），可通过肝窦状隙到达实质细胞。将反义寡核苷酸（ODN）用脂质体包裹后，药物稳定性增加，并增加肝脏对 ODN 的摄取，抑制乙肝病毒的复制，血中乙肝病毒 DNA 水平迅速下降，说明脂质体是改善 ODN 输送入肝，增加对肝炎病毒杀伤力的良好载体。

有研究观察葡萄球菌肠毒素 A（Staphylococcal entero-toxin A，SEA）脂质体对小鼠原位移植 H_{22} 肝癌的治疗作用，并用酶联免疫法（ELISA）检测肝组织和血浆中肿瘤坏死因子-α（TNF-α）、干扰素-γ（IFN-γ）的水平；免疫组化染色法观察肿瘤组织浸润淋巴细胞（TIL）的情况。结果显示，与游离 SEA 比较，SEA 脂质体能显著增加肿瘤组织 TILR 的浸润和肝组织中 TNF-α、IFN-γ 的水平，并对小鼠原位 H_{22} 肝癌具有明显抑制作用，而游离 SEA 无此作用。

2. 微粒及纳米粒

微球及纳米粒是指药物分子分散或被吸附在高分子聚合物载体中而形成的微粒及纳米粒分散系统。其中微粒大小一般为几微米，纳米粒粒径一般为 10～100nm。已有研究表明，微粒载药系统不仅可使给药量 80% 的药物集中于肝脏，并可进入肝细胞，提示用其包裹治疗乙型肝炎的核苷类药物时能提高疗效，降低肾脏毒性。

靶向微粒及纳米粒可分为 3 类：第一类是普通注射微球，这类微球经静脉或腹腔注射后，粒径为 0.1～0.2μm 的微粒被网状内皮细胞吞噬而达肝脾等器官；第二类是栓塞性微球，注射大于 12μm 的微球于癌变部位的动脉血管内，微球随血流阻滞在癌体周围的毛细血管中，甚至可使小动脉暂时栓塞，既可切断肿瘤的营养供给，也可使载药的微球滞留在病变部位，提高局部浓度，延长作用时间；第三类是磁性微球，将磁性微粒包入微球中，利用体外磁场效应，引导药物在体内定向移动和定位浓集。

纳米粒包括纳米球和纳米囊。药物制成纳米粒后，通常具有下列优点：改变药物的体内分布，达到靶向输送目的；改变释放速度，可缓释；减少给药剂量，从而减轻或避免毒副反应；可提高药物的稳定性，有利于储存；可生物降解等。使用的材料便于进一步表面修饰，可连接蛋白、抗体、基因等，修饰后可达主动靶向和基因治疗等目的。由于恶性肿瘤细胞有较强的吞噬能力，肿瘤组织血管的通透性也较大，因此静脉途径给予的纳米粒可在肿瘤内输送。现在国内外大量实验研究证明，这类制剂的靶向部位主要在肝脏，故作为治疗肝脏疾病的药物载体最具应用前景。

(1)纳米粒用于肝肿瘤的化疗。

纳米粒通过被动或主动作用,对肝脏具有靶向性。实验表明,阿霉素-聚氰基丙烯酸正丁酯纳米粒(NADM)可以改变阿霉素的体内分布特征,对肝、脾表现出明显的靶向性,而血、心、肺、肾中的药物分布减少。米托蒽醌聚乳酸缓释纳米粒冻干针剂在肝脏的分布明显高于米托蒽醌水针剂,在其他器官中的含量则低于水针剂,给药24h后药物在肝中的分布保持在80%以上,水针剂为30%~40%,说明药物不仅具有肝靶向性,而且具有缓释性。氟尿嘧啶类脂纳米粒(5-FuE-SLN)冻干粉针剂能明显改变氟尿嘧啶在体内的分布,约70%药物浓集于肝。这些都说明纳米粒对肝脏有很好的靶向性,且具有缓释作用,能提高肝部药物的有效浓度,而血液和机体其他脏器药物分布很少,从而达到提高化疗效果,降低毒副作用的目的。

由于恶性肿瘤细胞具有较强的吞噬能力,肿瘤组织血管的通透性较大,且肿瘤的血管壁对纳米粒有生物黏附性,因此静脉途径给予的纳米粒易在肿瘤组织聚集,而表现出对肿瘤细胞很强的杀伤作用。多柔比星纳米粒对肿瘤的抑制效果及导致肿瘤坏死的程度要显著高于游离多柔比星。将纳米粒接上抗人肝癌单克隆抗体可增强对肿瘤细胞的特异性结合。米托蒽醌牛血清蛋白纳米粒(DHAQ-BSA-NP)接上抗人肝癌单克隆抗体 Hab_{18} 构建了人肝癌特异性的免疫纳米粒(Hab_{18}-DHAQ-BSA-NP),能有效特异性地结合人肝癌细胞。体外试验表明,Hab_{18}-DHAQ-BSA-NP 对人肝癌株 SMMC-7221 细胞有明显的杀伤作用,而 DHAQ-BSA-NP 对该株肿瘤细胞却无明显的杀伤作用。

多药耐药(MDR)是导致肿瘤化疗失败的重要原因,纳米粒这种新型给药系统有利于 MDR 的逆转。有人研制了聚氰基丙烯酸异丁酯纳米粒,并考察它对 MDR 的逆转情况。对于 P_{388} 细胞,不论 DXR 是游离型还是纳米粒形式,DXR 在细胞内的累积程度相近。对于 P_{388} 多药耐药型细胞,PIBCA 纳米粒在胞内的累积水平比游离 DXR 高 15 倍。

(2)纳米粒用于病毒性肝炎的治疗。

纳米粒载药系统,不仅可使给药量约80%的药物浓集于肝脏,并可进入肝细胞,因此可提高药物治疗病毒性肝炎的疗效并降低其毒副作用。普通的万乃洛韦(VACV)制剂在肾、肺中分布较多,而制成纳米粒后,具有良好的肝靶向性。实验证明,小鼠静脉注射 VACV-PBCA-NP 后 15min,肝脏分布量可达 75%左右,比 VACV 注射液提高了 2.99 倍。同时,肾脏分布降低,有利于降低核苷类抗病毒药物的肾毒性,并且 VACV-PBCA-NP 在小鼠体内的驻留时间更长。体外肝细胞摄取结果表明,无论剂量高低,培养时间长短,肝细胞对 VACV-PBCA-NP 的摄取量均比 VACV 的摄取量高数倍,有时甚至高达 28 倍以上。

(3)纳米粒用于抗肝部寄生虫。

利什曼原虫病在世界范围内有较高的发病率和病死率,药物治疗有效率不高且有较大毒性,纳米粒能提高药物在单核巨噬细胞内的抗病活性。有报道,载有伯氨喹的聚氰基丙烯酸己酯纳米囊对体外巨噬细胞内的杜氏利什曼原虫的作用比游离伯氨喹的作用强 21 倍。纳米粒对体内寄生虫感染同样显示出高效,如载有阿苯达唑的聚乳酸纳米粒给小鼠静脉注射 $6mg \cdot kg^{-1}$ 抗肝包虫病的效果与口服游离阿苯达唑 $1500mg \cdot kg^{-1}$ 的治疗效果相当,并能显著减少寄生虫向外周转移。有人研制了一种携载于海藻酸钠粒子上的两性霉素 B 的纳米粒,可进一步用于治疗实验犬内脏利什曼原虫病,并为治疗利什曼病提供了动物实验依据。

（4）纳米粒用于基因治疗。

肝脏及肝细胞是基因治疗研究的重点之一。然而，基因治疗目前还存在着许多问题和困难，其中一个问题就是如何将治疗基因导入特异组织器官，并限制在某种靶细胞内表达。纳米粒可以携载各种基因片段，通过被动或主动靶向作用对肝脏细胞具有很好的靶向性，并能保护基因不被核酸酶降解。将 $^{33}P\text{-}pdT_{16}$ 纳米粒特异地输送到肝脏，$^{33}P\text{-}pdT_{16}$ 在肾和骨髓中的分布减少，显著地密集于肝脏。静脉注射后 5min，纳米粒能部分地保护 pdT_{16}，防止其在血浆和肝脏中降解，而游离的 pdT_{16} 在此时已完全降解。因此纳米粒有望成为基因治疗和反义治疗方案中的重要组成部分。

3. 乳剂

以乳剂为载体的给药系统，其最具特色的是作为抗癌药物的载体，具有一定的靶向性和缓释作用。静脉乳剂剂型对肝脏、淋巴组织系统的疾病和癌症化疗都是一个较适宜的载体剂型，具有实际应用价值。如今已有一些乳剂上市。如抗癌中药"康莱特"是从薏苡仁中提取分离到一种抗癌活性化合物，研制成供静脉、动脉输注的乳剂，据全国 10 万例患者应用，对肝癌、肺癌、胃癌等均有良好的治疗作用。由于复方乳剂中药物的释放比单方乳剂更加缓慢，许多学者热衷于复方乳剂的开发研究，从长远来看，乳剂尤其是复方乳剂有可能成为抗肝癌药物靶向输送的重要工具之一。

阿昔洛韦（ACV）是临床上治疗乙肝常用的药物，ACV 口服固体剂型胃肠道吸收缓慢、不完全，生物利用度仅有 15%~30%。将其制成复方乳剂，大鼠灌胃的生物利用度是片剂的 149.8%，达峰时间和血浓维持时间明显延迟。碘化的罂粟子油（IPSO）通过超声和加入表面活性剂与表柔比星水溶液混合形成 W/O 乳剂，再将此乳剂通过微孔玻璃膜挤入盐水中形成 W/O/W 乳剂。在患有肝细胞肿瘤的病人中观察此乳剂的疗效，发现 1 周后粒径较大（70μm）的乳剂组病人甲胎蛋白含量下降（50.5±19.8）%，而粒径较小组（30μm）仅下降（18.9±33.1）%。

4. 胆酸（盐）

这是目前唯一的口服肝靶向途径，胆酸在脂肪和脂溶性维生素的消化和吸收过程中起重要作用。高效率的肝肠吸收，高容量的胆传输，其潜在的载药、释药能力引起了外国学者的注目。胆酸在回肠重吸收，通过跨刷状缘膜的 Na^+ 梯度，利用激活的 $Na^+/K^+\text{-}ATP$ 酶主动转运。目前，国外学者已以胆酸作载体，分别口服苯丁酸氮芥、HMG-CoA 还原酶抑制剂及 L-T3，均有显著的肝靶向特征。这些研究证明，胆酸与药物的耦合并未降低胆酸对肝的亲和力。只要满足胆酸母核上 C-24 位周围有阴离子基团，则 C-3、C-24 位对设计前体药物而言都是有用的耦合位点，尤以胆酸分子中的 C-24 位最具前景。因为羧基易与氨基结合，使结合物合成简单易行。比较牛磺胆酸盐在回肠和肝中的渗透系数可见，肝的传输比率显著高于回肠，含胆酸分子的前药易实现肝靶向。母体药物透过小肠壁后，从胆酸连接物中释放。

5. 腺病毒

以正常的脂蛋白脂酶（lipoprotein lipase，LPL）基因对 LPL 缺乏患者进行基因治疗，可降低高甘油三酯血症和血脂蛋白异常的发病率，减少发生动脉粥样化的危险，有人采用

E_1-E_3腺病毒载体，将人 LPL 基因在肝细胞中进行体外异位表达，以调整脂蛋白的代谢，说明腺病毒介导肝靶向 LPL 基因治疗的体内可行性。有关腺病毒作为肝靶向药物载体的研究尚需深入，应特别注意病毒本身对机体的作用。

6. 脂蛋白

脂蛋白是胆固醇和其他类脂成分传输的内源性载体微粒，由甘油三酯和(或)胆甾醇酯构成非极性核心，覆以单层磷脂构成，胆固醇和脱辅基蛋白镶嵌于外层磷脂内。脂蛋白的内源性决定了其不存在免疫原性，能避开网状内皮系统的识别。乳糜粒、极低密度脂蛋白、低密度脂蛋白和高密度脂蛋白等从循环系统清除需借助肝细胞表面的脂蛋白受体。另外，脂蛋白的脱辅基蛋白部分经化学修饰后还能与非脂蛋白受体结合。

乳糜粒残基和 β-VLDL 可很快为肝实质细胞上的受体残基接受，LDL 主要经肝内特定的 LDL 受体清除，而某些类型的癌细胞显示较强的 LDL 摄取能力，细胞表面 LDL 受体的活性及数量在某些癌细胞高出正常细胞 20 倍以上，因此，采用 LDL 荷载抗肝癌的药物，可大大提高对某些肝癌细胞的靶向性。LDL 和 HDL 乳糖酰化后借助肝内 Kupffer 和肝实质细胞上特异的半乳糖基被快速吸收。有人模拟乳糜粒结构，医用类脂与重组去辅基蛋白 E(ApoE)混合，加入亲水性抗病毒药物制成类脂乳。该制剂可使肝摄入提高 40 倍，显著降低游离药物肝外分布，并使肝实质细胞内药物浓度达 700mol/L，有效治疗肝病。

(三)前体制剂

前体药物是活性药物衍生而成的药理惰性物质，能在体内经化学反应或酶反应，使活性的母体药物再生而发挥其治疗作用。利用前体药物的性质，调整其生物分布和药动属性从而提高药物在特定部位的利用度。

1. 磷脂(酰)化前体药物

某些抗病毒药物抑制病毒 DNA 复制的一个关键环节是在肝细胞降解成单或多磷酸盐，将药物直接磷酸化，亦可显著提高摄取率。2′3′-二脱氧鸟苷(ddG)具有较好的抗乙肝病毒作用，有人合成了一系列磷脂酰 ddG(DPP-ddG)，将它与可缓慢产生乙肝病毒的细胞一起孵育，发现 4.5nmol·L^{-1}二棕榈磷脂酰 ddG，9.1nmol·L^{-1}的 ddG 可抑制培养基中 90%乙肝病毒 DNA 的产生，而脂质体则无此作用；DPP-ddG 可将 WHV(血清鸭肝病毒)-DNA 降低 23~46 倍，而游离 ddG 仅降低了 2.2~10.4 倍，说明磷脂酰化前体药物具有很好的趋肝性。

有人将喜树碱与保肝药物结合成前体制剂，使喜树碱毒性下降 4.17 倍，抑瘤活性略有提高，具有明显的体内分布的靶向性，将其包封在脂质体内，药物的体内分布证明，该前体制剂在肝脏的分布比喜树碱高 10 倍，因此适用于治疗肝癌和肺癌。某些抗癌药制成磷酸酯或酰胺类前体药物可在癌细胞定位，是因为癌细胞比正常细胞含较高浓度的磷酸酯酶和酰胺酶；肝肿瘤能产生大量的纤维蛋白溶酶原活化剂，可活化血清纤维蛋白溶酶原成为活性纤维蛋白溶酶，故将抗癌药与合成肽连接，成为纤维蛋白溶酶的底物，可在肿瘤部位使抗癌药再生。

2. 聚合物前体药物

有人采用草酸盐间隔基(如谷氨酸或天冬氨酸)将抗肿瘤药双胺铂引入聚合有机膦嗪 [poly(organophosphazene)]中，以混合酐羧基活化法将肝靶向 β 半乳糖基连接到聚合有机膦嗪上，形成共轭物，并以NMR、IR和凝胶渗透色谱等方法研究其体外水解特性，发现在酸性和碱性缓冲液中，4d 内释放 70% 的铂，但在中性缓冲液中前体药物较稳定，可见该前体药物的水解与介质的 pH 值密切相关。

有人在对大分子物质的体内分布与其理化、生物学特点关系研究的基础上，设计了前列腺素 E1（prostaglandin E1，PGE1）的聚合前体药物，并分析其靶向性和疗效。虽然带有乙烯二胺（ethylene diamine，ED）间隔基的半乳糖苷聚合谷氨酸（Gal-ED-PLGA）对小鼠肝脏具有较好的靶向性，但通过羰基咪唑法与其合成的 PGE1 共轭物却无治疗作用，这可能是由于在合成过程中 PGE1 的失活及其在肝脏组织中不释放的缘故。为克服这些问题，通过化学键将 PGE1 与酰肼半乳糖苷聚合谷氨酸（Gal-HZ-PLGA）结合，发现[111]In 或[3]H 标记的 PGE1-Gal-HZ-PLGA 经静注后，可快速聚集于肝脏实质细胞中，PGE1 共轭物可有效抑制血浆中丙氨酸氨基转移酶的增加，而游离的 PGE1 即使在 10 倍剂量下，对 CCl_4 致肝损伤小鼠也未体现出治疗作用，这说明腙键对半乳糖聚合 PGE1 的肝细胞靶向前体聚合物中 PGE1 的活性保持具有显著作用，可见前体聚合物系统对增强肝靶向药物的疗效具有重要意义。

目前，肝靶向给药系统的研究已从实验水平确立及证明药物靶向的阶段进入临床，正在加强其实用性、商品化研究。一些肝靶向制剂已处于临床使用阶段，如干扰素脂质体和黄芪多糖脂质体注射液，但大多数肝靶向制剂尚处于实验研究阶段。因为还有许多问题有待解决：如脂质体靶向分布不理想，自身稳定性欠佳；微球靶向给药系统药物的突释；乳剂的物理不稳定性；如何实现工业化生产等。当前对肝靶向传输系统的研究，重点在以下几个方面：①载体材料的筛选，以获得适宜的释药速度，其中以生物降解性材料最引人瞩目；②根据临床需要和药物的性质选择适宜剂型；③载体表面修饰，以提高靶向能力；④体内过程的药动学规律探讨等。随着分子生物学和分子药理学对肝脏疾病本质和作用机制方面的阐明，将治疗肝脏疾病药物制成靶向给药系统势在必行，并将对肝脏疾病药物开发和应用提供突破性手段。

二、肺靶向技术

肺靶向技术应用较多的是微粒系统，即将药物分散或吸附在各种高分子化合物、聚合物载体材料中形成微粒分散体系，如微球、脂质体、微囊、纳米粒、乳剂、囊泡等，将其静脉注射入体内后，含药微粒经血液循环到达肺部时可被分布在肺组织的网状内皮系统吞噬或被肺部毛细血管机械性摄取，可以使药物浓集于肺组织，从而增加肺部血药浓度，提高药物疗效，且全身药物浓度降低，毒副作用减少。因此，肺靶向微粒对提高各种治疗肺部疾病（肺癌、肺结核、各种原因引起的肺部感染）的药物疗效有重要意义。

（一）主要载体

1. 肺靶向微球

作为新型药物载体，微球已有近 30 年的历史。随着新型载体材料陆续被发现，微球种类不断增多。制备肺靶向微球，多采用生物可降解材料，如白蛋白、明胶、聚乳酸、壳聚糖、海藻酸钙等。这些材料既有很好的生物相容性，又有良好的缓释性，可使制备出的微球不但在体内特异性地分布于肺组织，而且缓慢释放药物，从而减少给药次数，维持组织的有效血药浓度。目前研究较多的肺靶向制剂大多是以上述材料为载体的被动靶向微球。

(1)白蛋白微球：血清白蛋白是体内的生物降解物质，注入机体后可逐渐降解而被清除、性能稳定，无毒，无抗原性，是微球制剂的理想载体材料。有人最早用交联剂固化法制备了链霉素白蛋白微球，方法是将白蛋白溶于水中，再加入硫酸链霉素，溶解后逐滴加入以适量分散剂溶于氯仿-甲苯的混合溶剂中，边滴边搅拌，用液体快速混合仪混合2.5h，再加入戊二醛饱和的甲苯溶液交联固化5h，离心后弃去上清液，然后加入甘氨酸水溶液，搅拌1h后离心，弃去上清液，洗涤，干燥，即得粉末状微球，其含量为20.3%±0.5%，平均粒径为14.9μm。有人用同样的方法制备得到表面圆整、释药特性符合双相动力学方程的顺铂白蛋白肺靶向微球，将其从小鼠尾静脉注射后15min分布达高峰，97.52%浓集于肺部，2~3d基本清除，肺器官病理切片观察显示微球对肺组织无病理性损伤。有人制备了依托泊苷白蛋白微球，动物实验显示给药15min后肺内药量占注入量的47.88%±2.56%，远高于普通注射液，说明微球可很好地靶向到肺。

(2)明胶微球：明胶是从动物的皮、白色结缔组织和骨中获得的胶原经部分水解而成的载体材料，具生物可降解性、无毒、无不良反应、无免疫原性等特点，是制备微粒的主要材料。有人以药物的明胶水溶液为分散相，以液状石蜡或蓖麻油为连续相，加乳化剂搅拌成稳定乳剂分散系统，再用甲醛固化后洗涤干燥，制得链霉素明胶微球。有研究用同样的工艺制备了米托蒽醌微球，并进行了小鼠体内药代动力学试验，结果明胶微球与普通注射剂静脉注射后肺组织的药-时曲线下面积分别为421.35μg·h/mL、138.34μg·h/mL。有研究制备了卡铂明胶微球，动物实验结果表明微球有明显肺靶向性，大大增加了肺器官的血药浓度。有人制备了低分子肝素明胶微球，动物实验显示其有很好的肺靶向性。

(3)聚乳酸(PLA)微球：PLA及其与聚羟基乙酸的共聚物PLGA是一种生物相容性良好的可降解材料，不溶于水和乙醇，可溶于二氯甲烷、三氯甲烷等有机溶剂。它可在体内水解脱酯生成乳酸单体，并在乳酸脱氢酶作用下氧化为丙酮酸，参与体内三羧酸循环，终产物为水和二氧化碳，常用作微囊囊膜材料和微球成球材料。有人采用溶剂挥发法制备了利福平 PLA 微球，并研究了其在新西兰兔体内的药代动力学及组织分布，血药浓度给药24h后为0.72μg/mL，72h后为0.27μg/mL，仍然维持在利福平有效抑菌浓度范围内，而利福平溶液组血药浓度快速下降，且溶液组药物在肝脏中分布最多，微球组药物主要集中于肺部，与组织切片的观察结果相吻合(微球被机械截留于肺部毛细血管，而在肝组织切片和脾组织切片中未发现滞留的微球)。有机溶剂是微球形成的关键。比较二氯甲烷、氯仿和乙酸乙酯对 PLA 成球的影响，结果以二氯甲烷作有机溶剂时成球最佳。微球粒径取决于有机相在分散介质中的分散度，故分散介质黏度对其影响很大。分别用 1.5%海藻酸钠水溶液、2.0%甲基纤维素水溶液和甘油试验，结果均可制得微球，但以甘油最优，有机相分散均匀，PLA 成球率高，且易控制粒径。另外，搅拌速度对微球粒径也有影响，在有机溶剂、分散介质、扩散介质、有机溶剂与分散介质体积比固定的条件下，搅拌速度越快，微球的粒径会减小。已报道的土贝母苷甲、异烟肼、红霉素等肺靶向 PLA 微球，均有很好的肺靶向性作用。

(4)海藻酸盐微球：海藻酸盐是用稀碱从褐藻中提取而得的多糖类化合物，能溶于不同温度的水中，不溶于乙醇等有机溶剂。有研究采用乳化法以不溶于水的海藻酸钙制备了叶酸-多聚糖复合物肺靶向微球，并对其体内外释药特性进行了考察，结果微球从小鼠尾静脉注射后，肺靶向效果显著，5min 时微球大量浓集于肺组织，6h 时可见微球溶蚀。

2. 肺靶向微囊

将合成的非离子表面活性剂与胆固醇组成单层或多层的新型药物载体，称为非离子表面活性剂囊泡，用其包封药物，调整药物的体内分布和释放特性，可大大降低药物的毒性、提高药物疗效。这种新型载药体系的结构组成及在体内外的物理性质与脂质体相似，同时还具有特殊的性质。因为这种微囊的载体材料（非离子表面活性剂和胆固醇）都是两亲性物质，而肺对两亲性物质有较强的亲和力，故以囊泡包裹的药物有明显的肺靶向性。有人用卡铂为工具药制备的肺靶向囊泡，小鼠尾静脉注射后相对摄取率肺脏最高，靶向效率增加了 1~9 倍。用白蛋白包裹的汉防己甲素制备的缓释肺靶向微囊，可使小鼠肺部药物浓度显著提高，大鼠肺动脉降压作用从 157.1h 延长到 223.6h，实现了缓释及靶向的双重作用。

3. 肺靶向脂质体

目前，肺靶向脂质体主要有免疫脂质体、基因脂质体和生物黏附脂质体等。利用脂质体进行肺部传送的药物：免疫抑制剂（如环孢霉素 A）、糖（肾上腺）皮脂激素（如去炎松丙酮磷酸盐）、皮脂类固醇（如氯地米松二丙酸盐）、抗生素（如庆大霉素）、止痛剂（如芬太尼）、抗氧化剂（如维生素 E）、缩氨酸/蛋白质（如阳离子缩氨酸 CM3、胰岛素）、抗癌药物（如 9-硝基喜树碱）和基因等。给药方式有很多种，通过吸入给药有更好的肺靶向效果，如甲哌噻庚酮富马酸盐脂质体通过脂质体干粉吸入器气管给药，相对摄取率达到 1.36~1.54，肺组织匀浆中达到最大药物浓度的时间由普通给药的 3h 延长到 9~12h。

免疫脂质体在体外可靶向到细胞。为了减少 RES 的吞噬，可用抗体和聚合物（PEG）共同修饰脂质体得到长循环免疫脂质体，如在 PEG 链的末端连接单克隆抗体 34A 的长循环免疫脂质体对鼠肺部上皮细胞有特异的亲和性和长循环性。

基因脂质体一般是基因核苷酸阴离子与阳离子脂质体通过静电作用的产物。有人将阳离子脂质体与质粒基因复合制得一种胆固醇阳离子脂质体——鱼精蛋白硫酸酯-末位码质粒 DNA（LPD-pDNA）阳离子脂质体的三重复合物，并进一步与有免疫作用的磷酸胞苷酰基鸟苷-寡聚脱氧核苷酸（CpG-ODN）结合。在肺转移瘤模型研究中发现，相对于标准药物，装载同一药物的基因脂质体更能提高自然杀伤细胞（NK）活性和 Th1 细胞因子响应的能力，激活先天或获得性免疫应答，更好地抑制人工癌的转移。

生物黏附脂质体的基本原理是以生物黏附性物质（如胶原）修饰脂质体表面，增加生物黏附性及控释性能。外源凝集素（如麦芽凝集素 WGA）是一种非免疫甘油蛋白质，其特点是可辨别暴露在上皮细胞表面的精蛋白的糖残基受体并可与之结合。雾化给药后，WGA 脂质体与 A549 细胞结合的量较大，可见外源凝集素脂质体可显著提高对肺部细胞的亲和力。

有人以薄膜蒸发法结合冻融法制备了表面带正电荷的阿奇霉素脂质体，小鼠尾静脉给药后阳离子脂质体主要被肺摄取，在肺部的滞留时间明显延长，AUC 值约为阿奇霉素溶液的 8.4 倍。

4. 非磷脂脂质体

非磷脂脂质体是针对磷脂脂质体稳定性较差而开发的，大多是非离子表面活性剂(如单/双烷基聚甘油醚类、聚氧乙烯脂肪醇醚类、辛基/葵基葡聚糖苷混合物等)单独或与其他脂质混合形成的非离子表面活性剂囊泡(简称囊泡，又称类脂质，Niosome)。有人研制的卡铂囊泡肺靶向效率(t_e)增加 $1 \sim 9$ 倍。开发更多适用的非离子表面活性剂、提高稳定性、载药量、可控性和靶向性是今后类脂质研发的重点。

5. 乳剂

乳剂一般作为淋巴靶向载体，但由于其制备工艺简单，在肺部靶向中也有应用。如用角鲨烷(SQA)制成的卡介苗-细胞壁骨架乳剂可显著提高对肺转移瘤和黑色素瘤的抑制率。

为了提高乳剂的肺靶向性，可采用呼吸道给药、反相乳剂或微乳技术。有人以碳氟化合物作外相，以溶解或分散药物的水相作内相，用全氟烷基双晶亚油磷酸盐作稳定剂，制得肺部给药反相乳剂，包裹的药物有咖啡因、庆大霉素、万古霉素等。

6. 固体脂质纳米粒(SLN)

SLN 可代替传统的胶体载体，如脂质体、乳剂、聚合物微粒或纳米粒等。高纯甘油三酸酯、合成甘油酯、蜡混合物、对酰基杯芳烃均可作为制备 SLN 的原料，被包封的药物有脱氢皮质甾醇、安定、喜树碱等。SLN 可在干粉吸入器中使用，在以喷雾方式肺部给药过程中，微粒粒径几乎无变化，并可提高肺癌的抑制率。

7. 纳米粒

影响纳米粒性能的因素除了表面电荷、粒径和表面修饰外，在肺部给药时，其表面黏附性能值得注意。生物黏性水凝胶聚合物能增加纳米粒停留时间，有利于纳米粒吸入肺部给药，经呼吸道给药的动物实验研究表明，未经修饰的纳米粒在释药前就已经被破坏，而壳聚糖黏膜亲和纳米粒易黏附于肺组织。

目前经纳米粒传送至肺部的药物有缩氨酸、蛋白质(如胰岛素)、抗癌药(如紫杉醇)、抗生素(如利福平)、基因等。常用的纳米粒材料有聚丙烯酸、壳聚糖、明胶、人类血清白蛋白等。采用吸入给药、表面修饰(如结合亲水性聚合物、抗体、糖基、阳离子表面活性剂、磁粉等)同样可以提高其肺靶向性。

8. 环糊精包合物

目前利用环糊精包合物传送至肺部的药物有羟甲叔丁肾上腺素、咯利普兰、睾丸激素、羧氨胺、胰岛素等。有研究指出环糊精包合物采用干粉吸入给药能提高药物稳定性、分散性和生物利用度，减少局部刺激。

(二)影响微粒肺靶向性的因素

目前研究较多的均为一级被动肺靶向微粒。许多学者认为，影响微粒肺靶向的主要因素是微粒的粒径大小与表面性质。许多研究证实，粒径 $7 \sim 30\mu m$ 的微粒静脉注射后在肺部蓄积，微粒的表面性质主要是指微粒表面所带的电荷及表面亲和力。接触角为 $50° \sim 60°$ 时即可被水润湿的微粒最易被巨噬细胞吞噬，且微粒表面带有较多的负电荷时则更易被巨噬细胞吞噬，带正电荷的粒子较易到达肺，疏水性的粒子易在肺中沉淀。

微粒制剂在药剂学及临床的应用已日渐广泛，特别是它所具有的靶向性更受关注。目前国内外对肺靶向微粒的靶向机理、制备工艺、药代动力学进行了系统研究，并积累了丰富的基本理论和大量实验数据，为将来创制治疗肺部疾病的靶向新药提供了理论基础。

（三）肺癌分子靶向治疗的现状

肺癌具有极高死亡率，我国是世界第一肺癌大国，每年约有 60 万人死于肺癌。肺癌分子靶向治疗药物有它特定的靶向受益人群，非吸烟的非小细胞肺癌（NSCLC）患者，尤其是细支气管-肺泡细胞癌患者从中获益的比例较高。对非小细胞肺癌患者而言，靶向治疗的出现是一场革命性的进步，它改变了肺癌的治疗策略和非小细胞肺癌患者的命运，给无数治疗失败和不能耐受化疗的非小细胞肺癌患者带来了希望。

肺癌分子靶向治疗药物有以下独特优势：一是疗效肯定、副反应轻微、能够明显延长患者生存时间，并改善患者生活质量；二是适用于既往化疗失败的局部晚期和转移性非小细胞肺癌患者；三是对东方人疗效确切，男女性别无特别差异，吸烟和非吸烟患者都有效，对女性非吸烟患者、肺腺癌或肺泡细胞癌患者疗效更好；四是对后续化疗无影响，副反应轻微，对于不愿意接受化疗，不能耐受化疗的非小细胞肺癌患者，靶向药物是一个很可能获益的选择；五是靶向药物服用后一般 8 天就能出现症状改善，服用一个月后可以初步评价疗效，若有效应该持续服用直至疾病出现进展；六是靶向药物是口服剂型，不用住院，可在家服药，但应遵医嘱定期到医院随访。

肺癌分子靶向治疗药物可分为以下几大类：第一类是针对血管的，肿瘤需要不断的新生血管来提供，因此新生血管是肿瘤的特征，在靶向药物当中大约有 28% 是针对这个系统的，如阿瓦斯丁和恩度注射液。第二类是作用于信号传导通路的，肿瘤生长要由信号传递，如果信号被打断了，肿瘤就会死亡，常见的是表皮生长因子受体（EGFR）酪氨酸激酶抑制剂，如目前临床应用的易瑞沙和特罗凯。第三类是针对调节系统的，这一类药物大概占到 10%，目前还在临床研究阶段。第四类主要是调节癌基因的，既用于治疗，也用于诊断，有很广泛的发展前景。

目前在我国上市的肺癌分子靶向治疗药物主要有吉非替尼（易瑞沙）和厄洛替尼（特罗凯），吉非替尼是最早进入我国的表皮生长因子受体（EGFR）酪氨酸激酶抑制剂。亚洲多个临床研究已证实，无论是一线、二线还是三线治疗，吉非替尼在晚期非小细胞肺癌的特定人群中均显示出卓越的效果。在高度选择的 EGFR 高表达的非吸烟女性肺泡细胞癌患者中具有独特的临床效果。国内外肺癌研究中心正在进行的多项临床研究表明：联合靶向药物治疗可作用于肿瘤细胞生长的不同靶点，如针对表皮生长因子受体酪氨酸激酶抑制剂（EGFR-TKI）与血管内皮生长因子（VEGR）位点的药物，不同靶向药物的联合应用可能具有抑制互补作用，从而达到相加或协同作用；此外，靶向药物联合化疗的临床研究项目也在许多肺癌诊疗中心进行。

由于众多新的靶向治疗药物要在近几年内上市，可以预见，不同作用靶向药物之间如何联合将是今后的研究重点，各种不同靶点组合的联合多靶向治疗一定会得到更大发展。

三、口服结肠靶向技术

20 世纪 90 年代以来，一种新型靶向给药体系——结肠靶向给药系统已经受到越来越多的关注，在短短几年中，即形成了多种给药类型，并开发出多种靶向性材料。这一给药体系迅速发展，主要基于下列原因：①有些药物容易被胃酸破坏或者被胰酶代谢，从而失去治疗作用，而药物在结肠中则不受影响，把这些药物制成结肠靶向给药系统可以增加其生物利用度；②口服蛋白多肽类药物往往在被吸收前即被胃肠道内众多的蛋白酶类水解而失去活性。结肠靶向给药无疑为蛋白多肽类药物的口服给药提供了一个最佳的吸收场所；③在夜间发作的哮喘、心绞痛、关节炎等疾病的治疗中，药物在结肠中缓慢释放，将发挥长效作用；④治疗结肠疾病如便秘、溃疡性结肠炎、出血性结肠炎、Crohn 症及结直肠癌等，药物在病变区直接释放将更有效；⑤杀肠虫药和结肠诊断试剂的结肠靶向释放可以减少剂量和副作用。

(一)结肠的生理结构和功能与药物的吸收

结肠是介于盲肠和直肠之间部分，可分为升结肠、横结肠、降结肠和乙状结肠四部分，乙状结肠是口服结肠定位给药的部位。结肠能吸收水分和电解质，使内容物固化为粪便，在结肠内有 400 种有益菌群，菌群浓度为 10^{10}CFU/mL 肠液，是区别其他消化道的显著标准。结肠中升结肠又为蛋白多肽类药物的最佳给药部位。菌群中以类杆菌和双歧杆菌为主，此外尚有少量梭状芽孢杆菌、肠杆菌、肠球菌及乳酸杆菌。结肠菌丛产生的酶可催化多种代谢反应，但由于结肠处的无氧环境，这种催化反应与肝脏部位的酶反应有着本质的不同。在肝脏，异源性物质主要被氧化及形成聚集体；而结肠酶主要催化降解反应，水解外物聚集体。目前，被用于结肠给药的主要有两大类：偶氮降解酶和糖苷酶。

结肠处物质转运速度缓慢，药物能在此滞留 20~30h，研究证明药物分子的大小对其转运速度影响较大。以不同直径的片剂进行研究，发现药物通过结肠的时间与其体积成反比。因此，如果希望药物在该部位发挥长效作用，应减小制剂体积。

近年来，有人提出所谓"结肠闭合室"理论，该理论认为，由于结肠段运动极为缓慢，因此可将其视为由所有未被吸收的养分、水分、代谢产物组成的一个封闭"隔室"。药物可在此处浓集，构成"储库"，并由此吸收入血，从而可保证药物以一种恒定的速度被吸收(零级吸收曲线)。

(二)结肠靶向给药系统的分类和制备方法

结肠靶向给药系统的主要类型：pH 依赖型释药系统、时间依赖型释药系统、菌群触发型释药系统、结肠靶向黏附释药系统等。

1. pH 依赖型释药系统

一般消化道内的 pH 值为 0.9~1.5，小肠内的 pH 值为 6.0~6.8，结肠内的 pH 值为 6.5~7.5，因此通常生理条件下，结肠处的 pH 值较小肠高。利用这一特点，选择适宜的肠溶材料包裹药物，可达到结肠释放的目的。这类聚合物以丙烯酸肠溶树脂(Eudragit L/S)为主。肠溶型丙烯酸树脂作为一种阴离子聚合物，其结构中的羧酸基团在低 pH 值条件下不解离，故在胃内不溶解。进入小肠后，随着 pH 值升高，聚合物分子发生离子化而逐渐溶解。分子内羧基比例越大，溶解所需 pH 值越高。因此，通过选用不同包衣组成和控制包衣厚度，可以达到结肠定位的目的。据报道，将明胶胶囊壳包裹厚 120μm 的 Eudragit S 衣层可制成具有结肠靶向性的胶囊。其他材料如壳聚糖是经过人工改造制得的半合成琥珀酸壳聚糖及邻苯二甲酸壳聚糖等。

国外曾研制了一种以 Eudragit L 和 S 混合物为衣层的胶囊，衣层从进入小肠即开始溶解，但其厚度保证胶囊在到达结肠后方释出药物，因此其释药机制兼有 pH 敏感型及时滞型的特点，可通过对衣层的控制使药物在结肠的不同肠段释放。临床试验证明，在所有受试者中，90%以上实现了结肠定位。

国内在此方向的研究也取得了可喜的进展。由潮州药用胶囊厂研制的"通便通胶囊"，其胶壳即采用 Eudragit S/L 包衣。口服后，其中的天然植物油直接在大肠发挥润滑肠道、软化粪便、促进肠道蠕动、提高肠内容物推进速度等作用。另外，国内有人制备了美沙拉嗪 pH 依赖缓释型结肠靶向小丸，进一步改善了单元剂型以及单独缓释制剂或肠溶制剂的不足，有望提高药物口服后的有效性和安全性。

pH 依赖型释药系统结肠靶向性受材料溶解度、衣膜厚度及制剂在胃肠各段停留时间的影响。材料在不同 pH 中的溶解特性对制剂的靶向性有较大的影响。把 Eudragit S 部分羧基甲基化，可得到溶于更高 pH 值溶液的聚合物，体内试验证明了甲基化 Eudragit S 结肠靶向的有效性。郭圣荣等合成了甲基丙烯酸甲酯-甲基丙烯酸共聚物（PMMA-co-MAA），应用 PMMA-co-MAA 对萘普生包衣微丸进行研究，证实了通过 PMMA-co-MAA 包衣能把药物输送到结肠释药，并对共聚物 pH 敏感性与酸值的关系进行了研究。为 pH 敏感聚合物包衣材料的开发提供了理论指导。

然而，不同个体胃肠 pH、药物在胃肠道的驻留时间有差异，因此该制剂具有较大的个体差异，这也是该给药系统面临的主要问题。有研究发现不同厂家生产的美沙拉嗪片剂在不同的 pH 介质中释药特性不同。

2. 时间依赖型释药系统

通常食物在胃及小肠的滞留时间为 3h 左右，运行至结肠需 5~7h，若能控制在 5~7h 释药就能达到结肠靶向的目的。一般采用包衣的方法，延缓片芯药物的释放时间。根据预算的到达结肠的时间，设计包衣，使制剂能在回肠末端释药。包括脉冲塞囊（pulsing cap）和时钟释放系统。这类给药系统具有制备工艺相对简单、给药受胃肠道环境影响较小等优点，但因各人胃排空速率不同，存在着个体差异较大的缺点。

研究表明，尽管胃排空时间极不规则，但在小肠段物质的转运时间相对要恒定得多，通常为 3~4h。基于此点，设计出了时滞型结肠靶向系统，确保药物在离开胃部 3~4h 后开始释放。有人设计了一种结肠用渗透泵。这一装置外包肠溶衣，在到达小肠后衣层开始溶解，在释药孔以下为不含药物的空白层，它完全溶化需 3~4h，当该装置到达结肠后含药层才开始发挥作用。另有一种时滞型释药系统采用在固体剂型外先后包羟丙甲基纤维素（HPMC）和肠溶材料的方法。当外层肠溶材料溶解后，HPMC 发生凝胶化并逐渐溶蚀。国外有一种名为"Time Clock"的药品，它在固体药芯外包上一层由疏水性物质、表面活性剂和水溶性聚合物组成的衣层来达到结肠释药的目的。其中一种以卡巴蜡、蜂蜡、司盘和HPMC 制成的包衣液，能使药物在体内约 5.5h 后开始崩解。

有人制备了外层包以邻苯二甲酸-羟丙甲纤维素（HPM-CCP）的甲壳胺胶囊，内装胰岛素或水溶性模型药物 5，（6）-羧甲基荧光素（CF），体外释药试验表明，在人工胃液中 2h基本不释放，在人工小肠液中 4h 释放约 20%，在人工结肠液中 4h 基本 100% 释放；在大鼠体内试验表明，灌胃 7h 后可观察到胰岛素的峰浓度，生物利用度为 5.73%，在口服 6~24h 内可观察到低血糖现象，由于胰岛素在胃及小肠不能被吸收，这就表明胰岛素胶囊能达到结肠并释放出胰岛素。

脉冲塞囊外形与普通胶囊相似，由水溶性胶盖、水凝胶塞与含贮药器的水不溶性胶囊体构成。口服后胶盖溶于胃液使水凝胶塞暴露并吸收胃液中水分溶胀，直至自动弹出囊体外。贮药器与消化液接触而释放出药物。释药速度与水凝胶塞的特性、用量、位置等有关。与此相似，用遇体液可形成水凝胶的羟丙甲基纤维素(HPMC)等为包衣材料可制成脉冲释药片剂(又称时钟脉冲释药系统)。

3. 菌群触发型释药系统

此系统又称酶触发释药系统，它是利用结肠菌群产生的酶作用于包裹材料而引起药物释放的，因此，这一给药系统具有更强的靶向性。这一类靶向材料是最近几年结肠给药的一个研究热点，已开发及合成出十几种靶向定位材料。

(1)偶氮聚合物：偶氮聚合物是一种含有氮氮双键类物质，在偶氮还原酶的作用下，双键断裂，聚合物降解。因此偶氮聚合物只有在结肠细菌偶氮分解酶的作用下才能分解，因此是结肠靶向给药系统的适宜材料，最近发展很多。早在1986年，有人合成了一种聚苯乙烯和羟乙基异丁烯酸交联而成的高分子化合物，将其作为衣层制成胰岛素和加压素胶囊及小丸。经动物实验证明，胶囊及小丸均在结肠部位被菌群降解而释出药物。此后，合成了羟乙基异丁烯酸(HEMA)、甲基异丁烯酸(MMA)、HEMA与MMA的四聚物及异丁烯酸(MA)构成的复聚物，以其作为胶囊的包衣材料，研究了偶氮化合物的膨胀性和酶降解性的关系。也有人用偶氮聚合物包衣胶囊作为蛋白多肽药物的结肠靶向载体，用VitB$_{12}$作为模型药物进行体外释放研究，结果表明，释放取决于偶氮聚合物的溶胀度，而溶胀度随pH值增加而增加。

(2)多糖类大分子：偶氮聚合物合成方法较复杂，药物与载体之间只能一一对应而限制了用药剂量，且反应副产物的存在也局限了这种前药的应用。多糖和环糊精具有无毒、生物相容性好，多已被作为药用辅料收载入各国药典等优点，且在消化道上部通常会被吸收，而能被结肠细菌专一性降解，作为一类新开发的结肠靶向材料，正引来越来越多的关注。如葡萄糖-类皮质激素和葡聚糖形成的复合物可阻止小肠的酯酶对其的降解，而在糖苷酶丰富的结肠中可快速被降解释放出类皮质激素；环糊精在结肠液中可被细菌发酵，在胃和小肠只有轻微的水化，而不被吸收，可作为理想的前体药物载体，联苯乙酰-环糊精复合物和联苯乙酰氨环糊精复合物在人工胃液及小肠液中12~24h几乎不释放药物，而在人工盲肠液或结肠液中12~24h释放50%~100%的模型药物，具有较高的生物利用度。但这类化合物往往是水溶性分子，需对其结构进行改造或形成衍生物以使其更有效地保护药物，在不影响其靶向性的前提下，提高其疏水性。这类化合物主要有直链淀粉、葡聚糖、果胶、瓜果豆胶、硫酸软骨素等。

壳聚糖是一种优良的天然材料，它能被黏膜上高浓度的溶菌酶和结肠微生物产生的酶所特异性降解，并且具有优良的生物黏附性。但是，壳聚糖同样面临在上消化道有较大溶解度的问题。可将其用醛进行交联，提高壳聚糖在上消化道的耐受性，从而达到结肠靶向的目的。但用醛交联具有较大的毒性，有人用壳聚糖制成微球后用肠溶聚合物包衣制成结肠靶向制剂，是一种结合酶降解和pH敏感包衣的手段，具有良好的结肠靶向性。另外，近年来，日本对壳聚糖制备结肠靶向胶囊壳做了大量的研究，并已经由日本Aisero化学公司生产，月生产能力可达100万粒。

4. 结肠靶向黏附释药系统

结肠靶向黏附释药系统（CSSBDDS）是通过适宜的释药技术，使药物口服后，避免在上消化道释放，将药物运送到人体回盲部后开始崩解或释放出含药微粒，并使该微粒在一定时间范围内黏附于结肠黏膜表面，以一定的速度释放出包裹于其内部的药物，从而达到提高药物局部浓度和生物有效性的目的。原理为每种药物在消化道中都有一定的吸收部位，药物吸收的变化是吸收部位的函数。如果药物的吸收部位在结肠或有结肠吸收，药物缓慢通过结肠可延长药物与结肠黏膜表面的接触时间，从而增加药物的吸收，如所采用的结肠释药系统是结肠黏膜黏附释药系统，药物就可直接扩散到结肠黏膜细胞而吸收，不需从结肠内容物向结肠黏膜扩散的过程，因此药物的释放和吸收将更精确、更完全。结肠靶向黏附释药系统可用的载体：①非特异性载体：有海藻酸盐、纤维素衍生物、葡聚糖、明胶、果胶、壳多糖等，而其中以卡波姆类的研究最为广泛；②特异性载体：抗原抗体反应；N-（2-羟丙基）甲基丙烯胺共聚物；外源凝集素（植物血凝素）；微粒（如脂质体、微囊、微球、毫微粒）等。

5. 压力依赖型释药系统

人体胃肠道蠕动产生压力，在胃和小肠中，因为有大量的消化液存在，缓冲了物体所受到的压力。在结肠中，水分被大量吸收，肠道蠕动对物体产生直接压力，容易使物体破裂。这就是开发压力依赖型结肠靶向释药系统的基础。有人制备了一种胶囊，内装 PEG 与主药的混合物，胶囊壳为内包一定厚度乙基纤维素的明胶胶囊。当制剂进入体内后，PEG 在体内溶化，胶囊壳破裂形成 EC 膜，整个制剂就像一个气球在胃肠道中转运。到达结肠后，由于所受到的压力增大，EC 膜破裂，制剂开始释放药物。这种释药系统通过控制 EC 膜厚度达到结肠靶向，并受食物和胶囊大小的影响。因此，选择一定厚度的 EC 膜是该给药系统的技术关键。

6. pH 依赖和时控联合型结肠靶向给药系统

此系统克服了单一靶向系统可能受胃排空、pH 等生理因素个体差异的影响，而出现提前释放或延迟释放的情况。如一种新型的结肠靶向胶囊，将药物和有机酸装入硬胶囊，并用 5% 乙基纤维素的乙醇液密封胶囊连接处，然后依下列顺序包衣：胃溶性材料—羟丙甲基纤维素（亲水层）—肠溶性材料。肠溶层在 pH>5 的条件下才能溶解，可防止药物在胃中释放，到达小肠后，由于 pH 值的升高，肠溶层和亲水层溶解，最内层的酸溶性材料仍能阻止药物在小肠释放，到达结肠后，随着水分向内渗透，有机酸溶解，使得胶囊内 pH 值下降，酸溶性材料溶解，释放药物。通过调节胃溶性材料包衣厚度控制药物释放时间，避免了药物在胃内滞留时间差异的影响，提高了结肠靶向性。被 FDA 批准的布地奈德骨架时控型胶囊（Entocort TMEC 胶囊，Astra Zeneca 公司）即是以这种原理制得的结肠靶向制剂。

（三）结肠靶向制剂体内外研究方法

1. 体外释放度考察

对于结肠靶向释药系统，理想的体外溶出实验应能很好地模拟体内环境，例如 pH 值、细菌、酶的活性及类型、流体体积和蠕动强度。由于结肠靶向释药系统释药机制较多，目前体外溶出测定法如转篮法、桨法、小杯法、转瓶法、流室法等均无法确切评价其体内的释药行为。

(1)加酶法溶出性实验。

结肠给药必须测量胃肠道不同部位的溶出度,用传统的转篮等方法,在模拟胃液(pH=1.2,2h)、模拟肠液(pH=6.8,3~5h)和模拟结肠液(加半乳甘露聚糖酶、果胶酶、杏仁露β-糖苷酶等相应酶,pH=6,6~24h)中,评价细菌触发型结肠给药制剂的溶出行为。发现在含有相应酶的结肠液中的释药速度与不含酶的对照实验相比,释药速度显著加快。合适的酶浓度可得到较好的体内外相关性。此法一般用于评价丸(片)芯的崩解、薄膜包衣和喷雾干燥包衣能否阻止药物在胃或小肠内释放,可获得制剂的一般物化参数,如聚合物包衣的程度、片芯的降解时间等参数。由于人体对水等成分的重吸收,使结肠内容物呈半固体状,因而简单的加酶法不能模拟结肠的流体学特性。

(2)加细菌法溶出性实验。

此法是在无氧发酵器内对结肠给药制剂和结肠菌一起培养,定时测定药物的溶出度。例如,选择一种能分解果胶的人类结肠卵形拟杆菌与释药系统在发酵器中一起培养,研究吲哚美辛从果胶钙骨架中的释放。结果发现,在相同条件下,药物在含有卵形拟杆菌的发酵器中比对照实验中释放多。但是,发酵器内细菌的浓度远低于结肠内细菌的浓度,分泌酶的活性远低于体内的酶活性,另外如何获得和培养高浓度的能代表结肠细菌特征的菌种或复合菌种,是此法的技术难点。在筛选处方材料缺乏相应酶时,可用此法评价药物在结肠内是否溶出。

(3)加动物盲肠内容物法溶出性实验。

在评价结肠细菌触发型靶向释药系统时,为克服传统溶出实验中的局限性,使用动物盲肠内容物加入溶出介质中,以模拟结肠道内环境。由于啮齿类动物结肠细菌特征与人类相似,因此常使用鼠盲肠内容物。其内容物的收集、稀释及溶出试验均须在无氧环境下进行,如通入二氧化碳或氮气,有时候需要用有关多糖聚合物喂养动物3~7d,诱导产生相关酶。鼠盲肠内容物可加速细菌触发型靶向释药系统的释放。使用动物盲肠内容物进行溶出试验,对于筛选以生物降解性多糖等为基础的结肠靶向释药系统是非常有意义的。

(4)加入排泄物溶出性实验。

为模拟人类肠道微生物环境,人们使用二步、三步、五步等多室反应仪,每一反应室,模拟人消化道的一段。在无氧的环境下加入排泄物,可进行长期培养,如将细菌触发型药物剂型放入仪器中进行释放实验,发现在代表胃和小肠的反应室中,很少或几乎观察不到释药,在模拟盲肠和结肠的反应室中,药物发生释放,此法可建立药物良好的体内外释放相关性。

2. 体内研究方法

(1)动物实验。

研究药物的体内释放,常测量药物在鼠、猪、狗等动物的血药浓度或药物制剂的质量在动物体内的减少量。选择动物模型应结合处方特点及其释药机制,豚鼠结肠内的糖苷酶、葡糖醛酸苷酶活性和消化道的解剖与生理特点均与人的相似,适合评价多糖载体或葡糖醛酸苷结合成的前体药物,但经口给药困难,须经胃管给药。大鼠消化道内的偶氮降解酶与人体的活性相似,适合评价偶氮聚合物包衣或含偶氮键的前体药物,缺点是对于大药丸(片)往往需要手术给药。由于狗的结肠生理和解剖与人差异较大,测定模型药物的血药浓度并参照相关的剂量，评估药物在消化道内的释放行为。

（2）γ-射线闪烁扫描法。

一般将试物标记放射性［锝^{99m}Tc］给自愿受试者口服后，用γ-相机拍照或闪烁扫描，可得药物胃肠道转运的全过程。有人用γ-闪烁扫描法测定一种肠溶衣时释药片剂的体内平均崩塌释药时间为10h，与体外结果一致。

（3）放射性同位素示踪法。

将同位素标记的受试物通过外科手术放入动物胃中，在一定时间间隔内分别处死动物，并取出结肠。将结肠分割成段，用闪烁法测定各段的残留同位素活性，可计算出被试物在结肠各段的吸收状况。

四、淋巴靶向技术（drug delivery system for lymphatic targeting）

恶性肿瘤患者死亡的主要原因之一是淋巴转移。在初次就诊时，60%的恶性肿瘤已有转移。众所周知，癌以淋巴道转移为主，肉瘤以血道转移为主。在胃癌中，胃周淋巴结转移占65.5%。肿瘤淋巴转移的治疗方法主要是手术切除，但是手术清除后，可造成严重的后遗症和功能障碍。当转移的淋巴结对正常重要结构有侵袭粘连时，手术不能进行或导致术后残留，以及微小转移灶的存在，致使术后复发。全身化疗和放射治疗虽然有效，但淋巴结转移灶疗效低于原发灶，并因程度不同的不良反应，患者不能耐受而使治疗失败。故药物淋巴系统靶向给药研究是十分重要的。事实上，除了癌转移，对于免疫疾病、炎症、淋巴丝虫病等同样以淋巴系统为病灶的疾病，采用将药物直接输送至淋巴系统这一非侵袭的手段，使药物发挥较为直接、满意的疗效，是临床治疗中的较佳选择。

（一）实现淋巴靶向给药的设计机制

血液循环与淋巴循环构成体循环，由于血液流速比淋巴流速快200~500倍，故药物在体内的分布主要通过血液转运。但药物的淋巴系统转运也是十分重要的：在癌转移、免疫系统疾病、炎症等使淋巴系统成为病灶时的治疗中，必须将药物送至淋巴系统；脂肪、蛋白质等特定大分子物质转运必须依赖淋巴系统；淋巴循环可使药物免受肝脏的首过效应等。

淋巴系统起始于毛细淋巴管，毛细淋巴管由单层内皮细胞构成，其基底膜不完整或基底膜缺乏，淋巴内皮细胞间连接松散，存在间隙，无周边细胞，毛细淋巴管管腔大，肿瘤瘤体内间质液压升高，锚丝牵引毛细淋巴管壁，使连接开放，管腔更进一步扩大，淋巴管外大分子物质和粒径大于4~5nm的微粒可以通过内皮细胞间隙和内皮细胞的胞饮作用进入淋巴系统，在淋巴结的窦间隙内被摄取或被网状内皮系统主动吞噬，一部分停于淋巴结内，另一部分行至下一站，到达所引流的各级淋巴结内。事实上，亲淋巴物质在淋巴循环中的速度很快，注射后5min即可在相应区域淋巴结检测到注射物质，并持续48h以上，在相应区域淋巴结停留如此长的时间，这为药物与肿瘤细胞长时间接触并杀灭提供了良好的条件。

药物向淋巴系统转运的途径依给药途径不同而不同，其机制如下所示。

1. 药物从血液向淋巴系统的转运

静脉注射时，药物由毛细血管进入淋巴管必须通过毛细血管壁和毛细淋巴管壁两个屏障,由于毛细血管壁的孔径较小,故血管壁透过性是主要的限制因素。药物从血液向淋巴的转运几乎都是被动扩散,故淋巴液中的药物浓度不会高于血药浓度。

2. 药物从组织间隙向淋巴系统的转运

肌肉、皮下注射或器官内、肿瘤内组织间隙注射给药时,药物面临着毛细血管和毛细淋巴管2种转运途径。药物的转运以何种途径为主由药物的性质而定,如相对分子质量和管壁的通透性。一般相对分子质量在5000Da以下的小分子药物,如葡萄糖、尿素、肌酸等,2种途径都能进入,但由于血流量大大超过淋巴流量,故几乎全部由血管转运。相反相对分子质量在5000Da以上的大分子物质,如蛋白、脂蛋白、蛇毒、右旋糖酐等难以进入血管,而经淋巴管转运的选择性倾向很强,随着相对分子质量的增大,向淋巴系统转运的趋向性也在增强。当然,由淋巴转运的大分子物质,最后也汇集于血液中。

3. 药物从消化道向淋巴系统的转运

口服或直肠给药时,药物通过黏膜上皮细胞等吸收屏障,由于血液和淋巴液的流速相差极大,故经胃肠道吸收只有2%以下的药物有淋巴趋向性,进入淋巴系统。但已知长链脂肪酸、胆固醇、脂肪、维生素A,以及与内因子(intrinsic factor)结合的维生素B_{12}具有淋巴输送的性质。小肠具有将某些大分子脂溶性物质选择性转运至淋巴系统的功能。特别是高级脂肪酸,摄入量的60%可在淋巴液中出现。肠道淋巴系统是转运脂肪、脂溶性维生素、胆固醇和一些酶的重要途径。一些药物经肠道淋巴吸收,可以绕过门静脉,从而避免肝脏的首过效应。

4. 黏膜给药

近年来,黏膜给药的免疫研究逐渐引起人们的重视。通常的黏膜免疫都要将药物-抗原作用于相关的淋巴系统。具体而言,药物-抗原通过一定的载体形式到达黏膜表面并释放药物-抗原,并靶向于黏膜区域淋巴结,作用于相关淋巴组织,最终诱导体液免疫和细胞免疫。鼻黏膜等黏膜大多有相关的淋巴组织。与鼻黏膜相关的咽部的淋巴环是上呼吸道中唯一结构完善的黏膜相关淋巴组织,在上呼吸道的局部免疫中具有重要作用,为鼻腔免疫后诱导产生抗原特异性免疫应答的部位。其结构为包含淋巴组织和巨噬细胞的疏松网状结构,有T、B细胞。当药物(主要是可溶性抗原)鼻腔给药时,容易穿过鼻黏膜上皮而与上皮间和黏膜下的淋巴细胞接触,到达浅表淋巴结,可诱导系统免疫应答,也可引起免疫耐受。如果抗原过量,则会导致抗原物质直接到达颈后淋巴结,诱导局部免疫应答。而颗粒性抗原一旦与上皮接触,则易被上皮中特异的M细胞摄取,并优先引流到颈后淋巴结,引起sIgA应答(sIgA,即分泌性免疫球蛋白)。有人用减毒的沙门氏菌来表达乙型肝炎病毒粒子进行鼻腔黏膜免疫,发现与口服免疫相比,能更有效地诱导抗体的免疫感应,但副作用较口服免疫大。降低剂量后副作用减少,而低剂量下口服免疫则无效。提示鼻腔黏膜免疫具有较强的剂量依赖性。肺部的免疫接种、炎症反应、癌症及寄生虫病的治疗需要能够靶向于肺泡巨噬细胞(alveolar macrophage,AMs),而相当比例的肺泡巨噬细胞是转运到淋巴系统的,因此,蛋白多肽通过脂质体、微球等的肺部黏膜给药也可靶向于淋巴。

5. 腹腔给药

腹腔给药后,亲水性的小分子或相对低分子质量药物主要通过门静脉的快速途径到达脾脏毛细血管。而纳米给药系统等胶体粒子或大分子药物则是在腹腔引流作用下到达腹膈表面，该表面上有淋巴小孔，可随呼吸节律同步地张合，当小孔张开时，粒子或药物就可吸入到淋巴道并经过纵隔淋巴结而被捕获滞留。另有较少部分的腹部淋巴引流是通过腹后淋巴到达肾淋巴结。腹腔给药时，粒径并非重要的因素，其淋巴摄取决定于初级淋巴管壁结节的开放尺径。对于脂质体而言，表面电荷的性质可影响其腹腔给药时的淋巴摄取速度，带负电荷的脂质体要快于带正电荷的脂质体。

在临床药物治疗中，有时十分期望药物首先选择性地经过淋巴管，以增加药物对淋巴的倾向性。如在治疗肿瘤淋巴转移灶时，将抗肿瘤药物制成脂质体、复合乳剂、微球或纳米粒等载体制剂，使运载的药物到达转移的淋巴结并缓慢释放，延长了药物对淋巴转移的癌细胞的作用时间，提高了治疗效果，降低了药物的全身性不良反应。这种方法是理想的淋巴靶向给药设计方法，药物清除淋巴结内转移灶与手术清除淋巴结内转移灶目的相同，因此有学者称之为"药物性淋巴清扫术（medicinal lymphnode dissection，MLD）"。

（二）淋巴靶向给药途径的选择

由于淋巴系统的生理特征，淋巴系统给药途径有肿瘤内和癌周组织注射、肌注、肠道给药、皮下注射，以及直接淋巴管内注射等方式。药物制剂注射后直接被淋巴系统摄取，避免了肝脏的首过效应。

将化疗药物直接注射入肿瘤所引流的淋巴管内是肿瘤淋巴道转移预防和治疗的初衷。但是淋巴管管径细小，管腔常处于塌陷状态，不易辨认，即使穿刺成功，推药时也易导致药物外渗，压力过大时淋巴管易于破裂。粗大的淋巴管有瓣膜存在和淋巴结的阻挡，药物进入淋巴循环不像想象中的那样迅速和通畅。另外，恶性肿瘤周围毛细血管、毛细淋巴管数量明显增多，管腔显著扩大，肿瘤细胞和大分子物质易于进入管腔参与血液和淋巴循环，出现血道和淋巴道转移。有人对口腔癌癌周淋巴管研究证实，口腔癌癌周淋巴管的数量显著多于正常颊舌黏膜，淋巴管腔扩张，内皮细胞连接开放。有研究报道，颊舌黏膜鳞癌癌周的毛细血管密度也有显著性增加，并指出毛细血管的增加与颈癌部淋巴结转移有明显的相关性，因此，癌一旦产生，易于出现淋巴结转移。因此将化疗药物直接注射入肿瘤所引流的淋巴管内的给药途径改为瘤周注射，可使药物通过增生的毛细淋巴管和血管进入淋巴系统，达到预防和治疗的目的，而且局灶注射后，药物的局部刺激性减弱或消失。

（三）淋巴靶向给药制剂

1. 淋巴靶向给药体系的要求

由于淋巴靶向给药方式的限制，本体系所选择的药物和结合物应具有以下性能：局部刺激性小；药物易被包裹或偶联，做成制剂后疗效不降低；理化性质稳定；具有缓释作用，释放的药物能在靶区提供治疗所需浓度；良好的生物相容性，无抗原性，毒副作用低；具有亲淋巴性。

目前已用于淋巴化疗的药物：丝裂霉素 C（MMC）、氟尿嘧啶（5-Fu）、甲氨蝶呤（MTX）、环磷酰胺（CTX）、多柔比星（ADR）、博来霉素（BLM）、阿柔比星、顺铂等，但是中药未见报道。还有造影剂、同位素显影剂等。

目前已研究应用的淋巴定向制剂有乳剂（包括复乳）、纳米球、胶体、脂质体等。目前，用于淋巴靶向的载体有：活性炭、硅粒、脂质体、多糖类、多肽类、单克隆抗体、牛血清白蛋白（BSA）、IgG、DNA、磁响应物质（Fe_3O_4）等。

2. 非生物降解载体制剂

(1) 活性炭(charcoal activated, CH): 活性炭粒具有很强的淋巴趋向性, 最初用于局部注射使区域淋巴结黑染, 以指导手术时的淋巴清扫。活化后的活性炭粒因有多孔蜂窝状结构, 能吸附多种化疗药物, 物理吸附抗癌药物的活性炭经局部注射后对癌细胞和淋巴组织有很强的亲和力, 它黏附于转移灶癌细胞表面形成纤维网状的包裹, 按浓度梯度缓释药物, 并较长时间维持与周围环境游离药物浓度上的动态平衡, 同时可明显减轻化疗药物的毒副作用。

CH 能通过毛细血管及毛细淋巴管的基底膜和内皮细胞连接间隙, 以及巨噬细胞吞噬作用, 以渗透和扩散的方式进入毛细淋巴管, 主动运输和被动运载至淋巴管和淋巴结, 在淋巴结内可停留, 经 CH 吸附的抗癌药物能缓慢释放; 同时 CH 具有淋巴趋向性, 能特异进入毛细淋巴管, 几乎不进入血循环; 另外, 将淋巴结黑染, 肉眼下能看到, 在行淋巴结清扫时, 能将转移淋巴结完全清除, 预防术后复发, 有学者称之为"术中点法", 这是使用 CH 的最初动机, 因此, CH 超微细粒常被作为淋巴化疗药物的理想载体。有报道, 用 CH 吸附 MMC 对胃肠道肿瘤行局部注射, 经前瞻性随机对照临床试验表明, MMC-CH 对治疗胃肠道肿瘤淋巴转移灶和预防术后复发均有良好作用。有学者同样把化疗药经 CH 吸附制成新的剂型, 既可淋巴靶向给药, 又达到淋巴结内缓释的目的, 对恶性肿瘤淋巴转移灶内的癌细胞起到杀灭作用, 并初步应用于临床, 取得令人满意的效果。

活性炭吸附抗癌药制剂的制备工艺如下。

在活性炭吸附抗癌药制剂的制备中, 第一步也是至关重要的一步, 是活性炭的微粒化。制备方法: 将活性炭用球磨机粉碎后, 先过 100 目筛, 筛过成分再过 350 目筛, 其中约有 81% 的成分可以通过。测得其 pH 值为 6.65~6.70, 于 120℃ 干热灭菌 2h 后, 在无菌条件下加以密封保存。但用这种方法制备而成的毫微粒活性炭粒径为 10~150μm, 仍然比较大, 用于组织内注射时缺乏良好的淋巴趋向性和组织渗透性。经过进一步的改进, 活性炭的最初粒径可达 21nm, 比以前的 1/1000 还要小, 其比表面积可达 1480m^2/g。

第二步是活性炭混悬液的制备, 常用滚筒分散法(roller)。具体方法如下: 将毫微粒活性炭、聚乙烯吡咯烷酮 K$_{230}$(PVP K$_{230}$)和生理盐水按 10mg : 4mg : 1mL 的比例混合, 并用 3 个滚筒反复揉捏, 使其混合均匀, 制成混悬液。此混悬液中的平均粒径为 167nm。PVP K$_{230}$ 在此作为混悬液的助悬剂, 防止活性炭微粒的凝集成块。将此活性炭混悬液封装入玻璃管中, 在 120℃ 下灭菌 10min, 保存备用。

第三步也是制备工艺的最后一步, 是往活性炭混悬液中添加抗癌药物。这一步通常在临床使用前进行。一般来说, 活性炭可吸附的药物有 5-FU、PEP、MMC 及 MTX 等。在使用前, 往混悬液中加入一定剂量的抗癌药物, 于 37℃ 下以 120r/min 的转速在液体混合器中振摇 1h, 使其达到吸附平衡状态即可。但如果在临床应用时, 毫微粒活性炭仅作为术中清除淋巴结的指示剂或仅用于巨噬细胞的染色等, 则添加药物这一步可省略而直接使用毫微粒活性炭混悬液。

活性炭吸附抗癌药制剂的体内外性质的研究如下。

①体外性质: 活性炭粒径很小, 比表面积极大, 吸附性能优良, 所有这些均是本制剂独特的体外性质表现, 但本制剂在体外表现最突出的性质, 还是它的功能性缓释性。也就

是说，在本制剂中被活性炭吸附的抗癌药与活性炭周围游离的抗癌药之间始终保持着一种动态平衡，当游离的抗癌药被体液稀释或被机体代谢而浓度下降时，根据吸附等温曲线的平衡关系，制剂马上释放等量的抗癌药物来补足被消耗的抗癌药物的量。结果，在活性炭周围游离的抗癌药物便始终保持一定的浓度，且抗癌药物是缓慢地被释放出来的。这样，活性炭并非单纯地缓慢释放药物，而是具有使周围游离的抗癌药物维持一定浓度的功能。这种功能性缓释特性，是以往的缓释制剂所没有的，是本制剂的最大特色，通常通过制剂所服从的吸附等温曲线及其曲线方程反映出来。下面以 MTX-CH、MMC-CH 和 PEP-CH 为例，详细加以描述。

MTX-CH 的吸附等温曲线及其方程可通过如下方法确定：把浓度为 1mg/mL 的 MTX 溶于 5mL 的蒸馏水中，测得其 pH 值为 7.2，用磷酸缓冲液调至 7.4。将活性炭以 1mg/mL、2mg/mL、2.5mg/mL、5mg/mL 的量加入 MTX 溶液中，37℃下以 120r/min 的转速振摇 1h，使其达到吸附平衡的状态。将混悬液以 3000r/min 的速度离心 10min，然后将活性炭颗粒过滤掉，滤液中 MTX 的浓度用 HPLC-UV 法在 305nm 波长处检测，测得 MTX 在 37℃磷酸缓冲液中的吸附平衡曲线符合 Freundlich 方程（$M = KC^P$，K、P 为常数）：$Q = 171C^{0.05}$，Q 为 MTX 吸附到活性炭上的量（$\mu g/mg$），C 为游离状态的 MTX 浓度（$\mu g/mL$）。同法测得在 37℃下 NaCl 溶液中 MTX-CH 的吸附等温曲线方程为 $Q = 270C^{0.16}$，MMC-CH 的吸附等温曲线方程为 $Q = 77C^{0.26}$，PEP-CH 的吸附等温曲线方程为 $Q = 329C^{1.007}$。这进一步从物理化学的角度定量地证明了本制剂具有功能性缓释特性。事实上，将 MMC-CH 置于 37℃生理盐水中稀释的实验也表明，本剂型与传统的水溶液剂型相比，具有可使游离 MMC 浓度恰如理论预测值一样长时间维持在较高浓度范围内的优点。

本制剂具有功能性缓释特性这一特点，在对于指导我们把制剂生产与临床应用紧密结合这一点上，有着特殊的意义。对于一般药物而言，在临床应用时都有其治疗窗浓度范围（即最小有效浓度与最低中毒浓度之间的范围），抗癌药物也不例外。由于本剂型所特有的这种功能性缓释特性，使得在制剂生产过程中可直接得到所预期的游离抗癌药物浓度，方法如下：预先测好吸附等温线，然后从该等温线中求出产生预期游离抗癌药物浓度所必需的抗癌药与活性炭的比例，最后在制剂生产过程中根据这个比例调节抗癌药与活性炭的用量即可。

②体内性质：淋巴靶向性。活性炭吸附抗癌药制剂因其粒径极小，故很容易在胸腹腔中被淋巴系统摄取，进而移行到淋巴结中。

对肿瘤表面的附着性：活性炭吸附抗癌药制剂有易于附着于肿瘤表面的性质。有人将吉田肉瘤移植至大鼠腹腔内，数天后，待大网膜中形成肿瘤时，于腹腔内注入 MMC-CH 数分钟后，只有在大网膜的吉田肉瘤表面和肿大的肠系膜淋巴结的表面附着 MMC-CH。给药数天后，将大鼠处死，将附着 MMC-CH 的组织进行镜检，只有肿瘤的表面附着 MMC-CH，且肉瘤组织发生了变性坏死，而非癌组织没有 MMC-CH 附着，且非癌组织未变性坏死。这一现象在临床治疗中也可见到。

毒性和抗肿瘤效果：本制剂由于具有局部滞留性，抗癌成分向全身移行的浓度很低，因而有效地减少了抗癌药在全身的毒副作用。

延长寿命的效果：有人观察了 MMC-CH、MMC-H_2O 和 CHR-30（普通活性炭组）对移

植 VX_2 肿瘤模型的日本白系家兔的延命效果，发现 MMC-CH 组的生存天数显著延长。

（2）硅粒(silica particles，SI)：硅粒由 SiO_2 组成，为活性炭的类似物。有人用硅粒吸附 BLM 制成 BLM-SI，用 BLM 的水溶剂为对照，对食管癌患者瘤周黏膜下注射，证实了 BLM-SI 具有淋巴定向给药和缓释功能。但是硅粒和活性炭均为生物非降解物质，在体内不能被降解，可能影响机体的免疫功能。

3. 生物降解载体制剂

恶性肿瘤淋巴给药载体的选择方向应以生物降解性物质为主。目前用于靶向淋巴的生物降解载体可以分为两大类：一类为天然载体，如白蛋白、球蛋白、右旋糖酐、乳糜微粒、极低密度脂蛋白、内因子和各种抗体；一类为合成的载体：如环糊精、多糖与离子间的配位物、明胶、聚乳酸类、聚丙烯酸酯类等。

（1）高分子偶联前体药物：近年来，淋巴靶向给药研究较多的是大分子物质与抗肿瘤药物偶联成高分子前体药物，大分子物质作为载体主要包括多糖如葡聚糖、甲壳胺和多肽类的聚谷酰胺、聚天门冬酰胺等。通过淋巴细胞能特异性摄取具有一定大小偶联物的特性，将偶联物浓集于靶组织区域。这种偶联物由于分子体积较大，不能透过毛细血管壁进入血液，只能被网状上皮细胞或巨噬细胞通过胞饮作用整体摄入细胞内，然后在酶的作用下水解出活性物质，起到杀死肿瘤细胞的作用。因而这类高分子载体靶向药物最适于淋巴结处肿瘤或淋巴转移肿瘤的治疗，且载体本身无抗原性。

右旋糖酐是亲淋巴系统的大分子物质，易被淋巴组织吸收，相对分子质量为 77000Da，可与药物偶联吸附形成性质稳定的偶联物，也称为前药(prodrug)。局部注射后，可选择性地被网状上皮细胞或巨噬细胞通过胞饮作用摄取进入淋巴系统，而不会透过毛细血管壁进入血液，在体内很快被代谢，具有无毒、无滞留的特性。右旋糖酐的另一个特点是易在肿瘤组织中聚集，因此可与化疗药物组成复合物，发挥较好的淋巴靶向化疗作用。在胃癌淋巴靶向化疗中报道较多的是丝裂霉素 C(MMC)-右旋糖酐(MMC-D)。MMC 属周期非特异性药物，对消化道肿瘤有较好的疗效，但如果将 MMC 水溶液直接注射到肿瘤局部，它将很快被吸收，对肿瘤细胞发生作用的时间较短，化疗效果不理想。若将 MMC 与右旋糖酐连接形成轭合物，利用右旋糖酐易于渗透入淋巴组织并被肿瘤细胞吸附的特性，再通过水解作用缓慢释放出 MMC，可发挥更好的化疗作用。在 MMC-D 的基础上，分别加上 ε-氨基己酸或 6-溴己酸可形成带正电荷的 $MMC-D_{cat}$ 或带负电荷的 $MMC-D_{an}$。研究表明，$MMC-D_{cat}$ 更易被肿瘤细胞吸附。肿瘤内注射 $MMC-D_{cat}$ 能维持更长时间的抗肿瘤活性。根据右旋糖酐相对分子质量的不同，$MMC-D_{cat}$ 又分为 3 类：$10×10^3 Da$ 的 $MMC-D(T-10)_{cat}$、$70×10^3 Da$ 的 $MMC-D(T-70)_{cat}$ 和 $500×10^3 Da$ 的 $MMC-D(T-500)_{cat}$。$MMC-D(T-500)_{cat}$ 能搭载更多的 MMC，可发挥更好的化疗效果。

国内外许多学者研究证实：①常用的化疗药物 MMC 与右旋糖酐偶联形成稳定的 MMC-D，MMC-D 和 MMC 一样具有抗癌活性。②MMC-D 局部给药后具有亲淋巴特征，能到达注射部位引流区淋巴结内，而进入血中的 MMC 量少。MMC-D 除可引起局灶癌细胞坏死外，还出现淋巴转移灶内肿瘤细胞不同程度的水肿、变性、坏死、裂解，即对转移灶内癌细胞 DNA 进行烷化，杀灭淋巴转移灶的癌细胞，而相同剂量 MMC 静脉给药无变化。由于 MMC-D 分布仅限于局灶和引流区的淋巴结，不进入血循环，药物分布由全身应用的二室模型转变为局部应用的一室模型。③MMC-D 进入淋巴系统后，在生理条件下经水解缓慢释放出游离的 MMC，MMC-D 半衰期长达 24~35h，而游离的 MMC 静脉用药半衰期在 30min 以内。④MMC-D 的 LD_{50} 为 17.11mg·kg^{-1}，游离 MMC 的 LD_{50} 为 6.57mg·kg^{-1}，毒性降低一半以上，局灶注射后不引起组织坏死。因进入血液循环中的药物成分少，因此减轻了药物的胃肠道反应、严重骨髓抑制等全身毒副作用。总之，MMC-D 改变了 MMC 的体内过程，是一种有效的淋巴转移治疗和预防的缓释制剂，现已用于临床，治疗胃癌腹膜转移及淋巴结转移，还用于口腔癌颈淋巴结转移灶的实验性研究中。

将氟尿嘧啶的亲脂性衍生物 1-己基氨甲酰-5-Fu（氟尿嘧啶）用 β-环糊精进行包合，并加入穿透促进剂，大鼠直肠给药后，5-Fu 可选择性地释放于淋巴内，为治疗直肠、结肠恶性肿瘤提供了新的手段。

白蛋白带负电荷时在受体介导下可被淋巴吸收，且吸收速度与所带的负电荷相关，如琥珀酸-人血清白蛋白和乌头酸-人血清白蛋白。免疫组化表明，负电荷白蛋白可到达淋巴结的胚胎中心和卵泡周围，不仅本身对艾滋病病毒的复制有抑制作用，而且还可作为抗艾滋病药的载体。

（2）脂质体（liposome）：由于其结构类似生物膜，因此具有生物膜的特征和功能，与淋巴组织生理学特征相适应，它是天然的淋巴定向给药载体，经肌内注射、皮下注射或腹腔注射的脂质体，主要分布于淋巴系统，与肿瘤细胞接触和被内吞后将包封的药物释放出来，具有长效作用。

诊断试剂与药物的脂质体在 20 世纪 80 年代就开始用于淋巴系统疾病的诊断和治疗。目前，脂质体包裹药物作为淋巴靶向制剂治疗淋巴转移癌的研究已较深入并已显示其独特优势，如用脂质体包裹 ADR 制备 lipo-ADR，对胃癌患者行瘤周黏膜下注射，对照组静脉注射相同剂量的游离多柔比星（F-ADR），结果显示：①lipo-ADR 组区域淋巴结内 ADR 浓度和持续时间明显高于 F-ADR 组（$P<0.05$），表明 lipo-ADR 具有淋巴定向给药和缓释功能。②lipo-ADR 局部注射未引起组织坏死、溃烂，表明 ADR 被脂质体包裹后降低了局部毒副作用，lipo-ADR 组血中药物浓度明显低于 F-ADR 组（$P<0.05$），从而也降低了全身毒副作用。③术后组织学检查证实：lipo-ADR 组区域淋巴转移灶中癌细胞有明显的坏死、变性，而 F-ADR 组转移灶中未见到有抗癌疗效。

有研究发现在膀胱黏膜下注射阿霉素脂质体可明显提高膀胱壁和两侧髂外淋巴结中阿霉素的浓度，并维持至少 1 周。有研究也表明黏膜下注射阿霉素脂质体可显著提高原发灶和引流淋巴结的阿霉素浓度，有效杀伤癌细胞，提高 5 年生存率，预防癌肿复发。有人将 ^{99m}TC 和生物素标记的脂质体皮下注射到兔子后足背侧，然后将抗生物素同法注射到邻近部位，由于生物素和抗生物素在淋巴管中相遇会引起脂质体的集聚，并在引流淋巴结累积，图像分析数据和组织生物分布显示该组兔子腿弯部淋巴结中的脂质体浓度是不用抗生物素组的 6 倍，而血中脂质体很少，这种方法可望运输高浓度的化疗药到引流淋巴结以防治肿瘤的淋巴转移。我国在国外脂质体基础上采用纳米技术，研制新型药物载体复方氟尿嘧啶多相脂质体注射液，有良好的淋巴靶向性、较高的组织相容性、缓释性、毒副作用低、免疫保护等优点，具有较好的应用前景。

由于脂质体能包裹水溶性和脂溶性药物，包裹药量大，已将脂质体包裹造影剂用于淋巴系统显影,使其对肿瘤淋巴转移具有治疗、预防和诊断多重作用。近年来,有学者将单克隆抗体与脂质体结合制成免疫脂质体(immunoliposome,IL),使与淋巴转移癌的细胞特异性抗原结合,以增强对肿瘤的淋巴靶向性,这种制剂属于主动靶向制剂,对于肿瘤淋巴转移的治疗具有更主动的运输药物和杀灭肿瘤细胞的作用。脂质体被认为是最好的淋巴靶向载体。

脂质体的组成对淋巴靶向也非常重要。研究显示,虽然卵磷脂-磷脂酰甘油(EPC-EPG)和卵磷脂-磷脂酰丝胺酶(EPC-PS)均带负电荷,EPC-PS 的淋巴结摄取量却显著高于EPC-EPG,而 EPC-EPG 和 EPC 无显著性差异。

对脂质体进行亲水性修饰可促进其穿过组织间隙水通道的转移。国外研究用聚乙二醇PEG2000 和 PEG5000 分别对卵磷脂-胆固醇(EPC-Chol)和二棕榈酰磷脂酰胆碱-胆固醇(DPPC-Chol)脂质体进行修饰,发现 PEG 修饰可提高脂质体在注射部位的吸收,但局部淋巴结摄取率却随 PEG 分子量的增大而显著降低。这是由于 PEG 脂质体的淋巴结摄取仍主要靠巨噬细胞吞噬,脂质体表面亲水性增大后不易被巨噬细胞识别。

4. 微球(包括纳米粒)

淋巴结基质有疏水性,相对分子质量小的水溶性药物易外渗到组织中,难于选择性到达淋巴结中,一般来说,要向网状内皮系统以外的器官定向输送是比较困难的。当高分子化合物粒子直径降到纳米级后可表现出一些独特的效应,具体体现为粒子表面积剧增,吸附能力增强,稳定性大大提高。同时,由于恶性肿瘤细胞膜的通透性增加,纳米级微粒较其他微粒更易进入肿瘤细胞内。因此,在众多的靶向制剂中,纳米微粒以其良好的稳定性、缓释性、靶向性和表面可修饰性而备受关注,有些已进入应用阶段,有些已进入临床阶段,更多的则正处于不同的试验研究阶段。给药途径有消化道、组织间隙、黏膜、血管及腹腔等。

目前,用于纳米药物运载系统的载体都是可在体内生物降解的高分子化合物,主要有聚丙烯酸酯类、聚乳酸(PLA)、乳酸-乙醇酸共聚物、白蛋白等。其中,PLA 具有很好的生物相容性和生物降解性,在体内能分解为乳酸,并很快转为 CO_2 由肺排出。同时,由于聚乳酸在形成微粒前已经聚合而成高聚物,相对于单体的载体材料而言,它是通过药剂学方法将药物包裹、镶嵌或吸附于载体材料中间形成的载药纳米微粒,而不是发生聚合反应而载药,因此不会影响药物的活性,药物随着聚乳酸的降解而不断释放。聚乳酸的降解速度与其分子量的大小有密切关系,分子量越小,降解速度越快,释药越快,其变化可在几小时至 30 天之间。

纳米粒用高分子化合物包衣可满足淋巴靶向给药的需要,如对聚乳酸-聚羟乙酸(PLGA)纳米粒用聚乳酸-聚乙二醇(PLA-PEG)共聚物包衣,皮下注射后,纳米粒可明显地向淋巴结聚集。

将药物制成直径小于 100nm 的胶体纳米粒后,当在间质和腹膜内注射时,这些胶体纳米粒可以被毛细淋巴管摄取,然后在淋巴结蓄积。有人制备了以纳米粒子为基础的抗丝虫药——枸橼酸乙胺嗪乳液输送系统,给大鼠腹腔注射后,该系统能增强淋巴管对药物的摄取,起到向淋巴管定向输送的作用。有研究先将单克隆抗体 Mab 与人白蛋白(HSA)结合成 Mab-HSA,再将化疗药物(如 MTX 和 ADR)载于 Mab-HSA 上,对网状内皮系统的原发灶和转移灶均较单用化疗药物的疗效高。

5. 淋巴靶向给药乳剂

靶向给药乳剂系指用乳剂为载体，传递药物使其定位于靶部位的微粒分散系统。乳剂的靶向性特点是它对淋巴的亲和性。乳剂的淋巴靶向对癌症的治疗有重要的意义。早在 20 世纪 70 年代许多学者证明了乳剂经局部注射后能定向进入淋巴循环，聚集在区域淋巴结内，并有缓释药物功能，乳剂中的小油滴与癌细胞有较强亲和力。进一步用同位素 ^{3}H 标记实验证明：包裹于乳剂中的抗癌药物能随乳剂一起到达淋巴结内。目前研究较多的是 5-FU 乳剂。有人曾比较口服、浆膜面胃壁内、内镜黏膜下 5-FU 乳剂的药物分布，结果表明 3 种给药途径胃周淋巴结内药物浓度均超过 5-FU 于组织中的最小有效浓度（ $0.05 \sim 0.06\mu g/g$ ），其中以浆膜面胃壁内给药浓度最高，达 $72\mu g/g$ ，研究表明乳剂比水剂更能抑制肿瘤生长和转移。但乳剂的稳定性差，为了增加稳定性，有人将抗癌药物溶于明胶（S）中再分散于油中形成 S/O 型乳剂和 S/O/W 型复乳，大大提高了乳剂的稳定性。

靶向给药乳剂释药性及靶向性与乳滴粒径、表面电荷、乳剂的类型、处方组成及给药途径有关。影响乳剂靶向性与释药特性的主要因素有以下 3 点。

（1）乳剂的类型：W/O 型乳剂及 W/O/W 和 O/W/O 型复乳经肌内、皮下或腹腔注射后不进入肝循环，易聚集于附近的淋巴组织，使药物具有淋巴定向性，这是目前将抗癌药运送至淋巴器官的有效剂型。W/O 型和 O/W 型乳剂虽然都有淋巴定向性，但 W/O 型乳剂肌注后淋巴液中的药物浓度明显高于血浆，且淋巴液/血浆浓度随时间延长而增大；而 O/W 型乳剂则与水溶液差别较少。故将抗癌药物制成 W/O 型乳剂，对抑制癌细胞经淋巴管的转移，或局部治疗淋巴系统肿瘤尤其有效。现在研究较多的是 W/O/W 型复乳。如将 5-Fu 的复合乳剂与单纯乳剂分别注入组织间隙后，比较在所属淋巴结内的药物浓度，乳浊液比溶液高，且不同乳剂的淋巴结内药物浓度以 W/O/W 型>W/O 型>O/W 型为序。如 BLM 明胶微球乳剂经家兔皮下注射实验表明，虽然乳剂与水溶液二者的 T_{max} 均为 0.5h，但乳剂血药浓度 C_{max} 低于水溶液，表明乳剂释药明显减慢，且乳剂的淋巴结内药物浓度和注射部位残余量每个时间点均明显高于水溶液的相应值，而乳剂的肺药浓度明显低于水溶液值。表明该乳剂皮下给药有优良的淋巴定向性，并可降低对肺的毒性。

根据淋巴管的结构特征，在组织间隙中的高分子物质及乳剂的油滴在淋巴转运时几乎没有障碍。如将抗癌药物包入 W/O 乳剂水相并将水相胶凝，这种 S/O 乳剂注射于组织很少向血液渗漏，注射后 15min，可见扩散到肌纤维中的直径为 $30 \sim 40\mu m$ 的油滴，内包含 $1 \sim 3\mu m$ 的固体微粒，同时附近淋巴结也出现有 $10\mu m$ 以下的油滴。

（2）给药途径：通常以水相为外相的乳剂可通过静脉、皮下、肌肉、腹腔及口服给药，而以油相为外相的乳剂则用静脉以外的途径给药。油状药物或亲脂性药物制成 O/W 型乳剂及 O/W/O 型复乳静脉注射后，油滴经巨噬细胞吞噬后在肝、脾、肾中高度浓集，油滴中溶解的药物在这些脏器中的积蓄量也高，而不靶向淋巴。

乳剂经口服给药后，由消化道向淋巴转运，药物直接进入小肠淋巴，后到达胸淋巴管转运，而避免肝的首过效应，从而提高药物的生物利用度。水溶性小分子物质的转运以血液为主，制成乳剂口服确有淋巴定向性。此外，水不溶性药物，如胆固醇、长链脂肪酸等，也有明显的淋巴定向性。如 5-Fu 的 W/O 型乳剂经口服后，在癌组织及淋巴组织中的含量明显高于血浆。

(3)乳化剂的种类和用量：如分别以卵磷脂作乳化剂制备微乳，主要被单核巨噬细胞系统吞噬而靶向于肝和脾，改用 poloxamer 338 作乳化剂，则可避免吞噬，而使炎症部位的微乳量大大提高。

6. SLN

有人制备了包载脂类螯合剂 D，LHMPAO 的粒径为 200nm 的固体脂质纳米粒，并以 ^{99m}Tc 进行放射标记。所得的 ^{99m}Tc-HMPAO-SLN 混悬粒子经大鼠肺部吸入后，研究表明，药物分布于主动脉周、腋下、腹股沟 3 处的淋巴结浓度明显。提示 SLN 可作为肺部淋巴闪烁造影术或肺部淋巴递药的有效胶体载体。

有人通过十二指肠对大鼠给予标记的 SLN 后，于不同时间间隔后监测淋巴液和血液中 SLN 的变化情况，结果显示，SLN 能够被吸收和转运到淋巴和血液中，而且粒子的大小未发生显著改变。

(四)动物实验模型

已有多种肿瘤淋巴道转移动物模型建立。小鼠爪垫皮下有着丰富的淋巴管，并呈单向引流，有腋窝、髂动脉旁、肾门三级淋巴结，因此爪垫皮下移植肿瘤细胞是较常用的方法。

淋巴靶向给药系统以其独特的体内过程为肿转移、炎症、传染病等淋巴系统病灶的治疗提供了有效的制剂。近年来研究表明：以胶体微粒制剂为载体是实现淋巴给药的主要途径；肿瘤周围注射微粒进入淋巴结是可行的，通过筛选不同载体、制剂和给药途径等手段可提高药物淋巴靶向性。今后研究工作可着重以下几个方面：在药物方面，除寻找疗效好的抗癌化疗药物外，还应该开发一些对淋巴系统疾病有针对性的、抗癌疗效好的中药及生物药；在淋巴靶向载体方面，应继续寻找生物降解的淋巴靶向材料，并注重对天然高分子物质的开发利用；在制剂方面，应把新的制剂技术用于淋巴系统治疗、预防和诊断药物的制备中，如将用于淋巴系统的药物制成脂质体、微粒、纳米粒、乳剂等新制剂，增强药物的淋巴定向，并且可以达到缓释、降低不良反应的目的。

五、脑靶向技术

脑是人体中枢神经活动的中心，也是神经系统最复杂的部分。但大部分活性药物不能透过血-脑屏障(blood-brain barrier，BBB)，致使诸多脑内疾病的诊断和治疗存在困难。如何克服血-脑屏障历来受到国内外学者的关注。

(一)血-脑屏障生理学基础

1. 血-脑屏障的结构

脑与血液之间存在着一种生理屏障，即血-脑屏障。它是一个介于血液与脑以及脊髓之间的、通透性较低的、有选择性通过能力的动态界面(dynamic interface)，现代研究结果认为其结构分为三部分：内层为脑毛细血管内皮细胞及其之间的紧密连接，中间为基膜和周细胞，外层为星形胶质细胞和细胞外基质。血-脑屏障毛细血管内皮细胞间的紧密连接处，细胞彼此间互相重叠，形成一个完整的带，围绕着整个毛细血管壁，相邻内皮细胞间有 10~20nm 间隙，这种紧密连接和如此狭窄的间隙限制了蛋白质分子、某些药物分子和离子的通过，形成了一道有形和无形的屏障。

2. 血-脑屏障的转运方式

研究表明血-脑屏障是相当稳定的，物质通过屏障的能力与分子的大小、脂溶性、血浆蛋白质结合程度、特定的载体转运系统等有关。水、氧、一氧化碳、碳酸氢根等以被动扩散方式自由出入血-脑屏障；某些氨基酸，如多巴胺、5-羟色胺、左旋多巴等以受体或载体介导转运入脑内；中药中的芳香类物质，如薄荷、冰片、麝香等可通过血-脑屏障内皮细胞的紧密连接进入脑内；此外，某些病毒和细菌也能通过神经传导进入脑内从而引发中枢神经系统疾病。在中枢神经系统疾病的治疗中，可利用这些"通道"使药物透过血-脑屏障达到一定的治疗效果。

血液循环中的毫微粒可被血-脑屏障内皮细胞吞噬进入脑内。粒径、表面电荷、表面性质等是影响毫微粒进入脑内的关键因素。许多研究者通过在毫微粒表面包封亲水性聚合物和吸收促进剂，提高毫微粒的脑内渗透性。

3. 血-脑屏障电荷及受体分布

研究证实血-脑屏障处的毛细血管内皮细胞带有一定量的负电荷，因此降低分子或粒子的表面电荷一般可增加其脑内渗透性。研究还发现血-脑屏障的毛细血管内皮细胞含有种类繁多的酶，包括调节物质转移的酶、分解酶、合成酶等，此外还有与免疫反应有关的受体。近年发现了血-脑屏障内皮细胞膜上一个很重要的转运蛋白——P-糖蛋白（P-gp）。其表达基因为 mdr 基因，以摘除 mdr 基因的大鼠为研究对象的动物实验发现 P-gp 与许多药物脑内通透性有关。血-脑屏障毛细血管内皮细胞膜上还存在大量的内源性多肽受体系统。如以这些受体蛋白的特异性抗体为载体，有望实现主动脑靶向给药。

（二）实现脑靶向给药的途径

1. 化学方法

影响药物分子透过血-脑屏障的因素，就药物分子本身来说，主要包括药物分子的电离能力、结合血浆蛋白的能力、药物分子本身的亲脂性等，因此可考虑通过改造药物分子的结构或制成前体药物的方法来增加其透过能力。

（1）药物的结构修饰。

药物穿透血-脑屏障的过程是一个与膜蛋白和膜介质相互作用的过程，主要依赖于药物与细胞膜蛋白之间的静电作用和立体结构的对应关系，因此可通过建立分子立体空间结构、静电场与药物透过能力之间的构效方程，从空间立体、亲脂性方面设计一些可透过血-脑屏障的中枢神经系统药物。许多学者借用比较分子力场分析方法（comparative molecular field analysis，CoMFA），通过分子的三维结构综合考虑分子的立体和电性性质，指导新化合物的设计已取得进展。此外还可根据血-脑屏障处受体的立体空间结构，通过计算机辅助设计改变药物分子的空间结构及理化性质，使之更易透过血-脑屏障达到脑内治疗的目的。

药物的理化性质，如脂溶性、相对分子质量，决定药物的穿透能力。脑屏障的存在仅仅选择性地允许非离子型、亲脂性的小分子自由通过或被动扩散，而极性分子和离子型物质则很难通过。如通过对活性成分的 $-OH$、$-NH_2$、$-COOH$ 基团的酯化或酰胺化反应来制备前体药物，为增强药物的疏水性而便于穿过 BBB，常采用脂肪酸、磷脂或甘油等。

（2）化学传递系统（chemical delivery system，CDS）。

化学传递系统（CDS）是一种输送药物透过生理屏障到达靶部位，再经机体内生物转化释放药物的药物传递系统，其基本结构是药物与配体的复合体，这种复合体具有足够的亲脂性和一定的立体空间结构，能透过血-脑屏障，当转运入脑内后即发生离子化，不能再透过血-脑屏障返回体循环，接着进一步反应释放出活性药物和配体，达到脑内治疗目的。目前 CDS 主要有两类：对于一些亲水性的四噻唑类化合物可通过闭环反应键合到配体上。已有研究表明抗病毒药物、甾体化合物、多肽（脑啡肽、促甲状腺激素释放激素）、帕金森病的治疗药物（氨基酸拮抗剂、自由基清除剂）键合着 cis-2-formylam inoethenylthio derivatives 后可提高药物的脑内渗透性；利用血-脑屏障上的转运受体作为化学药物的靶点。这些受体主要有氨基酸转运载体、低密度脂蛋白载体、胆汁素转运载体等。例如利用血-脑屏障上 L-谷氨酸盐转运载体（L-glu amate transporter），在药物分子键合上 L-谷氨酸盐可实现药物的脑内转运。

2. 鼻腔给药系统

由于人体嗅觉系统是大脑与周围环境联系的一个通道，采用鼻腔给药的方法，既可避免药物的首过效应，又可有效地使药物靶向脑部。已知某些病毒可通过鼻腔中的嗅觉区进入脑内。最近有研究发现这些病毒主要是通过嗅觉区中的嗅觉神经元（olfactory neurons）进入脑内。动物实验研究表明脊髓灰质炎病毒、水疱性口炎病毒等可通过嗅觉上皮细胞转运进入中枢神经系统。大量研究结果已证明低分子量的药物或多肽以鼻黏膜给药方式可进入中枢神经系统或脑中各部分区域。药物通过嗅觉上皮细胞转运的方式主要有三种途径（机理还在进一步研究中）：①细胞内转运：主要是通过柱状细胞，可能存在两种转运方式：受体介导的细胞吞噬方式；被动扩散；②细胞侧转运：主要通过柱状细胞之间的紧密连接或柱状细胞与嗅觉神经元之间的缝隙进入脑内；③嗅觉神经转运：药物以吞噬或胞饮的方式进入神经元细胞中，再通过细胞内轴索转运进入脑中嗅球部位。

有人比较了鼻黏膜给药和静脉注射给药后大鼠脑中不同区域可卡因的分布情况。结果发现，给药 2min 后，鼻黏膜给药组脑中嗅球区和血浆的药浓曲线下面积之比显著大于静脉给药组（（13.4±5.53）vs（6.16±0.94），$P<0.05$），而且脑内嗅球区和血浆中可卡因的浓度基本相同。

3. 联合用药开启血-脑屏障

合用一些渗透促进剂开启血-脑屏障，使活性药物透过血-脑屏障进入脑内已成为脑靶向给药研究的热点，主要包括以下三个方面。

（1）合用高渗性物质。

将尿素、甘露醇、阿拉伯糖、果糖、甘油等高渗溶液注入颈动脉或椎动脉内，使血-脑屏障内皮细胞发生紊乱，可暂时增加血-脑屏障通透性，提高脑中药物的浓度，达到治疗目的。动物实验已证明合用血-脑屏障渗透开放物质可使脑中药物浓度增加 50～100 倍，且这种改变是可逆的，但若浓度过高，则会损害大脑，具有危险性，从而限制了其临床应用价值。

（2）中药芳香类物质的合用。

《本草纲目》记载薄荷、冰片、麝香等中药芳香类物质具有"芳香开窍，引药上行"的功效。动物实验已证明它们可提高血-脑屏障的通透性。如冰片能增强伊文思蓝对脑组织的蓝染程度。大鼠灌服冰片后，能增加大鼠脑中庆大霉素的浓度。冰片可延长大鼠体内的磺胺嘧啶分布相半衰期，增加脑中磺胺嘧啶的浓度，对照组和合用冰片组脑中药物浓度分别为$(0.656 \pm 0.102) \mu g/g$、$(0.787 \pm 0.122) \mu g/g$（$P < 0.05$）。有人观察了中药芳香开窍剂对急性脑血管病意识障碍的促醒作用，结果表明：醒脑静组（中西结合组）和对照组（西药组）格拉斯哥昏迷积分在治疗的 7d 与 10d 比较，均有明显的上升（$P < 0.001$，$P < 0.01$）。醒脑静组的促醒作用优于对照组（$P < 0.01$）。可见通过合用中药芳香类物质能提高药物的脑内通透性，对中枢神经系统疾病起到一定的治疗作用。

（3）多药耐药性（MDR）逆转剂的合用。

近年发现血-脑屏障毛细血管内皮细胞膜上 P-gp 的结构和功能与肿瘤细胞的 P-gp 相似，在脑转运中起重要作用。P-gp 是一种含有 1300 个氨基酸、分子量 1700kDa 的能量依赖型载体蛋白。它与底物结合特异性较差，与多种底物存在竞争性结合。其底物称为多药耐药性（MDR）逆转剂，由于竞争性结合使得 MDR 逆转剂能提高其他药物的脑内渗透性。目前发现的 MDR 逆转剂主要有天然产物（长春花碱、长春新碱、利血平等）、钙离子拮抗剂（戊脉安、地尔硫卓、硝苯地平、尼莫地平等）和钙调节蛋白药物（维拉帕米、尼莫地平、硝苯地平、氯丙嗪、三氟拉嗪、利血平等）、内源性激素类物质（孕酮、睾酮等）。MDR 逆转剂不仅可提高脑内药物的浓度，还可改变药物脑内动力学特征。最近发现，HIV 蛋白酶抑制剂是 P-gp 的底物，当合用 HIV 蛋白酶抑制剂后能提高脑内药物的浓度。环孢素也是 P-gp 的抑制剂，当丁苄腈心安和环孢素合用后，丁苄腈心安可被脑中 LLC-GA 5-COL 300 细胞大量吞噬进入脑中。研究发现大鼠身上有两种 P-gp，分别由 mdr1a 和 mdr1b 基因编码，但脑毛细血管中存在的 P-gp 主要由 mar1a 基因编码，有人利用摘除 mdr1a 基因大鼠（mdr1a(-/-)）考察了 P-gp 对地高辛的药动学影响，结果表明：静脉注入地高辛 12h 后，摘除 mdr1a 基因大鼠（mdr1a(-/-)）脑中地高辛的浓度是野生型大鼠（mdr1a(+/+)）的 68 倍。基于这一理论，临床上对脑肿瘤的治疗，采用联合化疗的方法是一种科学合理的治疗方法。

4. 胶态给药系统（colloidal drug delivery system）

胶态给药系统包括脂质体、脂肪乳、毫微粒等，其中脂肪乳由于稳定性差、释药太快，在脑靶向制剂方面应用前景不大，下面仅介绍脂质体和毫微粒。

（1）脂质体：有人用脂质体包裹青霉素，静注于新西兰白兔中，与游离青霉素相比，脑脊液（CSF）和脑组织中的青霉素含量分别增加了 230.4% 和 203.7%，两组差异极显著。

许多研究者通过改变磷脂的组成，或通过对脂质体进行修饰，如亲水性 PEG 修饰，或连接上糖脂基片段或接上单克隆抗体，以期减少网状内皮系统（RES）被巨噬细胞的吞噬，并增加其对脑毛细血管内皮细胞的亲和性，使之靶向脑部。

有研究比较了游离多柔比星（F-DOX）和多柔比星空间稳定脂质体（SL-DOX）对 Fischer 鼠右顶骨恶性肉瘤的疗效，$6mg \cdot kg^{-1}$ 静注 F-DOX 和 SL-DOX，120h 后脑脊液中 DOX 的浓度后者是前者的 10~30 倍；单剂量给药 6d 后，F-DOX 能使小鼠存活期延长 135%，而 SL-DOX 能使其延长 168%，给药 3 周后，SL-DOX 能使其延长 189%，而 F-DOX 能使其延长 126%，表明使用空间稳定脂质体作为细胞毒性药物的载体，在脑瘤治疗中能提高药物的释放和治疗指数。

在脂质体膜上掺入脑内特殊受体或抗原决定簇的配体或抗体提高脑靶向性是脂质体脑靶向发展的一个新进展。有人报道了一种中性 PEG 修饰的载 β-乳糖的脂质体膜交联上特异性结合鼠转铁蛋白受体的 OX26 单抗后,能使 DNA 质粒通过血脑屏障转铁蛋白受体介导内吞入脑,且该中性免疫脂质体在血循环中稳定而不被肺选择性摄取。有时简单的 PEG 修饰对抗体和靶标的结合会产生空间位阻,因此有人建议将配体或抗体连接在 PEG 修饰的脂质体的脂质末端,而不是其首端。有人制备了柔红霉素的空间稳定免疫脂质体(85nm):OX26Mab-S-PEG2000-Liposome,通过鼠静注并比较它与游离柔红霉素、柔红霉素的普通脂质体、柔红霉素的空间稳定脂质体的趋脑性。游离柔红霉素及其普通脂质体因血循环的快速消除,其趋脑性很差;空间稳定脂质体血浆 AUC 显著增加,但脑摄取无增加,表明空间稳定脂质体在该研究中对药物透过 BBB 无贡献,然而空间稳定免疫脂质体可测得 BBB 渗透面积及适当的血浆清除率,因而导致它的趋脑性较后三者均大。

空间稳定免疫脂质体必须通过中枢神经系统和循环之间的双重屏障(BBB 和 B-CSF-B)才能入脑。它先通过表面的单抗与受体介导的转运体特异性结合,通过受体介导的胞吞转运穿过脑毛细血管内皮细胞屏障,再以类似的过程穿过靶细胞的细胞膜屏障。受体介导转运体(如转铁蛋白受体)在 BBB 膜的两侧均有相应表达。共聚焦荧光显微镜显示,免疫脂质体在大鼠体内可以与脑毛细血管内皮的腔面侧(luminal)细胞膜、基膜侧(abluminal)细胞膜结合,通过胞吞转运作用穿过两重屏障,最后在大鼠神经胶质瘤细胞中释放其内容物。多药耐药蛋白 P-糖蛋白的过度表达往往与肿瘤细胞的多药耐药性直接相关。为了克服多药耐药问题,常在给药的同时给予 P-糖蛋白的抑制剂,但 P-糖蛋白在一些正常组织上也有表达,故加入 P-糖蛋白抑制剂必将影响 P-糖蛋白的底物(药物)在体内的处置和毒性。通过体外细胞试验证明,使用某种药物递释系统携带这些药物穿过细胞膜并递送至胞浆内而绕过 P-糖蛋白,可以实现药物在细胞内的积累。OX26-空间稳定免疫脂质体通过转铁蛋白受体介导的胞吞转运进入 RBE4 肿瘤细胞内,既绕过了 P-糖蛋白的外排作用,又不影响 P-糖蛋白的正常活性。

(2)毫微粒:作为脑靶向给药最近才引起人们的关注。毫微粒主要经血-脑屏障内皮细胞吞噬进入脑中。无疑其在体内也易被肝、脾中的网状内皮巨噬细胞所吞噬,为此许多学者在毫微粒表面上包封亲水性表面活性剂,或通过化学方法键合上聚氧乙烯链和聚乙二醇以减少与网状内皮细胞膜的亲和性,从而避免网状内皮细胞的吞噬,提高毫微粒对脑组织的亲和性,靶向脑部。

以吐温 20、80,泊洛沙姆 188、338、407、184 等非离子表面活性剂为包衣材料,以牛脑血管内皮细胞吞噬作用为指标,研究结果证实吐温-80 显著促进脑内皮细胞对聚丙烯酸甲酯毫微粒的吞噬作用。在载有镇痛药的毫微粒表面上分别包封 12 种表面活性剂,观察小鼠的镇痛效果,结果表明包有吐温 80 的毫微粒效果最佳。以生物降解材料聚氰基丙烯酸丁酯为载体,以吐温 80 为包封材料制备了多柔比星(阿霉素)毫微粒,研究结果表明脑中多柔比星浓度是对照组的 60 倍。最近已证实包有吐温 80 的毫微粒是以细胞内吞方式进入脑中。一些易于分解的多肽或不能通过血-脑屏障的药物(如达拉根、洛哌丁胺、筒箭毒碱)通过制成包有吐温 80 的生物降解毫微粒,在动物身上已取得一定的治疗效果。相信随着新的生物可降解聚合物及包衣材料的出现，脑靶向毫微粒将得到更大的发展。

5. 受体介导的给药途径(receptor mediated delivery system)

人们发现血-脑屏障内皮细胞上有大量的受体，通过克隆得出它们的特异性抗体，并以之为药物载体，可实现药物的脑内转运。有人通过基因工程手段，克隆出血-脑屏障内皮细胞膜上胰岛素受体的 MAb 抗体(human insulin receptor MAb，HIRMAb)，并以此为药物载体，把一些不能通过血-脑屏障的神经诊断剂和神经中枢治疗药物输送到脑部，在动物身上已取得成功。目前研究发现血-脑屏障的转运系统有己糖转运系统、氨基酸转运系统、单羧酸转运系统、胺转运系统、载体介导的多肽转运系统、脑血管转运系统等。利用血-脑屏障上新发现的运铁蛋白受体(DX-26)，把神经生长因子(NGF)连到鼠源性运铁蛋白受体抗体上，实现了神经生长因子的脑内转运。现已证实了 DX-26-NGF 复合物对亨廷顿舞蹈症(Hun tington's disease)大鼠有良好的治疗效果。随着人们对血-脑屏障转运机理的深度认识，还会发现新的转运系统，这将有助于设计出高效低毒的脑靶向给药制剂。

6. 缓释聚合物释放系统(sustained-release polymer system)

在脑内直接注入药物，由于释放速率不易控制，会引起一定的毒副作用。因此可把药物制成缓释聚合物微球直接注入脑内病变部位，既可克服血-脑屏障的阻碍作用，又能减少全身毒副作用。这也是脑内治疗的一种有效方法。最近研究表明用各种聚合物材料包封神经活性分子直接注入脑内病变部位可达到几个星期，甚至几个月的缓释效果。目前应用较多的可吸收共聚物有聚乳酸酯共聚己二酸酯(PLG)、聚乙烯乙酯(EVAc)、硅酮等。神经生长因子-葡聚糖复合物(NGF-dextran conjugates)在大鼠实验中已获得成功，它不仅能控制脑内药物的释放速率，还能降低脑内神经生长因子的清除率。已有实验证明 NGF-聚乙烯微球的释放时间可达 91d。将卡铂-聚乳酸酯共聚乙酸酯微球通过颅脑上的微孔注入大鼠脑内，能明显延长患病大鼠的生存期。有人研究了 BCNU-乙烯共聚物和 BCNU-聚羧苯氧丙烯聚合物的治疗效果，结果表明从聚合物中释放的药物能显著抑制大鼠肿瘤细胞的生长，现已有 BCNU-聚羧苯氧丙烯酸共聚癸二酸聚合物上市，商品名为 GLIADEL Wafer。

7. 细胞治疗(cell therapy)

蛋白质、多肽类药物不能透过血-脑屏障且易被体内酶降解和代谢。目前兴起的细胞治疗给药有助于克服这些缺点。细胞治疗就是把细胞移植到脑内，以细胞为药源不断释放药物到中枢神经系统病变靶组织中去。目前主要有两种基本给药方式。

(1)直接细胞移植治疗。

细胞移植治疗对帕金森病已取得一定的治疗效果。但也存在不少问题，主要是细胞移植后存活率低，缺乏正常的表达功能。为了克服这些缺点，许多研究者采用联合移植的方法，如把多巴胺能神经元与睾丸塞托利氏细胞联合移植，塞托利氏细胞对神经元提供营养，实验结果表明多巴胺能神经元存活期明显延长。随着生物技术的发展，细胞联合移植技术将会取得更大的发展。

(2)聚合物包封的细胞移植治疗。

由于直接细胞移植存在着严重的机体免疫排斥反应，必须使用大量的免疫抑制剂，因此近年来又开发出一种聚合物包封的细胞移植治疗，即在细胞和细胞基质外包上一层半透膜，只允许小分子透过，而限制大分子的透过，使细胞具有"隐性"的特点，可避免被机体识别发生免疫排斥反应。这种囊化细胞治疗已在中枢神经系统疾病治疗中取得一定治疗效果。把分泌多巴胺的细胞经聚合物囊化包封后，直接植入纹状体中，对帕金森病取得了良好的治疗效果。但目前囊化细胞治疗仍存在不少问题，主要有脑组织对囊化细胞的反应、移植后囊化细胞的存活能力和表达能力、细胞治疗的效果。

近年来，由于中枢神经系统疾病发病率不断增加，特别是脑肿瘤发病率及死亡率不断增加，脑靶向给药日益受到重视。现阶段研究结果表明：毫微粒给药系统、受体介导给药系统、中西复方给药系统等新型的脑靶向给药系统能克服血-脑屏障的阻碍作用并已取得一定的治疗效果。脑内注入的缓释聚合物给药系统及细胞治疗给药系统避开了血-脑屏障，并可达到一定的脑内缓释效果。在具体应用中，应根据药物的理化性质及疾病的不同选用合适的脑靶向给药系统。虽然有关脑靶向给药的研究报道很多，但现阶段无论是胶态给药系统、化学传递给药系统还是细胞治疗给药系统，在组织免疫兼容性、安全性及质量控制等方面还存在不少问题，还需要进行大量深入的研究。总之，脑靶向给药存在的问题仍是人们对血-脑屏障的认识不够深入。随着对血-脑屏障的转运机制及脑内发病机理认识的深入，脑靶向给药研究必有突破，必将产生巨大的理论意义和经济及社会效益。

六、皮肤靶向技术

皮肤病治疗历来存在两个主要问题：①皮肤病多数病变局限于皮肤，全身给药后，经机体代谢，最后到达皮肤病变部位的药量已很少，而要使局部达到治疗量，难免引起全身毒副作用；②一般皮肤外用药由于药物本身性质及基质的影响，药物较难透过皮肤药物屏障——角质层，难以达到治疗效果，若用氮酮等透皮促进剂，虽可增加药物的渗透性，但同时也增加了药物进入血液循环的量。

只有将脂质体药物应用于皮肤病的治疗才可望解决上述问题，并可获得更好的治疗效果。因脂质体本身是人工生物膜，与人体细胞膜含有相同的成分，它可通过角质层进入皮肤，更重要的是脂质体进入皮肤后，在表皮、真皮内形成药物贮库面，使药物缓慢释放，直接而持久地对病变细胞发挥作用，从而大大减少了全身毒副作用。

（一）作用机制

脂质体作为药物载体的具体作用机制，可能是削弱和消除表皮的屏障功能。根据已有的研究成果，有以下观点。

（1）使角质层湿化和水合作用加强。磷脂酸胆碱(pc)含量很大的脂质体可被角质层摄取，由于 pc 有很强的水合能力，局部用药后，可使皮肤湿度增加40%。水分本身就是很好的促渗剂，它可使角质层细胞间的结构改变，脂质双层中疏水性尾部排列紊乱，脂溶性药物可通过扩散和毛细吸力作用进入细胞间隙。

（2）脂质体的脂质可与包封的药物相互作用，控制其释放，阻止其代谢。

（3）脂质体与表皮脂质屏障中的脂质板层结合，可改变扁平小泡的结构，逆转形成屏障功能的生理学过程。

（4）脂质体的 PL 与表皮脂质屏障作用时可形成小泡结构，渗透作用可在小泡结构之间进行。

（5）完整的脂质体不仅能通过角质层，而且能穿透到皮肤深层。

（二）研究概况

皮肤外用脂质体的国外研究概况简述如下。

（1）环孢菌素（CSA）：以裸鼠皮肤对四种制剂进行了体外细胞扩散实验，观察各种制剂在皮肤各层中的吸收程度，结果，CSA 在角质层的沉积依次为"皮肤脂质"脂质体>磷脂脂质体>乳剂>酒精溶液，而在表皮中的 CSA 依次为酒精溶液>磷脂脂质>"皮肤脂质"脂质体>乳剂。上述结果提示，外用脂质体，特别是与皮肤角质层有相同脂质成分的脂质体（"皮肤脂质"脂质体），可增强 CSA 在角质层的水平。

（2）甲氨蝶呤（MTX）：用 ^{3}H-MTX 脂质体进行临床封包治疗，结果局部药物浓度比非脂质体对照组高 2~3 倍，且经皮肤运转至循环系统的药量也少。提示脂质体可透过角质层屏障并定位于表皮内产生药物控释作用。

（3）益康唑：据报道，在志愿者人体局部使用益康唑脂质体，在皮肤角质层内的药物浓度比霜剂对照组高 3 倍。

另外，有人进行了 32 种药物脂质体制剂的体内分布研究，均呈同样的分布方式，与非脂质体对照组相比，皮肤内的药物浓度显著提高，而其他器官的药物浓度则较低。从近期国外专利文献看，已有外用脂质体成药投放市场，其中主要包括局部应用的皮质类固醇和抗感染药物，如蒽林、米诺地尔及维甲酸等药物。这些药物均取得较好的治疗效果。同时也应看到，有的实验却得出与上述相反的结论，如有人以扩散池方法进行实验，结果发现脂质体包封的亲脂性药物以游离形式穿透皮肤，而在接收池中未发现脂质体或药物。该实验表明，以该型脂质体为载体的药物难以透皮吸收。

（三）存在问题

脂质体作为皮肤病的外用药，无疑有其独特之处，但目前尚存在以下问题，需进一步研究。

（1）目前尚无一种通用的脂质体的制备方法，包封不同的药物需研究出特定的制备条件，且药物的包封率较低。

（2）磷脂等制备脂质体膜材的性质影响脂质体的透皮性，应研究适合渗透的良性膜材。

（3）脂质体的形态、大小亦可影响其透皮性及药物在皮肤内的释放，估计多层脂质体比单层脂质体释药缓慢，但这些方面尚缺乏系统的研究资料。

总之，皮肤靶向脂质体具有良好的前景，尚需继续努力开发，使皮肤病药物治疗向前迈进一步。

◎ **参考文献**

[1] 崔福德. 药剂学[M]. 7 版. 北京：人民卫生出版社，2011.

[2] 方晓玲. 药剂学[M]. 北京：人民卫生出版社，2007.

[3] Simona Mura, Julien Nicolas, Patrick Couvreur. Stimuli-responsive nanocarriers for drug delivery[J]. Nat Mater, 2013, 12(11): 991-1003.

[4] 梁文权. 生物药剂学与药物动力学[M]. 3 版. 北京：人民卫生出版社，2009.

[5] Jinqiang Wang, Yanqi Ye, Jicheng Yu, et al. Core-Shell Microneedle Gel for Self-Regulated Insulin Delivery[J]. ACS Nano, 2018, 12(3): 2466-2473.

第五章　黏膜给药系统

第一节　概　　述

一、概念及分类

黏膜给药系统(mucosal drug delivery system)指将药物与适宜的载体材料制成供人体腔道黏膜部位给药，起局部作用或吸收进入体循环起全身作用的给药系统。

黏膜存在于人体各腔道内，如眼、鼻、口腔、直肠、阴道及子宫等部位，本章主要讨论除胃肠道以外的口腔黏膜、鼻黏膜、眼部黏膜、子宫及阴道黏膜等类型的黏膜给药系统。

二、黏膜给药系统的优越性

可局部用药，也可发挥全身作用；黏膜抗机械刺激性强，修复更快；延长给药特定部位的滞留时间，提高生物利用度；药物由黏膜毛细血管直接吸收，而不经过肝门系统内酶的灭活，避免首过效应；靶向性强使药物释放吸收更加精确，减少全身作用；由于黏膜不易角质化，且黏膜下毛细血管丰富，较透皮吸收有更好的生物利用度。

三、黏膜的结构与药物通过黏膜的转运

生物膜是由磷脂、蛋白质及少量多糖等组成的一种薄膜结构，药物从吸收部位到达靶器官、组织及体液必须通过生物膜转运屏障。目前广泛认为生物膜结构(mucosal membrane models)是一种流动镶嵌式的生物膜结构，是由脂质双分子层紧密排列，并镶嵌膜蛋白而构成的。由于其特殊的结构，在黏膜上的药物可通过两种通道转运，一种是细胞转运通道(transcellular route)，这是一种脂溶性的通道；另一种是细胞外转运通道(paracellular route)，也就是水溶性孔穴。

药物在黏膜转运过程中会被各种酶代谢。如胰岛素在鼻腔中由于亮氨酸氨基酶的存在而缓慢水解；15-羟基前列腺素脱氢酶可使前列腺素 E 失去活性。阴道腔内的微生物也能代谢阴道内使用的药物。

四、影响药物黏膜吸收的因素

1. 药物本身的理化性质

药物不同的理化性质会影响其通过黏膜吸收，一般有如下规律：水溶性或可解离型药

物，分子型的药物比离子型药物容易吸收；小分子药物比大分子药物容易吸收；脂溶性药物，既亲水又亲油，而且亲油性较强的化合物更易吸收；挥发性药物和气体又比普通药物溶液容易吸收。

2. 黏膜的生理因素

黏膜的生理环境会影响药物的黏膜吸收。黏膜部位如果出现一些生理、病理的改变，则会影响药物的吸收。如炎症或破损都会使药物的黏膜吸收速率增加。用药部位的生理解剖特征也会影响药物的吸收，如口腔上皮细胞的角质化将降低药物的吸收速度。过敏性鼻炎和慢性鼻炎均会影响鼻腔的正常生理功能，感冒等疾病能改变药物在鼻腔的清除速率。

3. 剂型因素

药物黏膜的吸收速率与剂型有关。如通过鼻黏膜给药常用剂型有溶液剂、混悬剂、气雾剂、喷雾剂和吸入剂等，其中气雾剂、喷雾剂和吸入剂在鼻腔中的分散度大，其疗效则优于其他剂型。

五、质量评价

黏膜给药系统涉及不同制剂，又由于用途和给药部位各不相同，很难以统一的标准对其进行质量评价。一般要求，黏膜给药制剂应符合《中国药典》2010 年版制剂通则对各种剂型要求的有关规定。

根据黏膜给药的特点，一般就黏膜给药系统中黏附材料、体外溶出、体外黏附强度、体外黏膜透过性能及体内过程等几个方面进行质量评价。

1. 黏附材料

可用作黏膜给药系统的黏附材料有天然或合成的聚合物。研究表明，在众多的黏附材料中以卡波姆（carbopol 934，CP）的生物黏附性最强，尤其适合于作黏膜给药系统的黏附材料。其他常用的黏附材料还有聚乙烯醇（PVA）、羧甲基纤维素（CMC）、乙基纤维素（EC）、羟丙基纤维素（HPC）、羟丙基甲基纤维素（HPMC）、海藻酸钠、聚乙二醇（PEG）等。用作黏膜给药系统的黏附材料要求具有很好的生物相容性，包括组织相容性、血液相容性，此外，用作黏附材料的聚合物还应无毒，不被吸收，与黏膜上皮细胞形成很强的非共价结合，很快黏附在润湿组织。

2. 体外溶出度

体外溶出可以了解药物的释放速率、持续时间、释放规律，并可用于推断释药机制，用累积溶出量对时间进行拟合，可得到释药动力学方程，得出药物的释放表达式，可用于寻找与体内参数相关的体外参数，作为制剂质量的控制指标。对于固体制剂的体外溶出实验，由于药典已有规定的方法，因此大多按药典方法进行，一般用转篮法和桨法。对于非固体制剂的体外溶出，由于药典没有规定具体的操作方法，则需自行设计，设计时以能最大限度模拟体内条件为基础。尽管体外溶出实验不能完全体现体内条件下的实际情况，然而与体内实验相比，它具有操作简单，设备要求不高的特点，通过体外实验可建立体内外的相关性，定出溶出速度的具体指标，作为质量标准控制的内容之一，因而在黏膜给药的研究中同样广泛应用。

3. 生物黏附强度

生物黏附强度的研究方法较多,大体可分为体外法和体内法。

体外法:通常采用 90°或 180°的剥离实验,直接用剥离力的大小来评价粘贴力,即将大鼠、小鼠或兔的腹黏膜分别牢固粘贴于上、下两块平台上,固定下平台,再将制备的制剂用水湿润后置两块黏膜中间,压紧 2min 左右,沿 90°或 180°的方向拉其中一块平台,直到贴膜与黏膜完全分离,此时的剥离力即为粘贴力。大多数的粘贴力测定仪均自行设计,也可在万能材料试验机或张力试验仪上进行。对于软膏等不能通过剥离实验测定粘贴力大小的剂型,可通过测定其剪切粘贴性来评价其黏附强度,方法是将软膏置于两块玻璃板之间(软膏厚 0.3~0.4mm),沿平行方向拉其中一块玻璃板直至拉开,拉力越大,表明黏附越强。另一种测定粘贴力的方法是流变性方法,即测定组分的黏度 η_b,则粘贴力 $F = \eta_b \sigma$,σ 为剪切速率。

体内法:为了能更准确地反映药物制剂在给药部位的黏附情况,只有进行体内实验。有人经过志愿者实验认为,具有 $4.9 \sim 9.8kPa(0.05 \sim 0.1kg \cdot m^{-2})$ 的粘贴力对口腔黏膜较合适。有人在健康人身上研究了 3 种口腔黏膜制剂的生物黏附性,并与体外法进行了比较,可看到其相关性并不是很好,体外法只能提供初始的黏附信息,而不能反映黏附片的驻留时间。由于体外黏附强度实验的简单、方便,体外法仍被广泛用于制剂黏附强度的初步判断,但尚没有关于粘贴力大小、黏附时间评价的指标及方法。而黏附强度是粘贴制剂的一项重要指标,只有具有适当大小的粘贴力,并在黏膜处保持一定的黏附时间,药物才能达到预期的释放效果,如能建立体外黏膜的生理模型,设计粘贴力测定的正确方法,建立体内外粘贴力大小的相关性,则可通过体外实验控制其体内黏附强度。随着粘贴制剂的进一步研究,相信会在这方面有所突破。生物黏附强度必须合适,太大会对黏膜造成损害,太小则易脱落,影响药物的释放和吸收。影响生物黏附力的大小一是黏膜因素,二是处方因素。生物黏附的特点之一就是要在有水的条件下进行,黏附聚合物从黏液中夺取水分,使黏附点结合作用增强,而口腔黏膜的液体量多,阴道黏膜的液体量少,对黏附力的影响就不一样。此外,病理条件、粘贴部位对粘贴力也有影响。处方因素中除前面所述聚合物的性质外,聚合物的组成及配比也对黏附强度有影响,如以 CP-HPC 为基质的黏附片,当 CP:HPC=2:3 时黏附作用最弱。pH 值对 CS-HA 为基质的黏附片的黏附性没有影响,而对 CP-HPC 为基质的黏附片有影响,pH 值为 5、6 时最大;pH 值为 7 时,最小。

4. 体外黏膜透过性能评价

体外黏膜渗透实验对于预测药物黏膜透过性能、选择渗透促进剂、筛选处方及研究透膜机制等都有很大作用。体外黏膜渗透实验涉及黏膜与扩散装置选用及数据处理方法等。

(1)生物膜的选用:根据所需给药部位,通常选用动物的相应黏膜组织进行渗透实验。在已经报道的黏膜材料中,有鸡嗉囊膜、兔的口腔或鼻黏膜、猪食管黏膜、口腔黏膜、绵羊鼻黏膜、狗口腔黏膜、仓鼠颊袋等。黏膜的制备直接从处死的动物体分离,除去黏液下的大部分皮下组织,用手术刀小心分离,得到带有上皮细胞的黏膜层,浸泡于适当的缓冲液中待用。为避免黏膜层中的某些成分对含量测定的干扰,可将黏膜层安装于扩散池后,在接受池中加入接受液浸泡一定时间后再正式实验。在鼻腔和口腔黏膜给药途径下,药物都是通过上皮细胞而转运,因而选用的动物模型基本相似,对实验结果影响不大。

（2）扩散装置的选用：由于黏膜下有丰富的毛细血管，药物渗透后立即进入体循环而使该部分浓度接近零，因而扩散装置应尽可能满足漏槽条件，即接受池中药物浓度始终接近零。与透皮扩散装置类似，黏膜渗透扩散装置也包括两个小室：供给室和接受室，分别盛放供给介质和接受介质（根据情况调节至不同 pH），中间固定黏膜层，黏膜一边面向供给室，绒毛一边面向接受室。装置需有水浴夹层，保持 37℃ 恒温。在已报道的文献中，有使用 Franz 扩散池、Valia-Chien 扩散池、两室流通扩散池，以及自制扩散池等。而目前使用最广泛、最适用的扩散装置是一种被称为 Ussing 室的扩散装置。它最初是设计用于角膜的渗透研究，后来经过简单改造用于黏膜给药的渗透研究。Ussing 室扩散装置与一般扩散装置的不同之处在于其两室都能通入卡波金气体（Carbogen，$CO_2 : O_2 = 5 : 95$），以保证溶液的循环，能更准确地模拟体内情况，同时结合 Krebs-Ringer 溶液，能保持黏膜的生物活性。应用 Ussing 室研究尼古丁的鼻黏膜渗透，发现体内外有非常好的相关性，因而证实 Ussing 室是体外黏膜渗透实验较理想的扩散装置。

（3）实验数据处理：间隔一定时间取出一定量的接受介质，同时补充等量的新鲜介质，测定药物的渗透量，并求得累积渗透量（Q），作出 Q-t 曲线，曲线的斜率即为稳态渗透速率（J_s），即 $J_s = \dfrac{\mathrm{d}Q}{\mathrm{d}t} \Big/ A$，$A$ 为扩散面积，曲线的直线部分延伸与时间轴相交所得截距即为时滞（T），渗透系数 $P = J_s / C$，C 为供给室的初始浓度。从 J_s 可以预测药物渗透性的大小，将 Q 对 t 进行一定的拟合，可以得出体外渗透的动力学方程，求出所需参数，即可进行药物黏膜透过性能的比较与评价。药物的性质、生物黏附材料的选择、释放介质及渗透促进剂等对药物的黏膜渗透有影响，据此可进行处方筛选，优化处方及工艺。

5. 体内过程

对体内过程的研究是评价制剂质量的重要指标。黏膜给药系统体内过程的研究可采用以下 4 种方法。

（1）化学法：直接测定黏膜给药后体液中不同时间的药物含量，通常是血中药物浓度。这种方法适用于体液中药物浓度达到一定量，且具有一定的稳定性，能够用化学方法检测出来。

（2）剩余量法：测定不同给药时间后制剂中的剩余量，与标示量之差则为被吸收的量。此方法通常适用于药物吸收量少、血药浓度低而无适宜的检测方法时。

（3）生理效应法：根据给药后产生的生理反应如血压升高或降低、血管扩张或收缩、皮脂腺的生长或分泌等来判断药物的释放与吸收。

（4）放射性示踪测定法：利用放射性标记的示踪物质来评定药物的释放与吸收。此法灵敏度高，检测限低，可用于痕量物质的检测，但存在药物的标记，操作麻烦，不便于在一般实验室推广。

黏膜给药对于那些不能口服而又需持续作用的药物是一种较理想的给药形式，尤其对小分子药物，可不同程度地提高药物的生物利用度，例如相对分子量分别为 800Da 与 34000Da 的 8 肽和蛋白质，兔鼻腔给药的生物利用度分别为 73% 及 0.6%，随着相对分子量的增大，药物黏膜吸收逐渐减小，如 51 肽的胰岛素口腔吸收的生物利用度仅为 0.5%。有人研究不同相对分子量（Mr）的水溶性化合物（190Da，194Da，5200Da，70000Da）的鼻腔吸收百分率(A)，发现 IgA 与 IgMr 有很好的线性关系($r=-0.996$)，因而选择适宜的吸收促进剂已成为这类大分子药物黏膜给药的关键。事实上，渗透促进剂的研究已成为当前黏膜给药系统中一个十分活跃的领域。

黏膜给药系统作为当前迅速发展的新剂型，对其质量评价还处于不断发展和完善之中。在进行黏膜给药系统的研究时，既要考虑其作为一般剂型的质量控制标准，又要结合给药部位，考虑到它的特殊性，尤其是黏附性和透膜性有别于其他给药系统，如有的黏附片还研究了溶胀度与释放速率的关系。随着科学合理的质量评价方法与指标的研究，将对黏膜给药系统的发展产生积极的促进作用。

第二节　口腔黏膜给药

在黏膜给药中，口腔黏膜给药占有比较重要的地位，与其他黏膜给药途径相比有如下特点：能避免肝脏首过效应，提高单位药物利用率，减轻不良反应；既可用于局部作用，又可用于全身给药；颊黏膜比其他黏膜的敏感度低，不易致敏；颊黏膜血流量大，渗透性较高；给药及移除药物均方便，患者顺应性高；口腔黏膜自身修复快，不易受损。

一、口腔黏膜的生理结构

口腔黏膜包括角化层、粒层、棘层、基底层和黏膜固有层。上皮细胞面积、角质层与非角质层组织厚度及组成等因素决定了口腔中不同部位黏膜对药物透过性的差异。根据不同区域口腔黏膜的特点，可将口腔黏膜分为颊黏膜、舌下黏膜、硬腭黏膜和牙龈黏膜，颊黏膜的面积最大，虽较厚，但未角质化，药物可透过进入体循环。舌下黏膜和牙龈黏膜较薄，血流丰富，前者未角质化，后者虽角质化，但均可作为给药部位。硬腭黏膜较厚且角质化，药物很难透过。

二、口腔黏膜给药系统的发展

早在 1847 年人们就已经使用硝酸甘油口腔黏膜给药，至 1935 年开始对口腔黏膜给药进行全面研究。口腔黏膜给药系统可分为：舌下黏膜制剂；口腔颊黏膜制剂；局部使用制剂，用于口腔局部的疾病治疗。其中舌下用制剂研究得最多。因为舌下黏膜通透性好，吸收迅速，服用方便。一些药物的舌下用药有可靠的生物利用度，并已有产品上市。口腔颊黏膜不如舌下黏膜的通透性好，不适宜药物的迅速吸收，其生物利用度也不如舌下黏膜吸收。在 20 世纪 60 年代，甾体类药物的颊黏膜制剂不断出现，因为此类药物胃肠给药经肝脏首过代谢作用后疗效降低。但随着新结构耐酶的口服甾体类药物不断面市，只剩下少数产品仍在使用。

当前口腔黏膜给药系统的研究主要集中在肽类药物方面，因为越来越多的生理活性肽被发现。其口腔黏膜制剂可以避免胃肠道的首过作用、酶代谢及酸降解。

目前舌下给药的制剂大多是为一些需迅速起效的药物设计的，如一些迅速崩解的片剂、软胶囊。药物吸收迅速，作用时间短。而颊部黏膜适于控缓释药物，常设计成黏膜黏附片剂，黏附膜剂，以增加与黏膜的接触面积及接触时间。

三、吸收机制及给药途径

1. 口腔给药的吸收机制

药物通过口腔黏膜吸收的机制可分为 3 种：①被动扩散，主要指非离子型药物，包括细胞间转运和细胞内转运两种方式；②主动转运；③胞吞作用。其中，被动扩散是药物透过黏膜吸收的主要方式。

与胃肠道给药相比，口腔黏膜给药可避免肝脏首过作用，以及酶解、酸解作用。但药物在口腔的吸收有两个主要障碍：生理障碍和酶障碍。口腔中的酶会使一些化合物在口腔中代谢失活。

口腔黏膜对化合物分子的透过性不如其他部位的黏膜好。一方面口腔的复层扁平上皮与皮肤的功能相似，可以阻碍一些物质的透过。另一方面由于口腔黏膜表面湿润，伴有水化现象，对药物分子透过有利。口腔黏膜比皮肤透过性高 4~400 倍。口腔中的角质层是药物吸收的主要障碍。口腔不同部位由于角质化程度不同，对药物的透过性也不同。一般认为其通透性依次为：舌下>颊>硬腭。黏膜的细胞间质结合部位有一定的空间，化合物分子可以通过。根据上皮细胞间质的结合紧密程度，可将其分为紧密结合型和疏松结合型。口腔中紧密结合型上皮细胞相对较少，不是口腔黏膜吸收的主要屏障。完整基层可能为分子量超过 70000Da 化合物透过的主要障碍。

口腔的生理状态也会影响药物的吸收。口腔黏膜的物理损伤和炎症使其黏膜吸收增加。口腔黏膜面糜烂将造成上层细胞的损伤，也就是说药物透过的主要屏障被破坏。当口腔有溃疡面时，对外源性物质的透过性将增加，但纤维节屏障依然存在，而且炎症的渗出物质会限制物质的透过。其次，上皮的炎症会增加药物的透过性，因为充血能够促进局部药物的吸收。当口腔受真菌感染时，菌丝在黏膜表面生长，使上皮细胞的表面受到影响而出现炎症反应，这时物质透过较完全。

化合物在口腔黏膜的吸收与皮肤相似，可看成简单扩散过程，吸收机制符合 Fick's 扩散定律。

2. 口腔给药途径

目前常用的口腔给药途径可分为颊黏膜给药、舌下给药和局部给药。但由于颊黏膜和舌下黏膜的生理结构不同，对药物吸收也表现出不同的特征，舌下黏膜对药物的通透性、吸收速度和程度都比颊黏膜高，但面积小，受口腔运动影响大，适于作为快速起效药物的给药部位。颊黏膜吸收面积大、受口腔运动影响小，更适合缓释给药，尤适于多肽和蛋白类药物。采用海藻酸钠、卡波姆和乙基纤维素为背衬层制得的盐酸普萘洛尔双层片在 pH=6.8 磷酸盐缓冲液中 12h 可释药 70%。家兔颊黏膜给药与静注给药后，心跳抑制率持续时间分别为 7.5h 和 2.4h。

四、口腔黏膜给药系统

1. 速释制剂

口腔黏膜给药速释制剂是指口腔黏膜给药后能快速起效的药物制剂，主要包括片剂（口腔崩解片、口含片、舌下片等）、口腔喷雾剂和缓释制剂等。

（1）口腔崩解片。

口腔崩解片遇唾液时能迅速崩解或溶解，FDA 规定其崩解时限为 1min，通常为 15s。口腔崩解片主要用于可经口腔黏膜吸收的急救药品或须迅速起效的药品，如硝酸甘油、硝苯地平、硫酸沙丁胺醇等。药物在口腔中崩解后，一部分通过口腔黏膜吸收，另一部分会随吞咽动作，通过咽部、食管和胃肠道黏膜吸收，发挥作用。Astra Zeneca 公司以交联聚维酮、阿司帕坦、甘露醇、微晶纤维素、无水枸橼酸、碳酸氢钠和微粉硅胶等为辅料，采用直接压片法制备佐米曲普坦口腔崩解片（商品名 Zomig-ZMT），对治疗偏头痛效果良好。采用固体分散技术制备的硝苯地平舌下片与普通片剂相比，体外 10min 的累积释放度是后者的 10 倍；体内试验结果表明，受试者服用舌下片后的 C_{max} 是普通片剂的 10 倍，生物利用度是后者的 8 倍。

（2）口腔喷雾剂。

口腔喷雾剂是一种通过一定压力将含药液体喷射到口腔黏膜上的制剂，具有分布广、吸收快、药物降解少的特点。有人比较了胰岛素单剂量人口腔喷雾给药与皮下注射给药的药动学及药效学。结果表明，与皮下注射给药相比，口腔喷雾给药有更高的 C_{max} 及更短的 t_{max}，有效作用时间达 2h。对硝酸甘油舌下喷雾剂与舌下片给予后的药效对比表明，前者的起效时间更快，作用更明显，肱动脉血管的舒张时间更长。制备两种不同的硝酸甘油舌下喷雾剂，一种采用乙醇为溶剂，另一种采用油为溶剂。人体舌下喷雾给药后，前者 AUC 约为后者的 3 倍，C_{max} 则达到 4 倍，表明舌下喷雾给予液体制剂时，药物在制剂与黏膜间的分配系数可显著影响药物的吸收。

2. 缓释制剂

口腔黏膜给药缓释制剂主要是指口腔生物黏附制剂，能长时间黏附在口腔黏膜表面，延长药物在口腔黏膜或病灶处的滞留时间，以增加疗效。理想的口腔生物黏附系统应满足如下要求：黏附时间足够长，通常是几个小时；可按需缓慢释药；可最大限度满足口腔黏膜对药物吸收的要求；不会刺激黏膜；有良好的顺应性；给药后不会干扰患者的正常生活，如交谈、饮水等。目前欧美口腔生物黏附给药制剂产品的市场份额正以每年超过 10% 的速度递增，可见其在制药领域的前景良好。

（1）生物黏附片剂。

生物黏附片剂是近年来研究最广泛的生物黏附给药制剂，在制备工艺、辅料应用及制剂体积等方面与普通片剂有较大差别。生物黏附片剂在经唾液润湿后可黏附在黏膜上，随后以合适的释药速度向黏膜或唾液中缓慢释放药物。以乙酸地塞米松为模型药，采用卡波姆、糊精、丙烯酸树脂等为辅料，制得用于治疗口腔溃疡的双层口腔生物黏附片。人体药动学研究证明，由可溶性高分子组成的双层片黏附性能良好，附于疮面能较长时间维持局部较高的激素浓度，吸收好、剂量低、不良反应少。不溶性高分子材料制成的不含药保护层，可延缓药物在口腔内的溶解，减少苦味，防止不适感，增加作用时间，提高疗效。经细胞毒性实验、溶血性实验、急性毒性实验和口腔黏膜刺激实验证明，该制剂具有良好的生物安全性。

（2）凝胶剂。

生物黏附凝胶多采用交联聚丙烯酸等聚合物为黏附性辅料。该剂型最大的缺陷是不能保持原有形状，给药后较易分散到机体各处，不能使指定剂量药物在药用部位释放，因此多限用于治疗窗较宽的药物。用聚甲基丙烯酸羟乙酯（HEMA）为控释层，甲基丙烯酸接枝乙烯醇聚合物 [poly（methylacrylic acid-g-ethylene glycol），p（MAA-g-EG）] 为生物感受器，聚氧乙烯（PEO）提高制剂的生物黏附力，设计了水凝胶生物黏附控释系统。体外试验表明，该系统可向多个方向同时释药，能以口腔、直肠、眼部等多种途径给药；还可减少指定部位药物剂量的流失，优于普通凝胶剂。

（3）膜剂。

口腔黏附用膜剂薄而软，能将药物直接释放到黏膜表面，快速吸收。与生物黏附凝胶剂相比，膜剂最大的优点是成形性好，给药后可直接黏附于给药部位，不会分散，可保持原状持续释药，因而剂量准确。这是其应用广泛的重要原因之一。我国对膜剂的研究开展较早，有研究在 20 世纪 80 年代采用乙基纤维素、乙酸纤维素为背衬层，再涂上明胶、聚维酮、羟丙甲纤维素、聚乙烯醇或海藻酸钠与甘油、药物（硝苯地平、硫氮酮或可乐定）的混合物，干燥后切成直径为 10mm、厚度为 0.05~0.5mm 的圆片状膜。家兔体内药动学研究表明，硝苯地平、硫氮酮膜剂能维持稳定而较持久的血药浓度，生物利用度比口服溶液剂组高。口腔生物黏附膜剂可治疗微生物感染引起的牙周炎。该膜剂是由抑菌剂、乙基纤维素及可降解的乳酸-羟基乙酸共聚物（PLGA）共同构成的。体外研究表明，该制剂可持续释药 4 周。

（4）液体制剂。

口腔生物黏附液体制剂与口腔速释给药液体制剂的黏度及所用辅料有较大差异。增大液体制剂的黏度既可保护黏膜表面，又可延长药物在口腔黏膜上的滞留时间。常用材料为羧甲纤维素钠（CMC-Na）等。当唾液缺少时，液体制剂本身可作为一种润滑剂帮助药物吸收。

五、促进口腔黏膜吸收的途径

药物在黏膜吸收部位的代谢及口腔黏膜通透性差为其生物利用度低的主要原因。因此要想获得理想的生物利用度，必须抑制药物在黏膜部位的代谢，增加黏膜对药物的通透性。

许多物质能够增加口腔黏膜的透过性，可分为化学和物理吸收促进剂。化学吸收促进是指通过改变黏膜的结构来促进药物的吸收，通常是一种不可逆的过程。物理吸收促进是通过有效地维持黏膜部位药物的浓度来增加药物的吸收，如形成具有黏膜黏附性的凝胶等方法。物理促进是一个可逆过程，当凝胶从黏膜部位清除后，药物可能被唾液稀释或因吞咽动作而清除。常见的化学吸收促进剂有金属离子螯合剂、脂肪酸、胆酸盐、表面活性剂、夫西地酸、羧酸等。此外，pH 值和渗透压也会影响药物的口腔黏膜吸收。

表面活性剂不仅可改变药物分子的一些物理特性，而且可以改变黏膜的结构，从而增加药物的黏膜透过性能。但表面活性剂对口腔黏膜的作用还没有得到证实。曾报道一些离子型表面活性剂，如十二烷基硫酸钠（SDS）可以增加某些药物口腔非角质化部位的吸收，它和牛磺胆酸钠能够增加水杨酸在口腔角质化部位的吸收。非离子表面活性剂吐温 80 对大多数药物的口腔吸收没有促进作用。

对胰岛素的大鼠口腔黏膜吸收研究表明，有效的促进剂有 SLS、月桂酸钠、十二酸/丙二醇载体系统等。非离子表面活性剂 Laureth-9 在低浓度下能够促进胰岛素的吸收。在吸收促进剂的作用下，胰岛素口腔吸收可达肌肉注射的 1/4～1/3。

氮酮(Azone)能够促进水杨酸的口腔黏膜吸收。用 Azone 处理面颊腔角质层能使药物的吸收增加 2.7 倍。

使用酶抑制剂也是增加药物口腔吸收的途径。某些研究提出胆酸盐对胰岛素的吸收促进作用是由于抑制了肽酶的活性。

第三节　鼻黏膜给药

鼻腔给药系统指经由鼻腔给药，发挥局部或全身治疗，或预防作用的一类制剂，尤其适用于除注射外其他给药途径困难而又需全身作用的药物，如口服难以吸收的极性药物、在胃肠道中不稳定的药物、肝脏首过作用强的药物和蛋白及多肽类药物等。作为全身起效的鼻腔给药制剂近年来上市产品数量大为增加，已上市的产品有舒马普坦、佐米曲普坦、麦角胺、布托啡诺、雌二醇、去氨加压素、布舍瑞林和降钙素等。

一、吸收机制

鼻腔给药吸收部位主要包括鼻甲骨和部分鼻隔在内的呼吸道区域，吸收区细胞表面具有大量微小绒毛，增加了药物吸收的有效表面积。鼻黏膜的穿透性较高而酶相对较少，对药物尤其是蛋白多肽类药物的降解作用比胃肠道黏膜低。鼻黏膜上皮下层有丰富的毛细血管、静脉窦、动-静脉吻合支，以及毛细淋巴管交织成网，使药物能迅速进入体循环。

药物经鼻黏膜的吸收主要通过 2 种途径：细胞途径和细胞间隙途径。脂溶性的药物转运方式为浓度依赖型的被动扩散、受体或载体介质和囊泡转运机制，极性药物经细胞间隙或小孔穿透表皮。脂溶性的药物经鼻给药后吸收快而有效，其药动学参数与静脉注射相似。极性药物经鼻吸收较差，相对分子质量更高的蛋白质类药物吸收度更低。鼻黏膜纤毛清除系统可保护呼吸道免受吸入的细菌、刺激物和微粒的侵袭。这些外来物黏附在呼吸道分泌的黏液上，随着黏膜上皮细胞纤毛的摆动而流动。许多极性药物由于相对分子质量过大，膜渗透率很低，黏膜纤毛的清除作用可以使之快速地由鼻腔吸收部位转移至食道，很快地被降解掉，吸收度下降。

二、鼻腔给药药物吸收的影响因素

了解影响药物吸收的各种因素对于鼻腔给药系统和给药装置的设计非常重要。其影响因素可大体上分为 4 类：鼻腔的生理条件、环境、药物剂型及给药装置。

鼻腔的生理因素：鼻黏膜纤毛清除率、鼻腔的病理学状态，如感染、过敏、鼻腔阻塞、鼻腔内酶对药物的降解、免疫功能、鼻腔血流量和流速等均会影响黏膜或纤毛的正常功能。

环境因素：温度、湿度。

药物剂型因素：制剂中活性成分的理化性质、对黏膜的刺激性、渗透率、黏性溶液、凝胶密度、粉末给药浓度和体积、药物的剂型。

给药装置因素：液滴或粉末的颗粒大小、药物的沉积部位和形式、用药后药物从鼻腔流失（指用药时药物进入口腔或从鼻孔流出，不包括鼻黏膜纤毛对药物的清除）。

三、鼻黏膜药物的促吸收途径

为提高鼻黏膜的吸收率，针对影响药物吸收的各种因素，国内外研究了多种促吸收途径。通过加入吸收促进剂、改变给药剂型和药物结构，以及加入肽酶和蛋白酶抑制剂等均可提高鼻黏膜给药的生物利用度。各种促吸收方法可多种合用，以达最佳效果。其中第一种方法最常用，研究较多且取得了一定的成果。

（一）吸收促进剂

吸收促进剂如表面活性剂、胆酸盐、脂肪酸和大多数磷脂可改变细胞磷脂双分子层结构，滤去蛋白，破坏黏膜外层，从而提高药物的细胞转运。这类吸收促进剂使得药物的生物利用度和黏膜的破坏之间有直接相关关系。相较之下那些可以使细胞间通道打开的促进剂，如壳聚糖、环糊精和磷脂等对于黏膜的破坏就弱得多。

吸收促进剂可在不同程度上对鼻黏膜产生损伤或刺激作用。胰岛素经鼻黏膜吸收被认为是效果确切的，有报道其鼻腔给药制剂包括鼻用气雾剂、喷雾剂、滴鼻剂等。但由于鼻黏膜较为脆弱，长期给药后易引起局部刺激和充血损伤。

有研究认为制剂中的吸收促进剂虽然会大大降低患者的依从性，但是在不加促进剂条件下则无降血糖效果。动物模型实验对众多吸收促进剂进行了评价，它们能大幅度提高药物在鼻腔的吸收度，但必须注意对于吸收促进剂效果的解释必须全面考虑，大鼠模型得出的结果往往较实际偏高，其他动物模型，如家兔和犬，结果往往不真实，其鼻腔的形态和结构与人差别较大，而且实验过程中麻醉剂或镇静剂的使用会影响到黏膜纤毛的清除机制。

1. 壳聚糖

多糖类材料作为鼻腔给药的促进剂受到了越来越多的关注。壳聚糖是从甲壳类动物的甲壳中提取出来的甲壳素脱乙酰化而得到的产物。其自由氨基可与有机或无机酸结合而生成盐。目前被接受的可用于鼻腔给药的壳聚糖盐为壳聚糖谷氨酸盐。有研究发现，给羊用壳聚糖做促进剂的吗啡鼻腔给药后，吗啡吸收度比吗啡溶液剂提高了一倍。人体志愿者试验证实了这一结果。

分子大小大于细胞间隙或紧密结合缝隙的水溶性药物对于鼻腔上表皮的穿透能力很差，一般不能经细胞途径扩散。目前认为壳聚糖促渗透作用机制是增大细胞间隙和生物黏附共同作用的结果。大量动物和人体试验结果显示，壳聚糖对鼻黏膜无毒、无刺激性。其他阳离子聚合物，例如聚-精氨酸、氨化动物胶也常作为鼻吸收促进剂，它们的作用机制与壳聚糖相似，动物实验显示，此类聚合物能很好地促进异硫氰酸荧光素-右旋糖酐和胰岛素的吸收，并且毒性极小。

2. 环糊精

近年来，人们对环糊精作为鼻吸收促进剂表现出极大的兴趣，这些环糊精是含有一个葡萄糖单元的环状低聚糖，可与脂溶性药物形成包含物，以增加它们的水溶性，而且环糊精可直接作用于上皮细胞，从而增加水溶性药物，如肽类和蛋白质对黏膜的通透性。用环糊精衍生物作为鼻腔吸收促进剂在动物身上显示出良好的促吸收效果，但至今仍未在人体上得到证实。目前鼻腔给药制剂使用环糊精主要是因为其能提高药物的溶解度。

3. 溶黏蛋白剂

采用鲑降钙素作为模型药，以大鼠和犬为实验对象，考察了 N-乙酰-L-半胱氨酸在不同动物鼻腔中对鲑降钙素粉末的促吸收作用，结果表明模型药在大鼠和犬体内的绝对生物利用度分别为 30.0% 和 24.9%，与舌下给药相比，其吸收速率明显增快，且无任何免疫反应和组织损伤，N-乙酰-L-半胱氨酸可能是通过降低鼻黏液稠度和提高上皮细胞膜通透性从而促进药物的吸收，可广泛用于蛋白质、多肽类药物的鼻腔给药。

牛磺胆酸钠盐、9-十二烷基醚(BL-9)、甘胆酸盐、多乙氧基醚 80、甘胆酸钠盐，卡波姆、十二烷基硫酸钠、皂角甙等均可作为吸收促进剂。从目前吸收促进剂的研究发展来看，药剂学家越来越倾向于选择生物相容性好、生物可降解且降解产物能被人体吸收的天然生物材料，例如壳聚糖就是利用从贝壳类动物中提取的甲壳素加工而成，明胶则来源于动物的皮、骨、腱与韧带中所含有的胶原。由此可见，天然吸收促进剂的应用，不仅降低了吸收促进剂对人体的毒副作用，而且也可在某种程度上对人体进行营养补充。

(二)新剂型的利用

鼻腔给药存在的最大问题是其对鼻黏膜纤毛的毒性和大分子药物的促吸收问题，除了选择低毒、高效的吸收促进剂外，通过改变剂型以延长药物在鼻黏膜的滞留时间，增加药物的吸收效果，也是提高肽类和蛋白类药物鼻黏膜吸收的新途径。鼻腔给药系统近年来得到了很大的发展，剂型多样化，技术含量高。研究较多的有气雾剂、粉剂、凝胶剂、乳剂、微球、微粒和纳米粒、脂质体等。根据药物不同的理化性质选用合理的剂型可以有效地提高生物利用度。

以卡波姆、壳聚糖、乳糖为载体材料制备了右旋糖酐鼻腔给药微球，以新西兰大白兔为实验动物，进行了生物利用度研究。结果发现卡波姆微球和壳聚糖微球给药后，右旋糖酐的血浆半衰期明显长于静脉注射。卡波姆微球的药物血浆半衰期明显长于乳糖微球。卡波姆具有良好的生物黏附作用，使微球在鼻腔的滞留时间延长，降低了黏膜纤毛清除作用。不溶性粉末制剂药物的吸收度提高可能与其在鼻腔的存留时间得到延长有关。可溶性粉末制剂生物利用度不高，可能是因为在鼻腔内迅速溶解，短时间内即被纤毛所清除。研究还发现，不溶性固体物质对药物穿透黏膜上皮无促渗透作用，因而一般不会破坏鼻黏膜上皮组织的完整性。

四、鼻腔给药系统开发新动向

由于鼻腔给药药物可以经由鼻黏膜快速吸收入血，达到体循环，因而可以用于一些突发状况和急救，如勃起功能障碍、急痛、恐慌、恶心、心脏病突发等。鼻腔给药还可以用于一些慢性病，如糖尿病、生长功能障碍、骨质疏松和子宫内膜异位等，治疗这些疾病的新药多为蛋白多肽类药物，通常只能注射给药才能吸收，鼻腔给药成为这类药物新的给药途径。

鼻腔疫苗的研制也是近年来经鼻给药研究的一个新方向。一些注射用疫苗并非都能达到理想的免疫效果，如鼠疫疫苗。还有一些疾病，如破伤风和白喉在全球引起的死亡率很高，目前批准的这类类毒素疫苗需用注射器进行注射，患者的依从性低。为了方便人们独立使用，提高疫苗的覆盖率和有效率，寻求注射以外的免疫途径是当前疫苗的研究热点。传统的免疫途径多为注射给药，患者的顺应性较差，可能会引起二次感染，且不能有效诱导黏膜免疫应答；而鼻腔免疫方便安全，免疫调节剂和疫苗传递系统等佐剂策略的应用使其能够成功诱导较高水平的系统和黏膜免疫应答，保护机体不受细菌和病毒等黏膜致病菌的侵袭，是一种很有发展前景的非侵入性疫苗黏膜免疫途径。近年来，美国国家过敏症及传染病研究所的科学家们成功研制出一种鼻喷式 SARS 新疫苗，经实验证实其可以保护猴子免受 SARS 病毒的侵袭，并且也可用于人类以抵抗 SARS 传播，只需单剂量给药便可发挥预防功效。现已对破伤风和白喉经鼻给药疫苗进行了大量的研究，经常使用的促渗透剂有环糊精、胆盐、表面活性剂和阳离子聚合物等，剂型多为微球和脂质体。动物实验结果显示，这类鼻腔疫苗同注射用疫苗相比呈现出良好的效果。随着对黏膜给药发挥局部作用或全身作用研究的发展，科学家们发现，在黏膜给药发挥局部或全身作用的同时，药物往往能够激发自身免疫系统，产生自体免疫作用，对药效起到加强作用。黏膜作为身体的一种特殊屏障，它的表面除了有丰富的毛细血管网外，还有丰富的淋巴管网，它对外来物质有一定的识别功能并产生相应的自体免疫反应。蛋白及多肽类药物作为免疫抗原，激发黏膜免疫反应，对于那些抗呼吸道感染的疫苗不但可起到全身免疫的作用，而且可以起到局部黏膜免疫作用，从而更有效地预防经黏膜感染的疾病。如现已上市的流感疫苗，就是通过鼻黏膜给药从而直接发生黏膜免疫反应产生抗体，治疗流感。有人以复凝聚法制备的壳聚糖纳米粒包载质粒 DNA 进行抗 HBV 核酶的实验研究，考察了纳米粒的大小、形状、表面电荷、包载率和纳米粒保护质粒免受核酸酶消化的能力及其转染能力，结果表明经鼻给药后，实验组小鼠血清中抗 HBsAg 抗体水平低于裸露 DNA 和吸附氢氧化铝的 HBsAg 所激发的抗体水平，但 2 周后的检测结果显示，质粒 DNA 壳聚糖纳米粒免疫小鼠的免疫球蛋白水平仍高于临床免疫保护水平。这表明作为鼻腔 DNA 疫苗的载体和佐剂，以壳聚糖纳米粒包载药物进行接种可达到有效的免疫保护作用。破伤风类毒素经鼻接种后的免疫应答反应结果发现，细胞坏死因子(CNF1)能有效诱导黏膜产生专一、长效的抗破伤风类毒素免疫应答，将免疫后小鼠给予致死剂量的破伤风类毒素进行攻击后，小鼠体内仍能维持有效的免疫水平。这表明 r-鸟苷三磷酰酶激活的 CNF1 是一种有效的鼻腔疫苗佐剂。鼻腔疫苗产品的开发，将大大减轻婴幼儿疫苗接种时的疼痛感并降低接种风险，同时也适合大规模流行性疾病暴发时大范围人群的疫苗接种，起效迅速、能有效遏制病毒扩散。

目前有一种看法认为药物可以经鼻腔直接到达大脑，因此一些在中枢神经系统发挥作用的药物经鼻黏膜给药后，起效快，疗效确切，如吸入可卡因可以很快产生安乐感。曾经有人提出可卡因之所以能如此快地起效，除了鼻腔吸收很快外，另一个原因就是能够从鼻腔直达并且有选择性地分布在大脑特定区域。动物实验显示，经鼻吸入可卡因后，在最初的时间段里大脑内的浓度高于静脉注射的浓度。其他多种药物研究结果与此类似。药物经鼻给药后在大脑特定靶部位的浓度高于其他给药途径的浓度。大鼠模型显示，多巴胺经鼻吸收后分布到嗅叶，浓度可达静脉注射的几倍。然而，值得强调的是，出现在脑组织部位的药量小于鼻腔给药的总量。研究发现，药物可直接通过鼻腔顶部的嗅觉区域到达，它是人体神经系统唯一与外周系统直接相连接的部位。药物通过嗅觉上皮的机制为细胞途径、细胞间隙途径和新发现的细胞内轴突途径或其中几种途径相结合。前种途径药物转运比较迅速，瞬间即可发生，而最后一种细胞内轴突途径，药物往往需数小时才能到达。经鼻给药系统由于可直接将药物转运至大脑，起效迅速并可达特定靶部位，对于一些脑部疾病如帕金森病、阿尔茨海默病等提供了广阔的发展前景。目前的研发关键在于提高药物达到的比例。

鼻腔内毛细血管丰富、蛋白酶含量相对较少，因此成为亲水性大分子药物和蛋白质、多肽类药物比较理想的给药新途径。近年来，一些国内外的专家学者们在这方面已经开展了大量的基础研究工作，对鼻腔给药新剂型的应用和发展起到了巨大的推动作用。目前，已经有一些蛋白质、多肽类药物的鼻腔给药产品上市，如瑞士 Novartis 公司的降钙素（Calcitonin）、德国 Ferring 公司的去氨加压素（Desmopressin）及法国 Aventis 公司的布舍瑞林（Buserelin）等，而近期一种采用鼻腔喷雾方式接种的流感疫苗（FluMist）也获得了 FDA 的正式批准。

1. 热敏凝胶

热敏凝胶可随温度变化而发生形变，低温时在水中即能溶解，大分子链因水合而伸展，当升至一定的温度时，可因急剧的脱水合作用而呈凝胶状，因此利用热敏凝胶可通过人体体温的变化或在体外局部施加热场从而实现药物的可控释放。有人利用酸化壳聚糖和聚乙二醇的混合物制备了一种新型热敏凝胶，该剂型能通过滴剂和喷雾剂进行鼻腔给药，在温度低于 37℃ 时以液态形式存在，高于 37℃ 时即能转化成凝胶，降低了鼻纤毛的清除率，使药物得以缓慢释放，他们运用共聚焦激光扫描电镜测定荧光标记的胰岛素在大鼠鼻腔内的吸收情况，结果表明在给药 4~5h 后，血糖浓度与初始血糖浓度相比降低了 40%~50%，且无不良反应。这些研究都证实了以热敏凝胶制备的新剂型能明显促进亲水性大分子药物在鼻腔内的吸收。

2. 微球

微球能通过调节和控制药物的释放速度从而实现药物的长效释放，同时又能保护蛋白质或多肽类药物不被降解，然而不同高分子材料制备的微球也有着不同的释放特性和生物黏附性。有人以荧光标记的胰岛素和葡聚糖作为模型药，氨化凝胶微球为载体考察了多肽类药物经鼻腔给药的释放速度，结果发现氨化凝胶微球中胰岛素的释放速度明显慢于未经氨化凝胶处理的微球，二者 30min 后的累积释放率分别为 18.4% 和 32.4%，8h 后分别为 56.9% 和 75.1%；但是，2 种微球中葡聚糖的释放速度都较快，差异无统计学意义，这提示影响控释行为的因素可能与模型药和微球间的静电作用有关，同时，与氨化凝胶微球混悬制剂相比，氨化凝胶微球干粉制剂能显著增加胰岛素在鼻腔内的吸收，其作用机制可能是：微球的亲水凝胶性质能吸取鼻黏膜表面水分，导致上皮细胞膜短暂性缺水，使细胞间隙增大，有利于生物大分子的通过；微球表面带有正电荷，能与带负电荷的鼻黏膜结合从而促进药物吸收；微球具有生物黏附性，可延长药物在鼻黏膜表面的滞留时间；而混悬制剂为液体制剂，大大削弱了微球的亲水凝胶性质，而且其流动性也缩短了药物在鼻黏膜表面的滞留时间。

3. 脂质体

脂质体具有类似生物膜的结构，具有细胞亲和性、适合体内降解、无毒性和免疫原性，用于鼻腔给药能显著降低药物对鼻纤毛的毒性作用，是一种良好的药物载体。有研究采用薄膜分散-超声挤压过膜法制备了鲑鱼降钙素柔性脂质体，并以大鼠为实验动物，以鲑鱼降钙素普通脂质体、鲑鱼降钙素水溶液作为参比制剂，对三者经鼻腔给药后的降血钙效应进行了比较，结果表明水溶液组经鼻腔给药 8h 后的降血钙效应仅为（2.3±1.6）%，普通脂质体组为（3.7±1.7）%，而柔性脂质体组为（19.1±4.1）%。此外，据报道柔性脂质体也可以显著降低去氧胆酸钠的鼻纤毛毒性。因此，利用柔性脂质体优越的变形性能，可降低药物透过鼻腔上皮黏膜进入血液循环时所遇到的阻力，有望提高蛋白质、多肽类药物的鼻腔给药效率，降低药物和辅料对鼻纤毛的损害。

由此可见，一些新剂型的应用确实解决了许多生物药物的给药难题，动物实验也证实了它们都具有很好的疗效，但是蛋白质、多肽类药物常常需要室温保存，温度过高有可能导致其发生变性，从而降低或改变药效。因此，从长期用药的角度出发，应尽量减少缓释制剂的给药次数，以减少鼻腔的不适症状。

给药装置的发展促进了鼻黏膜给药系统的临床应用。OptiNose 是挪威 Oslo 公司开发的一种新型给药装置，它通过人体自身呼气进行鼻腔给药，由于人体呼气的同时，口鼻处的软腭自主闭合，药粉在 2 个鼻孔之间可形成双向递送，即气流从一侧鼻孔吸入，由另一侧鼻孔呼出。以 9 名健康志愿者作为研究对象，采用闪烁显像法对该装置进行实验研究，结果表明与传统手压喷雾泵相比，此新型鼻腔给药装置能减少药物在鼻前区的沉积，显著提高药物在重要吸收区的沉积，为慢性鼻充血和鼻息肉的治疗提供了新的机遇，也为药物递送入脑治疗提供了可能。美国 Kurve 公司也设计了一种称为 ViaNase 的经鼻药物输送装置，其由一个鼻腔雾化器和一个喷雾瓶组成，这种采用控制颗粒分散方法的结构紧凑的电子喷雾技术比传统喷雾瓶、吸入器、雾化器更舒适、更有效，其产生的微滴也更均匀，该装置所产生的涡旋流可将药物从鼻黏膜输送到鼻旁窦，增强药物的穿透性，吸收效果更好，疗效也更佳，而在传统的药物输送过程中大部分药物被迅速吞入，药物在鼻腔内的滞留时间短，不能完全发挥疗效；此外，这种技术也能装载单位剂量安瓿的药盒，减少了防腐剂的应用及其所带来的不良反应。

鼻腔作为人体呼吸系统的第一道屏障，对于改变其上皮黏膜细胞形态和结构、黏液 pH 值、纤毛摆动及长期用药对鼻腔功能的影响，特别是药物穿透血-脑屏障后可能导致的后果，并没有具体的安全性评价方案和指标，目前的研究还只停留在鼻腔对药物制剂耐受程度的考察阶段，而且鼻腔制剂生产工艺成本也是一个需要考虑的问题，关于鼻腔给药系统的研究和生产都还有待完善和改进。虽然目前大部分鼻腔制剂还仅仅集中在对过敏性鼻炎、偏头痛、癫痫等局部和急性病症的治疗上，但随着鼻腔给药系统的不断发展，其必将在全身性疾病和脑部疾病治疗、鼻内疫苗接种、激素替代或补充治疗，以及老人和儿童用药等方面发挥出巨大的应用潜力。

第四节　眼黏膜给药

随着对黏膜用药研究的不断深入，人们发现一些药物还可以通过眼部用药而进入体循环。如采用多种动物和不同剂量对多肽类药物经眼黏膜全身吸收进行试验。结果发现分子量 5000Da 左右的多肽类可以吸收进入体循环，产生生理活性作用。

一、眼的解剖和生理

眼球分眼球壁和眼内容物两部分。内容物有房水、晶状体和玻璃体，并与角膜共同构成眼的屈光装置。眼球壁自外向内为纤维膜、血管膜和视网膜三层。

(1)纤维膜(fibrous tunic)为眼球的最外层，前 1/6 的部分为角膜，后 5/6 的部分为巩膜，两者交界处称角膜缘。

角膜(cornea)无色透明，略向前方突出，边缘与巩膜相连。角膜自外向内分为五层：前上皮(anterior epithelium)、前界膜(anterior limiting lamina)、固有层(substantia propria)、后界膜(posterior limiting lamina)、后上皮(posterior epithelium)。

巩膜(sclera)由致密结缔组织组成，质地坚韧，呈乳白色不透明状，血管较少，有保护和支持眼球的作用。

(2)血管膜(vascular tunic)是富含血管和色素细胞的疏松结缔组织，又称色素膜。血管膜自前向后分为虹膜、睫状体和脉络膜三部分。

(3)视网膜(retina)是眼球壁的最内层，具有感光性能，前方与视网膜盲部相连续，二者交界处呈锯齿缘。眼球后端的视网膜有视神经穿出。视网膜主要由 4 层细胞组成，自外向内依次为色素上皮细胞、视细胞、双极细胞和节细胞。上皮表面的泪液膜富有糖蛋白和类脂，有保护角膜的作用。

二、眼黏膜给药的优点与限制

药物通过眼部给药而吸收进入体循环有许多优点：简单、经济，目前发现有些药物通过眼黏膜吸收与注射给药同样有效，而与注射给药相比，眼部给药简单、经济；可以避免肝脏首过作用；眼部组织与其他组织或器官相比，对于免疫反应不敏感。适用于蛋白质类、肽类药物，而且这些药物往往口服吸收不理想。

当然药物通过眼部吸收仍存在许多问题：眼部刺激性问题，眼睛很敏感，如果药物有刺激性，不仅会损伤眼组织，而且会引起流泪，使药物稀释；药物剂量损失，眼部用药流失量大，容量小，一般眼部仅有 7μL 的容量；药物在眼部的停留时间问题，目前常用的眼用制剂在眼部停留时间短，停留时间长的制剂，如眼药膏，又对视线有障碍，因此对眼黏膜用药造成了困难，一般病人难以接受把眼作为输送药物的器官。

三、药物的眼吸收

迄今为止，眼结膜囊内局部用药仍是眼部最常见的用药方式。药物在眼部的吸收分为角膜和非角膜两个吸收途径。角膜吸收一般是眼局部用药的有效吸收途径；而非角膜吸收则不利于药物进入房水，但却是药物经眼进入体循环的主要途径。非角膜吸收途径中药物在角膜-结膜缘被局部毛细血管吸收进入大循环。角膜透过性差的药物有明显的非角膜吸收，如菊粉、庆大霉素、前列腺素等都有明显的非角膜吸收。

角膜吸收为大多数眼部用药所需的吸收机制。角膜的转运机制：药物穿过脂溶性的角膜上皮细胞，在角膜摄取和吸收。受角膜的上皮细胞控制，药物从角膜向前房转运，会在角膜中储留。

对于角膜吸收，角膜外层上皮细胞为药物的转运屏障，角膜对药物透过性质与药物的水溶性有关。水溶性太大的药物不易透过角膜屏障，脂溶性大的药物比较容易透过角膜，但却不易从角膜向眼的深层组织渗透，因此，在水和脂溶性介质中均有一定溶解度的化合物，最利于在眼角膜的转运。

四、影响眼生物利用度的因素

无论是眼局部用药，还是通过黏膜吸收而产生全身作用，均受到眼生理条件的限制，使生物利用度偏低。这些生理因素包括剂量损失，由于眼部的容量有限，在使用时会使90%以上的剂量损失；泪液的稀释作用，药物在前角膜区被泪液稀释，由于泪液的持续流出，而使眼局部用药大量损失；鼻泪腺的消除作用，一部分药物通过鼻泪腺通道，从眼角膜前区消除；泪液中的一些物质与药物相互作用，泪液中的一些物质，如蛋白质，可与药物产生相互作用，而降低药效；药物在眼组织中的吸收：药物进入眼部各组织中，特别是角膜和结膜会产生吸收。药物在这些组织中的吸收程度是决定其生物利用度的重要因素之一。

药物进入眼内后，可能的消除途径有泪液、鼻泪腺、角膜吸收、结膜摄入。

药物滴入眼内后（$50\sim70\mu L$），在5min内通过鼻泪腺消除，恢复到正常泪液的体积（$7.5\mu L$）。这导致了80%的药物损失，但这一消除途径还没对药液的浓度产生很大的影响。随后泪液的产生（$0.66\mu L/min$）和稀释，使药物的浓度下降。

鼻泪腺是药物剂量损失的主要途径。75%的药物从此途径在使用后的5min内损失。由于鼻泪腺的损失（部分药物可通过鼻泪腺，进入鼻腔而被鼻黏膜吸收），眼生物利用度降低了71%。仅有1.2%使用药物被吸收。

在兔体中对匹罗卡品的眼生物利用度进行研究。结果表明：鼻泪腺的消除速度与使用剂量有关。使用剂量越小，滴眼液的眼生物利用度越高。这可能是由于匹罗卡品以一级动力学速度消除，其消除速度常数随滴眼液的量的下降而下降。

五、眼黏膜吸收促进剂

眼部给药量有限，且药物停留时间短，容易流失，因而生物利用度低。为了提高眼黏膜吸收的生物利用度，常需要使用吸收促进剂。眼吸收促进剂对刺激性方面要求较高。BL-9、Brij-78等聚氧乙烯醚非离子表面活性剂及烷基多糖在0.5%或低于0.5%时能促进肽类药物的眼部吸收，且没有刺激性。在烷基糖苷中，具有12-14碳链的麦芽糖衍生物活性最强。

六、眼黏膜给药的发展

目前对肽类药物的眼黏膜给药研究较多。因为肽类药物口服吸收差，在胃肠道易被肽酶水解，所以注射给药成了肽类药物进入人体的唯一有效途径。但大多数病人特别是慢性病人不喜欢注射给药。黏膜给药给这类药物方便有效地进入体内带来了新希望。

研究表明促甲状腺素释放激素、脑啡肽、催产素、抗利尿激素、促黄体生成素释放激素、生长激素抑制素、前促尿钠排泄激素、肠血管作用激素、降钙素、血糖素、内啡肽、促肾上腺皮质激素及胰岛素等都能够经眼吸收产生全身性作用。

胰岛素的眼部吸收受到了广泛关注。研究表明5%的胰岛素(250μg)眼部吸收能够产生相当于静注50μg的降糖效果。用BL-9或Brij-78能明显改善胰岛素的眼吸收。使胰岛素的有效降糖浓度降至0.25%或更低。

眼部长效制剂的发展将使更多的药物能够有效地从眼黏膜吸收。如眼用膜剂,以亲水性高分子材料为基质的凝胶剂等。这些剂型能有效地延长药物与眼部的接触时间,并能有效地控制药物的释放速率。

第五节　子宫及阴道黏膜给药

一、子宫黏膜给药

在20世纪60年代,子宫内药物释放系统(intrauterine delivery system, IUDS)主要用于对口服避孕药有副反应的妇女。不含药物的IUDS主要通过其机械作用来阻碍受孕。这种避孕作用在IUDS与子宫内膜接触面积较大时比较可靠。也就是说这时IUDS的体积愈大,其作用也就愈可靠。但体积增大,刺激性也随之增大,会引起出血,子宫收缩疼痛,也容易脱落。为了消除这些副作用,近20年来开发了许多种类的IUDS。但仅仅通过形状和大小的变化并不能够既降低副作用,又有效地避孕。因此人们开始研究载药IUDS、含铜IUDS、含孕激素IUDS。目的是减小IUDS的体积,增加避孕作用。这些系统使用了T形装置,对一些较大的IUDS,加入一些抗纤维蛋白溶解剂,如ε-氨基乙酸,以减少出血和疼痛。

1. 子宫的解剖和生理

子宫分为体部、底部与颈部。体部与底部的子宫壁自内向外分为内膜、肌层和浆膜。

(1)内膜(endometrium)由单层柱状上皮和固有层组成。上皮有纤毛细胞和分泌细胞两种。固有层内的结缔组织细胞多呈梭形或以突起相连,称为基质细胞,细胞分化程度较低,可合成和分泌胶原蛋白,并随子宫内膜的周期变化而增生与分化。固有层有子宫腺,子宫腺为单管腺,开口于子宫腔,腺上皮与子宫表面上皮相似,腺体末端近肌层处常有分支。固有层内血管丰富,还有淋巴管和神经。

子宫内膜可分为深、浅两层。浅层较厚,称功能层。自青春期起,此层发生周期性剥脱和出血,即月经。妊娠时,功能层则继续增厚,以适应受精卵的种植与发育。深层较薄,紧靠肌层,称基底层,较为致密,细胞和纤维较多。此层于经期时不脱落,有增生和修复功能层的作用。

子宫内膜的血管来自子宫动脉的分支,动脉通过肌层时发出许多与子宫腔面垂直的放射状小动脉进入内膜,在进入内膜之前,每支动脉分为两支。一支为较直而短的直动脉,营养基底层;另一支为主干,称螺旋动脉,在内膜内弯曲行走,直至浅层,形成毛细血管网和较大的窦状毛细血管。毛细血管汇入小静脉,穿过肌层,汇合成子宫静脉。

（2）肌层（myometrium）很厚，约 12~15mm，由许多平滑肌束和结缔组织组成。肌层自内向外分为黏膜下层、中间层和浆膜下层。

（3）浆膜（peritoneum）又称子宫外膜，覆盖子宫的外表面，通过宽的、贯穿有动脉的韧带组织与盆腔两端相连。

2. 子宫内药物释放系统的设计

设计 IUDS 要考虑子宫的形状。宫腔内膜表面，仅通过薄薄一层黏膜及一些分泌液相互连接。子宫的体积与子宫肌肉的收缩状态有关。子宫肌肉纤维收缩时，宫壁变厚，子宫缩短，宫腔变小。

T 形的 IUDS 与子宫腔吻合最好。产生子宫收缩、紧张的概率最小。一些临床数据表明：T 形 IUDS 引起疼痛及出血的概率仅为环形 IUDS 的 1/5，脱落率仅为通常环形 IUDS 的一半。这些现象的原因为：

（1）T 形 IUDS 与子宫腔内形吻合良好，从而降低对子宫肌肉的干扰。

（2）T 形 IUDS 在位移、转动的情况下，与子宫仍有 3 点接触。

T 形 IUDS 虽然副作用低，但避孕作用也随之降低。一项临床统计表明 T 形 IUDS 有18%的怀孕率。这是由于 T 形 IUDS 的表面积较小（3.15cm^2）。IUDS 的避孕效果与子宫的接触面积成正比。

T 形 IUDS 是个很合适的药物载体，用来在子宫释放具有避孕作用的药物，达到长效避孕作用。最早 Zipper 等人提出这一设计思想。他们将有抗孕作用的铜丝绕在 T 形塑性材料上。进而产生了载铜 IUDS 商品（Cu-7，G. D. Searle & Co）。这个装置含有 8mg 的铜，缠绕在聚丙烯材料上，其有效面积为 200mm^2。1974 年 FDA 批准 Cu-7IUDS 进入临床，随后正式批准上市。目前市场上仍有此类产品，如：Cu-380A。

1976 年 FDA 批准了孕酮控释 IUDS，此装置用 T 形有机硅材料制成，内部含有黄体酮，悬浮在硅油中，控制释放，用于子宫内避孕一年。

3. 几种载药的 IUDS

（1）雌激素类 IUDS。

载有激素 IUDS 首次在动物体进行试验的目的是延长硅聚合物骨架 IUDS 的保留时间。载有激素的 IUDS 能在体内缓慢释放活性成分，如甲烯雌醇，从而改善了硅聚合物骨架 IUDS 的保留时间，并且载有雌激素 IUDS 能产生典型的子宫分泌内膜。

1970 年载有抗孕活性化合物的长效 IUDS 首次在人体进行试验。将口服无效的黄体酮聚合物胶囊安装在 IUDS 环上。短期使用后子宫内膜组织上发生了变化。其避孕作用是由于干扰了正常的生殖过程。后来又开发了若干种形状、大小各异的载激素 IUDS。其中 Scommegna 的孕激素释放系统获美国专利。但这些早期的载药 IUDS 脱落率较高，且副作用较大。

T 形 IUDS 的尾部由一个中空的聚硅氧烷材料构成，内含药物。由于药物释放太快（300μg/d）而使其使用受到了限制。克服这一问题的关键在于寻找一个能使孕酮类药物缓慢释放的聚合物材料。

Pharris 等开发了一种新型的 IUDS，将孕酮类药物的微晶混悬在聚硅氧烷液体中形成含药核心，由乙烯乙酸乙烯酯（EVA）形成控释层，整个释药腔构成 T 形 IUDS 的直柄部。

由于多聚物的透过性能改变,释放速度比聚硅氧烷 IUDS 慢得多。这种以 EVA 为基材的载孕酮 IUDS,称为 Progestasert,已广泛使用,子宫内有效避孕期为 12 个月。

(2)雌三醇葡萄糖苷酸 IUDS。

雌三醇葡萄糖苷酸具有抗雌二酮的作用,在家兔体中的初步实验证明:每天释放 1.25μg 能够有效地抑制卵子的生长和植入。雌三醇葡萄糖苷酸 IUDS 仅在局部作用产生避孕效果,因为它不影响正常的排卵和受精。在狒狒体中做进一步研究表明:载雌三醇葡萄糖苷酸 T 形 IUDS 对子宫内膜没有明显的影响,子宫内膜腺体和基质的增生活性也没有受到明显的影响,对生殖周期没有明显作用,对雌三醇葡萄糖苷酸的血中浓度也没有明显作用。

(3)抗纤维蛋白酶 IUDS。

有抗纤维蛋白酶作用的化合物,如氨基己酸,可以减轻 IUDS 所引起的子宫疼痛及出血等副作用。在猴体的初步实验显示:仅仅用口服剂量的 1/500 就可使出血率降低 50%。

4. IUDS 的药动学与药效学研究

(1)IUDS 的药动学研究。

在大鼠体内将载孕酮 IUDS 与孕酮口服、皮下注射进行生物利用度及组织分布比较研究。用 $[H^3]$ 标记孕酮,给大鼠灌胃,结果发现药物大部分分布在肝脏,没有组织靶向性,子宫、阴道中的浓度很低。服药 4h 后,子宫、阴道中的浓度只占服用剂量的 0.15%。在随后的时间里,孕酮专有组织,如子宫、阴道中的浓度升高,但与非靶向组织中的浓度相比,仍很小,服用 8h 后靶向组织中的浓度仅为非靶向组织的 1/20。皮下注射的结果与口服的情况相似。

如将孕酮直接注射进子宫腔角,药物会被子宫组织迅速吸收。药物的浓度呈二指数模式降低,即分为 α、β 两个阶段。α 阶段大约为 60min,为分布阶段;β 阶段消除开始减缓。子宫里的药物放射活性的下降速度正好与肝血中药物放射活性增加的速度相等。

黄体酮子宫内给药能在子宫组织中长时间维持相对高的药物浓度。在非靶向组织中,如脑、肺、肌肉中的浓度很低。孕酮子宫用药的生物利用度比口服灌胃、皮下注射用药高大约 45 倍。孕酮从子宫内膜吸收极快。用药 5min 后,孕酮已被子宫内膜吸收了 95%。在小鼠体上的研究结果也与大鼠体上的研究结果相同。很显然,子宫内膜是孕酮吸收的一个非常有效的途径。

生物药剂学研究表明载孕酮 IUDS 中的药物首先由子宫内膜吸收,而后迅速分布进入子宫组织(A 房室),以一级动力学模式,进入身体其他部分,特别是肝脏,其速度常数 K_e 为 0.110/min,同时孕酮向子宫深层扩散(B 房室)。这种子宫内的分布是个可逆过程,$K_{12}=8.27\times10^{-4}/min$;$K_{21}=3.09\times10^{-3}/min$。

(2)孕酮 IUDS 的临床疗效。

孕酮 IUDS 的临床疗效取决于每天孕酮的释放量。用空白作对照,对不含药物 IUDS 的疗效进行了一年的研究,怀孕率为 22%。当使用每天释放 10μg 孕酮 IUDS 时,怀孕率降低至 5.2%;每天释放 25μg 孕酮时,怀孕率降至 2.7%;每天释放 65μg 孕酮时,怀孕率进一步降至 1.1%,如果将每天的释药量增至 120μg,怀孕率仅略有下降,为 0.6%。综合考虑 Progestasert 孕酮 IUDS 的释放量为 65μg/d。

当释药剂量为 65μg/d 时，会使孕酮的水平降低 5～10 倍，而使雌二醇的水平增加 50%～75%。但血中激素水平没有相应的变化。

在载孕酮和不载孕酮的 IUDS 使用者之间，血中孕酮、雌二醇、黄体激素（FH）和促卵泡激素（FSH）的浓度没有差别。正常排卵月经周期中垂体激素信号、排卵激素反应正常。这表明子宫内释放孕酮激素不产生全身性的内分泌变化。其作用机制并不是由于抑制了排卵，因为孕酮 IUDS 的每天释药剂量比排卵前黄体产生的内源性孕酮的剂量小得多。IUDS 释放的孕酮直接与子宫壁上的孕酮受体作用，在分泌衰竭期产生一个子宫内膜，阻碍卵子植入。因此，载孕酮 IUDS 直接作用在靶组织，不抑制 FH、FSH，不干扰正常排卵。

5. IUDS 的发展

目前载药 IUDS 可分为以下几类。

（1）膜控贮库型：这类 IUDS 含有聚合物膜，膜既包裹药物，又控制药物的释放。这种膜控贮库型的 IUDS 又可进一步分为：

①单相膜控贮库型，药物为固体，由生物兼容性聚合物，如硅氧烷弹性体、聚乙烯材料包合而成。膜控释放一般设计为零级动力学模式。硅氧烷弹性体广泛用于膜控贮库型 IUDS，因为它对多种药物透过性良好，并且和组织生物兼容性好。但它的抗拉强度不够好，让使用受到了一定的限制。使用聚二甲基硅氧烷与聚碳酸酯的共聚物可以改善硅氧烷材料的拉力。

②多相膜控贮库型，药物为混悬溶液，由聚合物包裹，可以恒定释放药物。Progestasert 就是其中一个典型例子。

从理论上讲，如果药物溶液为饱和状态，应以零级速度释放。可以通过改变 IUDS 的理化性质来调整释放速率，如改变聚合物的通透性。通过改变药物饱和溶液的体积，溶液与聚合物的接触面积，以及选择适当的药量，可以调整 IUDS 在体内的有效时间。

Progestasert 的有效期只有一年，因为在第一年，60% 的药物已被释放。随后释药率下降了 20%。目前正在开发一种 3 年的载孕酮 IUDS，最近已进入临床。

（2）聚合物骨架控释型 IUDS：聚合物骨架控释型 IUDS 将药物分散在交联聚合物骨架中形成。可进一步分为以下几种。

①取回型聚合物骨架控释 IUDS：这种 IUDS 可以在使用结束时取出。可将药物粉末与半固体的硅氧烷弹性体混合而形成骨架，也可以通过先将药物粉末与聚乙烯颗粒混合，而后熔融成形。释药量与时间的平方根呈线性关系。

②生物降解型聚合物骨架控释 IUDS：此体系不用在结束时取出，载体可在一定时间释药后，在体内降解自然消除。可将药物及聚合物，如聚乳酸共溶于有机溶剂中，加热熔化，而后挥去溶剂至成形。药物的释放速率由聚合物的水解和药物的扩散共同决定。

③多层型聚合物骨架控释 IUDS：这种 IUDS 是膜控与骨架的结合体系。在美国专利中有几种此类的 IUDS。用控释膜包裹高透过性的多孔骨架制成。此体系对大多数药物有较高的释放速率。

多层型聚合物骨架控释 IUDS 可用于炔诺酮等药物的控制释放。左炔诺酮（levonorgestrel）多层聚合物控释 IUDS 的初级临床结果是理想的，并已在法国注册。它为 T

形装置，在垂直部缠有铜线，并有一个多层硅氧烷材料的药物贮库。其避孕效力比孕激素类强，每天的释药量仅需要20μg。体内研究表明：在第一个月每天释药量为24μg，在随后的23个月降至16μg/天。5年释放60%的总药量。体内研究表明此装置的体内有效期大于5年。

左炔诺酮在子宫腔中不代谢，通过子宫内膜吸收，而且在子宫内膜中的浓度比口服高。虽然左炔诺酮在子宫内膜中的浓度仅为其释放量的百分之几，但远在有效浓度以上。月经量大大下降，或消失，排卵部分受到抑制。

二、阴道黏膜给药

1. 阴道的解剖与生理

阴道壁由黏膜、肌层和外膜组成。阴道黏膜形成许多横行皱襞，黏膜表面为复层扁平上皮，浅层细胞内含透明角质颗粒，但角化不完全。在雌激素的作用下，上皮细胞合成和聚集大量糖原。表层细胞脱落后，糖原在阴道杆菌的作用下转变为乳酸，使阴道保持酸性，有一定抗菌作用。绝经期后，阴道上皮变薄，细胞变小，糖原减少，脱落细胞减少，阴道液变为碱性。黏膜固有层浅部的结缔组织较致密，富于弹性纤维和血管，深部较为疏松。肌层为平滑肌，肌纤维束相互交织，形成分界不明显的内环与外纵两层，以纵肌为多。人的阴道黏膜有许多皱褶，使得阴道能够收缩、扩张。

2. 阴道黏膜给药的优点

阴道黏膜给药与传统的口服给药相比有许多优点，是很有效的药物持续释放系统。不仅可以局部用，而且可以全身性用药，如甲硝唑通过阴道黏膜吸收可以避免进入系统前的消除，避免肝肠循环产生的首过作用。对于黄体酮、雌二醇类药物，其口服生物利用度低。在肝脏易被代谢失活。阴道给药可以克服这些不利因素。阴道给药还适用于一些有严重胃肠道反应的药物，如前列腺素。阴道给药还可以避免多次给药所产生的"峰谷"现象，如：口服安宫黄体酮片后，2h达血药峰浓度。血药浓度波动范围为$1.15 \sim 5.15$ng/mL，在随后的22h内以指数形式下降到0.15ng/mL以下，分为α、β两个阶段，α阶段下降迅速，β阶段下降缓慢。而安宫黄体酮环阴道黏膜给药后，开始吸收相对迅速，4h达到稳态（$0.37 \sim 0.63$ng/mL），并且可以通过安宫黄体酮环维持该血药浓度，直至治疗结束后取出。

3. 阴道给药系统的发展

近几十年来发现许多药物能够有效地通过阴道黏膜吸收，如甾体类的药物。阴道的这一性质首先是从避孕栓剂使用中发现的。口服无效的孕激素通过阴道吸收而产生活性，从而使阴道内药物控释系统（intravaginal controlled drug administration，ICDA）发展起来。

目前妇科药物阴道给药发展很快，如用于避孕的多层阴道环（norgestrel-releasing multicycle vaginal tings）为新的阴道避孕环，停药期为5天，从而降低了排卵的危险性。这种新一代的阴道避孕环为多层结构，药物分散在硅酮聚合物骨架中，并由不含药的硅酮聚合物膜包合，能够防止开始使用时药物的突释作用。再如：循环使用18-乙基炔诺酮阴道环，载孕酮-雌激素阴道内避孕系统，用于引产的前列腺素阴道释放系统等。除了妇科药物外，其他药物（如胰岛素）的阴道黏膜用药也正发展起来。

◎ 参考文献

［1］崔福德. 药剂学［M］. 7 版. 北京：人民卫生出版社，2011.

［2］Hearnden V，Sankar V，Hull K，et al. New developments and opportunities in oral mucosal drug delivery for local and systemic diseases［J］. Adv Drug Deliv Rev，2012，64：16-28.

［3］Duan X，Mao S. New strategies to improve the intranasal absorption of insulin［J］. Drug Discovery Today，2010，15：416-427.

［4］Saha P，Kathuria H，Pandey M M. Intranasal nanotherapeutics for brain targeting and clinical studies in Parkinson's disease［J］. J Control Release，2023，358：293-318.

［5］Yan X，Sha X. Nanoparticle-Mediated Strategies for Enhanced Drug Penetration and Retention in the Airway Mucosa［J］. Pharmaceutics，2023，15(10)：2457.

［6］国家药典委员会. 中华人民共和国药典(2015 年版)［M］. 北京：中国医药科技出版社，2015.

［7］Ejazi S A，Louisthelmy R，Maisel K. Mechanisms of Nanoparticle Transport across Intestinal Tissue：An Oral Delivery Perspective［J］. ACS Nano，2023，17(14)：13044-13061.

［8］Du G，Qin M，Sun X. Recent progress in application of nanovaccines for enhancing mucosal immune responses［J］. Acta Pharm Sin B，2023，13(6)：2334-2345.

［9］Wang C M，Fernez M T，Woolston B M，et al. Native gastrointestinal mucus：Critical features and techniques for studying interactions with drugs，drug carriers，and bacteria［J］. Adv Drug Deliv Rev，2023，200：114966.

第六章　薄膜包衣技术

第一节　概　述

一、定义

薄膜包衣技术是将聚合物溶液或分散液均匀涂布在片剂、胶囊剂、微丸剂、颗粒剂等固体制剂表面，形成数微米厚的塑性薄膜层，可取得稳定、避光、掩臭、减少刺激性、延缓或控制药物释放、改善外观等作用。

薄膜包衣是20世纪40年代开发的一种新型工艺。1954年，第一个真正意义的薄膜包衣片在雅培公司(Abbott Laboratories)诞生，并以"filmtab"取得商标专利。20世纪90年代中期以后，随着高分子薄膜材料和高效包衣机的发展，薄膜包衣技术在我国制药工业才引起重视并迅速推广。现已广泛用于片剂、丸剂、颗粒剂，特别对吸湿性强、易开裂、易褪色的中药片剂更显示其优越性。

二、特点

(1)包衣时间短，操作简便，干燥速度快，药物受热影响小，有利于提高药品质量。由于包衣机热效高，干燥快，包衣操作时间就短，一般仅需2~3h，而传统包糖衣一般需要10~16h。新工人即可掌握操作，不像包糖衣那样必须由有经验的老师傅才能包好。薄膜包衣工艺节约劳动力，只需1~2名操作工人。

(2)包衣料用量少，包衣层薄，包衣片重量无明显增加。应用薄膜包衣工艺的片剂仅使片芯重量增加2%~4%，而糖衣片剂往往可使片芯重量增加50%~100%。因此，薄膜包衣不仅在生产上节约了大量辅料，而且在包装、贮存、运输和服用等方面也显著提高了效率，带来了诸多便利。

(3)可以包制各种异形片，不影响刻字标记。片型美观，色彩鲜艳，标志清新，形象生动。药芯可以采用各种平曲造型，颜色可以采用各种鲜艳色彩，企业的商标、标志可直接冲在药芯上，包好薄膜衣后仍清晰明显，这对提高企业形象有不可低估的作用，也便于患者辨别和使用。

(4)能够防潮、避光、隔绝空气，以增加药物的稳定性。由于成膜剂和多数辅助添加剂都是理化性能优异的高分子材料，使得包成的薄膜衣片不但能防潮、避光、掩味、耐磨，而且不易霉变，容易崩解，显著提高了药物的溶出度、生物利用度和药物的有效期，大大扩大了药物可销售的国家和地域，有力地促进了药物出口，特别是中成药。

(5)薄膜包衣能够控制药物的释放部位和药物扩散释放速度,从而减少毒副反应。有的包衣层极薄,溶解迅速,药物起效快。现在薄膜包衣不仅广泛用于中西药片剂、丸剂,而且也用于颗粒剂、软硬胶囊,甚至药物粉末等。还可以制成各种不同特点的薄膜衣,以改变药芯的释药位置和药物的释放特性,现在除胃溶膜、肠溶膜外,还有口溶膜(含片)、缓释膜、控释膜、复合膜,以及最新型的多层膜、微孔膜、渗透泵包衣、靶向给药包衣等,这使药效得以大大提高。这也是薄膜包衣具有广泛发展前途的一个重要原因。

三、薄膜包衣原理

当药物粒芯在包衣机中运转时,将包衣溶液或混悬液的极细小的液滴喷射到物芯的外表,当这些液滴到达物芯时,通过接触、铺展、液滴间的相互接合,在片芯的表面形成一层衣膜。在这一过程中,溶剂及物芯之间会发生两种作用,即溶剂对物芯的渗透作用和溶剂的蒸发作用。当溶剂的蒸发量恒定,且与溶剂喷入量相等时,包衣的过程达到平衡。

第二节　薄膜包衣所用的材料

一、常用种类

薄膜包衣材料必须具有成膜性、溶解性和稳定性等理化特性。近年来常用的有以下几种。

1. 羟丙基甲基纤维素(HPMC)

本品属于纤维素衍生物类,是自20世纪90年代以来我国应用最广、效果最好的一种薄膜包衣材料,它有良好的成膜性,形成的膜有适宜的强度,不易脆裂,性质稳定,且易在胃肠液中溶解,对片剂崩解时限影响小。它既可溶于有机溶剂或混合的溶剂,也能溶于水,衣膜在热、光、空气及一定的湿度下很稳定。新型的薄膜包衣材料欧巴代(Opadry)即由HPMC、增塑剂和着色剂组成,美国卡乐康公司采用电脑配方,研制能满足各种颜色的肠溶、胃溶、特殊防潮的包衣需要。欧巴代具有用量少、配液简单、迅速均一、包衣时间短、设备利用率高、药品色泽重现性好等优点。

2. 聚乙二醇(PEG)

本品可溶于水及胃肠液,其性质与相对分子质量有关,一般在4000~6000Da者可成膜。包衣时用25%~50%的乙醇液,形成的衣膜对热敏感,温度高时易熔断,故常与其他薄膜衣料,如HPMC、CAP等混合使用。

3. 醋酸纤维素酞酸酯(CAP)

本品为白色纤维状粉末,不溶于水、乙醇、烃类及氯化烃,可溶于丙酮或乙醇-丙酮及醇醚混合液中,吸湿性不大。包衣后不溶于酸性水溶液而能溶解于pH值在6.0以上的缓冲液中。胰酶能促进其消化,因此为良好的肠溶衣材料。

4. 聚乙烯缩乙醛二乙胺乙酸(AEA)

本品不溶于水,可溶于乙醇、丙酮和人工胃液。作为胃溶性薄膜衣材料,具有良好的防潮性能,包衣时一般用5%~7%的乙醇溶液。加入少量滑石粉可防止粘连,如与HPMC

等配合使用，效果更好。

5. 乙基纤维素(EC)

乙基纤维素是纤维素的乙基醚，本品在乙醇、甲醇、丙酮、二氯甲烷和甲苯等大多数有机溶剂中溶解，但不溶于水、甘油、丙二醇等。EC 具有良好的成膜性，由于疏水性好，不溶于胃肠液，故常与水溶性聚合物共用以改变其通透性。调节乙基纤维素与水溶性聚合物的比例可控制衣膜层内药物的释放速度。EC 是目前广泛采用的缓控释包衣材料。

6. 聚维酮(PVP)

聚维酮是一种水溶性的乙烯吡咯烷酮线性均聚物，主要成分为 N-乙烯吡咯烷酮。其分子量在 4 万~60 万道尔顿之间，可以区分不同的等级。PVP 是一种无致癌物、无毒、温度稳定的聚合物。本品性质稳定、无毒，能溶于水及多种溶剂，可形成坚固的膜，但因为具有吸湿性，本品较宜与其他成膜材料合用，例如可与虫胶、甘油醋酸酯等合用，也可与 PEG 合用。

7. 丙烯酸树脂类

丙烯酸树脂是一类由两种或两种以上单体形成的聚合物，用作薄膜衣材料的丙烯酸树脂是由甲基丙烯酸酯、丙烯酸酯和甲基丙烯酸等单体，按不同比例共聚而成的一大类聚合物。此类树脂在胃中均不溶解，但在 pH 值为 6.0 以上或 7.0 以上的缓冲液中可以溶解，安全无毒，本品的玻璃转变温度高，形成的膜的脆性较强，应添加适宜的增塑剂。国产肠溶性 I 号(Eudragit L30 D-55)、II 号(Eudragit L100 型)、III 号(Eudragit S100 型)丙烯酸树脂，是目前较理想的薄膜包衣材料。国产肠溶丙烯酸树脂 II 号、III 号可混合用作肠溶中药片包衣，代替肠溶糖衣片。II 号树脂外观较差，但具有包衣过程中不易粘连的优点，III 号树脂易成膜，光泽性较好，但包衣过程中易粘连。应用中通常将两者按一定比例混合，可取长补短，收到很好的效果。国产胃溶型丙烯酸树脂 IV 号相当于 Eudragit E100，二者性能基本接近，Eudragit E100 的功能基团为叔氨基，该材料遇胃酸等 pH 值在 0.5 以下的消化液时能快速成盐溶解，有效避免口腔、食道等部位释药，但又不影响药物的溶出时间，故主要用于遮盖异味及隔离型包衣。国内开发的丙烯酸树脂 IV 号能抵御酶的作用，不被吸收，不参与代谢。心可舒片胃溶薄膜包衣工艺基本处方为丙烯酸树脂 IV 号 50g、95%乙醇 1000mL、PEG6000 10g、氧化铁色素 50g、心可舒片 1500g。结果表明，用此法制成的薄膜衣片在抗湿性、抗热性、抗磨损、水分、外观等方面均优于糖衣片，增加了片剂的稳定性。

HPMC 与丙烯酸树脂 II 号混合使用：HPMC 是应用较早的胃溶型薄膜包衣材料，但其抗湿性往往达不到要求，尤其是在中药片剂包衣中，不利于片剂在相对湿度较大的情况下保存。而丙烯酸树脂 II 号单独使用虽易成膜，防潮性能好，但不易崩解。如咳特灵片薄膜包衣工艺，按处方量 3%的 HPMC 和 1.5%的丙烯酸树脂 II 号复合配比，收到了理想的效果，并对咳特灵薄膜衣片与糖衣片比较，结果表明其外观、硬度、崩解时限、水分均优于片剂。复方丹参片的薄膜包衣工艺，采用 HPMC 配以丙烯酸树脂 II 号为复合膜成膜材料的包衣方法，生产的复方丹参片与糖衣片进行了平行比较，结果表明，薄膜衣片在抗湿性、硬度、稳定性、外观等方面均优于糖衣片，避免了药品在贮运过程中的磨损、吸潮变质。

丙烯酸树脂Ⅱ号与Ⅲ号混合应用：这方面的报道很多。以丙烯酸树脂Ⅱ号、Ⅲ号作肠溶材料，苯二甲酸二乙酯为增塑剂进行全薄膜包衣，包裹严密，衣层坚实，外观理想，且抗湿性、抗热性及脆碎度和崩解等指标均优良，在片剂生产中广被应用。

二、薄膜包衣材料的研发

1. pH 敏感型薄膜包衣材料

目前国内广泛应用的肠溶性包衣材料溶解的 pH 值较高，如羟丙基甲基纤维素酞酸酯（HPMCP）（pH 值在 5.8 以上）、醋酸羟丙基甲基纤维素琥珀酸酯（HPMCAS）（pH 值在 7.1以上）、丙烯酸树脂Ⅱ号（pH 值在 6.0 以上）及Ⅲ号（pH 值在 7.0 以上），几乎没有适合十二指肠定位的包衣材料。如果设计制备一种 pH 敏感值在 4.0 左右的包衣材料，使药物在十二指肠开始释放，可提高此类药物的生物利用度。有人采用偏苯三酸酐及顺丁烯二酸酐对羟丙基甲基纤维素（HPMC）进行结构修饰，制备了一系列对 pH 敏感的高分子材料，羟丙甲纤维素偏苯三酸酯（hydroxypropyl methylcellulose trimellitate，HPMCT）和醋酸羟丙基甲基纤维素顺丁烯二酸酯（hydroxypropyl methylcellulose acetate maleate，HPMCAM），并对其性能进行了初步探讨，以期得到 pH 值在 4.0 左右敏感的高分子材料。结果表明，HPMCT和 HPMCAM 的成膜性和隔湿性良好，并具备一定的机械强度，HPMCAM 与 HPMCT 具有明显的 pH 敏感性，pH 敏感点在 4 左右，体外研究表明，包衣片在人工胃液中 2h 无释放，而在模拟十二指肠液中迅速释药，定位效果较好，有可能作为十二指肠定位释药系统的包衣材料。

2. 预混辅料

将多种单一辅料按一定的配方比例，以一定的生产工艺预先混合均匀，作为一个整体在制剂中使用。目前由成膜剂、增塑剂、辅助添加剂和着色剂构成的薄膜包衣预混辅料应用最广，其中又以水为溶剂的胃溶薄膜包衣预混辅料最为普及。

新型水性胃溶薄膜包衣预混辅料的处方中主体材料 HPMC、聚乙烯吡咯烷酮醋酸乙烯酯（6∶4）共聚物、聚乙烯醇聚乙二醇共聚物均具有很强的亲水性，保证了该预混辅料在水中的良好分散，以及所成衣膜在胃液、口腔中的适时崩解；疏水性成膜材料甲基丙烯酸-丙烯酸乙酯（1∶1）共聚物在生产过程中因被 NaOH 部分中和而具有良好的水分散性，将其与上述亲水性材料组合包衣后可形成复合型高分子衣膜，该衣膜因含有疏水成分，大大提高了排斥或阻止水分子侵入的能力即防潮性，又因含有氮、羟基等亲水基团，故能在胃液或水中崩解，从而保证了片芯中活性成分的及时（或快速）释放；另外，聚乙烯醇聚乙二醇（3∶1）共聚物既克服了聚乙烯醇作为水性成膜剂溶解性差和黏性重的缺陷，又保持了柔韧性，从而使上述复合型高分子衣膜有很高的韧性和强度，能有效克服片芯吸潮后因内应力、形变引起的裂片。

新型水性胃溶薄膜包衣预混辅料通过预混工序对产品各组成材料进行初步混合，有效消除了各材料因粒径、密度、流动性等差异引起的均匀性误差，使得半成品呈现一种宏观均匀的粉体；通过精混工序将预混后的粉体进行强力研磨和进一步混合，使各组成材料互相渗透、嵌入，尤其使因粒径小而极易团聚的铝色沉淀得到彻底的分散，提高了预混辅料的均匀性和整体性；最后的终混工序消除了精混工序出料的阶段性误差，进一步保证了同批次产品的一致性。由于粒度细、均匀度高，新型水性胃溶薄膜包衣预混辅料所配制的包衣液易雾化、不堵枪、成膜快，包衣后衣膜细腻光洁、色泽均一，能有效克服包衣片(尤其是中药包衣片)易出现花斑的缺陷。

新型水性胃溶薄膜包衣预混辅料克服了仅以 HPMC 为成膜剂的传统水性胃溶包衣处方防潮、防裂性能差的缺陷，解决了薄膜包衣预混辅料的"水性"与"防潮、防裂"这对难以调和的矛盾。

目前国外薄膜包衣技术已普遍应用，薄膜包衣粉的配制已由计算机控制，质量很高，其产品使用方便，效果好，受到国内外医药企业的欢迎，国内有关单位参考国外产品已生产了彩色薄膜包衣粉。有研究就国内外薄膜包衣粉的游离膜透湿性、抗张强度，包衣片的透湿性、药物的溶出度等性质进行了比较，表明和国外同类产品还存在一定差距，需进一步提高我国薄膜包衣粉质量。

3. 全水性薄膜包衣材料

(1)定义及特点：以水为分散介质，聚合物以胶体粒子($<0.1\mu m$)的形式分散其中，由于存在光散射，外观呈乳液，实际上为固体粒子分散于水，又称假乳胶。这些粒子由于热对流和布朗运动，不会沉淀。固体粒子含量高(可达30%)而呈现较小的黏度，而一般在有机溶剂介质中，聚合物浓度达6%，黏度就很大。全水性薄膜包衣技术克服了有机溶剂薄膜包衣的缺点而发展起来。全水性薄膜包衣技术具有无需使用有机溶剂、改善操作环境、提高生产效率、降低生产成本等优点而逐渐成为药品包衣技术的首选，能达到甚至超过有机溶剂薄膜包衣技术的包衣效果，适用于几乎所有水不溶性聚合物。

(2)成膜机理：膜的形成与表面能有关，但当水分散体这样微小的球状颗粒成膜时，毛细管压起着十分重要的作用。随着水分蒸发，分散相颗粒开始以紧密球体堆积方式排列，随后颗粒变形，相互聚集结合。这时，剩余的水分被挤出，形成连续的水不溶性薄膜。在水分蒸发过程中，颗粒间的液体产生毛细管压，由于颗粒直径很小，这种毛细管压很大，因为毛细管压与颗粒直径成反比，所以形成的薄膜十分致密。如果用水分散体包覆表面有细孔的芯料，这些细孔会很快吸收水分散体的水分，使水分散体颗粒不能靠强大的毛细管压成膜，而是变成一层细粉，这一现象反过来证明毛细管压的存在及其在成膜过程中的重要作用。水分散体颗粒在成膜前构成紧密球体堆积层，这时堆积层水含量只有26%，相当于颗粒间隙的空间体积，所以它在成膜过程中的收缩小于溶液成膜，能形成致密无孔的薄膜，膜的渗透性甚至小于相应的有机溶液形成的薄膜。缓释包衣实践发现，用水分散体包衣，树脂的包覆量往往少于对应的有机包衣液，但能达到同样的缓释效果。

全水性包衣液中的成膜材料以极细小的胶团形式存在，它们聚集成膜，水分随之除去。其中增塑剂对包衣成膜具有双重作用，不仅影响最低成膜温度，还可以改善衣膜机械强度，软化聚合物粒子，促进其融合成膜，因此增塑剂用量对衣膜性质起了决定性作用。采用全水性薄膜包衣技术对环境无害，也无有机溶剂的易燃性和毒性，因此无防爆、挥发和二废问题，配制工艺简单，即降低生产成本，有利于环境保护和劳动安全。

(3)稳定性：水分散体分散相颗粒粒径很小，一般不会沉淀。水分散体宜在30℃以下的室温环境中贮存，防止冷冻，可保质1~2年。包装开启后应及时用完。

水分散体受到高压会凝聚。与胶体相似，水分散体对一些外界因素很敏感，应避免加入电解质、酸、碱和有机溶剂，不要加热和高速搅拌。大多数水溶性颜料是电解质，会使水分散体凝聚。可使用色淀或氧化铁作为着色剂。但某些质次色淀含有少量水溶性颜料，因此有时色淀会使水分散体凝聚。当水分散体中的乳化剂吸附大量色淀丧失乳化作用时，水分散体也会凝聚。滑石粉、二氧化钛和氧化铁不影响水分散体的稳定性。柠檬酸三乙酯等有一定水溶性的增塑剂可直接加入水分散体中，聚乙二醇和吐温等水溶性增塑剂最好先配成 30% 的水溶液加入，水不溶性增塑剂先用水和适量乳化剂乳化后加入。

（4）现有品种：EC 水性包衣系统、丙烯酸树脂系统、CAP 包衣系统等三大类。

如由丙烯酸乙酯-甲基丙烯酸甲酯共聚而成的 Eudragit E30D（商品名）的水分散体（其中总固体含 30%）可用于口服控释制剂。这种聚合物是采用乳液聚合方法制备，分子量约 80 万 Da，能抗环境中的光、水和空气，同时其骨架结构上因无游离基团，故不但不受胃肠道 pH 梯度变化，且不受微生物的影响，但由于这种树脂本身极为粘连，因此在设计包衣处方时不能单独使用，如果同时配用足够量的聚乙二醇以及其他水溶性亲水性聚合物，不仅可以减少固有的黏性，而且可以改善聚合体网状结构的渗透性而提供控释的处方条件。但这些亲水性物质可增加对环境的吸湿性，从而降低产品的贮存期。因此在 Eudragit E30D 的组成中，配伍一定量的水不溶性添加剂，既能解决贮存期的问题，也能保留应用水溶性亲水性聚合体的上述优点。常用崩解剂高岭土为典型的水不溶性添加剂，在聚合物基体中呈均匀分布的粒子。各种配方的试验表明，加入高岭土的量对水蒸气的透过有很大影响。例如，Eudragit E30D-PEG8000（1：1）的渗透常数（cm/h×10^5）为 38.80cm，而 Eudragit E30D-高岭土（1：1）的渗透常数仅为 1.93cm。由溶出试验及采用微量分散 X-射线分光光度计检测技术均证明包衣材料的均匀性，此外，又利用扫描电子显微镜检测了包衣丸中成分溶解释放时的表面形态。有人将盐酸苯海拉明制成丸剂进行包衣，直接将高岭土的水混悬液与 Eudragit E30D（2：3）水分散体混合。在混合前，先将聚合物分散体通过 120 目筛，除去固体物或膜粒子，高岭土可直接使用，必要时可通过球磨。丸剂包衣可在流化床包衣机内进行，包衣至丸剂重量增加 20%，于室温干燥。

第三节　薄膜包衣工艺

一、包衣设备

主要有三种设备可供选择，即传统包衣锅、高效包衣机、流化床。

1. 传统包衣锅

传统包衣锅亦称糖衣锅，主要利用离心力使颗粒、丸或片在锅内旋转，形成一定粒子流，喷浆机将包衣液喷向粒子表面，在一定鼓风温度下，使包衣液中的有机溶剂蒸发，在粒子表面形成一层连续而紧密的包衣薄膜。

离心包衣机工艺参数的控制对制备缓释包衣微丸衣膜的形成和性质产生重要的影响。离心包衣机主机的转速、喷浆机的转速、鼓风温度、雾化空气压力等是在包衣过程中控制的主要参数，这些参数必须达到适当的配比，才能形成较理想的包衣膜。如有人在生产过程中，摸索出吲哚美辛微丸离心包衣过程中理想的控制条件：微丸温度 33~51℃，鼓风温度 44~53℃，空气压力 0.2MPa，主机转速及喷浆机转速应根据锅内的干湿度情况进行调整。主机转速慢，颗粒流动状态不好，易发生粘连，转速过快，微丸摩擦加剧，易破坏微丸衣膜。若喷浆机转速过快，喷浆速度太快，而鼓风温度太低，也易粘连，影响衣膜的均匀性，反之，喷浆机转速过慢、喷浆速度过小，溶剂蒸发过快，颗粒过早干燥，会产生不连续的衣膜，从而使衣膜易脱落。因此，应根据包衣锅内的颗粒干湿度适当地调节操作参数，才能保证包衣膜的稳固、均一。

2. 高效包衣机

高效包衣机分为有孔眼包衣锅和无孔眼包衣锅两种。有孔眼高效包衣锅为不锈钢全封闭式结构，锅壁上有排气孔，热空气穿过物料床后从锅壁上的排气孔排出。无孔眼包衣锅的锅壁上无排气孔，热空气出口在物料床中，穿过物料床后从锅后部排气孔排出。这两种方式都增加了干燥效率。干燥气流可以从上往下或从下往上穿过药物片床。此种设备是目前进行薄膜包衣生产的主要设备。

(1)高效包衣机基本操作参数的概念：国内大多数的高效包衣机皆使用定量蠕动泵，此类高效包衣机涉及 7 个基本操作参数。

①喷枪位置：即雾化喷枪在包衣滚筒内的位置，一般有两种模式，喷枪对着滚筒内下方位或喷枪对着滚筒内壁的某一位置。一般来说，这一模式对最终包衣质量相当重要，而国内以喷枪对着滚筒体下方位模式为主。

②喷雾速度：即雾化量，其是单位时间喷出的包衣液(混悬液)的总量。

③雾化压力：其包含两个概念，即喷枪口雾化气与混悬液产生薄雾的压力及雾化气本身的压力。

④进风口温度：即进入滚筒内用于干燥包衣片剂的热空气温度。

⑤总进风量：即进入滚筒内用于干燥和穿透片料床的风量，通常调节出风量比进风量稍大，这样才能造成包衣滚筒内略呈负压，使包衣液能顺利进入片料床。

⑥包衣滚筒内压力：包衣滚筒与室内压力差，压力差不足导致包衣液无法吸入片料床，而黏附在片料床表面、入口处、滚筒内壁或喷雾系统上；压力差过高则会带入片料床过量的包衣液。

⑦包衣滚筒的转速：有理论认为，包衣滚筒的转速应根据经验而设为恒定的，究竟怎样设定尚有待探讨。

综合参数即为上述参数的不同组成和设定，综合参数不当会引起颗粒物在喷雾系统表面的黏附或包衣液干燥小颗粒黏附在喷枪喷嘴口，严重时会导致雾化方向的随意和不确定性，造成这一现象还涉及喷枪的结构因素。

(2)基本操作参数中包衣滚筒转速的探讨：在上述 7 个基本操作参数中，并不是所有参数都是一定可调节或人为设定的，至少有几项参数是靠人为经验设置的，其中大多数参数一旦设定后即可完成包衣运行。但包衣滚筒转速的设定却是一个值得探讨的问题，在国内，大多数高效包衣机的滚筒转速是恒设定的，滚筒转速的可调是否具有意义呢？

从包衣的原理可知：包衣滚筒转速太低，片芯会发生大量的互相黏结，造成类似"黏结"的质量问题；包衣滚筒转速太高，则因过分摩擦而导致"剥落"或碎片。可根据片剂包衣性能、生产量和设备规格而设计出包衣滚筒转速。

滚筒转速的优化问题，优化的目的是维持片料床最佳的速度，既要保证片芯有效地翻动又不会让片芯飞出片料床。选择最小的速度应让片芯在片料床没有片刻地停滞，这就需用实验方法再优化，可试用下面这种方法确定速度的范围：当一定量片芯装入滚筒后，试从最小速度开始慢慢增加，同时观察使滚筒内任何地方的片芯均能翻动，即可消除片芯翻动的盲区，此时增加的速度为最小速度。而后，继续增大滚筒转速，观察有单个片芯跳出雾化所覆盖的片料床区域时，可认定为适用的最大速度。研究此转速范围优化的目的是指导操作者合理设定转速和为第二个包衣过程速度变化作必要的准备。

滚筒转速在整个包衣过程中的可变性问题：一般国内高效包衣机在整个过程中滚筒转速是基本不变的，而包衣过程是由雾化和干燥两个阶段组成的，其中雾化过程约占总包衣过程的40%。在雾化过程中需使包衣液在片芯上薄膜覆盖完整，此时滚筒转速应为最小速度。但到了干燥阶段，为了增加片料床被包敷片芯的运动通道或间隙，以达到干燥均匀一致的目的，滚筒转速就需用最大速度。由此看来，高效包衣机的滚筒转速应变频可调，且能有菜单来设定其变化，现已证明有变化转速与单一转速所包衣的产品相比，衣膜更光滑更完全。

（3）喷枪系统：该系统是高效薄膜包衣锅的 4 个重要组成部分之一，它的功能就是将薄膜包衣的料液尽可能均匀地分布到每一颗需要包衣的片芯表面，好的喷枪系统不仅可以使包衣片的外观细腻美观，而且能提高包衣效率，减少片芯的磨损。因此选用良好的喷枪系统，并在包衣前对喷枪的工作条件进行优化是包衣生产成功的重要保证。

用于薄膜包衣的喷枪主要有两大类：液压无气喷枪和有气喷枪。其中，气喷枪优点较多，不但可通过调节枪尾的活塞，还可在包衣过程中通过雾化压力来调节雾滴扇面及喷速，从而使雾滴粒径更加均匀、分散，有利于形成更加平滑的衣膜，因此，有气喷枪被广泛应用于薄膜包衣生产中。

喷枪与片床的间距及喷枪的位置对于包衣效果的影响较大。喷枪与片床的距离增加，雾滴撞击片芯表面的动量降低，则雾流中的雾滴会发生相互碰撞和聚结作用，使大的雾滴相对增加，而大小不同的雾滴所具有的能量和速率不同，形成大粒径雾滴的概率增加，雾滴聚结的作用加强，使衣膜变得更加粗糙。另外，喷枪与片床距离加大，雾滴干燥时间增加，不利于雾滴铺展，衣膜粗糙程度也会相对增加。而喷枪与片床的距离太近，又会发生片子过湿的现象，增加片子粘连的机会。因此，控制片床过湿的程度，有利于产生光滑的衣膜。一般来讲，喷枪到片床的最佳距离为 20~30cm，在喷射区下方取样后，手摸略有轻微的潮湿感即可，而在片子将要接触锅壁与其他片子混合前，在底部取样时，手摸无黏感为宜。

喷枪的位置：喷枪喷向片床表面最顶处，由于该处片子最少，蒸发也最快，片面相对粗糙，而喷向片床顶部向下约 1/3 处，由于片子在片床表面停留时间较长，有利于雾滴蒸发，成膜较好。总之，理想的喷枪位置是雾化扇面与片面相交，这样更有利于包衣液分散均匀，达到干燥平衡，有利于用最短的时间获得最小的片间色差，提高生产效率。

在包衣开始前，必须检查喷枪的连接管是否漏气，枪针的运动是否灵活，枪针是否处于喷嘴的中心等，此外还需对喷枪的位置、每把喷枪的流量、喷雾的扇面作仔细的调整。

（4）薄膜包衣质量建立的基础：高效包衣机薄膜包衣的质量基础涉及各方面，一般认

173

为薄膜包衣质量建立在基片的组成和性质、包衣溶液的处方、包衣操作条件及产品贮藏环境四个方面。

片芯进入高效包衣机滚筒时，片芯与筒体转动而产生的磨损及空气压差变化使片芯受到机械力的作用，这就需要片芯有足够的机械性能，才能确保包衣后的质量。良好的片芯质量对薄膜包衣有着决定性的影响，片芯的机械质量太差，根本无法进行薄膜包衣，即使勉强进行，衣膜质量也很难保证。在所有影响片芯机械性能的因素中，片芯的硬度和脆碎度最重要，而脆碎度又比硬度显得更为突出。有数据表明，适合包薄膜衣的中药片芯硬度应该在 $5kg/cm^3$，西药片芯硬度应该在 $4kg/cm^3$ 左右。而对于吸湿性大的片芯，硬度要求则更高。

薄膜包衣溶液处方的基本组成包括成膜剂(包衣材料)、溶剂、增塑剂、着色剂，还可以添加致孔剂、不溶性填料等，薄膜包衣处方组成对包衣质量起着关键的作用。以羟丙甲纤维素(HPMC)水溶性包衣溶液为例，有人认为：其膜剂的聚合物分子量、溶液浓度和黏度不同，产生的包衣质量也不同。当聚合物分子量高时，包衣质量表现为硬度高、弹性小、耐磨损、溶解慢及片子破碎度、强度增加，当聚合物溶液浓度和黏度增加时，包衣后片面会变得更粗糙。

包衣后片面质量的另一关键在于整个操作条件的掌握，要处理好干燥温度、雾化量、包衣滚筒转速三者之间的关系，这是薄膜包衣操作过程中的重中之重。

操作时，包衣溶液的雾化程度直接影响包衣所成衣膜的外观质量，而喷液的雾化效果直接由雾化压力及雾化系统决定。雾化开始时，雾化速度和干燥热风温度的控制原则：使片面略带湿润，又要防止片面粘连，温度不宜过高或过低。若温度过高，则干燥太快，成膜容易粗糙，片色不均；若温度过低或雾化速度过快，则会使包衣滚筒内湿度过高，很快就会出现片芯的粘连现象。此外，包衣滚筒的转速与包衣操作之间的关系：转速低，衣膜附着力强；转速高，衣膜附着力差，易剥落。可以说，包衣过程中，一旦干燥温度过低、雾化量过大或片子流动滞留的话，则有可能会出现粘片现象。

包衣后片剂的贮藏条件也尤为重要，有人认为：用 HPMC 包衣的水溶性包衣片剂在高湿条件下贮藏易发生"标识架桥"现象，而在大于一定温度时，片剂的崩解时效增加，相应溶出变慢。

总之，应用薄膜包衣技术进行包衣时，这四者是包衣质量建立的关键。其间，要处理好三大关系，一是片芯硬度要够大，否则开始包衣时，片芯与滚筒反复摩擦，将会出现"松片""麻面"等现象；二是干燥温度要保持恒定；三是设备中溶剂的蒸发量与雾化过程中带入的溶剂量要保持平衡，即溶剂蒸发与雾化速率处于动态平衡。

3. 流化床

流化床常用于小粒子、颗粒或微丸的水溶性或有机溶剂的包衣，但由于其机械作用力较强，药物片子易磨损，因此并不常用。

二、包衣操作

先预热包衣锅，再将物芯置入锅内，启动排风及吸尘装置，同时用热风预热物芯，使物芯受热均匀，并吸掉吸附于素片上的细粉。开启压缩泵，调节好风量及流量，将已配制好的包衣材料溶液均匀地喷雾于物芯表面，同时采用热风干燥，使物芯表面快速形成平整、光滑的表面薄膜。

三、技术要求

1. 工艺操作参数

包衣过程中，影响喷液及干燥之间平衡的参数可分为两类：①与喷液有关的，包括喷液类型、喷液速度、喷嘴直径、喷枪高度、喷射压力；②与干燥有关的，包括进风温度、进风量、干燥时间、批量大小。

另一个重要的参数是包衣锅的转速，它和喷液与干燥都没有直接关系，而和物料的运动有关。调节转速，可使物料的运动尽可能有规律。

2. 技术要求

成功的包衣取决于良好的片芯和整个包衣过程中能很好地控制主要工艺参数。

良好的片芯质量对薄膜包衣起到决定性的影响。在所有影响片芯机械性能的因素中，片的硬度和脆碎度最为重要。硬度可以用布氏硬度计或洛氏硬度计检测，检查脆碎度的简单方法是用手指用力刮片的边缘或片的表面，以没有片粉脱落为宜。对于吸湿性大的素片，硬度要求则更高。硬度和脆碎度不好会导致松片、裂片、麻面、边缘磨损等现象。薄膜包衣片面平整、细腻的关键在于整个过程中要掌握锅温、喷量、转速三者之间的关系，这是薄膜包衣操作过程中的重中之重。

四、薄膜包衣过程中常遇到的问题及解决方法

1. 影响因素

(1) 素片质量因素：良好的素片质量对薄膜包衣起到决定性的影响。压片表面光泽及素片的密实度是决定薄膜包衣质量的关键，有时素片的机械质量太差，根本无法进行薄膜包衣，即使勉强进行，衣膜质量也很难保证。在所有影响素片机械性能的因素当中，素片的硬度和脆碎度最为重要，而脆碎度又比硬度显得更为突出。一般而言，适合包薄膜衣的素片硬度应该为 $4 \sim 5 kg/cm^3$，可以使用布氏硬度计或洛氏硬度计(按换算方法换算硬度压力)在薄膜包衣工艺中对于吸湿性大的素片，硬度要求则应更高些。另外，应尽量回避特异形片及文字复杂、纹路深的笔画和图案，它也是导致成品率低的直接因素。

(2) 设备、工艺过程的因素。

应用薄膜包衣技术进行包衣时，不管是采用高效包衣机、流化床包衣机，还是常用的糖衣锅进行包衣，都应遵照如下原则：一是素片硬度要够硬，否则开始包衣时，素片与锅壁反复摩擦，将会出现松片、麻面等现象；二是素片和包衣机(或流化床、糖衣锅)温度要保持恒定；三是包衣中溶剂蒸发量与喷液过程中带入的溶剂量要保持平衡，即溶剂蒸发与喷液速率处于动态平衡。成品片面平整、细腻的关键在于整个过程中要掌握锅温、喷量和喷雾质量、转速四个因素之间的关系，这是薄膜包衣操作过程中的重中之重。包衣液的雾化程度直接影响包衣后成衣膜的外观质量，而喷液的雾化效果直接由雾化压力、包衣液流量及雾化系统决定。喷雾开始时，掌握喷速和吹热风温度的原则：使片面略带湿润，又要防止片面粘连，温度不宜过低。若温度过高，则干燥

太快,成膜容易粗糙,片色不均;若温度过低,或喷速过快,则会使锅内湿度过高,很快就会出现片的粘连等现象。锅的转速与包衣操作之间的关系:转速低,衣膜附着力强;转速高,衣膜附着力差,易剥落。包衣过程中,温度过低,喷量过大,片子流动滞留,则有可能会出现粘片现象。这时可加大转速使其改善,必要时还可适当调节温度和喷量、喷程等加以克服。

2. 常见问题及其解决方法

(1)片粘连与起泡:在包衣过程中,当作用于片-片界面的内聚力大于分子分离力时,会发生多个片子(多个颗粒)短暂黏结而后又分开的现象。当喷雾和干燥之间的平衡不好时,片子过湿,片子会粘在锅壁或相互黏结,还会造成粘连处的衣膜破裂,在喷雾中当雾滴未充分干燥时,未破裂的雾滴会停留在局部衣膜中,存在小气泡,形成带泡衣层,使包衣片起泡。

①主要原因分析:这种包衣缺陷的程度和发生率主要在于包衣操作条件上,喷雾和干燥之间不平衡。喷雾速度过快或雾化气体体积过量,因进风量过小或进风温度过低,片床温度低,导致干燥速度太慢,片子没有及时层层干燥而发生粘连或起泡。此外由于喷雾角度或距离不妥,喷雾形成的锥面小,包衣液集中在某一区域,造成局部过湿,导致粘连。还有包衣锅转速慢,离心力太小,片子滚动不好也会产生粘连。

包衣液的黏度太大,也是原因之一。包衣液黏度大,易形成较大的雾滴,它渗透进入片芯的能力就较差,片面聚集较多而产生粘连,同时衣膜的致密度差,气泡就多。但这点对短暂粘连的影响不是很大。

另外片型不合适也会出现粘连。如平片在包衣锅中滚动不好,会重叠在一起,就容易造成双层或多层片。

②解决方法:主要是调整喷雾与干燥速度,使之达到动态平衡。降低喷雾速度,提高进风量和进风温度,提高片床温度和干燥速度。加大喷雾的覆盖面积,减小平均雾滴粒径或调整喷枪到片床的距离,使短暂的粘连发生率随着喷枪与片床之间距离的调整而下降。

调整包衣液的处方,在黏度允许的范围内,增加包衣液中的固体含量,减少溶剂用量或适当提高乙醇浓度,也可适当加入抗黏剂,如滑石粉、硬脂酸镁、微粉硅胶或二氧化肽等。尚可适当提高包衣锅的转速,增加片床的离心力。

选择适当的片形包衣。但对于平面片可采用高效包衣锅或在普通包衣锅中设置挡板来促进片床滚动。

(2)表面粗糙与皱皮。

在包衣过程中,由于包衣液没有很好地铺展,干燥的聚合物没有分散开,在片子表面不规则地沉积或黏附,造成片子外观色泽不好,表面不平整。皱皮,又称橘皮,是表面粗糙的一种,是过度粗糙的视觉显示。

①主要原因分析:首先与片芯有关。片芯初始表面粗糙度越大,包衣后产品的表面粗糙度也越大,而片芯初始表面粗糙度取决于制备过程中的压力和片型。

其次与包衣液处方有很大关系。一般认为,包衣液中聚合物的分子量、浓度、添加剂等都与薄膜衣的表面粗糙度有关,它们通过影响包衣液的黏度而产生作用,而且薄膜衣的粗糙度与包衣液的黏度几乎呈线性,随着黏度的增加而增加。包衣液中固体含量太高也易引起片面粗糙。

最后与包衣操作有关。雾化速度过低或雾化过度(雾化效果不好),不足以使雾滴铺展,使片面形成皱皮。而干燥空气体积过量(排风过大)或温度过高,蒸发快,尤其是空气流量过大,产生涡流,也使液滴铺展不好。

②解决方法:首先是改善片芯质量。在保证片芯质量的前提下,调整包衣液处方,降低包衣液的黏度(浓度)或固体含量,可选用醇溶型或醇-水型包衣液。然后调整操作条件,适当提高包衣锅的转速,使片子滚动均匀,增加片摩擦,促进包衣液的铺展。如片床温度高,就降低进风量和进风温度。若是喷雾方面的原因,应增加雾化压力,使喷雾速度加快,并提高雾化程度及喷射气量,使雾滴在片子表面强制性铺展,使之形成平均直径较小的雾滴,防止大雾滴发生,黏度较大的包衣液尤其如此。还可调整喷枪与片床之间的距离。选用喷嘴直径较小(0.5~1.2mm)、雾化气体流速高的喷枪。调整喷雾形状为宽范围的平锥角雾流,使产生的雾滴分散于较大的中心面积。

(3)架桥及填充现象。

①主要原因分析:这种情况发生在片表面有刻痕或标识的片子。由于衣膜的机械参数欠合理,如弹性系数过高、膜强度较差、黏附性不好等,在衣膜干燥过程中产生高回拉力,将衣膜表面从刻痕中拉起,薄膜回缩而发生架桥现象,使片面刻痕消失或标识不清楚,产生这种现象的原因主要在于包衣液的处方。

②解决方法:调整包衣液的处方。使用低分子量的聚合物或高黏附力的成膜材料,增加溶剂量,降低包衣液的黏度,增加增塑剂的用量,减少内应力。不同增塑剂效果不相同,聚乙二醇200优于丙二醇、甘油。也可降低喷雾速度。增加进风温度,提高片床温度,使形成的包膜坚固,但要防止边缘开裂。另外在设计有标识的冲模时,应注意切角宽度等细微之处,尽量防止架桥现象发生。

(4)衣膜色泽不匀。

①主要原因分析:在许多包衣液处方中有色素或染料,它们混悬于包衣液中,由于包衣操作不当,导致颜色分布不均匀,片与片之间或片的不同部位之间产生色差。主要原因在于包衣锅转速太慢或混合效率差,在正常的包衣时间内,无法使片与片之间达到均匀包衣的效果;有色包衣液中色素或染料的浓度过高或固体含量过高,或者包衣液的喷速过快,片床温度过高,以致有色包衣液未及时铺展,也会引起片子粘连;片形状不合适,如长形片、胶囊形片等因滚动不如圆形片,也会引起色差。

②解决方法:增加包衣锅的转速或挡板数,调整至适当状态,使片子在锅中均匀翻滚。降低包衣液的喷雾速度,降低片床温度。在有色包衣液处方设计中,降低色素或染料的用量或固体含量,选用遮盖性强的色素,色素或染料要细腻,颗粒要小。水不溶性染料优于水溶性染料,水不溶性染料不会像水溶性染料那样易随着水分迁移,且遮光性、稳定性,以及在降低水蒸气、氧化对衣膜的通透性上也优于水溶性染料。还要选用合适的片型。

(5)衣膜破裂、磨损、剥离:这是在包衣中经常发生的问题。片芯冠部表面的硬度最小,在包衣过程中易受强烈的摩擦力和应力作用,片面掉粉或掉颗粒,致使片芯表面出现麻面或毛孔，这就是片面磨损，尤其是有刻痕的片子。薄膜衣片中衣膜最脆弱的部分是边角，当衣膜的黏附力或强度不够时，易发生膜边缘开裂和剥离。这是由于溶剂的挥发使薄膜收缩，衣膜和片芯过度膨胀使薄膜内应力增加，超过衣膜的拉伸强度所致。

①主要原因分析：就片芯角度而言，主要是片芯的质量不好，硬度和脆碎度都较小。在包衣过程中，片芯在包衣锅滚动时受到强烈的摩擦，没有足够的硬度是难以承受如此作用力的，这与片芯的处方、制备方法有关。此外，这种包衣缺陷也与片型有关。片型不适，特别是片子冠部有标识，就更易发生片面磨损。

在包衣操作上，喷雾速度太慢和进风量大或进风温度高均会导致干燥速度快，使片芯成膜慢，片芯在包衣锅中的空转时间长，磨损时间长。其次，雾化压力大，包衣液黏度低，雾化中心雾滴集中，雾滴铺展后溶剂挥发，产生一个较大的内应力；同时片面间相互摩擦也增加了膜的内应力，加快了膜边缘开裂。另外，包衣锅转速过快或挡板设置不合理，片子受到的摩擦力大，使包衣液铺展不好，成膜慢，都会出现片面磨损。

从包衣液看，主要是处方中聚合物的选用和包衣液的黏度（浓度）低，导致衣膜与片芯的黏附力较差。

②解决方法：一是调整片剂的处方或生产工艺，提高片芯的硬度，片芯应坚固、耐磨，片面与衣膜层的黏附力应强。HPMC为常用的包衣材料，片剂赋形剂的黏附力大小与赋形剂分子上的羟基有关，羟基与HPMC的相应基团形成氢键而产生较高的黏附力；反之，则黏附力减弱，片面与衣膜趋向分离。微晶纤维素分子链上的羟基数多，具有很高的黏附力，乳糖及其他糖制备的片子中有中等强度的黏附力。在润滑剂的使用上，特别是硬脂酸、硬脂酸镁、硬脂酸甘油酯等疏水性润滑剂，会减少片芯与包衣液中聚合物之间的氢键结合，使黏附力降低，而且随着润滑性的增强，黏附力逐渐减弱。一般润滑剂的用量越多，黏附力减弱就越多。此外，在片型的选择上尽量选用圆的双凸面片型进行包衣，可以降低包衣缺陷的发生。

二是调整包衣液的处方，增加包衣液中固体含量或包衣液的黏度，提高衣膜强度和黏附力，这是解决问题的一个简单方法。一般水性包衣系统中固体含量为12%，有机溶剂系统中固体含量为5%~8%。包衣液的黏度差异影响包衣液渗透进入片芯的速度与程度，渗透很少或不能渗透时，黏附力极低。包衣液的黏度和衣膜的性质与处方中聚合物的平均分子量有关，平均分子量高，则衣膜硬度大，弹性小，耐磨损。如市售的HPMC由于平均分子量的不同而有不同黏度级别可供选用。除了聚合物影响之外，加入增塑剂或提高滑石粉含量，可降低膜边缘开裂的发生率，但染色剂氧化铁、二氧化钛的加入亦能影响衣膜的强度，故要适量应用。

三是在包衣操作中，要提高喷雾速度，尤其刚开始包衣时，喷雾速度要略快，使片芯在较短的时间内包上一层膜，起到保护片芯的作用。提高喷雾速度也可降低片床温度、蒸发速度和膜温度，降低了内应力，也降低了膜开裂的发生率。与此同时将包衣锅的转速调节到最佳状态，合理设置挡板，降低摩擦力，减少磨损。

(6)其他：衣膜表面有针孔：这种情况是由于配制包衣液时卷入过多空气而引起的。因而在配液时应避免卷入过多的空气。

衣膜表面出现"喷霜"：这种情况是由于热风湿度过高、喷程过长、雾化效果差引起的。此时应适当降低温度，缩短喷程，提高雾化效果。

简而言之，成功的包衣取决于三个主要因素。

①包衣处方：必须根据包衣的目的而定，要经过仔细筛选，也可以选用成品包衣材料，在使用时配制；

②物芯：表面光洁度、硬度与脆碎度必须符合要求；

③设备：整个包衣过程中必须能很好地控制主要工艺参数。

在薄膜包衣过程中，常会出现各种问题，但不论是哪种问题，因素是多方面的，都可以通过改善片芯质量、调节包衣处方和操作来解决，做到灵活应用、辨证操作。

五、薄膜包衣工艺质量评价

薄膜包衣生产的质量考核通常以理论增重，即根据工艺要求喷完规定量的包衣液，以表面光亮美观无缺陷为标准；或以包衣片实际增重，即在包衣过程中控制、称量包衣片实际质量达到工艺要求为准。

1. 包衣层厚度

衡量包衣厚度的方法有显微图像测量法、近红外光谱快速测定法、增重法等，前两种方法需要特定仪器，不适合大生产。增重法是目前较常用的衡量包衣厚度的方法，但对于薄膜包衣增重法较难准确测定，特别在流化和干燥同时进行时，由于片芯水分的蒸发和气流带走的细粉，包衣质量会减少。

2. 衣层颜色

用三色色度计（tristimulus colorimeter）精确评价的衣层颜色判断包衣的均匀程度。

3. 包材利用率

从工艺控制角度，包衣后有多少包材形成薄膜，又有多少包材干燥成粉末被排风负压带走，目前并无量化考核指标。经过对片剂包衣大生产多批号的监控和统计，发现包衣片的增重量有多有少，少的仅为理论增重量的50%，这样有可能造成包衣片由于包衣膜太薄而影响包衣片质量。有人在增重法的基础上，提出包材利用率的概念，用它来对薄膜包衣生产进行量化控制，取得了不错的效果。

为了弥补增重法的缺陷，他们通过测定包衣后包衣片失去部分水分的损耗率，依据药片包衣前后的质量，算出包材利用率。包材利用率，即包衣材料形成薄膜的量与包衣材料加入量的比值。比值越大，包材利用率越高。

包材利用率＝[（包衣后质量－包衣前质量）＋包衣前质量×水分损耗率]/（包衣前质量×理论增重量%）。

用包材利用率作为薄膜包衣的考核指标，引导包衣操作，依据包材利用率的高低有针对性地调整工艺参数。在包衣的温度、负压、流量等方面改进操作，使包材溶液的喷射量和干燥能力达成动态平衡，通过提高包衣过程的包材利用率，不但可减少包衣材料的浪费，而且更重要的是可保证包衣片的质量。

第四节　薄膜包衣在药剂学中的应用

一、在缓控释制剂中的应用

近年来，将微丸的制备技术与薄膜包衣技术相结合，制备具有特殊释药性质的给药系统的研究有很多，如胃漂浮型微丸、脉冲释药型微丸、结肠靶向微丸、自乳化微丸等，使普通的微丸制剂获得特定的优良性质，能够获得理想的释药模式和释药曲线。

1. 胃漂浮型微丸

多单元的胃漂浮型微丸能够延长药物在胃内的滞留时间，减少胃蠕动和排空的个体差异对药物吸收的影响，提高药物的生物利用度，尤其适用于主要在胃和小肠上段吸收、特异性地于胃内发挥作用及在肠液中不稳定的药物。制剂的漂浮可利用气体发生剂遇胃酸生成气体并捕获住气体、冷冻干燥生成疏松多孔结构或使用挥发油等方式实现。

有人研制出一种中空凹陷、多孔的胃漂浮-脉冲释药的双氯芬酸钠果胶钙微丸。他们将药物、果胶和碳酸氢钠的混悬液滴入醋酸和氯化钙的混合溶液中，在果胶与氯化钙发生离子交联反应的同时发生酸碱中和反应并产生气体，最后形成中空凹陷且孔隙率很高的、可在胃液中漂浮的果胶钙微丸。该漂浮微丸在人工胃液中可漂浮 $7 \sim 12h$，在家兔胃中可滞留 $5h$。由于药物和果胶钙在酸性条件下都难溶，因此该微丸在酸性介质中释药慢，形成时滞。但果胶钙在高 pH 条件下能迅速发生膨胀、交联松弛，且双氯芬酸钠在碱性条件下溶解度极大，因此该微丸在此条件下能够迅速释药，达到胃漂浮-脉冲释药的效果。有人以胃漂浮型维拉帕米微丸压片制得胃漂浮片，首先以药物、碳酸氢钠、微晶纤维素（MCC）、PVP 为丸芯材料，用挤出滚圆法制得微丸，再以 Kollicoat SR 30D 包衣，所得包衣微丸加入适当辅料进行压片。其中，碳酸氢钠为发泡剂，遇酸能产生气体，填充于丸芯表面，而 Kollicoat 衣膜能控制药物释放。试验发现，包衣材料中加入不同的增塑剂，释药速度明显不同。压片时需加入崩解剂 Kollidone CL，以保证片剂迅速崩解释放出微丸。经实验筛选出包衣厚度为 $50\mu m$，压片时加入 Avicel PH102、甘露醇和 Kollidone CL 可获得最佳效果，能保证微丸压片时不破坏丸芯和衣膜的完整性与形状，且微丸压片前后的药物释放曲线一致。有人研制出一种多单元型漂浮微丸。首先以挤出滚圆法制得含药微丸，再给微丸双层包衣，内层是碳酸氢钠发泡剂层，外层为能有效捕获所产生气体的 Eudragit RL 30D 水凝胶分散体的聚合物膜。其漂浮所需时间随发泡剂的增加和聚合物膜的包衣增重降低而减少，系统可在 3min 内完全漂浮，并可维持浮力 24h，系统中药物缓慢持续释放，且释药量与时间的平方根呈线性关系。表明这个多单元型漂浮药物传递系统可实现快速漂浮和缓释效果。

2. 脉冲释药型微丸

近年来，时辰生理学和时辰药理学的发展揭示了很多生理功能和疾病的发作会受到生理节律的影响，而脉冲给药系统可达到在预定时滞内不释药而时滞过后可快速、完全地释药的效果。对胃有刺激或在胃液中易降解、首过效应严重、长期维持恒定血药浓度易产生耐药性的药物，制成脉冲释药系统尤为理想。把微丸制备成脉冲释药系统通常是利用衣膜控制时滞，充分发挥薄膜包衣与微丸的各自优点。

有人研制出一种以水分散体 Aquacoat ECD 包衣的脉冲释药微丸，这种微丸由三部分组成：药芯、中间的溶胀层和水不溶性但可让水渗透的 EC 聚合物衣膜外层。水分通过外层衣膜向系统内渗透而接触溶胀层，一旦水化溶胀层的膨胀力超过外层衣膜的抗张强度，膜开始破裂，从而触发药物释放。通过改变外层衣膜的厚度和采用不同溶胀能力的溶胀物质可控制药物释放时间。对于所用的溶胀层物质，交联羧甲基纤维素（AcDiSol）的使用可使时滞后的药物释放快速而完全，而低取代羟丙基纤维素（L-HPC）和乙醇酸淀粉钠（Explotab）的使用可使时滞后的药物释放缓慢而持续。为实现时滞后药物迅速完全地释放，达到脉冲释药效果，具有不同溶解性质的药物所需溶胀层的用量有所差异，如水难溶的茶碱需用 26% AcDiSol，而水溶性大的盐酸普萘洛尔则需要 48% AcDiSol。当确定溶胀层的材料和用量后，可通过最外层膜的包衣增重来控制时滞。使用 Aquacoat ECD 水分散体所形成的衣膜比用 EC 有机溶液包衣的衣膜更脆弱，可保证其充分地破裂，使药物快速而完全地释放。另外，包衣处方中加入滑石粉可使衣膜更加脆弱、更易破裂，以保证快速、完全地释药。

3. 定位释放型微丸

除了对定时释药微丸的研究外，近几年对定位释药的微丸制剂如肠溶微丸和结肠靶向微丸的研究也日渐增多。对结肠靶向微丸而言，主要是利用胃肠道不同部位消化液 pH 的变化，选用 pH 依赖型的聚合物包衣材料，在结肠高 pH 的环境下溶解或膨胀而释药，或利用时间依赖型包衣材料，确保药物到达结肠后才开始释药，或利用结肠部位特异性存在的酶降解高分子聚合物而释药。

单独使用 pH 依赖型聚合物作为结肠靶向微丸的包衣材料，在胃肠道生理和病理的不同状态下存在释药差异大的问题。有人把时间依赖型和 pH 依赖型的 3 种丙烯酸树脂混合配成一种包衣液，对消炎痛微丸进行包衣以达到结肠靶向，并对其处方进行优化，结果发现 Eudragit RS100、Eudragit S100 和 Eudragit L100 的比例和包衣增重对药物在结肠的释放、时滞影响很大，当三者比例为 20∶64∶16，包衣增重为 10% 时，可达到结肠靶向的要求。

以 HPMCAS 制备茶碱的肠溶微丸，并探讨了不同的处方和工艺参数对药物释放动力学的影响，所采用的 HPMCAS 微粒粒径是微米级的。实验发现，其包衣增重会影响药物的释放，当包衣增重较少时，衣膜可形成连续的水性通道以连通药丸和溶出介质，因此微丸中的药物主要通过这些通道扩散而快速释放，而当包衣增重较多时，形成这种连续通道的概率大大减小，药物主要通过聚合物分子的网孔扩散，因此释药速度大大减慢。另外，增塑剂的用量和包衣后的热处理对于衣膜的形成和交联程度有很大的影响，也会影响释药速率。

为了评价药物在不同胃肠道部位的吸收情况，有研究采用包衣技术，分别制备了即时释药、小肠中释药和结肠中释药的雷尼替丁微丸，以定位在胃肠道的特定区域释放。其中，肠溶处方采用了可使包衣在较低 pH 条件下（pH=5）立即溶解释药的聚醋酸乙烯酞酸酯作包衣材料，以保证微丸在小肠的上段快速释放，结肠靶向处方则采用了无定形直链淀粉和 EC 的混合物包衣，直链淀粉不会被小肠中的胰-α-淀粉酶降解，但能特异性地被结肠中微生物产生的淀粉酶所降解，而水不溶性 EC 则作为结构骨架，可控制直链淀粉的溶胀，直链淀粉用量所占比例和包衣增重是控制药物释放快慢的决定因素。

有人探讨了一种把细菌菌株装载到微丸上的技术，并利用肠溶包衣保持菌株在胃液中的活性。他们首先以流化床法把含有可生产白介素-10(IL-10)的重组 *Lactococcus lactis* 细菌培养混悬液喷涂在 MCC 空白丸芯上，所得微丸再包裹 15%肠溶性的 Eudragit FS30D 衣膜，以保护 *Lactococcus lactis* 的活性，使得微丸通过胃部后仍有 85%的细菌存活，且在-20℃储存 8 个月后，80%的细菌仍能保持活性并生产 IL-10。以同样方法制备的胸苷包衣微丸在 0.1mol/L 盐酸溶出介质中，2h 的药物释放小于 2%，具有良好的肠溶性能。

4. 自乳化微丸

一些水难溶性、脂溶性非常好的药物其生物利用度往往很低，而自乳化则可增加难溶性药物的溶解度和生物利用度，自乳化微丸的制备是把传统的液体状态的自乳化系统制成固体制剂，更有利于其生产、储存和服用。一般是先把难溶性药物溶解于自乳化系统中，再把所得自乳化系统以适当方法制成微丸。这种自乳化微丸在胃肠道的搅动下能自发形成 O/W 型乳剂，增加药物溶解度。若在含药的自乳化微丸外再包裹一层控制药物释放的薄膜，控制药物以特定速度释放，则能在更大程度上提高难溶性药物的生物利用度。

有人将尼泊金甲酯和尼泊金丙酯溶解于由辛酸甘油单酯、辛酸甘油二酯和聚山梨酯 80 组成的自乳化系统中，再用 MCC、水和含药的自乳化系统制得软材，用挤出滚圆法制得微丸，然后在微丸外先包上 HPMC 隔离层，再包以 EC 缓释层。实验结果表明，自乳化系统能提高这两种难溶性模型药物的释放，所用包衣层能大大减缓药物从微丸中释放，且其释放速度可通过膜层的厚度控制，从而实现了控制水不溶性药物从固体口服制剂中缓慢释放。有人也采用挤出滚圆法，以 MCC、Solutol HS 15 和 Cithrol GMS 为辅料，成功地制备出脂溶性色素或药物的自乳化微丸。有研究先把 Cithrol GMO、聚山梨酯 80、难溶性药物尼美舒利和水混合并制成自乳化系统，再使之雾化，喷入 MCC 和乳糖的混合物，以高剪切制粒机湿法制粒，成功制得自乳化微丸，增加了难溶性药物的体外溶出速度及吸收。

5. 其他

除了自乳化微丸外，还可以利用其他方式，如利用减小药物颗粒粒径的高压均质技术、固体分散技术、增溶技术等，以增加难溶性药物的溶解度，然后制备其缓控释微丸。

如采用高压均质技术把难溶性药物醋酸氢化可的松均质成很小的纳米晶体，以混悬液上药法制备载药微丸，再在含药丸芯上包裹 pH 依赖型的 Eudragit L 30-55 肠溶衣膜。结果表明，需均质 20 个循环才能很好地制得纳米级的、粒径分布窄且不改变药物晶型的含药混悬液。由经过高压均质的纳米晶体制得的微丸比普通的微米级药物微丸有更快的溶解速度，药物释放更完全，而所用肠溶衣可调节药物的释放。

有研究制备出一种含有多层结构的硝苯地平微丸，包括内外两层含药层和中间的 EC 水分散体控释层。其中非离子型表面活性剂 Pluronic F-68 的使用增加了难溶性药物硝苯地平的溶解度，并形成了固体分散体，使药物的释放速度和程度大大增加。还可以通过调节内外含药层中硝苯地平和 Pluronic F-68 的比例以及中间层 EC 衣膜的厚度来调节药物在两层衣膜中的释放行为。

有人把增溶技术和聚合物包衣技术结合起来，研制出在人工胃液和肠液中都有缓释效果的双层包衣的西沙必利缓释微丸，其微丸的第一层以聚山梨酯 80 为增溶剂，并加入油酸、PVP、PEG6000 等辅料以增加药物溶解度；第二层包衣是在上述成分的基础上加入可使药物在胃液中缓慢释放的 Eudragit RS 30D 和 Eudragit L 30D，而 Eudragit L 30D 在 pH>5.5 时溶解，进一步促使西沙必利在人工肠液中释放，故所制得的双层微丸无论在人工胃液中还是在人工肠液中，都有较好的缓释效果，动物试验也显示其能较大程度地提高药物的生物利用度。

二、在中药防潮中的应用

1. 概述

中药所含化学成分复杂，无论是生物活性成分如生物碱类、苷类、挥发油、氨基酸等，还是非生物活性成分如糖类、蛋白质、色素、树脂、无机盐等，大多具有很强的吸湿性。吸湿主要是指物质暴露在高湿度环境中，空气中的少量水分结合其表面并克服传质阻力进入药物内部，与制剂中的空有湿位发生物理键合直至平衡的过程。药物的吸湿程度和速度主要取决于药物的化学结构和环境的湿度，这些结构中常含有亲水基团，当药物分子与空气中水分子的极性羟基形成氢键或产生其他分子间力时，就呈现吸湿现象。药物吸湿后不仅外观发生变化、颜色加深、变软、结块，甚至导致成分改变，稳定性、安全性及疗效都会受到一定程度的影响，因此中药制剂的吸湿问题一直是制药生产中需首要考虑的问题。

20 世纪 70 年代以前主要采用包糖衣以达到中药防潮的目的，然而这一技术存在诸多问题，如包衣过程复杂、工作量大、耗费时间长，占总质量 30%~50% 的蔗糖和滑石粉等辅料会对人体健康造成威胁，尤其是糖尿病患者及老年患者，糖衣片的稳定性也较差。随着高分子材料的发展及其在药学领域的应用，薄膜包衣技术在药物制剂领域得到逐步推广应用，并经历了从有机溶剂包衣到水系包衣的发展过程。薄膜包衣技术广泛地应用于片剂、颗粒剂、丸剂、浸膏剂、药物粉末、胶囊剂等固体及半固体制剂，除具有包衣时间短、增重小、毒性小、能达到缓控释要求外，还具有很好的防潮效果，因此将薄膜包衣技术用于中药制剂的防潮具有很好的发展前景。

2. 薄膜包衣防潮性分析指标及新的相关技术

（1）分析指标。

①临界相对湿度：计算包衣药物在不同湿度条件下的吸湿百分率，以相对湿度为横坐标，吸湿率为纵坐标，测定包衣制剂的临界相对湿度。临界相对湿度越大，药物越不容易吸湿，反之，药物的吸湿性则越强。有人以 HPMC 作为便通胶囊的包衣材料，其临界相对湿度明显增大，具有较好的防潮性。

②衣膜的水蒸气通透性：水蒸气的通透性取决于膜的材料、厚度、面积、渗透时间等因素，能很好地反映衣膜对水分的通透性，是评价衣膜防潮性的重要指标。常采用杯式法，在规定的温度、相对湿度下，测量通过试样的水蒸气量。有人研究了改性聚酰亚胺膜厚度、亲水性和湿度对水蒸气渗透性的影响，研究表明水蒸气渗透性随着膜亲水性和湿度的增大而增大，随着膜厚度的增大而降低。

③成膜形态：用扫描电子显微镜扫描，观察膜的形态，所成的膜越致密，膜的防潮性能越好。有研究通过 SX240 扫描电子显微镜对乙基纤维素胶乳形成的衣膜进行扫描，从

电镜扫描照片中可以看到，乙基纤维素胶乳所形成的球形亚微粒聚合物完全融合成均匀、连续的膜。有人用扫描电子显微镜观察了以 SMA-乙醇作为肠包衣材料的包衣膜的表面形态，从图像中看出，以较高浓度的柠檬酸三丁酯(TBC)为增塑剂时所成膜表面多孔，而以聚乙二醇 600(PEG600)和邻苯二甲酸二丁酯(DBP)为增塑剂时，膜表面均匀光滑，从而为选择良好的增塑剂提供了依据。

④包衣厚度和均匀性：是评价包衣效果的重要指标。对于包衣厚度的测量，目前较常采用的是增重法，在流化和干燥同时进行时，水分的蒸发和气流会使这种方法的准确度大大降低。因此有人将显微图像处理技术用于包衣厚度和均匀度的测量，将包衣颗粒切片后，置显微镜下放大，用摄像机传送至显示器中清晰成像，然后通过精确的包衣厚度和均匀度的计算，评价包衣效果。

（2）相关分析技术。

①近红外光谱(NIR)分析技术：近红外光是介于可见光和中红外光之间的波段，波长在 780~2500nm，当光照射样品时，被样品分子选择性地吸收，产生吸收光谱。近红外光谱分析技术具有检测速度快，样品处理简单及不被破坏等优点，适用于药物的水分检测，在薄膜包衣过程的分析中有着广阔的应用前景。有人认为在 NIR 光谱区域内，由于 O—H 键的振动，水分的吸收强度一般位于 1400~1450nm 和 1900~1940nm 两个波长范围内。NIR 结合化学计量学可用于药物制剂的在线检测，如用于片剂包衣量及包衣厚度的在线控制，发现随着包衣厚度的变化，其近红外光谱也发生相应的变化。

②共聚焦激光扫描显微镜(CLSM)技术：使用共聚焦激光扫描显微镜检测不会损坏样品，不需要进行样品前处理，能真实地反映样品的实际情况，对于相对较厚的样品可以逐层获得其光学横断面图像，得到样品的三维图像，提供比传统显微镜更详尽的样品信息，因此，CLSM 用于薄膜包衣的过程分析有较好的发展前景。有人借助 CLSM 成像观察了在不同压力下所形成的包衣膜的显微结构，并推断出薄膜和片芯的相互作用，在较低的压力下所形成的雾化液滴较大，溶液容易渗入片芯内部，易使片芯成分迁移至包衣膜表面，导致薄膜表面粗糙度及不均匀度增大。有人用 CLSM 研究了以支链淀粉包底衣对肠溶衣小丸抵制胃酸作用的释药机制，通过 CLSM 图像显示，支链淀粉作为底衣层与 HPMC 底衣层相比，能延缓介质进入丸芯的时间，并推断这是由于支链淀粉具有高黏性和疏水性。

薄膜包衣可以显著地改变片芯的外观，提高片芯的稳定性，调控药物的释放，已经成为医药生产领域颇受欢迎的制剂技术，但目前其在中药防潮方面的研究还不够深入。针对中药制剂，应用薄膜包衣技术，能有效地防止中药制剂的吸收。通过对中药制剂应用现代分析技术如近红外光谱等，对包衣过程实施监控研究，能够进一步了解中药制剂在包衣过程中湿度的变化，优化生产工艺，减小误差，使中药制剂现代化生产成为可能。

3. 在提高药物光稳定性中的应用

薄膜包衣具有防潮、遮光、隔离空气的作用，以增加药物的稳定性。单从遮光的角度讲，薄膜包衣有避免药品受到光照而产生降解反应的作用。这种光降解反应不仅表现在包衣外观变色或褪色，更重要的是使内部药物颜色发生变化、效价降低或性质改变。因此，探讨薄膜包衣的光稳定性具有十分重要的意义。

光是一种电磁辐射能，在其照射下，易激发药物的氧化反应或结构变化，加速药物的降解，尤其是波长较短、光子能量大的紫外光。如肾上腺素受到光照的影响，可发生氧化反应，逐渐变为红色至棕色，使疗效降低或失效。再如硝苯地平片、依诺沙星片在290～450nm光线照射下药物会呈现十分突出的色泽变化。这种变化可能使药效降低，还可能引起毒副作用。

几乎所有的成膜材料广义上均可以看作是透明的。在薄膜包衣工艺中，会在处方里加入添加剂、着色剂等。虽然这些材料的加入对紫外光及可见光能起到一定的遮光效果，但仍然不能起到可靠避免药物降解的作用。除熔融法包衣及压制法包衣外，经典的包衣方法是采用溶媒来溶解或混悬成膜材料，喷雾包衣。为了得到理想外观的包衣片，包衣液处方中十分注重增塑剂的作用。增塑剂对包衣处方中的各组分起到综合助溶作用，而这种作用又会使薄膜的透光性进一步提高。薄膜包衣处方中的着色剂原则上只是起到外观定位的作用，对光解的阻抗作用十分微弱，而且许多着色剂本身对光都极不稳定。因此，设想研究一种新型的薄膜包衣结构，加入遮光剂或紫外线吸收剂，从根本上解决薄膜对光线的透光性，对药品形成最大限度的保护作用。

通过在薄膜中添加紫外线吸收剂可以使薄膜对光的透过性发生根本的改变，并可以认为该薄膜为不透光性膜。以薄膜干品计，紫外线吸收剂用量在1%～10%时，可明显起到遮光的作用。不同的紫外线吸收剂在不同成膜剂中的用量有较大的差异，但当较理想的紫外线吸收剂浓度确定后，薄膜厚度在35μm以上时，厚度与透光的关系不大。

薄膜衣中的某些色淀的抗光解能力也很差，这是由色淀内化合物的结构决定的。如何能提高这一性能指标，可以通过改变包衣粉配方或部分改变色淀内化合物结构的方法来实现。此外，色淀内色彩化合物一般光稳定性较差，可使用不同的成膜材料解决。有人用RT-K纤维素与RT-HPMC进行过对比。在一个对照处方试验中可以十分突出地比较这两种成膜材料对色淀稳定性的影响：一是采用RT-HPMC为成膜材料，以85%乙醇为溶媒，其色淀为黄色5号及蓝色1号，比例为3：1，包衣片在紫外光下照射1h，结果绿色几乎全部消失；而用RT-K为成膜材料，异丙醇为溶媒，包制同样药品，色淀用量及种类完全一致，包衣片对紫外光、日光及自然光均十分稳定，无任何变色及褪色现象。用RT-K纤维素作成膜材料的包衣粉，可用纯乙醇或异丙醇作溶媒，不但缩短了包衣时间(一般不超过2h)，而且避免了包衣过程中水分内浸而影响片芯稳定性，特别适用于对水不稳定的中西药片剂和含片的包衣。

第五节　薄膜包衣的研究

一、处方研究

1. 应用性质研究

这是在将薄膜衣包在基底上后进行的研究，主要包括渗透性、黏附性、机械性及外观。

(1)渗透性：反映水透过薄膜衣的速度及程度，可用吸水性来表示。具体实验方法有三种：

①将包衣物精密称重后，放在一定湿度环境的密闭容器内，在不同时间精密测定包衣物的质量，其增重即可反映薄膜衣的水渗透性；

②基底先包一层有机酸(枸橼酸或酒石酸等)层，再包上薄膜衣，放入碱水中(1.5% $NaHCO_3$)，测定多长时间发泡及泡量多少等；

③在基底中加入显色剂($CoCl_2$)，放在一定湿度条件下，观察变色的快慢。

(2)黏附性：反映薄膜衣与基底结合的牢固程度，测定使衣层与基底脱离所需的牵引力大小。常用双面胶带，一面黏附于包衣物，另一面用一定力量牵拉，观察使衣层与基底剥离所需的最小力即可。

(3)机械性：有多个参数反映，如抗张强度、杨氏模量、硬度、拉伸长度、被覆强度、冲击强度等，其中最后两项应用最为普遍。被覆强度反映了衣膜对基底内部压力的耐受程度；冲击强度是使包衣物从一定高度落下，再测定其硬度。

(4)外观：包括色泽(色差光度计)、光洁度(反射光度计)、粗度(粗度记录仪)及表面缺陷(起泡、起皱、搭桥、起霜、起斑等，肉眼或显微镜观察)等。

2. 薄膜性质实验

首先制备得到游离膜。将薄膜衣浆液直接铺展于玻璃板或金属板上，挥去溶剂，留下薄膜(单层)，或用喷雾器多次喷雾于板上形成薄膜(多层)，后者与实际情况更符合。

这是对薄膜衣层进行的研究，主要指标有渗透性、透湿性、黏附性、机械性等。

(1)渗透性：主要考察药物透过薄膜的速度及程度，在扩散池中进行。一侧为接收液(人工胃肠液或水)，另一侧为药物饱和溶液，定期测定接收液中的药量，用 Fick's 第一扩散定律计算。

(2)透湿性：反映薄膜衣透过水的速度和程度。在试管中放入精密称重的干燥的硅胶，用薄膜衣封口，放在一定湿度条件下，定时测定增重即可。

(3)黏附性：将薄膜衣浆液直接滴在板上，测定其与板的接触角。首先要确定板与基底的极性相似，结果才会可靠。

(4)机械性：测定薄膜的剪切力、抗张强度(面积为 $1cm^2$ 的薄膜所能承受的最大负荷)等。

3. 相互作用研究

薄膜衣的基本组成有聚合物、增塑剂及溶剂，还有其他添加物，如色素、遮光剂等，聚合物和溶剂之间、聚合物和增塑剂之间、增塑剂和溶剂之间等都会有相互作用，可能存在氢键或分子间作用力、电性作用等，因此必须了解处方中成分的内在关系，才能调配符合要求的薄膜衣。而成分之间的内在关系又是通过薄膜浆液的黏度，薄膜的玻璃化温度、熔点、溶度参数等指标来反映。

(1)黏度：聚合物+良溶剂，聚合物分子链可充分舒展，黏度随聚合物浓度的增加而增加。

此时再加入增塑剂，若增塑剂与聚合物相溶，增塑剂小分子可穿插于聚合物的分子链间，使黏度进一步增大，可能会引起喷雾困难，必须调节聚合物用量；若增塑剂与聚合物不相溶，则对黏度无影响。

HPMC+PEG：PEG 对水的亲和力大于 HPMC 对水的亲和力，则 PEG 可降低 HPMC 水溶液的黏度；HPMC+PVA：由于 PVA 的结晶性，可增加膜的结晶性，结晶性越高，对水的渗透性越差，也会降低 HPMC 水溶液的黏度，但同时会增加熔点。

(2)玻璃化温度(T_g)：T_g 越低，成膜所需温度越低。

聚合物+良溶剂，形成的膜有充分的柔性，则 T_g 较低；

此时加增塑剂，若增塑剂与聚合物相溶，增塑剂小分子可穿插于聚合物的分子链间，则 T_g 进一步降低；若增塑剂与聚合物不相溶，则对 T_g 无影响；

加入微粉化的滑石粉或钛石粉，可增加膜的厚度，增加质量，且它们均亲水，HPMC 可以它们为中心，形成物理交联，存在应力分散，虽然膜强度增加，但膜柔性降低，T_g 升高；EC 与它们形成的物理交联较少，对 T_g 无影响。

(3)溶度参数：这是分子内聚能的表现。非极性材料的溶度参数越相近，相容性越好，如邻苯二甲酸酯对 EC 的增溶效果以二乙酯为最佳，因为它们的溶度参数最接近。对于极性及电性材料，溶度参数作用较小，因为该参数不包含氢键及电性作用。

(4)其他：还可采用 IR 色谱及电泳等方法来判断相互作用。

二、影响薄膜衣性质的因素

1. 黏附性

黏附性反映了薄膜衣与基底黏附的牢固程度，黏附性不好的表现为薄膜衣层与基底剥落。影响因素如下。

(1)聚合物与基底的相互作用：若两者间有氢键形成，则结合往往比较牢固。比如，在基底中含有 MCC，分别用醋酸纤维素、HPMC 及 EC 包衣，发现薄膜衣层与基底的黏附性逐渐下降，这是由于它们与 MCC 所形成的氢键强度逐渐减弱造成的。再如，在基底中分别含有 MCC、乳糖及磷酸氢钙，均采用 HPMC 包衣，由于基底的亲水性渐弱，与 HPMC 形成的氢键渐弱，因此黏附性逐渐减弱。

基底表面性质也会影响聚合物与基底的相互作用。一般基底应有一定的粗糙度，太光滑者不宜包衣。但当有强结合力(如氢键)时，粗糙度作用并不明显，比如含有 MCC 的片芯表面十分光滑，由于它与 HPMC 之间有强氢键结合，黏附力仍较大。基底还需要有一定的孔隙率，便于聚合物的浸润，太硬者不好。

(2)聚合物与溶剂的相互作用：一般采用聚合物的良溶剂，使聚合物在其中充分舒展，有利于包衣。注意聚合物的浓度调控，高浓度溶液在基底表面浸润能力下降，低浓度溶液浸润能力强，因此良溶剂中聚合物的浓度要适当。

(3)添加物：常用添加物为增塑剂、色素、滑石粉、钛石粉等。增塑剂在包衣液中可增加聚合物的溶解性，而降低其润湿及渗透能力，导致黏附力下降。增塑剂用量小时，此作用不明显，只有大量使用增塑剂改变了性质时，此作用才显露。目前色素对黏附性的影响不同实验结果尚不一致，需通过具体实验来评价。固体添加物(滑石粉、钛石粉)对不同的聚合物衣膜的黏附性有不同的影响，也需通过实验来确定，同时控制用量。

2. 机械性质

薄膜衣机械性能不好，容易产生破裂、裂纹等现象。裂纹产生的原因：溶剂挥去后，聚合物分子链由舒展重新变为卷曲，产生收缩应力；基底在加热时会膨胀，产生热膨胀应

力。若薄膜衣的抗张强度大于前两种应力之和,则不会产生裂纹;若小于两种应力之和,则易破裂。影响因素有:

(1)聚合物本身:分子量增加,则抗张强度增加,柔性下降,渗透性下降。一般采用分子量大的与分子量小的聚合物结合使用,而分子量小的聚合物可被增塑剂取代,但需注意用量。

(2)添加剂:固体添加剂可增加抗张强度,注意它们对其他性质的影响。

(3)溶剂系统:一般采用良溶剂,机械性能会较好。

3. 渗透性质

渗透性质的影响因素如下。

(1)聚合物:分子量越大,结晶性越强,交联度越大者,渗透性越小。

(2)溶剂:采用良溶剂。

(3)包衣工艺:干燥速度会影响溶剂挥发速度,越快,越易形成大孔膜,渗透性增加;越慢,越易形成小孔膜,渗透性下降。

(4)添加剂:疏水性增塑剂,对水分及药物的渗透性影响不大,而亲水性增塑剂由于本身溶解、渗透,形成孔道,对药物的渗透性影响较大。固体添加物与聚合物结合力较弱,界面有一定大小的孔道,利于水及药物分子的扩散,因此可增加渗透性。水溶性色素由于自身的溶解性,可增加衣膜的渗透性,已用得不多,多用不溶性色淀。

4. 外观

外观不好的表现主要有起泡、斑点、起霜、皱皮等。主要与聚合物浓度有关。浓度越高,越易出现外观上的缺憾,因此要选择合适的浓度,使聚合物分子链能在基底表面充分铺展。干燥速度也应控制好,过快会影响外观。特别对于表面有字的基底要注意外观的检测,若聚合物浓度大,干燥速度快,在字的凹沟处易形成搭桥现象,影响外观,并容易破裂。

◎ **参考文献**

[1] 崔福德. 药剂学 [M]. 7 版. 北京:人民卫生出版社,2011.

[2] 肖琼,沈平姨,朱莲华. 中药固体制剂防潮技术与辅料应用的研究 [J]. 中成药,2007,29(2):208.

[3] 石礼忠. 薄膜包衣技术在中药片剂中的应用 [J]. 基层中药杂志,2000,14(4):50-51.

[4] 孙海胜,刘秀霞,翁连华,等. 薄膜包衣技术在制剂生产中的应用 [J]. 中国药业,2002,11(11):2.

[5] 张姚飞,杨正兵,龙永,等. 薄膜包衣技术在中药缓控释制剂中的应用概况 [J]. 实用中医药杂志,2014,30(8):3.

[6] 袁菊丽. 薄膜包衣技术在中药制剂中的应用 [J]. 山东中医药大学学报,2011,35(5):3.

第七章 原 位 凝 胶

第一节 概　　述

一、定义

原位凝胶(in-situ gel)，又称在位凝胶、即型凝胶，是指高分子材料以溶液或半固体状态给药后，在用药部位对外界刺激发生响应，发生分散状态或构象的可逆转化，形成的半固体或液体制剂。近年来，随着一些"智能型"高分子，特别是一些环境敏感型高分子材料的迅速发展，促进了原位凝胶这种新型给药系统的出现和进一步开发。

二、特点

与传统的给药系统相比，原位凝胶制剂有着显著的优点：对接触环境的改变作出物理的或化学的响应，根据响应值的大小调整制剂的理化性状(如相转变程度等)以及药物在体内的状态(如释放、滞留等)，以适应病情的及时有效治疗；将药物溶解或均匀分散于环境敏感性高分子材料中即可制成凝胶剂，它能较长时间与作用部位发生紧密接触，有较好的生物黏附性，并可提高药物从接触部位的吸收，避开首过效应，提高药物的生物利用度；具有高度亲水性的三维网状结构，将其中的药物或药物-辅料初级制剂(如乳剂、脂质体、纳米粒等)束缚于其中或其间隙中，可以控制药物的释放，并可以稳定其中的药物或药物-辅料初级制剂；具有特殊的理化性能，在体外条件下，具有一定的流动性，易灌装，便于工业化生产；适用于原位凝胶剂的药物范围很广，原位凝胶可用于局部作用药物、全身作用药物、亲水性药物、疏水性药物、酸性药物、阳离子药物、大分子药物、细胞组织等；具有良好的组织相容性，且使用方便，易被患者接受，可以从多种给药途径给药。

第二节　原位凝胶的形成机制及其分类

原位凝胶的形成机制是利用高分子材料对外界刺激的响应，使聚合物在生理条件下发生分散状态或构象的可逆变化，完成溶液与凝胶间的互变过程。根据其作用机制可分为温度敏感型、离子敏感型、pH 敏感型和光敏感型等。

一、温度敏感型凝胶

温度敏感型凝胶是目前研究最广泛的一种敏感型凝胶，可用的高分子材料包括天然聚合物、修饰的天然聚合物、N-异丙烯酰胺共聚物、聚乙二醇/聚乳酸羟基乙酸(PEG/PLGA)嵌段共聚物、聚乙二醇/聚氧丙烯(PEG/PPO)嵌段共聚物及其衍生物等。温度敏感型凝胶的形成机制有多种，一般是由于温度改变引起氢键或疏水作用的改变而导致聚合物的物理状态发生改变。如一些纤维素的衍生物呈现反向胶凝性质，即随温度升高而由溶液变成凝胶：纤维素本身为不溶于水的，当引入一些亲水的基团时就有一定的水溶性，当其亲水基团与疏水基团比例合适时便可以在水溶液中发生凝胶转变，随着温度的升高，水对聚合物的溶解能力降低，聚合物之间的相互作用成为主导作用，从而形成凝胶。某些聚合物在结构上包含一定比例的疏水和亲水嵌段，其温度敏感的胶凝行为多与不同性质的嵌段间和嵌段与溶剂间的相互作用有关。

1. 聚氧乙烯-聚氧丙烯嵌段共聚物

非离子表面活性剂泊洛沙姆(Poloxamer)为聚氧乙烯(PEO)和聚氧丙烯(PPO)组成的ABA 型嵌段共聚物，是研究最深入的制备温度敏感原位凝胶的高分子辅料。浓度 20%～30% 的泊洛沙姆 407(Pluronic F127，PEO/PPO 的比例为 2：1)水溶液具有受热反向胶凝的性质，即冷藏温度下是自由流动的液体，而在室温或体温时形成澄明的凝胶。曾有人提出氢键、疏水相互作用和生成立体液晶相等理论来解释这一有趣的胶凝现象。泊洛沙姆溶液的相转变过程仅需要极低的能量，因而高度有序结构的假说显然是缺乏根据的。应用傅里叶变换红外光谱(FTIR)测得凝胶态的氢键减弱，说明氢键并非胶凝过程的驱动力。静态光散射和嵌二萘荧光光谱研究的结果表明，当达到临界胶束温度时，聚合物链上的疏水性 PPO 嵌段脱水，泊洛沙姆分子在水溶液中聚集成以脱水 PPO 链为内核、以水化膨胀的 PEO 链为外壳的球状胶束。随着温度升高，由于胶束间的缠结和堆砌作用加剧而发生胶凝。溶液-凝胶转化温度受 PEO/PPO 比例、聚合物浓度和溶液中电解质的影响。

泊洛沙姆 407 凝胶的特殊结构可以载有不同性质的药物，亲水性药物分布在胶束外的自由溶剂中，而疏水性药物则被包裹在胶束内部。在凝胶不溶蚀的实验体系中，药物主要经胶束间的水性通道以被动扩散方式释放，其过程可用 Higuchi 公式拟合，扩散速度随药物亲脂性及其流体力学半径的增大而减慢。增加泊洛沙姆 407 的浓度或升高温度均可以增大凝胶的本体黏度，但前者使药物的扩散系数减小，而后者却使药物的扩散系数增大，这说明药物扩散与凝胶内部的微黏度(microviscosity)有关。采用无膜溶出法，药物释放主要受凝胶溶蚀的控制，符合零级动力学过程，即释放速率仅与凝胶的处方组成有关，并不受药物性质影响。

为了获得理想的治疗效果，有人曾尝试应用各种辅料来调节泊洛沙姆 407 凝胶的释药速度。例如，聚乙二醇(PEG)或聚乙烯吡咯烷酮(PVP)等亲水性辅料可以加速药物释放，而甲基纤维素(MC)、羟丙基甲基纤维素(HPMC)或黏膜黏附性材料聚卡泊菲(Polycarbophil)则能够增加凝胶强度并使药物释放速度减慢。相关分析结果表明，此类处方中药物的释放不仅受凝胶溶蚀控制，同时还受所用辅料的分子量及溶解性的影响。热敏凝胶还可作为脂质体的载体。在稀溶液中泊洛沙姆 407 子链具有较大流动性，能够嵌入脂质体的磷脂双层引起药物泄漏，而高浓度凝胶态的泊洛沙姆对脂质体具有稳定作用并延缓包封在脂质体中的寡核苷酸(pdT16)释放，同时，脂质体对药物从凝胶中的扩散释放起到阻滞作用。

泊洛沙姆具有良好的生物相容性并且能够增加难溶性药物的溶解度，在药剂学领域得到广泛应用。迄今为止，人们已开发了以泊洛沙姆407为基质的液体栓剂，眼用或皮肤外用制剂。由于泊洛沙姆在体内消除的过程可引起血浆中胆固醇和甘油三酯浓度升高，一般不宜采取血管外注射途径给药。

单纯的泊洛沙姆407溶液胶凝温度较低，有人曾合并应用泊洛沙姆188制备了具有适宜相变温度的眼用原位凝胶，使其更方便给药，同时避免了低温对敏感组织的刺激。γ-闪烁照相结果显示，该制剂显著延缓了放射性标记物从角膜表面消除。

泊洛沙姆的不足之处在于需要很高的浓度才能形成凝胶。丙烯酸(PAA)在泊洛沙姆407溶液中聚合可得到互穿聚合物网络(IPN)，2%的IPN水混悬液在体温下即可发生胶凝。有人认为这是泊洛沙姆胶束对丙烯酸链通过物理缠结所形成的微粒具有桥接作用的结果。也有人通过在泊洛沙姆407(P407)分子中引入PAA链段，使PAA-P407共聚物的质量分数在3%以上即表现出明显的原位胶凝性质(成凝胶质量分数远低于P407水溶液)，共聚物凝胶能明显延缓模型药物的释放。这种共聚物的原位胶凝有望用于眼、鼻腔、直肠等黏膜给药系统。

P407原位凝胶的制备方法目前最常用的为冷法，具体来说是将泊洛沙姆407与其他成分如药物或添加剂和水在4℃下混合直到得到同质溶液，不同文献对辅料添加的顺序和溶剂选择有所差异。有人把黏附性聚合物(卡波姆或HPMC)($2g \cdot L^{-1}$)在温和搅拌下加到柠檬酸盐磷酸缓冲液中($0.1mol \cdot L^{-1}$，pH 4.0)，P407($200g \cdot L^{-1}$)加到上述聚合物溶液中溶解，4℃下放置过夜即得。有人把卡波姆溶解于一定体积的重蒸水中搅拌使之充分溶解，补足水至全量。在不断搅拌下缓慢加入需要量的泊洛沙姆407和188，4℃下放置直到溶液澄清，补水至全量。还有人把P407($180g \cdot L^{-1}$)溶解于含1%丙二醇的蒸馏水中，4℃下保存直到得到澄清溶液，卡波姆934p($1\sim10g \cdot L^{-1}$)搅拌下缓慢加入P407溶液中即得。

对温度敏感型原位凝胶的评价，目前尚无一套规范的检测指标和方法。根据其自身的特点、物理化学性质和文献报道的情况，通常把以下项目作为制剂的评价指标。

(1)胶凝温度(sol-gel transition temperature)。

胶凝温度($T_{sol-gel}$)，又称相转变温度，是温度敏感型原位凝胶最重要的评价指标之一。有2种测定方法：目测法和流变学方法。目测法(或磁力搅拌法)，是把含磁力搅拌子和温度计的待测泊洛沙姆407样品放入水浴中，在搅拌下逐步加热，由于胶凝作用而使搅拌子停止转动时的温度即为相转变温度，或者不加搅拌子，直接倾斜西林瓶，以内容物不能流动时的温度为胶凝温度。这种方法比较简单直观，但有很大局限性，因为溶液-凝胶转变是在较大的温度间隔内发生的，实验方法的建立和操作对测定值有很大影响。流变学方法较复杂但准确性高，它是在逐渐升温的水浴中取一定量样品测定黏度，记录不同温度下的黏度值，做黏度-温度变化曲线。黏度值变化产生突跃时的温度即最大黏度-温度变化率处($d\eta/dt$)为胶凝温度。

(2)凝胶强度(gel strength)。

体外测定凝胶强度为制备具有一定黏度和强度的制剂提供了准确的信息。凝胶强度的体外测定方法多采用自制装置，把凝胶放入圆筒中，插入载重活塞，把活塞下降一定高度的时间作为衡量指标，凝胶强度随温度和泊洛沙姆407浓度的增加而增强。

（3）生物黏附力（bioadhesion）。

当温度敏感型凝胶用于阴道、眼睛、鼻腔、口腔等腔道或黏膜时，生物黏附力就是一项重要指标，只有具有适当大小的黏附力，并在给药部位保持一定的黏附时间，药物才能达到预期的释放效果。生物黏附力的测定分体内和体外 2 种方法。体外法通常采取剥离实验（detachment test），即直接用剥离力的大小来评价黏附力，将模型黏膜分别牢固粘贴于上、下两块平板上，固定其中一块平板，再将制备的凝胶放置在两块黏膜中间，压紧，拉另一块平板（90°或 180°），直到凝胶与黏膜完全分离，此时的剥离力即为黏附力。大多数生物黏附力装置为自行设计。体内法需要建立动物模型，考察药物制剂在给药部位的黏附情况，与体内法相比，体外法测定生物黏附力更简单、方便。

（4）流变学性质（rheological properties）。

流变学行为是 P407 制剂的重要评价方法，能灵敏地测定相变温度、添加剂与 P407 的相互作用及释放度等信息。特别指出的是流变学行为为研究热凝胶动力学（thermogelation kinetic）提供了重要信息。文献多集中于流变图（剪切应力-剪切速率或流量曲线研究）或振荡（或动态）研究。前者主要应用于相变过程的发生和控制，主要应用的仪器是旋转黏度计和圆锥平板黏度计，在 $T_{sol\text{-}gel}$ 下，P407 凝胶展现出牛顿流体行为，超过 $T_{sol\text{-}gel}$，凝胶展现出非牛顿流体行为，用屈服值（yield value）S 表示。非牛顿流体分为塑性和假塑性流体，如果凝胶服从方程（7-1），则为塑性流体，如果服从方程（7-2），则为假塑性流体。

$$D = (S - S_0)/\eta \tag{7-1}$$
$$D = S_n/\eta_a \tag{7-2}$$

式中，η 为塑性黏度；S 为剪切应力；S_0，S_n 为屈服值（dyne·cm^{-2}）；D 为剪切速率；η_a 为表观黏度；n 为指数，n 越大，非牛顿性越大，$n=1$ 时为牛顿流体。

方程（7-2）在研究 P407 结构和行为方面给予重要信息，它是把样品置于正弦变化的剪切应力下研究黏弹性质。将黏度计置于振荡模式下，测定样品对剪切应力的回应力。计算储能模量 G'（方程（7-3））和损耗模量 G''（方程（7-4）），分别表征储存弹性能量和黏度损失能量，2 个模量相等时即为 $T_{sol\text{-}gel}$。G' 越大，凝胶弹性越强，G'' 越大，凝胶黏度越大。

$$G' = (\tau_0/\gamma_0)\cos\delta \tag{7-3}$$
$$G'' = (\tau_0/\gamma_0)\sin\delta \tag{7-4}$$

与其他体外评价指标一样，流变学研究也受给药后的稀释作用的影响，为了更好地模拟阻碍胶凝过程的体内环境，有人把 3mL 液态克霉唑/P407 阴道凝胶与 0.9mL 模拟阴道液混合，这种稀释作用显著减少了弹性模量 G'。

（5）体外释放度（in vitro drug release）。

释放度是评价载药凝胶的关键指标。药物释放到接受介质中是与药物从 P407 凝胶溶出或 P407 自身溶出相连续的过程。评价模型有 2 种，一是有膜溶出模型（membrane models），以药物的溶出和扩散为主，主要用于局部给药制剂，采用的膜可以是合成半透膜或离体生物膜，药物扩散服从 Higuchi 方程，然而加入各种添加剂后会改变药物的溶出行为。含有 20% 丙二醇的奎宁直肠 P407 凝胶接近于零级动力学；另一种是无膜溶出模型（membraneless models），药物和 P407 均溶出和释放，多用于眼部制剂，药物释放多服从零级动力学(水性介质中溶出)或 Higuchi 方程(非水性介质)，稀释后的泊洛沙姆 407 胶束会影响药物释放到接收介质。其缺点是受搅拌系统影响。多数扩散和溶出装置与药典溶出度测定方法(浆法和转篮法)相似，接受介质的成分和 pH 等可根据制剂处方和给药途径、用药部位改变而变化。常用的接收介质有水溶液、生理盐水、磷酸缓冲液、HEPES 缓冲液(用 N-2-羟乙基哌嗪-N′-2-乙基磺酸制备的 pH 6.8～8.2 的缓冲液)、给药部位体内环境的模拟液等；通常接收介质的体积应充足(满足漏槽条件)；如果以考察药物释放为主，可采用紫外分光光度法、高效液相色谱法、放射示踪原子法等，如果以泊洛沙姆 407 的溶出为主要考察目的，可采用重量法、比色法或分子排阻色谱法等。

除了上述指标外，根据给药途径和用药部位的差异，还需要对胶凝时间、膨胀性质、凝胶的形态学、给药部位的组织病理学评价等进行考察。

目前泊洛沙姆原位凝胶没有上市产品，对于该给药系统的研究集中在制备、特性研究、动物实验等方面，早期的研究更关注其在短期治疗方面的应用(如疼痛、感染、避孕等)。目前主要研究的药物有非甾体抗炎药(如双氯芬酸钠、布洛芬、酮洛芬)、麻醉药(如利多卡因)、甾体抗炎药类(如地塞米松磷酸钠)、避孕药(如壬苯醇醚)、抗癌药物(如 5-氟尿嘧啶、甲氨蝶呤、紫杉醇)等。最近的研究关注以下三个方面。

一是将制剂新技术(如包合物、微球、脂质体、纳米粒等)与原位凝胶结合起来，提高药物的溶解度和稳定性，减少不良反应，达到更长时间的缓释效果。为了达到更好的治疗效果，有人把克霉唑和 β-环糊精以 1∶1 的比例混合制成包合物，包合物用核磁共振光谱、傅里叶红外分光光度法、差示扫描量热法、扫描电镜、相溶解度、稳态浓度测定等方法定性。体外释放研究表明，环糊精包合物能显著减缓克霉唑的释放。也有将利多卡因聚(D，L-乳酸)微球制成含 25%泊洛沙姆 407 的原位凝胶，通过监测坐骨神经兴奋后大鼠的感觉和运动功能(热板和负重试验)来评价治疗效果，结果显示，该制剂能延长大鼠耐受期。泊洛沙姆 407 凝胶还能显著控制微球的突释效应。

二是如前所述，在泊洛沙姆中加入生物黏附性或增加强度的辅料或泊洛沙姆同系列化合物(如泊洛沙姆 188)，改善泊洛沙姆凝胶本身的缺点。

三是将泊洛沙姆进行修饰，得到性质更为理想的温度敏感材料。针对泊洛沙姆 407 的生物不可降解性，把几个(通常 3 个)泊洛沙姆 407 单体用可降解的碳酸酯键结合，得到新聚合物。随着碳酸酯键在生理条件下水解，聚合物降解为泊洛沙姆 407 单元和碳酸，变换聚合物的浓度可调整药物溶出速度(25～80d)。此外还能降低临界胶凝浓度。针对泊洛沙姆 407 的弱机械强度，有人提出 2 种策略：一是以己二异氰酸酯为交联剂聚合泊洛沙姆；二是光气把 PEO 链和 PPO 链共价结合。这些新型材料的黏度在 37℃时比普通泊洛沙姆 407 高 15 倍，而且临界胶凝浓度低至 5%。30%聚(泊洛沙姆 407)₄可持续释放药物超过 40d，而普通泊洛沙姆只有 7d。在 P407 分子中引入了 PAA 链段，使 PAA-P407 共聚物的质量分数在 3%以上即表现出明显的原位胶凝性质，共聚物凝胶能明显延缓模型药物的释放。

有人制备了以泊洛沙姆为基质的温度敏感型原位凝胶，采用自由扩散模型研究不同性质的药物在凝胶中的扩散行为，并对其机理进行分析。采用广泛使用的 Fick 扩散定律来进行扩散机理的评价，方程见(7-5)。

$$\ln\left(\frac{d\sqrt{\pi}\sum C_i}{2C_0\sqrt{D}}\right) = n\ln t \tag{7-5}$$

式中，d 为凝胶切片的厚度；n 为扩散指数。若药物扩散严格遵循 Fick 扩散定律，则 n 应等于 0.5。

结果表明，药物经凝胶内部水性通道转运的过程符合 Fick 扩散定律。亲脂性强的药物可在凝胶的亲水/疏水区域间达到分配平衡，使其扩散受到阻滞。增加聚合物浓度，导致水性通道的曲折程度和凝胶的微黏度增大，是药物扩散系数减小的主要原因。因此在设计以扩散方式释药的温度敏感原位凝胶时，可通过增加药物的疏水性和处方中聚合物的浓度来达到延缓释放的目的。

2. 聚乙二醇-聚乳酸嵌段共聚物

英国 *Science* 杂志 1997 年报道了一种新颖的可生物降解的温度敏感高分子材料。将聚乳酸(PLA)或乳酸/羟基乙酸共聚物(PLGA)与单甲氧基聚乙二醇进行开环聚合反应得到 PEG-PLA 或 PEG-PLGA 二嵌段共聚物。再以环己烷二异氰酸酯为耦合剂，生成三嵌段共聚物 PEG-PLA(PLGA)-PEG。引入的 PLA 或 PLGA 嵌段，使聚合物能够在体内逐渐降解，最终被排出体外。

PLA(PLGA)嵌段间存在疏水相互作用，为了降低水化自由能，PEG-PLGA(PLA)-PEG 在溶液中形成具有核-壳结构的胶束。当趋于溶液-凝胶转化温度时，分子间吸引力和胶束体积剧增，导致胶束聚集形成凝胶。改变亲水嵌段和可生物降解嵌段的比例，可以调控溶液-凝胶转化温度。

由于能够在体内降解，PEG-PLGA(PLA)-PEG 是制备以注射方式植入的大分子蛋白类药物传递系统的理想材料，所形成的凝胶在大鼠体内维持完整的形态达 1 个月以上，而含有白细胞介素的泊洛沙姆凝胶仅能持续释药数天。体外实验表明，亲水性药物酮洛芬以扩散方式从凝胶中释放，而疏水性药物螺内酯的 S 形释放曲线则与凝胶的胶束结构相吻合，提示其先为扩散继而为溶蚀控制的释放机制。

有人报道了与上述共聚物具有相似胶凝及降解机制的产品 ReGel(PLGA-PEG-PLGA)，其载有紫杉醇的商品命名为 Onco Gel™。该给药系统最显著的优点是对难溶性及蛋白类药物具有增溶和稳定作用，通过注射植入体内后能够获得长达数周的控制释放效果。

3. 聚乙二醇-聚 ε-己内酯多嵌段共聚物

聚乙二醇与可生物降解的聚 ε-己内酯[poly(ε-caprolactone)，PCL]以环己烷二异氰酸酯为偶联剂，通过一步缩聚反应生成多嵌段共聚物，其水溶液的临界胶凝浓度随 PCL 嵌段含量及链长的增加而降低，同时相变温度因共聚物的疏水性增强而升高。该共聚物的胶凝行为可以用相分离诱导的胶凝机制解释，即 PCL 段在溶液中集结成的疏水区域相互扩散，最终产生物理交联的凝胶网络。

4. 纤维素类衍生物

乙基羟乙基纤维素(ethyl hydroxylethyl cellulose，EHEC)是一种水溶性非离子型纤维素醚类聚合物，可根据其脱水葡萄糖单元被取代的羟基数和纤维素骨架上齐聚物侧链的烷氧基数分为不同的类型。在离子型表面活性剂或能够形成胶束的两亲性药物存在的条件下，低浓度(≤2%)的 EHEC 溶液受热可逆地形成凝胶,其机制:温度升高,离子型表面活性剂与聚合物结合,所形成的混合胶束在不同聚合物链的疏水嵌段间具有连接结点的作用,促使构成三维聚合物网络。进一步升高温度,热运动加剧导致网络结构被破坏。

有人研究了由甲基纤维素(MC)、聚乙二醇(PEG)和柠檬酸(SC)组成的三元系统。将甲基纤维素和柠檬酸的浓度分别固定在1.5和3.5不变,PEG4000 的浓度从0增大到10,则可逆胶凝温度由38℃降到26℃。可逆胶凝温度随甲基纤维素浓度的增大而升高,随 pH 值的降低而升高。可以将 MC/PEG/SC 三元系统用作承载马来酸噻吗洛尔的眼用胶凝溶液(WP-934 或 Rysmon TG)。用黏度的陡增考察了 WP-934 的胶凝温度为32℃。噻吗洛尔从 WP-934 的体外释放速度比其常规制剂慢得多。体内试验表明,WP-934 延长了角膜前保留时间,提高了噻吗洛尔的生物利用度,而比噻吗洛尔溶液对豚鼠呼吸系统的不良反应小得多。

5. 多糖类衍生物

木聚糖(xyloglucan)是从罗望子种子中提取的多糖类化合物,由(1-4)-β-D-葡聚糖骨架和被(1-2)-β-D-半乳木糖部分取代的(1-6)-α-D-木糖侧链构成。木聚糖被 β-半乳糖苷酶降解的产物受热后因其枝状链的横向堆积(lateral stacking)而展现出可逆的胶凝性质。溶液-凝胶转化温度与半乳糖残基的消除程度有关,如半乳糖消除44%,浓度小于2%的木聚糖溶液的相变温度介于22~27℃。

木聚糖凝胶的体外释药特征遵循 Higuchi 方程,亲水性药物地尔硫䓬的释放速率及在凝胶中的扩散系数远大于疏水性药物吲哚美辛。直肠和腹膜内注射给以含药凝胶后均能够获得平缓、持久的血浆药物浓度曲线。由于胶凝时间长达数分钟,冷藏的木聚糖溶液经口服后可在胃内形成凝胶,进而延缓药物的吸收,是一种很有潜力的口服给药载体。在眼部应用方面,文献报道含有匹鲁卡品的低浓度木聚糖溶液可达到与25%泊洛沙姆407凝胶相同的缩瞳效果。

二、离子敏感型凝胶

体液含有多种离子和蛋白,某些多糖类衍生物能够与其中的阳离子络合而改变构象,在用药部位形成凝胶。

1. 去乙酰结冷胶

去乙酰结冷胶(deacetylated gellan gum),商业名 Gelrite 或 Kelcogel,是伊乐藻假单胞菌(Pseudomonas elodea)分泌的阴离子型脱乙酰化细胞外多糖,由一分子 α-L-鼠李糖、一分子 β-D-葡萄糖醛酸和二分子 β-D-葡萄糖的四糖重复单元聚合而成。Gelrite 溶解于90℃的水中,呈无序的线团状,降低温度可逆地转化为半交错并行的逆时针双螺旋连接带。溶液中的一价或二价阳离子与聚合物链上的羧基络合,参与形成稳定双螺旋的链间氢键。每两条双螺旋逆向聚集,构成三维凝胶网络。因而 Gelrite 具有温度依赖和阳离子诱导胶凝的特性。

在药剂学领域,人们最感兴趣的是 Gelrite 在眼部药物传递系统方面的应用。Gelrite 遇泪液中的阳离子可形成凝胶,抑制药物从角膜前区域消除。Merck 公司推出的马来酸噻吗洛尔长效眼用制剂 Timoptic XE 能够提高眼部生物利用度并减少患者的用药次数。比较给以 Timoptic XE 和相似黏度的非凝胶化聚合物溶液，发现胶凝机制是提高药效的重要因素。流变学研究表明，浓度 0.5%～1% 的 Gelrite 水溶液仅需泪液中 10%～25% 的离子即可转变为凝胶，其中 Na$^+$ 对促进胶凝发挥了最重要的作用。降低 Gelrite 溶液的渗透压，泪液中的离子迅速渗入使胶凝在更短的时间内完成，导致角膜滞留时间延长。含有 Ca^{2+}-枸橼酸钠络合物的 Gelrite 口服溶液能够在胃的酸性环境中释放出游离钙离子而诱发胶凝，与市售糖浆相比该剂型可以显著提高茶碱的生物利用度达 3 倍以上。

2. 海藻酸盐(alginate)

藻酸盐是离子敏感型凝胶的一个典型代表，它是一种天然的聚合物，为褐藻的细胞膜组成成分，是由 β-D-甘露糖醛酸(M)和 α-L-葡萄糖醛酸(G)残基通过 1，4-糖苷键连接构成的线型多糖类嵌段共聚物。降低 pH 值或在海藻酸盐的稀水溶液中加入二价或三价金属离子可形成半透明的亲水凝胶。海藻酸盐的胶凝行为与高价离子和 G 嵌段上相邻葡萄糖醛酸残基间的二聚作用及链间螯合有关。凝胶的特性取决于 G，M 嵌段的比例及离子交联剂的价态和浓度。

利用海藻酸盐的胶凝性质可开发口服液体缓释制剂，如含有海藻酸钠的茶碱混悬处方遇酸性的人工胃液形成凝胶，使药物以扩散方式释放。有人报道了用于杀灭幽门螺杆菌的液体缓释制剂，通过分别口服海藻酸钠和钙盐溶液来实现原位胶凝。最近，采取在口服溶液中加入钙离子络合物，使其只在胃的酸性环境中释放，并与海藻酸钠形成凝胶的方法获得成功，简化了用药过程。有人尝试将海藻酸钠用于眼部药物传递系统，发现 G 残基含量超过 65% 的海藻酸钠与模拟泪液混合立即发生胶凝，并显著延长匹鲁卡品的降低眼压效果，为海藻酸钠在控制释放领域的应用开辟了新的途径。人眼中的氯化钙浓度为 0.008%(W/V)，足以使藻酸盐胶凝。研究表明，海藻酸钠的水溶液可以在眼中形成凝胶而不用另外添加钙离子或其他离子。但由于在其他组织部位没有足够的钙离子，故需要经过设计另外添加钙离子，如用海藻酸钠为基质制备的胆茶碱的液体口服制剂。

三、pH 敏感型凝胶

1. 卡波姆(Carbopol)

卡波姆是一种 pH 依赖的丙烯酸聚合物，由于大量羧基基团的存在，可在水中溶解形成低黏度的溶液。在碱性溶液中羧基离子化，负电荷间的排斥作用使分子链膨胀，伸展并相互缠结形成凝胶。

丙烯酸聚合物具有良好的生物黏附及流变学性质，是制备眼用凝胶的理想辅料。早期就有将粒径小于 50μm 的聚丙烯酸微粒用于原位凝胶的专利报道，但 Carbopol 酸性较强，不仅刺激眼部组织而且很难被泪液中和，因此不适于单独用作原位凝胶的基质。减少 Carbopol 用量、改善原位胶凝能力的有效方法是引入另一种环境敏感聚合物，使它们同时对环境变化的多种因素发生响应。人们探索的方向集中于融合 pH 和温度调节的相转变聚合物。MC 或 HPMC 与 Carbopol 配伍使用，当温度升高，pH 值超过 Carbopol 的 pKa 时溶液发生胶凝，大大降低 Carbopol 浓度的同时，保持了其凝胶的流变学性质。制备氧氟沙星的 pH 敏感眼用原位凝胶系统，其中加入羟丙基甲基纤维素(HPMC，Methocel E50LV)可以降低 Carbopol 发生胶凝转变的浓度，并可以提高凝胶强度。所得制剂 pH 值为 6.0，而在 pH 值为 7.4 时(泪液 pH 值)变成凝胶。体外释放实验表明药物可达 8h 缓释。

研究表明,pH 值增大是促成溶液向凝胶转变的主要因素,仅在极低的剪切速率下才能观察到温度对胶凝的影响。另有文献报道,水分子作为交联剂可促进 Carbopol 的羧基与温度敏感的泊洛沙姆 407 的酯基形成氢键,二者产生协同胶凝作用。生理条件下,负电荷羧基间的静电排斥使 Carbopol 分子链伸展,增加了与暴露的 PPO 嵌段生成氢键的可能,因而具有更适宜的凝胶强度。如卡波姆/泊洛沙姆混合溶液的流变学行为不受所加药物盐酸毛果芸香碱的影响,比单独应用二者能更好地滞留药物,且可增加药物的生物利用度。

也可将丙烯酸与其他单体共聚,得到具有 pH 刺激响应性的聚合物。丙烯酰胺/丙烯酸交联共聚物[P(AM-co-AA)]和线性聚烯丙基氯化铵(PAAC)可生成具有半互穿网络结构的 pH 敏感型凝胶。网络结构中有共价键和离子键,共价键维持凝胶的三维立体结构,离子键使凝胶具有更强的机械强度和可逆的 pH 刺激响应性。半互穿网络凝胶具有两亲性和可逆的 pH 刺激响应性,调节 PAAC 的含量,溶胀/消溶胀转化 pH 在大范围内变化。可逆而快速的凝胶开关特性使其在给药系统中具有广阔的应用前景。

2. 醋酸纤维素酞酸酯(Cellulose acetate phthalate,CAP)

CAP 的水分散体(30%)的粒径仅数百纳米,pH 值为 5 时的黏度约为 50mPa·s,具有假胶乳的性质。由于 CAP 水分散体的缓冲容量非常低,滴入结膜囊内后,因聚合物链上的酸性基团被中和,数秒钟内即可发生胶凝。所形成的高黏度含药微储库不易被泪液消除,延长了药物与角膜的接触时间。如将药物毛果芸香碱吸附于 CAP 胶粒表面,胶粒的平均粒径约 0.3μm,这种胶体或类胶体在 pH 值为 5 以下黏度较低。该体系缓冲容量很低,滴入结膜囊与泪液接触后,由于 pH 值升高至 7.2～7.4,聚合物链的酸性基团被中和、吸水而膨胀,数秒钟内即可发生凝聚形成凝胶。所形成的高黏度含药储库不易被泪液消除,在眼表面滞留时间比滴眼液延长 3.8 倍,生物利用度增加 2 倍。

3. 壳聚糖(chitosan,CS)及其衍生物

壳聚糖是几丁质在碱性条件下脱乙酰基后的水解产物,由氨基葡萄糖和 N-乙酰氨基葡萄糖的共聚物组成,它能溶于酸性水溶液中,又称脱乙酰壳多糖。壳聚糖与其他高分子材料合用,具有良好的 pH 敏感性。有人开发了一种壳聚糖-单油酸甘油酯(GMO)原位凝胶。这种系统为含 3%(W/V)壳聚糖和 3%(W/V)GMO 的 0.33M 柠檬酸溶液,在生理 pH 条件下形成原位凝胶。在磷酸盐缓冲液(pH=7.4)的体外释放试验表明,交联剂戊二醛的加入降低了释药速度、延长了释药时间,用载药微球代替游离药物可进一步延缓药物释放,药物从凝胶的释放遵从基质扩散控释机制。

壳聚糖中的碱性氨基可进行多功能基(氨基、羟基)化学反应和立体结构修饰,而这种化学修饰可改善聚合物的某些性能,如生物适应性、生物降解性、pH 敏感型原位胶凝性等。硫醇的引入可增强壳聚糖的黏膜黏附性、渗透性和原位胶凝性。现在已有三种不同的壳聚糖硫醇化衍生物:壳聚糖-2-巯基乙酸轭合物、壳聚糖-半胱氨酸轭合物、壳聚糖-2-亚氨硫醇轭合物。在生理 pH 条件下,壳聚糖硫醇被氧化形成链内和链间二硫键,此原位交联过程,使硫醇化聚合物的黏弹性发生改变,从而胶凝形成原位凝胶。

有人用流变学方法研究了壳聚糖硫醇在体外的原位胶凝性质。pH 值为 5.5 条件下,壳聚糖硫醇中巯基数量明显减少,表明已形成二硫键。所形成凝胶弹性的增强程度与聚合

物中巯基的总量显著相关，巯基数量越多，弹性系数 G 越大。壳聚糖硫醇化衍生物在 5～6.8 的 pH 值范围内原位胶凝，可以用于眼部、鼻腔和阴道的黏膜给药系统。

4. 其他

有人采用湿相转化法或离子交联法，用多孔壳聚糖、三聚磷酸钠(Na-TPP)和硫酸葡聚糖(DS)制备了凝胶微球。CS/TPP/DS 微球在强酸条件下抗水解，在酶环境中抗生物降解。平衡含水量(EwC)和水扩散系数(D)随介质 pH 的增大而增大。在人工胃液(pH = 1.4)中，布洛芬在 3h 内从 CS/TPP/DS 微球中释放缓慢，而更换为人工肠液(pH = 6.8)后，在 6h 内药物几乎完全释放。可见，CS/TPP/DS 凝胶微球可作为口服药物传递系统，用于传递疏水性药物至肠道，而在胃中没有损失。

四、光敏感型凝胶

在光敏感型原位凝胶中，前聚物通过注射进入所需部位，并由光纤维的作用在原位发生胶凝，这种胶凝方式可以使聚合物在体温下更快地发生胶凝。有一种可生物降解的光致交联水凝胶作为药物的控释载体，这种系统可以作为水溶性药物和酶的载体并控制药物的释放速率，以氩激光作为光源可以加深聚合反应的程度，缩短聚合反应的时间，并可以改进聚合物的物理性质。

五、其他

还有一种原位凝胶的形成是由于溶剂的扩散。这种给药系统是由水不溶性的可生物降解的聚合物构成的。聚合物溶解于可与水混溶且生理相容的溶剂中，一旦注入体内的液体环境中，溶剂扩散到周围的水中，而水扩散到聚合物基质中，因聚合物是水不溶的，故沉降为固体植入剂。但由于这些非水溶剂如二甲基亚砜、丙酮等的毒性，目前这种机制的原位凝胶应用不多。

第三节　原位凝胶在药剂学中的应用

一、黏膜给药

黏膜给药包括眼部、鼻黏膜、阴道黏膜等部位给药。黏膜途径给药的 pH 敏感型原位凝胶研究得较多，也较为深入。

1. 眼部给药

(1)特点：传统的眼用液体制剂的生物利用度较低，这是由于眼部用药流失量大、容量小，且药物在眼部停留时间短。此外，进入鼻腔被吸收的药物还可能会有不良反应。

与传统眼用制剂相比，眼用原位凝胶制剂具有显著的优点：眼用原位凝胶以液体方式滴入眼中，在眼部特殊的生理环境下形成半固体状的凝胶，能较长时间与眼部紧密接触，有较好的生物黏附性，克服了传统制剂会很快被眼泪冲刷而无法达到有效药物浓度的缺点，从而提高了生物利用度；组织相容性良好，使用方便，减少了给药频率，提高了患者的顺应性；三维网状结构高度亲水，可将其中的药物束缚于其中或其间隙中，能控制药物释放；理化性能特殊，因其在体外条件下呈易流动的液体状态，故易灌装，便于工业化生产；给药剂量准确，长期给药也不易引起全身毒性和不良反应。

（2）常用聚合物及其应用：很多聚合物可以在眼部的微环境下形成凝胶，如温度敏感型聚合物（泊洛沙姆407、纤维素类、聚（N-异丙基）丙烯酸酰胺等，木聚糖）、离子敏感型聚合物（海藻酸盐、Gelrite™）、pH敏感型聚合物（CAP，卡波姆，壳聚糖及其衍生物）等。其中应用最多的是泊洛沙姆407、卡波姆、海藻酸钠、去乙酰结冷胶。在各个不同形成机制的聚合物原位凝胶的使用当中，也存在着将两种不同胶凝机制的聚合物混合使用的情况，如温度敏感型聚合物与离子敏感型聚合物，或pH敏感型聚合物的联合使用，两者中虽然有一个起主导作用，但与单独使用任何一种相比，合用使眼部药物生物利用度提高。

为了解决原位凝胶需要较高的聚合物浓度，对眼部有较大刺激的问题，研究者们进行了不懈的探索。如将海藻酸盐与古洛糖醛酸聚合后可以很好地改进凝胶的性质，并降低聚合物的用量，同时将毛果芸香碱的释放由3h延长至10h。

有人研究了carbopol/pluronic系统作为眼部药物传递系统的性质。carbopol形成原位凝胶的最佳浓度为0.3%（W/W），pluronic为14%（W/W），结果表明0.3%（W/W）的carbopol和14%（W/W）的pluronic的混合溶液在生理环境下的凝胶强度明显提高，这种凝胶混合物在pH=4.0、温度25℃时为自由流动的液体，药物盐酸毛果芸香碱的加入不会影响凝胶体系的流体学性质。体内和体外试验均表明两者的混合溶液比其中任何一个单独溶液有更好的药物缓释能力，可以很好地提高盐酸毛果芸香碱的生物利用度。

原位凝胶滴眼剂所涉及的药物包括抗细菌类、抗真菌类、抗病毒类、降眼压类、缩瞳药物、视网膜玻璃体疾病的手术治疗药物，等等。

（3）质量控制：同传统制剂一样，原位凝胶也需要研究处方工艺、含量测定、影响因素、主药的有关物质等相关考察方法。由于使用了新的高分子材料，给药过程中存在溶液-凝胶的相的转变，延长了眼部接触时间，因此也需要对这一新的给药系统建立新的质量控制标准。

眼用即型凝胶在眼睛生理条件下呈现凝胶状态，因此质量研究过程中应模拟眼部的生理条件（如采用人工泪液作为试验溶媒），对制剂在凝胶状态的药物释放行为进行研究。质量标准中建议进行体外释放度检查。

质量研究和质量标准中应对使用前后制剂的黏度、相变温度限度、pH限度、相变时间限度、粒度（均匀性）及可见异物进行研究，以严格控制产品质量。

目前申报的此类资料，质量研究多数较简单，不能根据这类制剂的特点开展质量研究、制定质量标准。例如：某研制单位申报的温度敏感性凝胶，质量标准中规定本品性状为25℃以上即可形成带乳光的凝胶。相变时间限度规定：取本品（0~8℃放置1h）0.5g置试管（φ10mm）中，垂直放入33℃恒温水浴保温20min取出，即轻轻倒转180°，管内凝胶应不从管壁滑落。以上研究结果说明该凝胶相变温度过宽、相变时间限度过长。眼部由于眼睑的眨动和泪液的分泌，药物数分钟内可被稀释，因此恒温20min作为相变时间限度过宽，不能真实地体现眼用即型凝胶的剂型特点和到达眼部起效的真实过程。同时也反映出该制剂处方设计欠缺合理性。

经查询国外上市的马来酸噻吗洛尔胶样滴眼液(离子敏感型凝胶)相关信息,其货架期质量标准除常规的检测项目(pH、鉴别、颜色、澄明度、有关物质、降解产物、渗透压、无菌)外,还包括胶体强度、黏度、粒度、沉降物等检查项。

凝胶温度:取供试品溶液 20mL 置于 30mL 的试管中,试管置于以 1℃·min^{-1}速度升温的水浴锅中加热,使用旋转黏度计来测定不同温度下原位凝胶的黏度,黏度变化产生突跃时的温度就是所需要测定的凝胶温度,反复测定 3 次取其平均值。

基质配比的优化:均匀设计基质配比处方:将所选用的不同用量的该基质用适量的水充分溶胀,搅拌混合均匀,并根据处方量要求加入主药和其他辅料,搅拌均匀制备得到试验制剂,用于均匀设计试验。对均匀设计试验的样品测定其凝胶温度、黏度。建立温度-黏度曲线,并绘制图表,选择具有明显相转变(黏度变化会产生突跃)且凝胶温度与生理温度最为接近的处方。

流变学评价:取原位凝胶样品 40mL 于 50mL 小烧杯中,烧杯置于水浴锅中以 1℃·min^{-1}的速度升温,用旋转黏度计测定不同温度下原位凝胶的黏度值。

眼部滞留时间:有人使用家兔做眼部滞留时间试验。选用 6 只家兔,分别在家兔的左眼滴入含有荧光素的黄芩温度敏感型眼用原位凝胶 25μL,右眼滴入 25μL 含有荧光素的黄芩滴眼液作对照,给药后让家兔眼睛被动闭合 10s,然后放在兔夹中用裂痕灯观察兔子的双眼,记录给药后角膜和结膜荧光素的荧光消退时间,以 2 个部位最长消退时间为标准。

pH 值:根据眼部用药的需要和主药的稳定性等性质,需制订 pH 项检查,一般为4.0~7.5。

渗透压:为保证眼用制剂不对眼睛造成伤害,按照《中国药典》(2005 年版)二部附录依法测定,渗透压一般在 280~350mOsm 之间。

黏度:常温保存下,本品为液体,黏度应较小,有利于用药及剂量准确,而用于眼部时,应具有一定的黏度保证滞留在眼部,同时黏度不宜太大,否则会造成眼部不适。半固体外用制剂必须在生产等过程中保持黏稠度,这点非常重要,因此一般需对凝胶剂进行流变学研究,如不同规格的卡波姆在不同的 pH 范围内能得到适宜稠度:卡波姆 934,pH 为5.5~11.0;卡波姆 940,pH 为 4.5~11.0;卡波姆 941,pH 为 3.5~11.0。在上述 pH 范围内,相同浓度凝胶的稠度几乎相同。

粒度:本品具有触变性,有时属两相分散系统,根据眼用制剂的特点,需对粒度进行测定,保证眼部安全。

相变临界条件:根据本制剂的特点,应是储藏时为液体,滴入眼中后,随眼部条件的变化,而成半固体,其中的变化条件是相变临界条件。

最低胶凝温度:眼部温度约为 32℃,进行本项试验时,一般取本品 4~5 滴于已在(27±0.2)℃下预热的圆底具塞玻璃试管中,恒温后取出,立即倾斜试管观察,应不得胶凝(水样状或略带黏性但可自由流动)。另取本品,分别依次在 28℃至(34±0.2)℃下同法操作,应在 32℃左右产生胶凝(凝固或黏稠状且流动缓慢)。

最低离子强度:泪液中含有一定浓度的离子,能使本制剂凝胶化,但泪液一般量少,应控制发生胶凝的条件,一般取 1mL 本品置于 10mL 圆底具塞试管(15mm × 100mm)内,室温下，在旋涡混合器上振荡的同时，分别加入一定量人工泪液，振荡 30s 后，将试管水平放置，观察其流动性。加入人工泪液时成胶情况最为理想的体积应小于 0.2mL。

释放度：胶凝后药物能否释放而发生作用，是凝胶剂成败的关键，因此，胶凝后进行释放度实验是质量控制的主要项目之一。在进行本项目检测时，一般需根据剂型特点进行释放度方法的建立和评价。

其他：应符合《中国药典》最新版附录滴眼剂项下和凝胶剂项下有关的各项规定，如微生物限度等。

（4）存在问题及研究热点：原位凝胶滴眼剂是一种新型滴眼剂，从概念的提出至今也不过 20 余年，相关研究方兴未艾，国外已有产品上市（马来酸噻吗洛尔凝胶、人工泪液眼用原位凝胶），国内也有申报临床或生产的报道。原位凝胶基质具有诸多优点，但同时也存在一些尚未完全解决的难题，包括原位凝胶中较高浓度的聚合物及一些非水溶剂可能引起的眼部刺激性和安全性问题；制剂在到达用药部位到形成凝胶这段时间内可能存在药物的突释效应；有待建立新的模式，以便在不损伤眼组织的前提下监测药物在眼内的转运和消除；目前较多还停留在实验室研究阶段，不利于工业化生产。因此，原位凝胶在眼部的应用还有待进一步的研究和探索，这些探索工作主要集中在以下几个方面。

①与其他先进制剂手段的结合：最近的研究中，有将温度敏感原位凝胶这一新剂型与其他现代制剂手段结合，从而得到更加理想的药物传递系统的相关报道。有人制备了灰黄霉素脂质体，并将其分散于凝胶中，有效地延缓了药物的释放速率。也有人以泊洛沙姆作为载体，在重组人表皮生长因子（rhEGF）的羟丙基-β-环糊精包合物制备的基础上，加入温敏载体材料制成温度敏感原位凝胶，该论文研究了不同比例的 rhEGF/HP-β-CD 自该凝胶中释放的特征，体外试验结果显示，随泊洛沙姆凝胶中 rhEGF/HP-β-CD 包合比例增加，rhEGF 的释放量减少，体现出缓释特征。体内试验结果表明，与不含 HP-β-CD 的 rhEGF 凝胶滴眼液相比，随着 rhEGF/HP-β-CD 包合比例的增加，rhEGF/HP-β-CD 凝胶滴眼液中 rhEGF 释放到泪液中的 AUC 也增加（1.6~3.8 倍）。可见，将药物的 HP-β-CD 包合物制备成原位凝胶，与游离药物的原位凝胶相比，能够显著增强 rhEGF 的缓释作用。

也有研究将维生素 A（VAP）包裹于阳离子微乳或纳米脂质体中，继而分散于温度敏感型聚合物溶液中，制成温度敏感型眼用微乳-原位凝胶，不但提高了 VAP 的溶解度，解决了水凝胶不适合包载脂溶性药物的缺点，同时结合了阳离子微乳和原位凝胶两种剂型的优点，有效提高了 VAP 在眼表的铺展效果和角膜滞留时间。

②原位凝胶机制理论的进一步阐明：除了常见的温度敏感、离子敏感和 pH 敏感机制外，以光敏感、压力敏感和电敏感等机制为基石的凝胶也有望用于给药系统。内部微弱的刺激信号是该类凝胶给药的最大缺点。可以考虑两种或两种以上机制的结合。有人研制了一种温度敏感和 pH 敏感混合型原位凝胶眼部药物传递系统，其主药为马来酸噻吗洛尔，其中的温度敏感型载体材料为泊洛沙姆 407，pH 敏感型载体材料为壳聚糖。与单用一种载体材料制备的凝胶相比，显著提高了药物通过角膜的转运能力，并延长了药物在眼部的滞留时间。

③聚合物的发展：聚合物在原位凝胶中具有广泛的运用。一些低毒性、高安全性、较好黏附性和生物相容性的生物可降解新型材料的问世，必将给眼部原位凝胶的发展带来巨

大的变化。

④蛋白质和多肽类药物的眼内给药：结膜是肽类和低聚糖核苷酸最主要的吸收途径。小分子多肽(分子量小于5000Da)可以被吸收进入眼组织或循环系统；大分子肽或蛋白，必须加渗透促进剂。眼内的肽酶活性低，凝胶可以提高生物大分子药物的稳定性。

(5)最新研究进展。

温敏型原位凝胶较为常见，其中常用泊洛沙姆407(P407)和泊洛沙姆188(P188)为凝胶基质。有人以P407和P188作为凝胶基质、PEG400作为增溶剂，采用冷溶法制备温敏型眼用葛根素原位凝胶，并以模拟人工泪液作为释放介质考察其体外释药规律。实验发现凝胶溶液在(33.6±0.3)℃时即可发生凝胶化；温敏性眼用葛根素原位凝胶可延缓药物释放，在420min内药物可释放完全。此外，还有人制备载姜黄素(CUR)-聚乳酸/羟基乙酸共聚物(PLGA)纳米粒的温敏原位凝胶(CUR-PLGA-GEL)，采用改良的乳化-溶剂挥发法制备CUR-PLGA纳米粒，以P407和P188为凝胶基质，冷溶法制备CUR-PLGA-GEL，在眼部刺激性实验中，给药后在各时间点白兔双眼的结膜均无肿胀、充血发生，眼部无明显异常分泌物，角膜无浑浊，巩膜未出现异常反应，说明制剂温和、刺激性小，通过药动学实验发现兔眼房水中CUR-PLGA-GEL的C_{max}和AUC_{0-24h}分别是CUR混悬液的2.48倍和2.71倍，可提高CUR在眼部的利用度。同时，也有人以P407/P188为基质，以吡嘧司特钾为模型药物，制备眼用原位温度敏感凝胶。

何等制备了白藜芦醇纳米乳-离子敏感型原位凝胶，以溶液形式滴入眼中，在泪液离子的作用下转变为凝胶状态。首先选用三乙酸甘油酯作为油相、RH-40为表面活性剂、无水乙醇为助表面活性剂制备白藜芦醇纳米乳，然后采用结冷胶作为眼用凝胶基质。该制剂pH为(5.29±0.01)，生理状态下粒径为(16.24±0.13)nm，与非生理状态相比无明显变化；生理状态下黏度升高明显，胶凝性能良好，稳定性良好；释药模型符合Higuchi方程，释药机制以扩散为主；给药48h后，在角膜、巩膜和模拟结膜的累积渗透率分别达到50%、67%和71%。家兔玻璃体中有一定的药物蓄积，对眼睛无刺激，有一定的应用前景。

理想的pH敏感型眼用凝胶给药系统在非生理条件下(pH=4.0，25℃)，黏度小，可自由流动，易滴入眼内；而在生理条件下(pH=7.4，37℃)，在结膜囊内发生转变形成强度较大的凝胶，延缓药物释放。赵等以卡波姆和HPMC为凝胶基质制备的pH敏感型氯霉素眼用原位凝胶，在8h释药达到80%，12h基本释放完全、释药平缓，具有较好的缓释特性。

除泊洛沙姆外，聚(N-异丙基丙烯酰胺)(PN)也被广泛用作温敏性聚合物。例如，Hsiue等以PN为温敏性聚合物开发了眼用制剂。当温度从室温升高到约32℃时，PN的透明溶液可以形成凝胶。开发并评估了载肾上腺素的线性PN和交联PN纳米颗粒。研究发现，线性PN和线性PN与交联纳米粒联合使用时，压力降低制剂活性的持续时间分别是常规滴眼液的6倍和8倍。最近的研究表明，PN与透明质酸(HA)的共聚使PN的LCST从32℃提高到体温以上，更适合眼科应用。基于此，Zhu等开发了基于PN/HA的酮康唑(KCL)温敏原位凝胶剂，并对其体外凝胶化、药物释放和抗真菌活性进行了评价。PN-HA热凝胶溶液的胶凝温度为33℃。原位凝胶中KCL释放适中，无突释现象。未观察到刺激、发红或其他毒性作用的迹象。体内抗菌研究表明，与市售滴眼液相比，KCL-PN-HA 原位凝胶显示出更好的治愈率。最近，Iohara 等通过在溶液中加入少量 α-环糊精（α-CD），开发了一种疏水改性羟丙基甲基纤维素（HM-HPC）凝胶形成温敏水凝胶。形成的 HM-HPMC/α-CD 凝胶在生理温度范围内表现出可逆的溶胶-凝胶转变，这与原始 HM-HPMC（不含 α-CD）显示的温度依赖性完全相反。HM-HPMC/α-CD 在眼表表现出快速凝胶化，显著提高了眼部药物（双氯芬酸钠）的吸收。

2. 鼻腔给药

（1）特点：鼻黏膜比其他部位的黏膜具有更好的通透性，药物可以较好地吸收，但传统的鼻用溶液剂，由于鼻纤毛的清除功能及鼻黏液的运动，药液在鼻腔的滞留时间很短（20~30min），影响了药物的吸收，患者的生物利用度相差很大。而普通的鼻用凝胶剂，虽能延长药物在鼻黏膜的滞留时间，但其黏度较高，给药剂量不准确且使用不便。将药物制备成鼻用原位凝胶制剂，以液体形式给药，滴入鼻腔后转变为具有适宜生物黏附性的凝胶黏附在鼻黏膜上，可以延长药物在鼻腔内的滞留时间，降低纤毛对药物的清除率，减少药液流失和对咽部的刺激，因而具有生物利用度高、给药剂量准确、病人顺应性良好等优点。

（2）常用聚合物及其应用：以大鼠为模型，研究甲基纤维素、羧甲基纤维素钠、羟丙基甲基纤维素、谷氨酸壳聚糖、卡波姆 934P（Carbopol 934P）、聚氧化乙烯，以及普朗尼克 F127（Pluronic F127）减慢鼻黏膜纤毛清除率的作用。通过追踪加在系统中的荧光标记的微球来确定聚合物从鼻腔中的清除速率。结果表明由于延长了药物在鼻腔的滞留时间，这些聚合物系统的消除速率常数是微球混悬液的 7%~57%。其中，3% 的甲基纤维素表现出最慢的清除速率，而 Carbopol 934P 的清除速率最快。

有文献指出人鼻腔中每天的鼻液量为 1.5~2mL，并富含阳离子（Na^+，K^+，Ca^{2+}），因此去乙酰结冷胶（DGG）也可应用于鼻腔给药系统。有实验以 DGG 为基质制备鼻用离子敏感型原位凝胶，并对其微观结构、流变性、持水性进行考察，以 ^{99m}Tc-DTPA 为示踪剂考察原位凝胶在家兔鼻黏膜上的滞留时间，并对其机制进行分析。通过实验发现，Ca^{2+} 介导形成凝胶能力最强，Na^+、K^+ 虽然离子浓度较高，也具有一定成凝性，但胶凝能力一般，原因可能与离子的价数有关。从实验结果来看，应用 0.5%DGG 溶液制备离子敏感型原位凝胶制剂最合适，既具有离子敏感特性，又避免黏度过高给制备及使用带来不便。国内外已有研究者采用 γ-闪烁照相技术用于鼻部或眼部药物传递系统的评价。虽然 DGG 可以形成凝胶，但由于自身内聚力限制，其黏膜黏附力较小。其黏附机制主要为扩散缠结和电子理论，鼻黏液中的 Na^+、K^+、Ca^{2+} 离子与 DGG 链状结构中的葡萄糖醛酸作用，发生阳离子介导的凝聚，交联缠结成网状结构，从而产生黏膜黏附作用。因此，DGG 作为原位凝胶材料在鼻腔给药系统方面具有较高的研究价值和较好的应用前景。

从中草药千层塔中提取的生物碱——石杉碱甲是一种高效和可逆的乙酰胆碱酯酶抑制剂，通过抑制脑皮层和海马区的乙酰胆碱酯酶发挥疗效，但由于其缺乏脑选择性，现有制剂对外周胆碱系统均有较大毒性，且毒副作用随剂量增大而增加。有人利用结冷胶的阳离子响应特性和鼻黏液的富阳离子环境，制备了石杉碱甲鼻用原位凝胶，并进行了黏膜扩散试验，发现其透过黏膜速度快且释放完全，而且只需以口服剂量的 1/4~1/2 鼻腔给药就可达到与口服等效，且能显著增加药物在脑内的分布，提高了药物的靶向性。

天麻素是中药天麻的主要有效成分，具有镇痛、镇静等多种药理作用，且毒性低，不良反应小，被广泛应用于眩晕、头痛、神经衰弱等疾病的治疗。天麻素作用于脑部，产生中枢抑制效应，但因其为水溶性药物，不易透过血脑屏障，脑内的药物浓度远低于其他组织，影响其治疗作用的发挥。研究表明，一些药物可经鼻腔内的嗅觉系统绕过血脑屏障传递至脑内，有人研制了天麻素的鼻腔给药系统有望增加其在脑内的分布，从而提高疗效。为了延长天麻素在鼻腔内的滞留时间，促进其吸收，以离子敏感型凝胶材料去乙酰结冷胶为基质制得天麻素鼻用原位凝胶，并对其经鼻脑靶向性进行研究。结果表明，大鼠经鼻给予天麻素原位凝胶，5min 后血中药物浓度即开始上升，血与脑组织中的生物利用度均较高，表明天麻素较易经鼻黏膜吸收。天麻素为水溶性药物，难以通过类脂途径透过生物膜，但鼻黏膜上富含孔径较小的水通道，其数量是直肠的 2 倍，空肠的 3 倍，小分子的天麻素可借助此通道经鼻黏膜吸收。由于增加了天麻素入脑的通道，与静脉注射剂相比，天麻素鼻用原位凝胶可显著提高药物在脑组织中的分布，有利于增强其中枢抑制作用。同时，大部分天麻素仍可经鼻黏膜与消化道黏膜(从鼻腔清除后)吸收进入血液循环，血中生物利用度达 81.25%，不影响天麻素其他药理作用(如扩张血管，改善血流变等)的发挥，从而达到多靶点治疗的效果。药物呈现脑靶向分布，并且天麻苷元在脑组织各部位中的分布存在差异，脑靶向指数由大至小依次为嗅球、大脑与小脑，证实天麻素经鼻腔给药后部分药物可由嗅黏膜吸收并经嗅球转运至脑内。

(3)安全性评价：鼻腔给药系统对鼻纤毛的毒性是影响鼻腔给药的重要因素；某些药物或辅料会引起鼻黏膜一系列生理结构和功能的改变，包括纤毛摆动变慢、鼻黏膜形态损伤、生物膜的结构改变，以及蛋白、酶释放量增加等，从而使鼻腔不能发挥正常的生理屏障功能。原位凝胶是改善普通滴鼻剂不良反应的一种有益的尝试。有人采用在体蟾蜍上颚模型法考察了利巴韦林鼻用温度敏感型凝胶的鼻腔纤毛毒性，通过评价黏膜纤毛持续摆动时间和给予受试药液后纤毛形态发现其无明显的纤毛毒性，可以用于鼻腔给药。

(4)进展：将药物溶解或分散或先制成脂质体、纳米粒、微球等再分散于智能化凝胶材料的溶液中，制成供鼻腔内使用，产生局部治疗作用或经鼻黏膜吸收发挥全身治疗作用的新型鼻黏膜给药系统，能以液体状态给药后立即在给药部位发生相转变，由液体状态转化为半固体状态的凝胶，与普通滴鼻剂、气雾剂、喷雾剂、喷粉剂相比，药物在黏膜部位滞留时间长，可避免鼻纤毛清除快、作用时间短及滴鼻剂液体易流失等缺点，且生物利用度高、可达缓释长效的目的，较普通凝胶剂分剂量准确，使用方便，患者依从性更好。

目前，鼻黏膜给药脑靶向与鼻黏膜免疫成为国内外研究的热点。鼻黏膜免疫可诱导局部及系统免疫应答。鼻黏膜免疫与常规注射免疫及其他黏膜免疫相比具有以下优点：鼻黏膜下分布有丰富的淋巴组织，相关淋巴组织细胞摄取疫苗或微粒后，可以产生各种抗体包括 IgA；可同时产生局部免疫(分泌 IgA)和全身免疫(分泌 IgG)；同时具有"长距离"的特点，即疫苗通过鼻腔给药后，不仅可预防呼吸道感染，且在远端肠道黏膜和阴道黏膜处亦能获得免疫应答；与口服途径相比可减少被酸、酶等降解，与注射免疫相比可避免二次感染；用药方便，依从性好，可显著降低成本等。流感疫苗(Flu Mist)现已研发经 FDA 批准上市，通过鼻黏膜给药，从而直接发生黏膜免疫反应产生抗体；破伤风和白喉鼻黏膜给药疫苗研究表明，制成微球或脂质体经鼻腔给药与注射用疫苗相比呈现出良好的效果。若研制与开发成智能化凝胶控释鼻黏膜给药疫苗，则具有广阔的应用前景，将更受欢迎。

Pawar 等在 2018 年开发了一种基于温度响应性 LiG 的鼻腔移植物，用于脑靶向蛋白质和其他类似的高分子量神经治疗剂，如抗生素、神经生长因子和多肽。跨黏膜植入在鼻腔形成贮库，增加了接触时间，有利于鼻腔药物吸收。他们制备了包载卵清蛋白(模型药物)的脂质体，并进一步将其纳入基于 PF127 的温敏原位凝胶中，并对所开发的基于 LiG 的系统进行了评价。通过内镜下颅骨重建手术建立了更接近人脑的大鼠颅外移植物模型。阳离子 LiG 由于与生理膜的静电相互作用，包封效率和药物摄取率显著高于阴离子制剂。该研究表明，LiG 促进卵清蛋白的经黏膜递送，持续时间延长(72 小时)。

盐酸司来吉兰是一种 MAO-B 抑制剂，作为抗帕金森药物使用。目前以口腔崩解片、胶囊和透皮贴剂的形式使用。由于生物利用度低、肝脏代谢广泛和口服药物吸收不良，Salatin 等人开发了载盐酸司来吉兰的热响应原位鼻凝胶，用于增强药物向大脑的运输。以 PF127 为热响应胶凝剂，采用冷法制备凝胶，并采用 Box-Behnken 实验模型进行优化。凝胶的 pH 值范围为 6.7 至 7.1。该配方在溶胶状态下表现出清晰的外观，在 33 至 34℃(凝胶温度)下转化为凝胶状态。配方的黏度随着聚合物浓度的增加而增加，范围在 105 至 147.17cP 之间，这归因于更高的凝胶强度和更低的凝胶侵蚀行为。它具有良好的注射性。此外，配方的凝胶强度(0.68mm)足够高，以确保在鼻腔中长时间保留。同时，凝胶侵蚀性能足够低，因此保持了凝胶的强度和完整性。药物释放研究表明，33min 内初始爆发释放率为 6.15%，随后在接下来的 78h 内缓慢稳定释放 8.8%的药物。药物释放随所用聚合物的性质、制剂的黏度和温度而变化很大。PF127 凝胶基质能够将药物保持在基质中，因此显示出受控的药物释放。

金银花-黄芩配伍被广泛用于治疗上呼吸道感染，如银黄、金花清感、清开灵、双黄连等，均具备优良的抗感染能力。二者常以整体使用，也有以其有效成分使用的，在银黄注射液中，其有效成分绿原酸和黄芩苷以 1:1～1:2 的质量比进行配伍用药。因此，梁等研究将绿原酸-黄芩苷共载壳聚糖纳米粒中，壳聚糖纳米粒携带正电荷，易与带负电荷的鼻黏膜产生电荷吸引，可以促进药物的吸收。接着加入体系 18.5%泊洛沙姆 407(P407)，溶胀分散均匀后，加入体系 1%泊洛沙姆 188(P188)，待完全溶胀分散均匀，调节 pH 至 5.5，得 CA&B-NPs/ISNG，制得绿原酸-黄芩苷共载纳米粒温敏原位凝胶。通过形貌、粒度、电位、体外释放等表征，表明纳米颗粒形貌规则，粒径为(536.10±16.24)nm，ζ 电位为(24.39±0.27)mV，颗粒分散系数为 0.310±0.053，绿原酸和黄芩素包封率分别为(44.67±0.43)%和(55.25±0.61)%，胶凝温度为(32.03±0.31)℃。该研究以期延长药物的鼻腔滞留时间，增强上呼吸道黏膜免疫功能，为治疗上呼吸道感染打开思路。

张等制备的灯盏花素温敏型鼻用原位凝胶，此种给药方式优于静脉注射。同时考察制剂的体外释放和生物黏附性，用振荡透析法测定体外释放度，4h 时灯盏花素温敏凝胶累积释放率达 50%，12h 时累积释放率达 90%左右，释放较完全，蟾蜍上颚黏膜纤毛输送速率与灯盏花素在大鼠鼻腔内滞留时间的考察均显示灯盏花素温敏凝胶具有生物黏附性。此外，王等利用温度敏感型材料泊洛沙姆与离子敏感型材料结冷胶的联用，成功研制了苯甲酸利扎曲普坦(RB)鼻用温度-离子敏感型原位凝胶，并证实其具有较好的温度、离子敏感性及缓释性，RB 从原位凝胶中的释放主要受凝胶溶蚀控制，具有良好的鼻用安全性。

脂质体是一种新型药物载体，可降低药物对组织的刺激性，同时减少组织及给药局部环境中的酶、pH 值等对药物的影响。因此为提高药物生物利用度及脑靶向性，有人以脂质体作为药物载体，采用鼻腔原位凝胶递药系统来治疗疾病。如毛等将佐米曲普坦制备成脂质体溶液，以去乙酰结冷胶作为凝胶基质，进一步将其制备成鼻腔用原位凝胶制剂，并对其经鼻给药后脑靶向性及药动学特征进行考察。结果发现佐米曲普坦脂质体粒径在200nm 以下，分布较均匀，包封率大于 80%。与佐米曲普坦溶液静脉给药相比，原位凝胶剂经鼻给药后血浆及脑内佐米曲普坦的消除半衰期分别延长 1.60 及 2.32 倍，脑靶向指数达到 10.53。

3. 口腔黏膜给药

口腔黏膜的通透性虽差于鼻黏膜，但大于皮肤，且对刺激和损害的敏感度比其他部位的黏膜更低，不易损伤，修复功能强。将原位凝胶应用于口腔黏膜，与传统的口服给药相比，易于给药，易于除去，药物不易被吞入胃肠道而造成黏膜外消除，提高了药物(尤其是亲脂性药物)的生物利用度，颊黏膜面积较大，受唾液影响小，原位凝胶在此部位可以有效地控制药物释放。有研究发现一种聚合物 MAAg-EG，它对 pH 敏感，分别在酸性和碱性环境中形成和解离，能在体外快速释放胰岛素。该聚合物能够增加鼠口腔内胰岛素的吸收并具有黏膜吸附特性，它还被证实有高钙结合率，影响依赖钙的蛋白水解酶活性，降低黏膜上皮的通透阻力。

随着智能化高分子材料的迅速发展和应用，利用智能化凝胶控释原理，设计口腔黏膜给药系统具有广阔的应用前景，国外已有产品上市，如国外将多西环素设计制成智能化凝胶制剂，临床应用时注入牙周袋内，与龈沟液接触后，立即发生固化，龈沟液中药物浓度可达 420μg/mL，并可维持约 27 天。国内济南宏瑞创博医药科技开发有限公司和深圳南粤药业有限公司，根据智能化凝胶控释原理，以温度敏感型凝胶材料为载体，将米诺环素研发制成牙周袋内注入凝胶缓释给药系统，并申请专利；将口腔溃疡治疗药氨来呫诺研发制成温度敏感型凝胶控释口腔喷剂并申请了专利。

口腔溃疡液为安徽医科大学的自制制剂，具有广谱抗微生物作用，以及抗炎、止痛、抗过敏及保护溃疡面等作用，用于治疗多种原因引起的口腔溃疡。传统的溶液剂在口腔溃疡创面停留时间较短，药量易流失，药物利用度不高，需频繁给药，患者依从性差。近年他们研制了新剂型——口腔溃疡原位温敏型凝胶，采用星点-效应面设计优选口腔溃疡原位凝胶处方，并从含量测定方法、体外释药等项目对原位凝胶进行体外初步质量评价。实验发现原位凝胶的最优处方：P188 用量为 4.0%，P407 用量为 12.5%，形成凝胶相转变温度范围为 33~37℃。口腔溃疡原位凝胶体外释药行为遵循一级动力学方程，具有一定的缓释性，可代替口腔溃疡液用于临床。

冰硼散是由冰片、硼砂、朱砂、玄明粉 4 味药组成，临床常用于镇静催眠、解毒防腐，可抑制或灭杀皮肤的细菌和寄生虫，也可用于治疗口腔溃疡，但散剂用于口腔给药，患者顺应性较差，直接作用于溃疡面常产生不适感，且在唾液作用下，药物停留时间较短。因此，有人研究制备冰硼口腔用温敏凝胶，采用胶凝温度、黏度和脱水情况为评价指标，对处方比例进行筛选。结果表明，基质处方为质量分数 17% 的泊洛沙姆 407(P407)、质量分数 2%的泊洛沙姆 188(P188)和质量分数 1.5%的药物粉末时，筛选出的工艺配比适宜、重复性好，凝胶成型性好。

最近，有人开发了一种由 κ-卡拉胶(κ-CG)和羟丙基纤维素(HPC)组成的原位凝胶系统，该系统已被证明具有以下特点：室温下黏度低，使其易于给药；在体温下具有明显的弹性行为，对施用部位起到保护作用；黏膜黏附特性，可延长受伤黏膜的持久性。选择 κ-CG 作为能与唾液离子相互作用的离子敏感聚合物，HPC 作为黏膜黏附剂，$CaCl_2$ 被鉴定为能够增强 κ-CG 与唾液离子之间相互作用的盐。在随后的工作中，将富含具有抗氧化和抗炎特性的植物化学物质的芙蓉提取物加载到先前开发的 κ-CG/HPC 系统中。

口腔疱疹是一种口腔和嘴唇的病毒感染，主要由特定类型的单纯疱疹病毒(HSV，一种 DNA 病毒)引起。该病毒可在嘴唇、牙龈、舌头、脸颊或鼻子内侧以及面部引起疼痛性溃疡，它还可引起淋巴结肿大、发热和肌肉酸痛。Chaudhary 和 Verma 开发了一种口腔黏膜药物递送系统，用于治疗口腔疱疹。使用温度敏感的胶凝系统增加了药物作用的持续时间，从而增加了口腔黏膜中阿昔洛韦的生物利用度。药物释放研究显示了缓释特性。通过口腔黏膜原位递送药物凝胶制剂，避免了首过效应。因此，热敏原位凝胶为局部和全身给药提供了合理的选择，并最终提高了药物的生物利用度。该方法可用于局部治疗口腔疱疹感染，提高患者的依从性。

口腔癌是世界上第六大常见恶性肿瘤，预后不良。口腔鳞状细胞癌(OSCC)是口腔癌的主要类型。研究表明，由泊洛沙姆基热敏凝胶制成的姜黄素制备对口腔鳞状细胞癌有很好的治疗作用。姜黄素还表现出优异的生物活性，这对口腔鳞片状细胞癌也有很大的优势。P407 形成的立方六方胶体胶结体系具有有序的结构，可使亲水性和疏水性药物相容。它可以溶解药物并将其输送到靶位点，从而保护药物免于分解，增加溶解度，并提供持续释放和渗透，同时保持生物活性。当应用于口腔时，姜黄素凝胶具有流变特性、黏弹性和黏膜黏附，并可增加其在口腔中的保留时长。

对温度敏感的凝胶也可以用作口腔中的液体喷雾剂。P407 作为热敏聚合物与聚乙烯吡咯烷酮和羧甲基纤维素钠或壳聚糖的黏接聚合物结合，制备适合喷洒在口腔黏膜上的原位成膜凝胶。它们允许局部药物释放，以保护黏膜接触后形成的薄膜凝胶引起的损伤区域。此外，原位凝胶的黏合能力可以增加涂覆后的停留时间，并在受影响的区域形成物理保护屏障，它还可以缓解舌头运动、食物接触、唾液酶和其他刺激引起的疼痛和不适。

4. 直肠给药

直肠是药物吸收进入全身循环的最佳部位，可以更有效地避免首过消除，但传统的直肠栓不能充分停留在直肠部位，有时会移动到结肠末端，引起药物的首过效应，降低其生物利用度，同时直肠栓以固体形式给药，在直肠中软化或融化，易遗漏，病人顺应性差。将药物制备成直肠用原位凝胶，在体外以液体形式存在，易于从肛门给药而无异物感，进入体内后形成的凝胶具有较强的生物黏附性，黏附于直肠之上，不易遗漏或进入结肠，无首过效应，可大大提高其生物利用度，并且可以控制药物的释放。有人研制了温敏型消炎痛直肠用原位凝胶，该凝胶在室温下为液体，在体温下成为凝胶，显示了一个很好的控释血药浓度曲线，并且同直肠栓相比，生物利用度没有降低。有人研究了温敏型吡喹酮原位凝胶经直肠给药后在家兔体内的药动学及相对生物利用度，结果表明，经 3p97 药动学程序处理吡喹酮原位凝胶经直肠给药的药-时数据符合一房室开放药代动力学模型，其生物利用度是口服给药的 1.7 倍，具有一定的开发价值。

有人研制了扑热息痛液体栓剂。以泊洛沙姆 P407 和 P188 为凝胶基质，由于扑热息痛升高了胶凝温度且降低了凝胶强度和生物黏附性，故研究了 HPMC、聚乙烯吡咯烷酮（PVP）、羟丙基纤维素（HPC）、卡波姆、聚卡泊菲对凝胶性质的影响，结果表明，卡波姆、聚卡泊菲可降低胶凝温度，且可以显著提高凝胶的强度和生物黏附性；含有卡波姆、聚卡泊菲的液体栓剂可以很容易地对大鼠给药，且可在大鼠直肠中滞留至少 6h。

胰岛素是一种蛋白多肽类药物，因其具有相对过大的体积和较强的亲水性，到目前为止，注射胰岛素还是糖尿病患者最好的治疗方式之一。多次注射会给患者带来痛苦和不便，因此国内外专家致力于非注射性胰岛素给药方式的研究开发。有人制备加入了 N-三甲基壳聚糖（TMC）的胰岛素液体栓剂，能显著降低糖尿病小鼠的血糖水平，且作用随着 TMC 浓度的增加而增强；当浓度相同时，季胺化程度为 60% 的 TMC60 的作用大于季胺化程度为 40% 的 TMC40，其中含有 0.5% TMC60 的胰岛素液体栓剂降血糖的作用最好，在 1.5h 时血糖降至最低；未加 TMC 的胰岛素液体栓剂，则没有降血糖作用。

有人以 P407、P188 及羧甲基纤维素钠为基质，通过冷法制备了苦参碱直肠原位温敏凝胶，并对凝胶进行性能评价。其最优处方为苦参碱 2%、CMC-Na 1.0%、P188 1.3%、P407 16.5%、苯扎溴铵 0.02%。在最优处方工艺下，凝胶在大鼠直肠给药后未出现泄漏，且能在体内滞留 6h 以上，其体外释放符合 Weibull 模型。

布地奈德（BD）是一种糖皮质激素，用于治疗溃疡性结肠炎（UC），然而口服布地奈德制剂存在局部药物浓度低和全身副作用显著的问题。因此，有人开发了一种用于直肠输送布地奈德的热敏原位凝胶，以泊洛沙姆 P407 和 P188 为凝胶基质，并添加不同的生物黏附材料（SA、HPMC、MC 和 CMC-Na）以提高其附着力，根据黏合力和对凝胶性能的影响选择 HPMC K4M 作为黏合剂。基于 CCD-RSM 的配方优化，确定了以 0.002% 布地奈德、0.74% HPMC、4.87% P188 和 19.0% P407 为最佳配方制备热敏原位凝胶。此外，在 Sprague-Dawley 大鼠中评估了凝胶的体内行为。与布地奈德溶液相比，大鼠直肠给予 0.1mg/kg 的布地奈德凝胶显示出 230% 的相对生物利用度，直肠摄取显著增加。

利福平（RF）是一种半合成大环抗生素，是一线抗结核药物。它通过抑制细菌 RNA 合成起作用。然而，RF 存在许多缺点，例如药代动力学差，口服后利福平的血浆半衰期短（2h），有严重的肝毒性，易产生耐药性，且患者依从性差。作为口服给药的替代途径，推荐使用直肠途径给药来克服与生物利用度和治疗效果相关的问题，因此，有人开发了直肠黏附和原位直肠凝胶以克服利福平的种种缺点。首先，以不同比例制备 RF/PFG 6000 共沉淀。根据药物溶解度，研究了所选比例的药物/聚合物相互作用。然后，使用 Pluronic F127（15%）和 Pluronic F68（10%）作为凝胶基质和黏膜黏附聚合物（HPMC，海藻酸钠和壳聚糖）制备原位直肠凝胶，并考察配方的凝胶温度和凝胶强度，以及体内毒性、药代动力学。实验结果表明，药物/聚合物以 1∶1 的比例在药物/聚合物相互作用下可表现出适宜的溶解度。根据它们的浓度，添加黏膜黏附聚合物将凝胶温度转移到较低的温度并改善凝胶强度，最终选择由 10% 的 Pluronic F68，15% 的 Pluronic F127，0.1% 的共沉淀和 1.2% 的海藻酸钠制成原位凝胶进行体内实验，该制剂未表现出任何肛门渗漏或明显的直肠刺激。与口服药物混悬液和固体栓剂相比，表现出更高的药物吸收率，生物利用度分别高出 3.38 倍和 1.74 倍。毒性研究显示，在生化、组织病理学和免疫组织化学检查方面，肝损伤不明显。

Jensen 等人开发了一种用于治疗辐射性直肠炎（RIP）的直肠制剂，这是放射治疗卵巢癌、前列腺癌、结肠癌和膀胱癌最常见的临床不良反应。该配方基于丝弹性蛋白样蛋白质聚合物（SELP 815K），含有 6 个重复块，由 8 个丝状单元、15 个弹性蛋白样单元和一个赖氨酸取代的弹性蛋白样单元组成。在溶液中，SELP 816K 能够从室温下的低黏度液体瞬变到生理温度下的凝胶。这种制剂用于在直肠腔中释放从透明质酸的硫酸化中获得的具有抗炎特性的半合成糖胺聚糖（GAG）。作者在小鼠模型中证明，该配方能够减轻辐射引起的疼痛。

Yu 等人开发了一种基于甲氧基聚乙二醇-聚（γ-乙基-l-谷氨酸）二嵌段共聚物（mPEG-b-PELG）的原位热胶凝水凝胶，其中负载有康布他汀 A4 磷酸二钠（CA2019P）和顺铂（CDDP），用于结肠癌的局部治疗。水凝胶表现出浓度依赖性的热凝胶行为，体内生物降解性和受控的药物释放特性。在 C26 荷瘤小鼠中进行的体内研究证明，与其他实验组（用盐水、空白凝胶、载 CA4P 的凝胶、负载 CDDP 的凝胶、游离 CA4P 和 CDDP 处理的动物）相比，该制剂具有最高的抗肿瘤功效。

5. 阴道给药

阴道内有丰富的毛细血管和淋巴管，且没有明确的神经末梢，给药时患者的疼痛刺激小，对于特定的疾病和药物是有效的药物释放部位。由于原位凝胶具有良好的组织相容性、生物黏附性和溶胶-凝胶转变性能，将其应用于阴道给药，可注入性强，不良反应少，药物进行延缓释放。有人对温敏型克霉唑阴道用原位凝胶的不同处方进行了研究，各处方以泊洛沙姆 407 为基本基质，添加或不添加黏膜黏着剂卡波姆 934 或 HPMC，克霉唑以自由形式或以 β-环糊精包合物形式存在。研究发现，卡波姆 934 能与低分子量的药物作用产生沉淀予以排除而以 HPMC 作为黏膜黏着剂，克霉唑以自由形式或 β-环糊精包合物形式存在直接影响凝胶的性质：含自由克霉唑的凝胶其胶凝温度低（12℃左右），黏度高，体外释放实验表明，在 4 天内释放了大部分的药物；含克霉唑-β-环糊精包合物的凝胶表现出温度敏感性流变学行为，其胶凝温度接近生理温度（33℃左右），但黏度有所下降，体外释放实验表明，在 4 天内才释放 40% 的药物。最后确定热敏型克霉唑阴道用原位凝胶最佳处方：20% 泊洛沙姆 407、1% β-环糊精、0.2% HPMC，能够使药物进行连续延缓释放。有人研究了一种以泊洛沙姆 407、泊洛沙姆 188、聚卡泊菲（polycarbophil，PC）为基质的温敏型凝胶。黏膜黏附试验、黏度测试、体外释放、体内抗真菌试验等研究表明，泊洛沙姆 188 和 PC 增加了黏膜黏附性，但是降低了凝胶的阴道可注入性。该原位凝胶可延长药物作用时间，而且不影响阴道黏膜的形态，并可以提高阴道上皮细胞的活性。

赵等将复方紫草油制备成温度敏感型微乳-原位凝胶，兼有微乳和原位凝胶双重优点，拟用于阴道给药。与传统制剂相比具有无异物感、药物分布均匀的特点，且其生物黏附性高，可延长药物在给药部位的滞留时间并达到缓释效果，减少给药次数。经过实验筛选以肉豆蔻酸异丙酯（IPM）为油相，分别以聚氧乙烯-35-蓖麻油（EL-35）和丙三醇为乳化剂和助乳化剂，称取紫草干浸膏制备紫草微乳。采用冷溶法制备复方紫草阴道用微乳-原位凝胶，取制备好的微乳，加入处方量 P407 和 P188，充分搅拌后置 4℃ 冰箱溶胀 24h，取出该微乳-原位凝胶液，缓慢搅拌使分散均匀，用稀盐酸调节凝胶液 pH 值为 4.0~5.5，即得复方紫草微乳-原位凝胶液。并对微乳及凝胶的性状、粒径、流变学性质、体外释放特性等进行考察，体外释放实验表明，复方紫草微乳-原位凝胶释放符合零级动力学特性，药物释放由凝胶溶蚀决定。

羧甲基化壳聚糖(CCS)是壳聚糖通过羧基化反应得到的水溶性衍生物，可抑制多种微生物的生长，在妇科阴道炎治疗领域，CCS 不仅能有效清除细菌、真菌等致病菌，而且可以修复阴道黏膜并调节局部固有免疫应答。有人制备了 CCS 阴道温敏原位凝胶，前期进行体外质量考察，结果表明该制剂符合阴道给药制剂的要求，可迅速发生相转变，体外释药呈现一级动力学过程。后又制造家兔细菌性阴道炎及霉菌性阴道炎模型，考察 CCS 阴道温敏原位凝胶的疗效，并观察其对阴道的刺激性。治疗 7 天后，与模型组相比，各药物治疗组均有显著疗效，阴道红肿率降低，致病菌阳性率均降低($P<0.05$)。与治疗细菌性阴道炎或真菌性阴道炎的阳性药物保妇康栓剂相比，低剂量 CCS 疗效较低，高剂量 CCS 疗效较好($P<0.05$)，中等剂量 CCS 疗效相似($P>0.05$)。阴道刺激结果显示，高剂量阳性药物和 CCS 对家兔阴道无刺激性，中低剂量 CCS 对家兔阴道无刺激性。

霉菌性阴道炎(VVC)是由假丝酵母菌(又称念珠菌)引起的外阴阴道炎症，该病主要为内源性传染病，在免疫力减弱的情况下致病菌大量繁殖，进而引发炎性病变，常规治疗以广谱抗菌为主，可在一定程度上清除感染病原菌，缓解临床症状，然而抗菌治疗易破坏阴道菌群平衡，治疗后可造成念珠菌大量繁殖，进而诱导疾病复发。姜黄素原位凝胶具有抗氧化、抗炎、免疫调节等多种作用，可通过诱导细菌细胞膜损伤，发挥抗菌作用，对细菌、真菌、白色念珠菌均具有较好的抑制效果。有人将姜黄素原位凝胶与舒阴汤联合应用于复发性 VVC 患者的治疗中，探究其临床疗效及对阴道生态菌群的改善作用。治疗后发现外阴瘙痒、外阴红肿、白带增多、尿急尿痛等临床症状均有改善；血清炎症指标 IL-13、TNF-α、MCP-1 水平显著降低，IFN-γ 水平显著升高($P<0.05$)，阴道 pH、菌群密度、菌群多样性均显著降低($P<0.05$)。表明舒阴汤联合姜黄素原位凝胶治疗复发性 VVC 可显著提高治疗效果，加快症状缓解，降低血清炎症、调节机体免疫功能及阴道微生态平衡，远期预后较好。

白色念珠菌(CA)是一种在身体多个部位(如口腔、生殖道和胃肠道)发现的真菌，是正常人体微生物，但在人体免疫功能低下时，可能会引起严重的侵袭性感染，其中，由于阴道感染而导致的阴道念珠菌病较为常见。伊曲康唑(ITZ)是第三代唑类药物之一，与其他类型的唑类抗真菌药物相比，最优先用于阴道念珠菌病，为了增强治疗阴道念珠菌病的抗真菌作用并避免副作用，开发缓释局部制剂是一种选择。有人首先利用 PEG 6000 将 ITZ 制成固体分散体(SD-ITZ)以提高水溶性。接着选用结冷胶开发含有 ITZ 固体分散粉体的凝胶片状体系，凝胶片具有多边形结构的线状形状，有利于与阴道黏液的延长接触和可控的药物释放。然后，以 PF-127 和 PF-68 为胶凝剂，加入羟丙基甲基纤维素(HPMC)作为黏膜黏附聚合物制备含有 SD-ITZ 凝胶片的原位阴道凝胶。发现获得的原位阴道凝胶具有理想的物理化学性质，并且在 4h 后能够在阴道组织中保留超过 8mg 的 ITZ。重要的是，根据使用感染动物模型的体内抗真菌活性，在生物黏附热敏原位阴道凝胶的配方中结合固体分散技术和凝胶片状系统导致白色念珠菌生长显著下降，达到<1 log CFU/mL 或相当于总菌落数的<10%。与其他治疗组相比，ITZ 抗真菌活性得到改善。酮康唑（KTZ）也是一种唑类抗真菌药物，抗白色念珠菌，但口服会导致多种不良反应。有人在壳聚糖存在下凝胶化含有 KTZ 与 β-环糊精（β-CD）共磨混合物的结冷胶溶液，形成壳聚糖/结冷胶凝胶（凝胶片）以开发多功能 KTZ 输送系统。该制剂的优点：首先，通过在阴道局部应用低剂量 KTZ 来克服不良反应；其次，通过增强阴道中 KTZ 的水溶性、分布来提高治愈率和根除白色念珠菌，使药物能够到达阴道褶皱内或黏膜下层的深层感染区；最后，将开发的凝胶片掺入 PF-127 原位凝胶中，以自由流动的液体形式输送到阴道中，在阴道温度（37℃）下迅速转化为凝胶。

Rocha de Araújo 等人开发了一种原位胶凝液晶前体系统，由 30% 的油酸和胆固醇（7:1）、40% 的乙氧基化和丙氧基化的鲸蜡醇，以及 30% 的 16% P407 分散体组成。作者通过不同的技术研究了用模拟阴道液（SVF）稀释对配方行为的影响，例如偏振光显微镜（PLM）、小角 X 射线散射（SAXS）、流变学和质构分布（TPA）分析，以及黏膜黏附测量。此外，还进行了以金丝桃素（HYP）为药物模型的体外药物释放试验和细胞毒性测定。稀释后的配方显示出各向异性和非牛顿黏性行为。作者证明，用 SVF 稀释导致形成更黏稠和长距离有序的系统，能够黏附在阴道黏膜上。此外，该制剂具有 HYP 缓释曲线，并且对 L-929 细胞系具有生物相容性。

最近，有人开发了一种用于输送加氏乳杆菌的阴道制剂，作为预防念珠菌病复发的策略。特别地，它由 P407 和 MC 的混合物组成，它们充当热敏聚合物，以及 PEC 和木葡聚糖（XYL），它们被用作黏膜黏附剂。P407（15% W/W）与 MC（1.5% W/W）的关联导致 37℃ 时凝胶化程度增加，而 0.5% W/W PEC 的存在导致在 25℃ 时载体 pH 值和黏度降低，有助于简化给药。添加 XYL（0.25% W/W）可提高配方黏膜黏附性能并调节凝胶温度。

聚（N-异丙基丙烯酰胺）（PNIPAAm）是一种热敏聚合物，临界溶液温度（LCST）较低，约为 32℃。PVME-MA 是一种 FDA 批准的聚合物，以其生物降解性、生物相容性和低毒性而闻名。这种生物黏合剂合成共聚物，商业上称为 Gantrex，已用于牙科黏合剂、组织工程的支架，以及用于药物递送的微针阵列。有研究通过 PVME-MA 链在 PNIPAAm 交联三维结构内制备了新型半互穿网络（s-IPN）水凝胶。通过傅里叶变换红外光谱、扫描电子显微镜、热技术、流变分析、溶胀动力学测量和猪皮肤生物黏合测试对多功能平台进行表征。水凝胶呈现出相互连通的多孔结构，具有明确的边界。在所有配方中，弹性、固体状行为占主导地位。溶胀动力学强烈依赖于温度（25℃ 和 37℃）和 pH（7.4 和 4.5）条件。PVME-MA 含量最高的 s-IPN 表现出显著高于其他体系的剥离力（0.413±0.014N）。甲硝唑在 s-IPN 中的负载提高了其生物黏附性。体外实验显示，s-IPN 在模拟阴道液的培养基中，在 37℃ 下，抗生素分子从 s-IPN 中持续释放长达 48h（94%）。

目前黏膜给药的原位凝胶的技术难点：①制剂从给药到在黏膜部位形成凝胶的这段时间，聚合物仍以液体形式存在，药物很快从溶液中扩散出来而产生药物的突释效应，对于安全性范围窄的药物，此乃瓶颈，如何克服药物的突释效应为一大技术难题。②一些高分子材料进入人体后因不具有生物可降解性，而会对机体产生生理毒性，需寻找新的生物可降解性高分子材料加以取代。③原位凝胶一般需要较高的聚合物浓度，是否对机体造成伤害,如何避免这些伤害。目前通过寻找新的高分子材料及通过多种聚合物交联成共聚物的形式来降低其所需浓度仍在探索中。④原位凝胶一般具有缓控释作用,与黏膜的长时间接触,是否会对黏膜产生刺激性和毒性及如何进行控制。此外,还有原位凝胶能否在黏膜给药部位的生理条件下获得适宜的胶凝性质,药物本身在原位凝胶中的稳定性问题,如何避免使用非水溶剂等。

对于黏膜给药原位凝胶的研究,国外较为深入并已有成熟的产品上市,国内起步较晚,亦有多家研制单位申报此类制剂的临床研究,如美替洛尔眼用即型凝胶、富马酸酮替芬鼻用即型凝胶等。其研究报道以化学药物为主,关于将中药有效成分(有效部位)或中药复方研制成黏膜给药原位凝胶的研究报道还较为少见。以传统的中医药理论为指导,以现代先进的制剂技术为手段,将中(成)药与黏膜给药原位凝胶相结合,开发出具有特定疗效的中药新剂型,适合人们对现代药物制剂的"三小"(用量小、毒性小、副作用小)、"三效"(高效、长效、速效)和方便用药,方便携带、方便贮存等基本需求,亦是一个很有发展潜力的研究方向。黏膜给药原位凝胶的研究正处于蓬勃发展的阶段,但作为一种新型的药物传递系统,它结合了原位凝胶制剂和黏膜给药途径双重优势,必将产生"1+1>2"的协同效应,对于一些难以用传统给药方式给药的不稳定药物,以及在长效控释制剂、靶向定位制剂、中药新剂型的研究等方面有着巨大的开发潜力和广阔的发展前景。

二、注射给药

1. 特点

注射给药的一大优点便是吸收快、生物利用度高,但患者顺应性差,尤其是对需要频繁给药的药物,因此制成注射长效制剂成为一个很有潜力的新型药物剂型。乳剂、脂质体、微球等均有缓释作用,但由于稳定性及定位性不够,不够长效,制备工艺复杂等问题限制了其广泛应用。原位凝胶植入剂是近年来缓控型注射剂领域的研究热点,它是将药物和聚合物溶于适宜的溶剂中,局部皮下注射,在给药部位,聚合物在生理条件下凝固而形成半固体或固体药物贮库,其组织定位性强,降低了非靶向组织的药量从而减少了不良反应,长效,患者顺应性好。注射给药的原位凝胶一般由可生物降解的聚合物制成,通过注射器注入体内,并在所注射部位胶凝成为半固体状的药物储库,从而达到长效释药,避免植入剂开刀植入时的痛苦,工艺相对简单等。国外对原位凝胶给药系统已有广泛的研究,美国 ATRTX 实验室研制的原位凝胶给药系统 Eligard(注射用醋酸亮丙瑞林悬浮液)已被美国 FDA 批准上市用于缓解晚期前列腺癌的症状。

2. 常用载体

(1)以聚乳酸/聚乳酸-乙醇酸共聚物为载体的原位凝胶植入剂。

聚乳酸/聚乳酸-乙醇酸共聚物(PLA/PLGA)原位凝胶的制备过程:将 PLA/PLGA 和药物溶于(药物也可分散于)有机溶剂中,注入体内,溶剂扩散进入生理液体,聚合物失去溶解介质后沉积,在注射部位包埋药物形成半固态植入物。与传统微球相比,PLA/PLGA原位凝胶制备过程不需要乳化、溶剂去除、冷冻干燥等步骤,工艺相对简单。

PLA 和 PLGA 是两类很有研究价值与应用前景的生物可降解高分子材料,由无毒、生物相容的单体聚合而成,其水解产物为羟基乙酸和乳酸,并最终代谢成水和二氧化碳;它们的另一优点是可以通过改变聚合物的分子质量及单体比例来调节降解时间，从 1 个月到几年不等；随着分子质量、乳酸比例和结晶度的增加，聚合物的降解减慢。美国 FDA 已经批准 PLA/PLGA 用作非胃肠道给药系统的载体。

药物从 PLA/PLGA 凝胶中释放一般分为两个阶段：药物先从基质网络间相互贯通的孔隙中扩散出来，然后随着聚合物降解、溶蚀，继续进一步释放。药物从孔隙间扩散主要受载药量、药物粒子大小、药物在基质中的分布、凝胶形状，以及载体分子质量的影响。另外，溶解于亲水性溶剂的基质，其释药速率大于溶解于疏水性溶剂的基质，这是因为两种基质具有不同的内部结构和吸水性。当使用亲水性溶剂时，聚合物沉积较快，并形成多孔结构的凝胶，因此使用亲水性 N-甲基吡咯烷酮(NMP)作溶剂的凝胶释放药物较快，而使用三乙酸甘油酯、苯甲酸苄酯作溶剂的凝胶释放药物较慢。

然而，PLA/PLGA 凝胶存在药物突释现象，初始的药物突释可能会引起组织刺激性和全身毒性，因此这种系统不适用于卡马西平、5-氟尿嘧啶、激素等治疗指数窄的药物。有人发现药物的突释程度还受所用溶剂与水的混溶性影响，疏水性有机溶剂，如苯甲酸苄酯会显著降低药物的突释。有人制备了以牛血清白蛋白为模型药物的 PLGA 原位凝胶系统，并考察了聚合物浓度和分子质量，以及溶剂对突释的影响，结果表明，当 PLGA 分子质量为 7.5 万~15 万 Da 时，溶剂中聚合物浓度越高，突释作用越小，而聚合物在溶剂中的溶解度越大，突释作用越明显；当 PLGA 分子质量为 1 万~1.5 万 Da 时，聚合物在溶剂中的浓度可达 0.133~0.140g/L，且突释现象不明显。因此，溶剂种类及聚合物的浓度和分子质量是影响药物释放的决定性因素。通常当 PLGA 在溶剂中的质量分数达到 40%~50% 时，可以有效抑制药物突释。另外，有人发现在盐酸纳曲酮凝胶处方中加入庚酸乙酯和甘油后，可抑制药物突释，而在凝胶配方中采用 PEG-PLA-PEG 三嵌段共聚物，有效地抑制了小分子药物的突释。

已获准用于制备注射型原位凝胶植入剂的溶剂包括 NMP、三乙酸甘油酯、苯甲酸苄酯、甘油糖醛，以及甘油缩甲醛。通常，有机溶剂具有毒性，注射时会产生疼痛。甘油缩甲醛和三乙酸甘油酯都曾用于实验犬进行过生物相容性实验，未见不良反应。将 PLA 溶于苯甲酸苄酯中，注射到兔子皮下，注射部位只出现了轻微的炎症反应，而没有发生组织坏死。NMP 的安全性问题仍在争议中，欧洲医疗产品评估机构(EMEA)则将其列为有显著毒性，包括神经毒性、基因毒性、致癌性和致畸性的二类溶剂。动物实验表明，NMP 用于恒河猴时无明显不良反应，但用于猫和狗却有局部疼痛和炎症反应。将 PLGA 溶于 NMP 后，注射到小鼠肌内，注射部位出现细胞损伤。

蛋白质等水溶性药物在有机溶剂中稳定性很差，而溶解 PLGA 又必须使用有机溶剂。有人用血小板衍生生长因子、胰岛素生长因子和成纤维细胞生长因子作为模型药物考察了蛋白质在以 NMP 为溶剂的 PLA/PLGA 凝胶中的稳定性，发现蛋白质的生物活性通常可以维持 3~10 天，说明用该系统传递蛋白质可明显延长蛋白质的半衰期。PLA/PLGA 的降解时间可由数月至 1 年，其降解机制为酯键水解，且随着聚合物的降解，存在着自催化作用，同时环境 pH 逐渐降低，最低可降至 pH=1.5，而 PLA/PLGA 降解时的酸性环境对许多蛋白类药物有破坏作用。为解决这一问题，可将对蛋白类药物起一定保护作用的 $Mg(OH)_2$、$ZnCO_3$ 或糖类(海藻糖、γ-羟丙基环糊精)包埋入聚合物基质中。另外，将表面活性剂如十二烷基硫酸钠(SDS)包埋入聚合物基质中还可减少蛋白质聚集引起的不完全释放，在卵清蛋白的 PLA 原位凝胶中加入质量分数为 5% 的 SDS，可使制剂内卵清蛋白 7 天内的累积释放百分数从 2% 提高到 47%。若将淀粉酶晶体悬浮分散于溶于乙腈的 PLGA 溶液中，则结晶形淀粉酶比无定形淀粉酶更加稳定。

盐酸二甲胺四环素(MINO·HCl)是治疗牙周病的主要药物，有较广的抗菌谱和较强的抗菌活性，对大部分牙周致病菌如牙龈炎杆菌和伴放线杆菌等有明显的抑制作用。MINO·HCl 能降低牙周炎症的宿主反应，促进牙周组织胶原的合成与表达。而牙周局部缓释给药系统具有药物贮留时间延长，减少频繁给药，与吸收面直接接触，提高药物的吸收等优点，因此，有人以盐酸二甲胺四环素(MINO·HCl)为模型药物，以聚乳酸-羟基乙酸共聚物(PLGA50:50)为基质，N-甲基吡咯烷酮(NMP)为溶剂，N-乙烯基吡咯烷酮(NVP)为助溶剂，根据去除溶剂沉淀的原理制备缓释原位凝胶，并对其进行质量评价，观察外观形态、通针性情况，测定黏度，研究原位凝胶的体外释放。结果表明，MINO·HCl 缓释原位凝胶的外观为棕色透明，并且通针性和流动性较好。采用紫外分光光度法测得 MINO·HCl 的含量合格。在 37℃ 条件下，制备的缓释原位凝胶在第 1 天有 37.40% 的快速释放，之后便可稳定持续地释放药物，在第 7 天累积释放达到 90.53%。使用时在牙周袋内注射入缓释原位凝胶，其接触龈沟液后，溶剂扩散并溶于水中，难溶的共聚物沉淀形成凝胶并缓慢释放药物，达到局部治疗牙周病的目的，并且该共聚物可生物降解。

(2)以醋酸-异丁酸蔗糖酯为载体的原位凝胶植入剂。

醋酸-异丁酸蔗糖酯(SAIB)为一类生物可降解的难溶性亲脂性多糖，将其溶于有机溶剂，局部注射后，随着溶剂的扩散，它沉淀形成贮库，可用于制备原位凝胶植入剂。但它也存在与 PLA/PLGA 凝胶相同的突释效应和需加入有机溶剂。口服 SAIB 的毒性和代谢研究发现，其引起的肝酶功能变化完全可逆，其代谢产物为二氧化碳和蔗糖酯。目前还没有关于 SAIB 在皮下和肌内的降解机制的报道。SAIB 已被许多国家认证为食品添加剂，但还不能用于非胃肠给药。

SAIB 可溶于乙醇、乙酸甘油酯、碳酸丙烯、2-吡咯烷酮、NMP 等多种有机溶剂，而乙醇是已被批准可用于非胃肠制剂的共溶剂，故可作为该系统的首选溶剂。该系统中，SAIB 的浓度及有机溶剂的种类和浓度，以及添加剂会直接影响药物的释放时间。有实验表明，当在处方中加入水溶性泊洛沙姆 L101 时，可以加速药物释放，而加入 PLA 时则可减少药物的突释。

亲脂性和亲水性药物均可使用 SAIB 作载体。制备 SAIB 凝胶只需要少量有机溶剂，例如，15%~35% 的乙醇溶液即可溶解 SAIB，而且黏度很小，用普通的注射器就可以进行肌内和皮下给药。SAIB 凝胶的制备成本较低，无须昂贵的聚合物，有机溶剂用量少，制备工艺简单，但目前尚缺少有关 SAIB 凝胶体内特性和释药重现性方面的研究资料，且储藏条件和灭菌过程对 SAIB 凝胶稳定性的影响还有待进一步研究。

SAIB 具有良好的生物相容性，在体内可被酶降解并逐渐代谢。与其他聚合物不同，SAIB 的溶液浓度高达 85%~90% 时，其黏度仍较低，为 0.05~0.2Pa·S，相当于植物油的黏度，有广泛的溶剂系统可供选择，从疏水性的烃类化合物到亲水性的乙醇都适用，近年来研究也较多。有人分别研究了不同溶剂、同一溶剂的不同浓度、不同浓度添加剂、不同药物浓度和不同温度对 SAIB 溶液流变学性质的影响，也研究了不同药物浓度对含有添加剂的 SAIB 溶液流变学性质的影响，结果表明：SAIB 溶液接近于牛顿流体，溶剂种类和浓度、添加剂种类和浓度、药物种类、温度对 SAIB 溶液的流变学性质均有影响。其中，溶剂种类和浓度影响最大，20% 溶剂即可使其黏度降低到适于注射的范围，是理想的注射用原位凝胶的载体。

（3）以有机凝胶为载体的原位凝胶植入剂。

有机凝胶由水不溶性脂质两性分子组成，可在水中膨胀并形成各种形状（片状、六角型、反六角型等）的液晶，而液晶相种类由脂质的结构特性、温度和含水量决定。目前所研究的两性脂质主要为脂肪酸甘油酯，包括单油酸甘油酯、单棕榈硬脂酸甘油酯和单亚油酸甘油酯。单油酸甘油酯在室温下为蜡质，注入水溶液后形成内有水通道的类似凝胶的三维双层脂质液晶结构，这种液晶结构黏度极大，无法注射，但加入磷脂、脂肪酸、硫酸叔丁喘宁及烷基甜菜碱后，即可形成黏度小的片状液晶，而该片状液晶具有热敏性质，室温下黏度小，温度达到 37℃ 时，立即转变成类似凝胶的三维液晶结构。单油酸甘油酯可在组织酯酶的作用下降解，但它会引起溶血，当系统中加入泊洛沙姆 407 或泊洛沙姆 188，则可减少溶血的发生。

有机凝胶的缺点主要是原料的纯度和油相的稳定性难以达到要求，其中蜡棕榈、羊毛脂和西班牙草蜡（esparto wax）主要用于化妆品，而用于注射给药，尚存在安全性问题。亲脂性和亲水性药物都可用有机凝胶作为给药载体，释药时间可达 24h，但有些药物，如利多卡因会影响液晶相的形成。为了避免药物对液晶相形成的干扰，一般将药物的质量分数控制在 10%~15%。该系统生产成本低，原材料便宜。有报道棕榈硬脂酸甘油酯可用作亲脂性药物，如左旋炔诺孕酮和乙炔雌二醇的局部递药载体，家兔皮下注射该系统可使家兔发情期推迟 40 天以上。

（4）以 PLA/PLGA 与 PEG 的嵌段共聚物为载体的原位凝胶植入剂。

PLA/PLGA 与 PEG 的三嵌段共聚物也是近年来生物材料研究的热点，它不但具有PLA/PLGA 的可降解性，而且具有 PEG 的亲水性，使其能够溶于水，因此具有很大的开发潜力。PLA/PLGA 与 PEG 的三嵌段共聚物有 ABA 和 BAB 两种嵌段结构（A 代表疏水性可降解的 PLA/PLGA 聚酯嵌段，B 代表亲水性的 PEG 聚醚嵌段），即 PLA/PLGA-PEG-PLA/PLGA 结构和 PEG-PLA/PlGA-PEG 结构。这种有亲水段又有疏水段的两性分子溶于水后会形成一种具有核壳结构的球状胶束，此胶束随着温度的升高在水中的聚集度会增加，当趋于 30℃ 时，胶束间吸引力和胶束体积剧增，导致其凝结形成三维网络状凝胶。其凝结行为与温度和共聚物的浓度相关，而改变疏水段和亲水段的比例，可以调控凝胶转化温度，即共聚物中疏水段的比例越大，凝结所需的温度和共聚物的浓度越低。

利用上述凝胶转化机制，可将该三嵌段聚合物设计为药物缓控释载体，即在常温或低温下，将药物溶解或分散于聚合物的高浓度水溶液中，经皮下或肌肉注射，在体温下，当此混合溶液达到凝胶转化温度时，便在注射部位凝聚成为凝胶，包埋药物形成植入物，达到控释药物。如用 PEG-PLGA-PEG 凝胶包裹亲脂性药物螺内酯时，药物首先以扩散方式释放，然后以扩散和基质降解的共同作用方式释放，释药时间长达 2 个月。而亲水性药物酮洛芬在此系统中主要以扩散方式从凝胶中释放，释药时间可达 3 天。

紫杉醇和环孢菌素 A 为水不溶性药物($4mg \cdot L^{-1}$)，有人制备了其注射原位凝胶，表明 5℃时 23% 的 Regel(PLGA-PEG-PLGA 共聚物)可以提高紫杉醇的溶解度至 $10g \cdot L^{-1}$，环孢菌素 A 的溶解度可增至 $2g \cdot L^{-1}$。同时，Regel 还可以提高这两种药物的稳定性。Regel 紫杉醇系统可以达到 50 天的缓释。

PLA、PLGA 与 PEG 的嵌段共聚物的最大优点在于其制备的整个过程中不使用有机溶剂，同时，因其使用水作溶剂，对蛋白类等水溶性药物有更好的溶解性，还可进行滤过灭菌。PLGA 与 PEG 的嵌段共聚物相对于 PLGA 来说对蛋白质的破坏性更小。研究表明，PEG-PLGA-PEG 在降解的第一天其环境 pH 可降至 5.2，而在随后的 33 天中 pH 却升至 6.6。这是由于蛋白质的快速再水合作用，降低了其与 PLGA 基质的交互作用，而且嵌段共聚物的酸性降解产物不累积，避免了微酸性环境的形成。但是与 PLA/PLGA 和 SAIB 凝胶相比，该系统的载药量低，仅为 0.25%~1%。另外，该系统注射后在体内能否及时形成凝胶还需要进一步考察。

(5)以其他聚合物为载体的注射原位凝胶。

以牛血清蛋白(BSA)为模型药物制备 PEG-壳聚糖原位凝胶，以及其与京尼平交联聚合物原位凝胶，前者注入体内后在前 5h 有较快的释放速率，之后释放速率减慢，可以持续 70h，而与京尼平聚合后 BSA 的释放速率可以长达 4 天，其机制可能是 PEG-壳聚糖中的氨基没有全部与 PEG 反应，剩余的氨基与京尼平发生反应生成了难溶性的网状结构。

将某些 pH 敏感型原位凝胶注射于肌体组织后，在 pH 约 7.4 的体液环境中胶凝，形成药物贮库，缓慢持久释放药物。在生物相容性共溶剂系统中制备聚甲基丙烯酸(PMA，15kDa)和聚乙二醇(PEG，20kDa)的水不溶性共聚物(IPC)的溶液，IPC 溶液在生理 pH 条件下可转变为凝胶。共溶剂 N-甲基吡咯烷酮/乙醇/水的最佳比例为 1:1:2，IPC 的浓度宜在 30%~60%(W/V)。研究表明，该体系可承载、保护大分子药物如蛋白质和低聚核苷酸，并控制其缓慢释放。

虽然原位凝胶制备简单、成本低、使用方便，近年来也开发出各种基于不同载体的注射型原位凝胶植入剂，但是上市的原位凝胶产品还很少。用于 PLA/PLGA 原位凝胶的溶剂还存在安全性问题，选择适用于人体的有机溶剂或开发使用非有机溶剂的制备方法将是今后 PLA/PLGA 原位凝胶的研究方向。有机凝胶虽然以水为溶剂，但是至今仍未获准用于非胃肠道给药。虽然 SAIB 已获准用作食品添加剂，但也未获准用于非胃肠道给药。PEG-PLGA-PEG 的缺点是载药量过低，如何提高其载药量还有待研究。

3. 应用

(1)多肽及蛋白质类药物。

多肽与蛋白质类药物分子量大，脂溶性差，难以透过生物膜，一般只能注射给药，且半衰期通常很短，须频繁用药，给患者带来诸多不便。利用缓释或控释技术可降低用药频率，提高患者的依从性和临床效果。目前研究较多的为可生物降解的缓释微球制剂，而原位凝胶作为一种新颖的多肽与蛋白质类药物载体日益受到人们的关注。

重组人生长激素(rhGH)是一种含有 191 个氨基酸残基的单链蛋白质激素，目前临床主要用其注射剂治疗垂体生长激素缺乏症。由于 rhGH 生物半衰期短，清除率快，为维持有效治疗须多次注射，患者依从性差。有人将 rhGH 制成泊洛沙姆 407(浓度 36%)温敏型控释原位凝胶，体外释放研究表明，该凝胶中 rhGH 可持续释放 72h，释药模式接近零级释放模型。小鼠体内研究表明，与 rhGH 缓冲溶液相比，原位凝胶肌肉注射后，72h 内吸收百分率明显较高；皮下注射后在 2~84h 内的吸收百分率也明显高于缓冲溶液，实现了 rhGH 的控制释放。该制剂克服了传统 rhGH 治疗的缺点，由于减少了给药剂量，不良反应也相应有所降低。通过改变泊洛沙姆同系物的配比，可得到了具有适宜胶凝温度（30~36℃）的温度敏感型原位凝胶。体外释放试验表明，rhGH 从凝胶中的释放遵循零级动力学过程，且胶凝温度接近体温的凝胶维持释放的时间较短；大鼠体内试验证明，经注射给药后，该凝胶可延缓 rhGH 释放，较普通溶液制剂可获得更平缓且持久的血药浓度曲线。

有人将胰岛素先制成纳米粒载药体系，然后再分散于凝胶基质中，发挥两种给药体系的优势。先制备胰岛素-PLGA 纳米粒，并将其分散于泊洛沙姆 407 凝胶基质中制成温度敏感型原位凝胶。体外试验表明泊洛沙姆 407 的浓度越高，药物释放越慢。小鼠皮下注射后，降血糖作用显著，并在 2h 内维持血糖水平相对稳定，反弹速度缓慢。

沸石基咪唑酸盐骨架-8（ZIF-8）由 Zn^{2+} 和咪唑基团自组装，它是一类对酸敏感的 MOF，具有良好的生物安全性和生物相容性，常用于递送抗癌药物，也可用于蛋白质、酶、DNA 等生物大分子。有人制备了一种对 I 型糖尿病（T1DM）具有多响应性的原位凝胶，其中 pH 敏感的 ZIF-8 可以作为包封和释放胰岛素的载体，其刚性结构可用于保持生物活性。此外，以 P407 和 P188 为凝胶基质，根据凝胶温度选择最优配方，加入羟丙基甲基纤维素（HPMC）提高凝胶的机械强度，减缓凝胶的降解过程，葡萄糖氧化酶（GOx）作为响应开关调节局部 pH。采用冷溶法制备负载 Ins@ ZIF-8 和 GOx 的原位热敏凝胶（Ins@ ZIF-8/GOx-Gel），皮下注射前驱体液时，由于生理条件下温度的变化而形成凝胶，被组织液侵蚀，同时生成葡萄糖酸，当 GOx 遇到高水平的葡萄糖以降低微环境的 pH 值时，这将导致 ZIF-8 释放出能被毛细血管吸收的胰岛素以降低血糖。

（2）抗菌药。

万古霉素（vancomycin）主要用于治疗耐甲氧西林葡球菌所致的严重感染。由于口服不吸收，目前应用的剂型主要为注射剂。为克服其半衰期较短、需多次给药、患者依从性差及肌注可引起剧烈疼痛和组织坏死等缺点，将万古霉素溶于 25% 的泊洛沙姆 407 中，制成温度敏感型控释凝胶，体外试验表明该系统具有缓释作用，扩散系数小于普通溶液剂。大鼠皮下注射可得到较高的局部浓度（>131mg/L），血药浓度降至有效浓度以下至少要 8d。原位凝胶系统可提高一些具有较低治疗指数抗生素（如氨基糖苷类抗生素链霉素、新霉素、巴龙霉素及庆大霉素等）的获益/风险比率，此外，泊洛沙姆 407 的抗黏附特性能明显抑制葡球菌的黏附作用，与抗生素结合有利于预防细菌感染。

（3）解热镇痛抗炎药物。

布洛芬主要经肝脏代谢，存在首过作用，加之半衰期较短，在一定程度上限制了临床应用。有人将其制成可注射的温度敏感型控释凝胶剂，即先将布洛芬制成脂质体，然后再分散于泊洛沙姆 407 中制成温敏型控释凝胶。体外研究表明，在 37℃、pH7.4 的磷酸盐缓冲液中，该凝胶 24h 累积释放率为 42%，脂质体溶液则为 75%，具有明显的缓释效果。体内试验显示，将该制剂注射于猪的硬脑膜后，能提供一个良好的渗透模型，使血药浓度维持恒定，从而提高了布洛芬在硬脑膜外的局部生物利用度。

（4）麻醉类药物。

利多卡因为酰胺类局麻药与抗心律失常药，生物半衰期短（1~2h）。目前应用的剂型有注射剂、胶浆剂等。有人制备了利多卡因-泊洛沙姆407温度敏感型原位凝胶，并研究了凝胶的体外释药行为。结果表明，泊洛沙姆407凝胶延长了利多卡因在注射部位的滞留时间，且随着泊洛沙姆407浓度的增大，药物的释放逐渐减慢。研究还发现0.9%氯化钠和5%PEG400能够加快释药速度。小鼠体内组织学研究表明，经皮下注射后，在注射部位无明显炎症反应和坏死，生物相容性良好。

（5）应用于肿瘤间质化疗。

恶性肿瘤传统化疗由于难以在肿瘤局部达到有效药物浓度、全身毒副作用明显等原因，疗效往往不理想。抗肿瘤药物控缓释制剂瘤体内注射进行肿瘤间质化疗具有高效、长效、剂量小、副作用小等优点，已成为当今恶性肿瘤防治研究的热点之一。在肿瘤间质化疗的控缓释制剂中，埋植剂需要外科手术植入，势必增加医疗费用及危险，在植入点还可能引起机械性组织刺激；微球体系在制备过程中，需要使用有机溶剂溶解高分子聚合物，易残留在体内，有致癌、神经毒或引发畸变等危险。这些问题的存在使人们将目光聚焦于可注射、可生物降解的原位凝胶系统。原位凝胶在无须外科手术的情况下，以溶液状态注射入体内，原位形成凝胶，避免使用有机溶剂，具有操作简单、生物相容性好等优点。目前应用于肿瘤间质化疗的原位凝胶主要包括蛋白类凝胶、多糖类凝胶、聚氧乙烯/聚氧丙烯共聚物及聚乙二醇/聚乳酸羟基乙酸共聚物等，至今已有部分包载抗肿瘤药物的原位凝胶系统进入临床试验，甚至开始在临床应用，显示出传统化疗无法比拟的优势。

有关原位凝胶系统间质化疗抗头颈部、皮肤等部位肿瘤取得很好的临床效果，这些肿瘤比较浅表，局部注射方便，而部分位置较深的肿瘤如胰腺癌间质化疗则比较困难，尤其是间质化疗常需要重复给药，更是增加操作难度。此外，对于质地较硬的肿瘤，由于肿瘤内压力较大，注射的原位凝胶不能广泛渗透，使药物难以均匀分布于肿瘤内，而且凝胶可能顺着针道外溢至压力较小的肿瘤周边组织，导致正常组织的损伤。

原位凝胶系统作为一种新型的药物缓释给药载体应用于肿瘤间质化疗显示出操作方便、高效安全等优点。选用一些大分子量、具有强烈抗肿瘤作用而特异性差的药物如蓖麻毒素等进行肿瘤间质化疗，有望使释放的药物更多保留在肿瘤局部，产生更强烈的肿瘤主动杀伤效应，甚至达到消融灭活肿瘤的目的，具有广阔的临床应用前景。

4. 最新研究进展

依匹哌唑（brexpiprazole）是美国FDA批准的一种非典型的、具有多靶点的抗精神病药，用于治疗成人精神分裂症及重度抑郁症，疗效显著且具有良好的耐受性，由于需长期用药，将其制成具有长效作用的凝胶给药系统能显著增大患者使用的顺应性，因此，开发依匹哌唑的原位凝胶能较大程度地推进其临床应用。有人研制了一种以大豆卵磷脂（SPC）、三磷酸甘油酯（GTO）和无水乙醇为基本处方的原位凝胶给药系统，以依匹哌唑为模型药，采用搅拌混合法制备原位凝胶，并采用皮下注射凝胶和口服混悬液两种方式给药，考察依匹哌唑的药动学行为。结果表明，凝胶组在整个释药周期的最大血药峰浓度低于口服组，30天时的血药浓度高于LLOQ，表明其能顺利缓释长达30天，且无突释作用，顺应性和安全性良好。同时，口服组的药物吸收和清除更快，表现为$t_{1/2}$和$MRT_{0\to\infty}$明显小于凝胶组。可见凝胶剂明显延长了药物在体内的停留时间，释药初期未出现明显的突释行为，血药浓度较为稳定。

异烟肼口服生物利用度高，杀菌作用强大，但是异烟肼在用药过程中广泛分布于全身体液和组织，易使人体产生肝脏损害、血液系统疾病、周围神经炎等诸多不良反应，影响其临床使用的安全性。链霉素口服不易吸收，肌内注射后吸收良好，但因其常见的不良反应包括共济失调、听力障碍、耳鸣等在临床用药中受限。为降低药物不良反应，增加临床疗效，开发具有良好靶向性、缓释性的新制剂已迫在眉睫。由于异烟肼和链霉素都易溶于水，可以有效分散于水溶性原位凝胶中，有人以泊洛沙姆为凝胶基质，将异烟肼、链霉素联合制备成温敏型原位凝胶用于局部抗结核注射给药，实验发现凝胶在室温和体温下都较稳定，胶凝温度适合人体体温，体外溶蚀时间较长，有利于异烟肼-链霉素在用药部位的滞留，对提高患处药物浓度和延长作用时间有较好的效果。

紫杉醇（PTX）是经典的抗肿瘤药物，目前已有紫杉醇注射液（Taxol）、紫杉醇白蛋白纳米粒、紫杉醇脂质体等多种剂型应用到临床中，但也面临着给药次数多、存在安全隐患、患者依从性差等问题。微球是一种良好的缓释剂型，可以定向植入，减少全身毒副作用，其中聚乳酸羟基乙酸共聚物[聚（乳酸-乙醇酸），PLGA]具有生物可降解性，采用PLGA制备的紫杉醇微球（PTX/M）在肿瘤治疗中具有良好的前景。微球和凝胶的结合，一方面弥补了微球突释的缺陷，另一方面延长了微球在病灶部位的停留，提高了药物在局部的有效浓度从而获得更好的抗肿瘤效果。有人选用PLGA作为微球材料，用乳液溶剂蒸发法制备紫杉醇微球（PTX/M），进一步用冷凝法制备得到载紫杉醇微球-温敏原位凝胶，对形貌、粒径、电位、体外释放及流变学性质进行考察；PTX/M凝胶每月一次通过瘤内注射给药，同时分别建立U87 MG和4T1皮下肿瘤模型，研究PTX/M凝胶抑制肿瘤生长和延缓术后肿瘤复发的功效。通过对凝胶体内滞留时间的考察结果发现，与注射等量台盼蓝标记的生理盐水组相比，凝胶在注射部位缓慢消除，存留时间可达48h。动物实验结果显示，与生理盐水组和Taxol组相比，PTX/M gel组小鼠的肿瘤生长最缓慢（$P<0.05$），体内安全性良好，同样地，在肿瘤复发实验中，PTX/M gel组小鼠术后的肿瘤复发时间最晚。PTX/M gel在U87 MG肿瘤和4T1肿瘤的治疗中均显示了较好的药效。由于微球和凝胶的缓释作用，使得PTX/M gel只需要给药一次就能达到Taxol给药三次的效果，甚至优于Taxol，并且降低了毒副作用。

还有人提出了一种通过原药PTX的自组装来注射凝胶的新范式。PTX可用作凝胶材料或治疗剂，只需在PTX溶液中加入适量的PBS，即可诱导PTX凝胶，而不涉及惰性载体或有机溶剂，即可制备可注射PTX凝胶。PTX凝胶具有一些显著的特性，例如高载药量和凝胶浓度的可调性、耐温性和可注射性。氢键相互作用和π-π堆积在PTX凝胶的形成中起着至关重要的作用。PTX凝胶在注射部位的保留时间超过40d。PTX凝胶对4T1荷瘤小鼠的体内抗癌活性表现出显著的肿瘤生长和转移抑制，且细胞毒性低。

有人制备了一种注射型盐酸益母草碱穴位埋植凝胶，其原理是选用不溶于水、可在生物体内降解的聚合物溶解在生物相容性溶剂中，形成流动性好的凝胶，再将药物溶于凝胶中。当凝胶注射在穴位所在的肌肉、皮下或其他部位时，药物凝胶就会凝结固化，形成凝胶骨架，具一定的穴位刺激，并且药物随聚合物的不断降解而缓慢释放。此研究选用酯封端聚乳酸-羟基乙酸共聚物(PLGA)75/25COOR(IV: 0.18dL/g)为药用辅料,选用盐酸益母草碱作为模型药物,以 PEG400 作为增溶剂,筛选溶剂,制得注射型盐酸益母草碱凝胶。综合凝胶黏度、不同通针阻力及体外释放度的结果,发现含盐酸益母草碱 3%,PLGA 20%、PEG400 15%、甘油缩甲醛 60%、HPMC 2% 的注射型穴位埋植凝胶配方最优,凝胶 25℃黏度为 193.7mPa·s,37℃黏度为 148.0mPa·s,黏度流变为 205m Pa·s;1mL针管通针阻力为 1.81N,5mL 针管通针阻力为 1.95N;体外释放率在 1d 时约达到 64.50%,5d 时为 91.02%,达到释放平衡,符合穴位注射埋植的实验制剂要求。

有人用磷脂、中链甘油三酯(MCT)和乙醇等小分子材料制备了一种新型可注射磷脂相分离凝胶(PPSG),将黄体酮负载到 PPSG 中,通过溶胶-凝胶转化机制促进原位快速形成凝胶,从而实现持续控释。此外,黄体酮分布在油水界面层和油相内,溶剂交换驱动相变,磷脂囊泡的形成和破裂可能会促进药物释放和凝胶降解。在载药量为 140mg/mL 时,根据体外释放曲线,60d 内可达到高达 9% 的黄体酮释放。药代动力学研究表明,负载黄体酮的 PPSGs 连续释放药物 7d 以上,半衰期是黄体酮油溶液的 184 倍,相对生物利用度高达 90%。此制剂可减轻长期注射黄体酮治疗先兆流产的痛苦,并提高患者依从性。

类风湿性关节炎(RA)是一种免疫介导的疾病,其特征是关节疼痛和炎症,软骨和骨骼进行性侵蚀,伴有滑膜增生。甲氨蝶呤(MTS)是一种抑制 DNA 和 RNA 合成的叶酸拮抗剂,是最有效的,也是常用的合成 DMARD,可以延缓关节破坏,以低剂量 MTX 治疗 RA,被称为"类风湿性关节炎的金标准治疗"。为了避免抗关节炎药物的各种毒副作用,以持续的方式输送药物并保持最佳药物浓度,有人以多聚糖 F-127(PLF-127)为初级聚合物,羟丙基甲基纤维素 K4M(HK4M)和聚碳糖醇(PCL)作为共聚物制备一种可注射的 MTS原位凝胶。优化的原位凝胶(M4)具有热响应性,在 93 小时体外释放率为(26.2 ± 39.96)%。此外,MTS 的均匀地分布在优化的无菌和注射器原位凝胶中。对 Wistar 大鼠的体内研究表明,在 28 天的研究期间,爪水肿显著减少,并且与注射部位的组织具有生物相容性。

三、口服给药

口服给药后形成原位凝胶可以延长药物在胃肠道的滞留时间,从而提高药物的生物利用度。有人用海藻酸钠为基质制备了胆茶碱的液体口服制剂。该系统中含有络合的钙离子,遇到酸性的胃液,钙离子释放,从而使海藻酸钠发生胶凝。结果表明,含有 2.0%~1.0%海藻酸钠(W/V)的制剂比含有相同药物浓度的普通口服缓释制剂的生物利用度提高了 1.3~2 倍。新型的壳聚糖-甘油单油酸(chitosan-glyceryl monooleate)原位凝胶系统由 3%(W/V)的壳聚糖和 3%(W/V)的甘油单油酸(GMO)在 0.33mol·L⁻¹的枸橼酸溶液中构成,在生理 pH 值下形成凝胶。药物从凝胶中的释放符合骨架型扩散控释机制,GMO 的加入使壳聚糖的生物黏附性提高了 3~7 倍。此外加入交联剂戊二醛可以延缓药物释放的速率和程度。

口服原位凝胶在药学中的另一应用是结肠定位给药。偶氮交联聚合物可以选择性地在结肠降解。将 4, 4'-二乙烯偶氮苯交联在丙烯酸骨架上,研究了其在肠道内的行为过程。体外降解试验和生物黏附试验表明该种材料可以在结肠与生物膜发生黏附作用,氢载体和电介质扩散进入膨胀的聚合物结构中并逐渐降解偶氮交联结构。随着聚合物交联密度的降低，聚合物缓冲介质的热力学亲和性明显提高，导致聚合物更有效地膨胀。当偶氮基的浓度低于某一个临界值时，产生的支链很少或直链的聚合物链在结肠的 pH 环境下溶解。因此该系统可用于结肠定位控释给药。

胃肠道 pH 呈递增趋势，胃液 pH 为 1~3，十二指肠 pH 为 4~5，其余肠段 pH 为 6~8。对于在胃中不稳定的药物，利用胃肠道 pH 的变化来开发肠道释放的剂型尤为重要。聚乙烯醇与丙烯酸或甲基丙烯酸可形成共聚物，其凝胶具有 pH 敏感性溶胀行为。载有胰岛素的凝胶在人工肠液(pH=6.8)中释放药物，而在人工胃液(pH=1.2)中不释放药物。到达小肠之前，载药凝胶在胃酸环境中对药物胰岛素具有保护作用。凝胶在大鼠体内的释药行为表明胰岛素口服给药对控制葡萄糖水平有效。

胰岛素若口服给药，生物膜透过性差，吸收困难，易被胃肠道酶系、pH 及菌群破坏，稳定性差，生物利用度低。目前应用的剂型主要为注射剂，对于糖尿病患者用药不方便。将胰岛素包埋于甲基丙烯酸、泊洛沙姆聚合物水凝胶中，制成 pH 敏感型控释凝胶，体外释放度试验表明制品在酸性介质中释药缓慢，2h 累积释放量约 10%，介质的 pH 较高时，随着凝胶的溶胀药物迅速释放；将此凝胶灌胃给予糖尿病大鼠，并以胰岛素水溶液皮下注射为对照，结果表明水凝胶组 3h 血糖值明显降低，9~12h 血糖值达最低，降血糖作用持续时间比注射组明显延长。

有研究将海藻酸去乙酰结冷胶联合使用以期达到最佳的成胶性能，并根据其胶凝机制考察影响胶凝因素并筛选最佳处方，以布洛芬为模型药物对原位凝胶进行了研究，并考察了其在 Beagle 犬体内的药代动力学。体外释放结果表明，该原位凝胶释药缓慢。Beagle 犬药代动力学实验结果显示，与参比制剂相比，凝胶推迟了药物达峰时间、降低了峰浓度、体内平均滞留时间(MRT)延长，且吸收程度等效，说明该制剂在胃内形成凝胶，降低了胃刺激性，使体内布洛芬血药浓度更平稳，起到了一定的体内缓释效果。同时他们指出，由于处方中模型药剂量较大，在一定程度上影响了凝胶的强度和对药物释放的控制作用，若将原位凝胶用于小剂量药物，其缓释效果可能会更佳。

薛鸿娇等(2018)在蒿甲醚口服微乳原位凝胶的制备中，经一系列实验研究发现，选用 0.3%结冷胶-0.1%低黏度海藻酸钠为基质，以大鼠为实验对象，大鼠口服蒿甲醚微乳原位凝胶后，微乳原位凝胶在胃中快速发生相变形成凝胶，6h 后依然能在大鼠的胃中观察到凝胶并检测出蒿甲醚。由此实验现象得出结论：蒿甲醚微乳口服原位凝胶改善了蒿甲醚的溶解度，在胃部凝胶性能良好，能有效延长蒿甲醚的胃滞留时间，且黏度适宜，适合口服给药。

四、经皮给药

丁卡因为芳香酯类局麻药，吸收快、作用强、半衰期长，但毒性大。目前应用的剂型主要为注射剂。有研究采用乙醇注入法制备丁卡因脂质体，然后以卡波姆为基质制备了脂质体温度敏感型原位凝胶。体外释放试验结果表明，该脂质体凝胶剂有缓释作用(50h 释放量达 30%)，且释放符合 Higuchi 方程。

奥沙普秦(oxaprozin)口服易产生胃肠道不良反应，有人以卡波姆为基质，将其制成温度敏感型控释凝胶剂，考察了体外经皮渗透性及释药，并对其抗炎、镇痛作用及急性毒性、致敏性、刺激性等进行考察。结果显示，体外释放呈零级释药过程，可缓慢释放24h，且抗炎镇痛作用较好，对皮肤无明显毒性、致敏性及刺激性。

第四节　问题与展望

原位凝胶作为一种新型的给药系统，还存在一些问题有待解决。如制剂在进入体内到形成凝胶这段时间内可能有药物的突释效应，这种突释是由于聚合物胶凝的滞后时间。在发生胶凝反应的过程中，聚合物仍以液体形式存在，药物很快地从溶液中扩散出去从而导致药物的突释。此外，原位凝胶一般需要较高的聚合物浓度及一些非水溶剂，这些都可能对机体产生伤害。生物可降解问题也是原位凝胶面临的一个问题。因此改善聚合物的胶凝性质，降低聚合物的浓度，寻找可生物降解的聚合物是今后原位凝胶研究的一个重要方向。

原位凝胶在国外一直是药剂工作者的研究重点，而在国内由于辅料及经济效益等原因的限制，研究得还不够深入。随着国内生物技术和药学的发展，原位凝胶在一些难以用传统给药方式给药的不稳定药物，以及长效控释制剂、靶向定位制剂方面有着令人瞩目的潜力。原位凝胶不仅可以直接作为药物的载体，还可以作为中药传递系统的载体，如微球、脂质体等，所得的药物传递系统可以很好地结合两种给药系统的优点，亦是一个很有发展潜力的研究方向。

原位凝胶从概念的提出至今仅20余年时间，由于其具有良好的顺应性和缓控释能力，一直受到国外药剂学者的高度重视，目前已有成熟的产品问世，而我国在这一领域的研究尚处于起步阶段。原位凝胶能够以液体状态自由加载各种性质及分子量的药物，是交联结构水凝胶无法比拟的优点。此外，多样化的胶凝机制为设计不同途径的药物传递系统提供了丰富的选择，特别是可生物降解原位凝胶已经在长效植入系统和蛋白质及多肽类给药系统等方面展示出了令人瞩目的潜力，对其深入、广泛的研究将为药物传递科学注入新的活力。

◎ 参考文献

[1]朱海彦，杨凤霞. pH 敏感型原位凝胶的研究进展[J]. 齐鲁药事，2006，25(8)：486-488.

[2]徐晖，王绍宁，周力民，等. 丙烯酸-泊洛沙姆407共聚物的合成及其原位胶凝性质[J]. 沈阳药科大学学报，2007，23(7)：421-424.

[3]王丽娟，朱照静. 泊洛沙姆407温度敏感型原位凝胶的研究进展[J]. 中国药学杂志，2009，24(4)：245-248.

[4]朱海燕，丁洁，王本晓. 聚合物在温度敏感型原位凝胶中的应用[J]. 齐鲁药事，2006，25(2)：107-109.

[5]陈两绵，王锦玉，仝燕，等. 黏膜给药原位凝胶的研究进展[J]. 中国实验方剂学杂

志，2008，14(8)：76-80.

[6]蔡铮，侯世祥，杨兆祥，等.天麻素鼻用原位凝胶脑靶向性研究[J].四川大学学报，2008，39(3)：438-440.

[7]魏刚，陆丽芳，钟高仁，等.温度敏感型原位凝胶用于蛋白类药物缓释注射给药系统的初步研究[J].中国医药工业杂志，2006，37(9)：597-601.

[8]高琳雁，李桂玲，邓丽娟，等.温度敏感原位凝胶在眼部给药系统中的研究进展[J].中国抗生素杂志，2009，34(3)：142-147.

[9]薛鸿娇，唐华争，张琪，等.蒿甲醚口服微乳原位凝胶的制备与评价[J].中国实验方剂学杂志，2018，24(9)：29-36.

第八章 经皮给药系统

第一节 概　　述

经皮给药系统(transdermal drug delivery systems(TDDS)，transdermal therapeutic systems
(TTS))是指经皮肤敷贴方式用药，药物经由皮肤吸收进入全身血液循环并达到有效血药
浓度、实现疾病治疗或预防的一类制剂。这类制剂在欧美国家称为贴剂(patch)，在国内
多定名为贴片。近年来，随着对 TDDS 机制的不断深入研究及各种促渗技术的开发与发
展，国内外对 TDDS 的认识和重视程度日益加深，相继开发出了多种新型的经皮给药
制剂。

一、TDDS 的特点

TDDS 是无创伤性给药的新途径，它具有以下特点及优势。

(1)避免了口服给药时肝脏的首过效应及胃肠道对药物的破坏，提高了药物的生物利
用度。经皮给药时，药物可长时间持续扩散进入血液循环，如血管扩张药硝酸甘油，如果
采用口服给药，则有 90% 药物被肝脏所吸收，故只能改用舌下给药的方式，而舌下用药
的维持时间又很短，对于心绞痛的预防来说是一种满意的剂型。硝酸甘油的 TDDS 对此有
特殊价值。

(2)具有缓释作用，可减少给药次数，延长给药时间。胃肠给药的作用时间依赖于药
物在胃肠转运的时间。一般情况下，即使设计良好的口服缓释或控释制剂，维持有效作用
的时间也不会超过 24 小时。与之相比，TDDS 1 天 1 次的给药方式是最基本的要求，东莨
菪碱和可乐定 TDDS 分别是 3 天用药 1 次和 1 周 1 次，方便了病人。半衰期短的药物可通
过 TDDS 的贮库和控释特性控制治疗时间。

(3)保持血药水平稳定在治疗有效浓度范围内，降低了药物的毒性和副作用，提高了
药物的疗效。TDDS 控制药物恒速持久进入人体循环，充分发挥了药物的治疗作用，减轻
了毒副作用。一般剂型在 1 天多次用药出现的血药浓度峰谷波动很难避免，即使是口服长
效制剂，也不能排除胃肠道吸收部分的差异，在进入大肠段后药物的吸收显著减少，血药
浓度必然下降；而 TDDS 利用相对固定的皮肤部位给药，在用药期间吸收速度和吸收总量
不会出现明显变化。因此，由血药浓度波动产生的毒副反应可以减免。此外，一些药物的
胃肠反应也可消除。

(4)避免了药物对胃肠道的刺激性，且给药无创，提高了患者的依从性。

(5)体表用药，可以随时中断给药，是一种非常方便的给药途径，为不宜口服或注射

的药物提供了一个全身用药方式，并且可用于紧急情况下无应答、无知觉的昏迷患者，也为无法口服给药的患者，尤其是呕吐和腹泻患者提供了一种用药替代途径。患者可以自主用药，也可以随时停止用药，药物可随 TDDS 从皮肤表面撕去，而终止用药。可通过改变给药面积调节给药剂量，减少个体间差异。

TDDS 作为一种用药形式具有以上许多优点，但在开发和使用 TDDS 时，对该剂型的局限性也必须有充分的估计。皮肤是限制药物吸收程度和速度的屏障，大多数药物透过该屏障的速度都很小，虽然已经有一些方法可以提高其透过速度，但对于大多数药物而言，要达到有效治疗量仍然是很困难的。大多数药物透过皮肤的速率都很小，一般给药后几小时才能起效，且多数药物不能达到有效治疗浓度。尤其是水溶性药物的皮肤透过率非常低，仅有部分活性大的药物适合制成 TDDS。有人认为每日剂量超过 5mg 的药物就已经不容易设计 TDDS。当然，也可以提高给药面积来增加透过程度，但这种方法显然增加了皮肤的刺激性，同时过大的面积对于患者来说也不容易接受。另外，一些对皮肤有刺激性和过敏性的药物不宜设计成 TDDS。大多数 TDDS 在规定用药时间内仅有部分药量由系统释放并吸收，而剩余的药物总是随着 TDDS 在使用后撕离而丢弃。一些病人在用药部位可产生接触性皮炎，无法继续用药。此外，中药，特别是中药复方制剂的有效成分复杂，对其发挥药效的物质基础尚不明确，难以开展透皮动力学的研究。而且，中药复方的多成分、多途径、多靶点的特点也给经皮渗透动力学的研究带来了很大的困难。

二、TDDS 剂型的研究进展

经皮给药的方法有很多，如从传统的散剂、油剂、搽剂、贴膏，逐渐改进为硬膏剂、软膏剂和膜剂等，近年来随着药用高分子辅料的迅猛发展，又带动了现代经皮给药制剂如巴布剂、贴片、微乳等的发展。现阶段国内外研究较多的经皮给药新制剂主要有以下几种。

1. 巴布剂

与传统的贴膏相比，巴布剂具有独特的水溶性大分子生物基质，具有载药量大、粘贴性和保湿性强、耐老化、无刺激性、过敏性小、无有机溶媒污染等优点。从 2000 年版《中国药典》新增这一剂型起，巴布剂广泛地应用在各种经皮给药的新药研究中。

巴布剂的应用主要集中在外伤疾病，像关节炎、软组织损伤、腱鞘炎、腰椎突出、神经痛、骨质增生等各种疾病引起的炎症疼痛，还可用于许多内科疾病，如肝病外治、急性心血管疾病、儿科的急性肠胃道疾病、晕车、晕船、痛经、急性前列腺炎、乳腺炎等，有良好的开发价值和市场应用前景。

2. 贴剂

贴剂由背衬层、有(或无)控释膜的药物储库、黏合剂层及临用前需除去的保护层组成，根据其结构大致分为储库型和骨架型。贴剂的载药量大并具有缓释、控释作用。

3. 脂质体

脂质体具有类脂双分子层，与皮肤有较好的亲和性，是目前经皮给药制剂常用的载体之一。脂质体能较好地包裹亲水或亲油性药物，对难溶性药物具有增溶作用，从而提高药物的局部浓度，同时它还可作为药物储库，增加药物在皮肤的滞留量和滞留时间。其作为生物大分子药物透皮给药的载体也有报道，如胰岛素、干扰素、胶原蛋白、肝素、组织生长因子等，其中干扰素脂质体皮肤透过率达 17%，脂质体经皮吸收后通过生物转化释放干扰素。有人对固体脂质纳米粒和纳米结构脂质载体在经皮给药系统中的研究进行了分析总结，结果表明其可以增强药物稳定性，能在皮肤表面产生包封效应，增加皮肤水合作用，具有药物靶向性，是极有发展前景的新型经皮给药系统。

4. 微乳

微乳作为经皮给药载体，可显著增加难溶性药物的溶解度，在皮肤表面快速形成较高的浓度梯度，使药物的经皮速率明显增加。制备微乳的油相和表面活性剂通常也是促渗透剂。有人研究了茶碱微乳在家兔不同皮肤部位给药后的经皮吸收及药代动力学。茶碱制成微乳制剂后，血药浓度平稳，可以维持 24h 以上。表明茶碱也适宜采用微乳制剂经皮给药。

5. 磷脂复合物

药物的磷脂复合物脂溶性大，能迅速渗入皮肤角质层，因其有较强亲脂性暂时贮存于真皮中，复合物结构中的药物则逐渐释放。其可改变原形药物的理化性质、增强药物的药理作用，延长药效时间、降低毒副作用，将复合物局部用药，可逐渐释放药物从真皮层进入血液循环，作用较慢，可起长效作用。有人考察了奥沙普秦-氢化磷脂复合物、奥沙普秦及奥沙普秦-氢化磷脂物理混合物的体外透皮试验，发现奥沙普秦-氢化磷脂复合物的渗透速率、增渗倍数及 12h 累积渗透量均大于奥沙普秦及其物理混合物。Elan 公司研制成功了世界上第一种电脑控制的手表式透皮离子导入释药系统，商品名为 Panoderm，可克服被动给药的局限性，精确地按程序给药，释放肽类等特殊药物，且容易终止给药。

6. 类脂质体

类脂质体具有类似脂质体的双层膜结构，但它们是由非离子表面活性剂和赋形剂(胆固醇)的混合物在水中自组装形成的囊泡载体。类脂质体以表面活性剂代替了脂质体中的磷脂，其中非离子型表面活性剂作为一种两性物质，以头碰头和尾碰尾的方式组成双分子层囊泡，并将药物包于水相中。类脂质体与脂质体具有相似的透皮作用机理，同时由于磷脂被非离子型表面活性剂替代，因此类脂质体还能够有效地降低在代谢过程中被氧化分解的速度。近年来，类脂质体陆续应用在经皮给药中，雷公藤红素具有较好的抗氧化、抗炎和抗肿瘤活性，但其水溶性极差，有研究将其制备成雷公红素类脂质体后发现，其增加了雷公藤红素的水溶性和皮肤渗透性，有效减轻了银屑病小鼠模型背部皮肤的红斑和结痂，显著提高了药物疗效。

除以上 6 种研究较多的经皮给药剂型外，还有气雾剂、凝胶剂和涂膜剂等常见剂型，以及 β-环糊精包合物和纳米粒、醇质体、微针等经皮给药新剂型。新剂型的使用不仅使许多原有经皮给药的药物效果变得更佳，更使得一些以前不适合经皮给药的药物能够采用这种方法应用于临床。

β-环糊精包合物：药物与 β-环糊精形成包合物后用于经皮给药，可提高药物的溶解度、稳定性和渗透性以促进药物的经皮吸收，特别是对于挥发性强的药物，包合后可减少药物的挥发，保证药物的长效渗透，在中药挥发透皮吸收制剂研究中具有独特的研究和开发意义。

纳米粒：随着纳米技术的不断发展，载药纳米粒在药物经皮及黏膜给药体系中已表现出独特的性能，不但可以提高药物的靶向性，还可以改变药物动力学，并在一定程度上改善药物的生物膜穿透能力，有效克服皮肤等生物屏障，为生物大分子药物及口服、注射难以发挥药效的药物开辟新的给药途径。近年来研究较多的有固体脂质纳米粒、壳聚糖纳米粒、聚氰基丙烯酸酯纳米粒。

醇质体：醇质体是由磷脂、高体积分数乙醇（20%~50%）和水组成的囊泡结构。其中乙醇分子可以与脂质的极性基团相互作用，从而增加脂质的流动性和细胞膜的通透性，易于携带药物透过皮肤角质层。众所周知，乙醇是一种皮肤渗透促进剂，醇质体中由于乙醇的加入提高了囊泡的柔性、延展性和可形变性，使其透皮性更强，且乙醇可使囊泡带负电荷，增加 Zeta 电位，阻止囊泡凝结，通过标记物质发现醇质体在皮肤深层中的分布，乙醇可以透过角质层屏障，提高脂质流动性；降低角质层脂质的转变温度；降低脂质多层密度，证实了皮肤脂质与乙醇在囊泡中的协同作用。

微针：微针（microneedles，MNs）是一种通过微铸模技术制成的微型针状结构，长度从几十微米到几百微米，可穿透表皮到达真皮表层，且无痛、无毒、对皮肤刺激性小，可有效提高药物的经皮透过量。其中利用在生物体内可降解的聚合物包裹药物制成的可溶性微针是目前的研究热点，可溶性微针在刺入皮肤后可自行溶解并释放封装在微针内部的药物。

TDDS 的研究今后仍将集中在新型经皮制剂、合适的药物载体的开发、透皮促进方法及其促进机制等三方面。中药透皮制剂的研究也取得了较大的突破，经皮吸收剂型充分体现了中药内病外治的治疗原则，是实现中药剂型现代化的一个重要的发展方向。

三、TDDS 的研究、开发和生产概况

自 1981 年美国上市第一个 TDDS——东莨菪碱贴剂（Transderm-Scop）以来，世界上许多制药公司和研究机构投入了 TDDS 的开发，并且出现了一些专门从事 TDDS 开发的公司。迄今为止，共有 10 类药物 20 余个品种被开发为经皮给药制剂，并获得 FDA 批准上市，如东莨菪碱、硝酸甘油、烟碱、可乐定、芬太尼、雌二醇/炔诺酮、睾酮、利多卡因、奥昔布宁等。仅这几类经皮制剂在美国市场的年销售额就已超过 30 亿美元，发展潜力可见一斑。有数据显示，在美国，129 类处于临床评价的制剂中有 51 类属于经皮或皮肤局部应用制剂；处于临床前研究的 77 类新产品中，有 30% 属于经皮给药制剂。在亚洲，除日本外，尤其是韩国和印度近年来也加大了对经皮给药制剂的科研投入，很多药物的经皮给药制剂正处于临床前及临床研究阶段。表 8-1 列出了目前世界医药市场已上市的部分 TDDS。

表 8-1　　　　　　　　　　　　　　**世界医药市场上的 TDDS**

药物	商品名	上市国别	生产或开发公司
东莨菪碱	Transderm-Scop Kimite-Patch	美国 韩国	Alza/Ciba-Ceigy Myun Moon Pharm Co.

续表

药物	商品名	上市国别	生产或开发公司
可乐定	Catapress-TTS	美国	Alza/Boehringer Ingelheim
	M5041T	日本	Nitto Denco Co./Maruho
硝酸甘油	Nitro-Dur I	美国	Key/Schering
	Nitro-Dur II	美国	Key/Schering
	Nitrodisc	美国	G. D. Searle
	Diafusor	法国	Key/Lab Pierre Fabre Med
	Transderm-Nitro	美国	Alza/Ciba-Geigy
	Minitran	美国	3M/Riker
	Nitro-Patch	美国	Paco Pharm Srv/Adria Lab
	Nitrocine	美国	Hercon/Kremer Urban
	NTS Patch	美国	Hercon/Boler
	Transdermal-NTG	美国	Hercon/Warner Chilcott
	Deponit	美国	Lohman/Schwarz/Wyeth
	Millistrol Tape	日本	Nichiban/Nippon Pharm
	Herzer	日本	Taiho Pharm
二硝酸异山梨酯	Frandor Tape	日本	Toaeiyo/Yamanouchi Pharm
	Frandor Tape-S	日本	Toaeiyo/Yamanouchi Pharm
雌二醇	Estraderm	美国	Ciba-Geigy
	FemPatch	美国	Warner-Lambert
	Evorel	英国	Ortho
	TT-101	美国	Thera Tech
	Estrapark 50	美国	Ciba-Geigy
醋酸炔诺酮	Estragest	英国	Ciba-Geigy
	(与 Estraderm 合用，商品名为 Estracombi)		
芬太尼	Duragesic	美国	Alza-Jassen
烟碱	Habitol	美国	Ciba-Geigy
	Nicoderm	美国	Marion Merrell
	Prostep	美国	Lederrle/Elan
	Nicotrol	美国	Cygnus/Warmer-Lambert
	Niconil	爱尔兰	Elan/Park Davis
	Nicotinell	瑞士	Ciba-Geigy
睾酮	Testoderm	美国	Alza

对 TDDS 的开发以及对其相关理论和实验方法学的研究至今方兴未艾，大量的基础研究和开发工作主要集中在以下几个方面：①精密化：通过研究和开发新型材料和工艺，应用药动学设计手段，优化处方达到制剂控释而非依靠皮肤的屏障作用控释，进一步减少因

皮肤引起的个体间差异和个体自身差异，取得理想的血药浓度；②简单化：在处方、工艺、生产方面尽量减少成本、简化设计，以开发骨架型、凝胶型、黏胶型的 TDDS 为主，在膜控释型中以开发复合型为主，包囊型和微贮库型等复杂体系减少；③小型化和美观化：尽量减小 TDDS 的面积，改进外形，减轻皮肤刺激性，增强患者顺应性；④改进药物透皮吸收方法的方法学研究，包括研究不同药物的透皮吸收机理，开发和应用新的透皮促进剂、各种物理或生化辅助方法如离子导入、电致孔等；⑤扩大 TDDS 适应证范围：开发用于各种长期和慢性疾病的 TDDS，包括心血管疾病、男性和女性内分泌性疾病、精神疾病、过敏性疾病、长期性胃肠疾病等。国外正在开发的一些 TDDS 如表 8-2 所示，其中不包括尚处在基础研究阶段、前景尚未明了的大量药物。

表 8-2   国外部分研制和开发的 TDDS

药物	临床应用	开发公司
雌二醇(7 天 1 次)	老年性骨质疏松	Warner-Lambert
烟碱(严重成瘾者)	戒烟	Cygnus
酮咯酸氨基三丁醇	镇痛	Syntax/Thera-Tech
芬太尼(离子导入)	快速长时镇痛	Alza/Jassen
睾酮(改变用药部位)	男性性功能低下	Thera-Tech
前列腺素 E$_1$	阳痿	小野-Takiron
阿普唑仑	抗焦虑	Cygnus
哌唑嗪	前列腺增生	Cygnus
依地佐辛	镇痛	Thera/日医工
特布他林	抗哮喘	Thera-Tech
维拉帕米	抗高血压	Thera-Tech
吡贝地尔	抗帕金森症	Servier
雌二醇+孕激素	老年性骨质疏松	Cygnus
胰岛素(离子导入)	降血糖	CRC，Elan
炔诺酮	避孕	Ethical

我国对 TDDS 的研究和开发始于 20 世纪 80 年代初，在药物经皮吸收机理、药动学、制备技术、促渗剂等多方面分别进行了一些探讨，取得了一定成绩。在 20 世纪 80 年代中期，对硝酸甘油、东莨菪碱、可乐定等药物的 TDDS 研究和开发已经取得了成果，并获准生产。此后，对多种药物进行了研究，如芬太尼、雌二醇、18-左炔诺酮、尼群地平、噻吗洛尔、硝苯啶等，同时也进行了硅酮压敏胶、氮酮、贴剂成型机、微孔控释膜等辅助材料及机械的研制工作，有的已经进行了规模生产。在基础研究领域，对促渗剂热分析模型、挥发油增效机理、药物的物理化学参数与透皮的相关性，以及离子导入方法等均有不少研究论文发表。

但从总体来看，我国 TDDS 在研究和开发方面与发达国家相比还存在比较明显的差距，特别是工业生产配套水平较低，尚未形成规模生产能力。与其他一些新剂型的发展相比，TDDS 的基础研究及应用技术研究还未成熟，从实验研究转化为工业化生产困难较多。作为一种全新的剂型，需要大量新颖高分子材料如膜材料、压敏胶材料，以及背衬材料和防黏材料等，需要针对具体品种设计和加工新型设备，TDDS 的发展将依赖于多学科理论和技术的发展，依赖于生产工艺、材料和设备的配合。

四、TDDS 实例介绍

1. 东莨菪碱贴剂

东莨菪碱贴剂是第一个获 FDA 批准的 TDDS，用于旅行中的晕车和手术麻醉与镇痛所致的呕吐，为环形扁平贴剂，由四层组成。该 TDDS 内含 1.5mg 东莨菪碱。制剂设计为 3d 内向体循环接近恒速释放 1mg 的东莨菪碱。在黏胶层中含 200mg 的首剂量，使药物在皮肤用药部位饱和，使血药浓度迅速达到所需的稳态水平。控释微孔膜使东莨菪碱持续释放，并维持血浆浓度恒定。释药速度小于皮肤吸收速度，因而，膜控制药物释放吸收进入体循环，而不是皮肤。使用时贴在耳后无毛区。由于贴剂较小，形状不突出，使用方便，易为病人接受。用药 4h 后，才显示抗呕吐的效果。一片贴剂使用后可维持 3d 以上。如需继续治疗，可在另一耳后再贴一片新的贴剂。最常见的副作用为口干和困倦，可能干扰方向感、认知能力和记忆力。

2. 硝酸甘油贴剂

硝酸甘油广泛用于心绞痛的预防。其舌下给药为最常见用药部位，剂量相对较低，血浆半衰期短，血浆峰浓度高，有副作用。口服给药经肝脏迅速灭活，而经皮给药可避免首过效应。当将 TDDS 贴于皮肤时，硝酸甘油不断被吸收，活性成分被肝脏灭活前到达靶器官(心脏)。通常 24h 中只有一小部分的药物被释放进入体内，剩余的药物作为释药的动力源仍保留在系统内。一般来讲，此类 TDDS 可贴在胸前、背部、上臂或肩上。选择的部位应无毛、干净。为了粘贴方便，皮肤应干燥。一般不用于膝盖或肘臂下部，因为这些部位易擦伤。运动或提高外周的温度，如桑拿浴会提高硝酸甘油的吸收。

3. 可乐定贴剂

可乐定脂溶性强，分布容积大，治疗血药浓度较低，适宜制成 TDDS。第一个用于治疗高血压的 TDDS 是 Catapres TTS，该制剂可乐定控释长达 7d。贴剂面积大小的不同，相应的药物释放量亦不同。为了保证在 7d 使用期内能恒速释药，整个经皮给药系统的含药量远大于其释药总量。药物释放的驱动力是存在于系统中的饱和溶液与皮肤内极低浓度间的浓度梯度。可乐定以恒速向低浓度方向移动，其速度由控释膜控制。可乐定贴剂一般贴于上臂外侧或胸部的无毛区。用药后，粘胶层中的可乐定先使皮肤饱和。接下来药物贮库中的可乐定开始通过控释膜，再经皮肤进入体循环系统。使用 2~3d 后可达到治疗的血药浓度。一周后，取另一块贴剂贴于未用过药的皮肤上，以维持有效浓度。如果去除贴剂后不替换新贴剂，可乐定的有效治疗浓度还可保持 8h，几天后缓慢下降。

4. 尼古丁贴剂

尼古丁 TDDS 用作戒烟时的辅助治疗。研究证明，使用尼古丁 TDDS 的病人戒烟率是使用安慰剂的两倍多。尼古丁 TDDS 能提供持续稳定的尼古丁血药浓度，帮助病人度过戒烟期。市售贴剂有不同规格，每日供应的剂量范围在 7~22mg。针对吸烟者烟瘾的大小设计不同的治疗方案。尼古丁 TDDS 应用于胳臂或上身躯干前部，建议病人在使用期间不吸烟。随着疗程的进行，使用尼古丁替代疗法，尼古丁的剂量逐渐降低。

5. 雌二醇贴剂

雌二醇用于治疗绝经期妇女严重的性腺功能减退、女性卵巢切除术、原发性卵巢功能衰竭及由于内源性雌激素产生不足诱发的衰退症状，如萎缩性阴道炎。口服雌二醇，药物会被肝脏迅速代谢成雌酮和它的结合物，导致体循环中的浓度高于雌二醇。相对而言，雌二醇皮肤代谢只是很小的一部分，因此，经皮给药达到雌二醇治疗血药浓度比口服所需要的剂量要小，同时雌酮和雌酮结合物浓度低于口服用药。研究证明经皮给药能降低口服雌二醇的副反应。雌二醇 TDDS 治疗性用药通常采用循环给药（如连续治疗 3 周后，停药 1 周），尤其适用于没有做过子宫摘除术的妇女。贴剂一般贴在躯干的清洁干燥部位，如腹部或臀部。不能贴在腰部，因为衣服太紧会使贴剂损坏或移动。

6. 睾酮贴剂

睾酮 TDDS，如 Testoderm(Alza)是针对睾酮缺乏的男性设计的。睾酮贴剂为贮库型贴剂，由聚乙烯微孔膜控制药物的释放，有一日 2mg 和 4mg 两种规格，贴剂面积分别为 32cm^2 和 39cm^2，实际释药面积为 6cm^2 和 12cm^2，相对于原制剂规格，睾酮剂量减少 20%，改善了长期安全性。为了得到最佳疗效，Testoderm 应贴在清洁、已刮净的干燥阴囊皮肤上。用睾酮贴在阴囊皮肤比其他部位皮肤的渗透性要大 5 倍以上。将睾酮贴剂贴在阴囊时，用一只手将阴囊皮肤展平，用另一只手将贴剂的粘贴面粘在皮肤上，手压保持约 10s。用后 2~4h 达到最佳的血浆浓度。每天粘贴时间 22~24h，持续使用 6~8 周。

7. 芬太尼贴剂

芬太尼是一种阿片类止痛剂。芬太尼透皮贴剂适用于中重度癌痛患者，具有无创给药、血药浓度平稳、长效镇痛 72h、吸收不受胃肠道状态的影响、代谢产物无活性等特点。该贴剂在 72h 的应用期间可持续地释放芬太尼，释放速率保持恒定。该速率由高分子聚合物释放膜及芬太尼透皮的速率所决定。芬太尼 TDDS 的剂量应根据患者的个体情况而定，并应在给药后定期进行剂量评估。应在躯干或上臂的平整皮肤表面应用。

8. 其他 TDDS

布拉洛尔、美托洛尔、尼群地平、阿替洛尔、地尔硫䓬、硝酸异山梨酯、硝苯地平、甲吲洛尔和维拉帕米等心血管药物；治疗阿尔茨海默病的毒扁豆碱和占诺美林，可对抗成瘾性的美沙酮，治疗焦虑症的丁螺环酮，治疗戒烟戒断症状的安非他酮和治疗男性阳痿的罂粟碱；抗焦虑的阿普唑仑；降血糖的胰岛素等。

在使用 TDDS 时，还需注意以下事项：应用部位不同，经皮吸收程度也不同。一般在每种产品的说明书中有推荐的给药部位。应在该范围内不同位置轮换用药，有助于每次用药时获得正常的渗透率和避免皮肤刺激。给药部位皮肤一周后可重新用药；TDDS 给药部位皮肤应清洁、干燥、几乎无毛发、不油腻、不易受刺激、无炎症、无破损处或硬块。皮肤潮湿可增大渗透率，超过预期设计。油性皮肤影响粘贴性。如果给药部位皮肤有毛发，应在使用前剃净，不可湿剃也不可用脱毛剂，因为脱毛剂会去掉角质层最外层细胞，影响释药速率和药物渗透的程度。如果皮肤擦伤或割伤，药物就会直接进入皮下组织和毛细血管，可能引起体内药物过量；给药部位应避免使用皮肤洗剂，因为它们可影响皮肤水合作用，并改变药物在 TDDS 和皮肤中的分配系数。TDDS 不可切割，否则会破坏制剂的完整性；TDDS 应用在不经常受衣服摩擦的皮肤位置。当淋浴、洗澡或游泳时通常应撕去 TDDS；应在药品说明书所示的推荐时间内使用 TDDS，到时立即除去，并换上新的 TDDS；使用 TDDS 前后，患者或护理人员应洗手。注意在使用 TDDS 时不要揉眼睛或接触口腔；用过的 TDDS 含有残留药物，为了儿童和宠物的安全，应妥当处置。

五、TDDS 的临床应用概况

目前正在研究的经皮给药的药物及通过经皮给药方法治疗的疾病很多，主要包括以下方面。

1. 心血管病

包括心绞痛、高血压、充血性心力衰竭。硝酸甘油经皮给药系统是应用最多的，商品有 Transdermal-Nitro、Nitro-Dur 和 Nitrodisc。临床上主要用于治疗脑血栓、脑梗死、中风后瘫痪、冠心病经皮给药的灯盏花素缓释贴剂(膜控释型)已经得到研究并申请专利。治疗高血压的可乐定贴片，是一种长效降压制剂，不仅能使血压在 24h 内得到控制，还能使疗效延长到 7d 之久。可乐定贴片是由美国 Boehringerlngel-hemi 公司生产的一种膜控释型经皮给药系统，应用于皮肤上后也能持续 7d 以恒定的速率给药。采用普萘洛尔治疗心律失常，存在生物利用度低、半衰期短等缺点；后为了改良该缺点，出现了 1 日 1 次或多日 1 次给药的贴剂，该剂型稳定性好、不良反应少，且有学者证实其能够平稳释药，能稳定控制释放普萘洛尔达 2d。

2. 疼痛

包括癌症疼痛、慢性疼痛、麻醉后疼痛等。芬太尼透皮贴剂(TFP)最初是由 Sebel 等人在 1987 年提出的。事实上芬太尼也是第一个用于皮肤吸收的阿片类药物，对于在长时间内需要持续的药物浓度且胃肠道吸收不稳定或静脉输液中获得的血浆浓度峰值过高的患者，使用芬太尼透皮贴剂是大有益处的。芬太尼的止痛作用是吗啡的 80~100 倍。目前推出两种新的贴剂：①骨架扩散型芬太尼透片贴剂，其用药后的 4~8h 显效，较传统的芬太尼透皮显效时间(6~12h)提前，使贴膜对皮肤刺激性进一步减轻，也更有助于药物吸收；②患者自控离子电渗型芬太尼透皮贴剂，研究显示自控芬太尼离子电渗透皮贴剂可获得与患者自控吗啡静脉给药相同的疗效，目前该剂型的临床试验结果也显示，患者自控芬太尼离子电渗透皮贴剂与患者自控吗啡静脉给药的疗效相当，安全性和耐受性均较理想。吗啡由于具有较严重的不良反应：眩晕、情绪改变、精神忧郁等，许多药学工作者希望通过改变给药途径或剂型克服吗啡临床应用中的不良反应，并延长其作用时间。吗啡经皮制剂研究较多主要集中在吗啡缓释片和生物颊粘贴片，但是由于吗啡新剂型的研究还不够成熟，不同研究者对某些剂型的药物作用研究结果相异，使得其在临床应用上受到一定的限制。TDDS 在局部麻醉后的疼痛也有广泛应用。如可用于口鼻腔黏膜小手术、口腔科拔牙手术、脓肿切开术的利多卡因气雾剂；用于治疗带状疱疹后神经痛(post herpes neuralgia, PHN)的 1.8% 利多卡因贴剂等。

3. 避孕

男性避孕、女性避孕。经皮给药避孕系统常用凝胶剂和贴剂，目前国内外已经有进入临床前研究和上市的产品。美国 FDA2002 年 2 月批准的第一个联合激素避孕贴剂

ORTEVRATM 可缓慢释放孕激素和雌激素，用以替代口服避孕药片。

4. 用于运动病治疗

L-东莨菪碱是一种抗胆碱能药物，可用来预防运动疾病逼尿肌松弛以及其他形式的呕吐。目前东莨菪碱经皮给药制剂已经上市，最早上市的为贴片 Transderm-Scop。

5. 儿科

经皮吸收制剂避免了口服给药的副作用，且无注射的疼痛，患儿乐于接受。有报道左旋咪唑涂布剂治疗小儿 HBsAg 携带者，其抑制 HBV 作用明显。中药小儿感冒退烧贴以穴位贴剂形式用于小儿感冒退烧。

6. 男女性功能障碍

用于治疗男性勃起功能障碍、性腺机能减退；女性性唤醒障碍、更年期综合征。典型的为雌二醇经皮给药系统 Estr-erm·TTS。凡雌激素缺乏或需要雌激素治疗且无禁忌证者均可使用雌二醇贴片。雌二醇贴片是一种经皮给药治疗的雌激素，它能透过皮肤角质层和表皮进入真皮，扩散到毛细血管，直接进入体循环，与各个靶器官上的雌激素受体结合，发挥雌激素作用；同时其独特的给药途径可以避免口服雌激素的肝脏首过效应，不增加静脉血栓与缺血性卒中风险。男性性功能减退的睾酮贴片有 Testoderm·TTS。除贴片外，雄性激素经皮给药的其他类型正在研制中。

7. 其他

①呼吸道疾病：哮喘、小儿肺炎、慢性支气管炎；②骨骼疾病：骨质疏松症、骨关节病；③恶心及呕吐：晕动症、术后呕吐；④神经、精神疾病：帕金森病、抑郁症、多动腿综合征、早老性痴呆、图雷特综合征、局部给药激素治疗、注意缺陷障碍、偏头痛、耳鸣或眩晕、小儿神经性尿频；⑤戒烟：尼古丁；⑥抗衰老；⑦疫苗接种：透皮免疫基因治疗、反义治疗；⑧慢性疲劳综合征、痛经、膀胱尿失禁、腹泻等。

第二节　药物经皮吸收的途径

一、皮肤的基本生理结构

皮肤作为人体的最外层组织，具有保护机体免受外界环境中各种有害因素侵入的屏障功能，同时也能够阻止机体内体液和生理必需成分的损失，同时又具有汗液和皮脂的排泄作用。皮肤又是 TDDS 唯一的给药途径，是影响药物经皮吸收及治疗有效性的重要因素，在很大程度上决定了药物的渗透性大小、TDDS 释药的可靠性和反应性或耐受性等。对于大多数药物，皮肤的自然渗透性不能满足治疗要求，对皮肤基本生理结构及其生理性质的了解是 TDDS 设计的基础。

皮肤的基本生理结构如图 8-1 所示，除各种腺体和毛囊外，皮肤可以简单地分为四个主要的层次，即角质层（又称死亡表皮层）、生长表皮层、真皮层和皮下脂肪组织。角质层和生长表皮层合称表皮（epidermis），表皮下即为真皮，在真皮中存在着丰富的毛细血管丛及汗腺、皮脂腺和毛囊等。真皮下则为皮下组织，主要是脂肪组织。在 TDDS 的离体实验中常将皮下脂肪组织清除，得到仅包括表皮和真皮的全皮（full skin）。

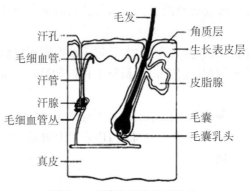

图 8-1 皮肤的基本生理结构

1. 角质层(stratum corneum)

角质层与体外环境直接接触，是由无生命活性的扁平角质细胞形成的致密层状结构，细胞间充填着主要由类脂形成的液晶结构。如图 8-2 所示，这种模型结构称为"砖泥结构"(bricks in mortars)，形象地说明了物质渗透细胞膜("砖")与细胞间隙("泥")的难易程度。人体皮肤角质层厚 15~20μm，相当于 10~20 个角质细胞的堆砌，按正常生命代谢活动规律，角质层细胞约以每 30 天 1 个细胞层的速度被下层表皮组织形成的新角质细胞所代替，最外层的角质细胞自然脱落，因此，这种缓慢的变化一般不影响物质在不同时间的渗透速度，离体皮肤和活体皮肤角质层之间对物质的渗透速度也不会产生显著差异。

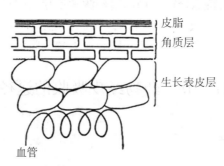

图 8-2 表皮的结构模型

虽然角质层是无生命活性的角质细胞层，但它不是由一种纯物质形成的膜屏障，而是由脂质、蛋白质和非纤维蛋白等相互镶嵌成的致密膜结构。一般认为，对于脂溶性较强的药物，由于可以与角质层的脂质相溶，角质层的屏障作用较小，主要的限速因素是由角质层向生长表皮层的转运过程。分子量较大的药物、极性或水溶性较大的药物均较难透过，在角质层中的扩散是它们的主要限速过程。

角质层外面有一层脂膜，主要是皮脂腺分泌的皮脂，包括甘油三酸酯、脂肪酸、胆固醇、尿酸、乳酸等，这些物质使皮肤表面呈现弱酸性，由于皮脂与水有较强的亲和性，在使用 TDDS 时，它们很容易与皮肤蒸发的水混合，并呈现流动性质，因此对药物的经皮渗透一般不产生阻碍作用。

2. 生长表皮层(viable epidermis)

生长表皮又称活性表皮，处于角质层和真皮之间，厚 50~100μm，系由活细胞组成。类似于其他活体组织，细胞内主要是水性蛋白质溶液，水分含量约占 90%。相对角质层，生长表皮结构疏松，药物容易转运，但在某些情况下，生长表皮亦可能成为脂溶性药物的渗透屏障。

3. 真皮(dermis)和皮下组织(subcutaneous tissue)

真皮厚度达 2000~3000μm，系主要由纤维蛋白形成的疏松结缔组织，有少量的脂质与纤维蛋白相互交叉，含水量约 30%。因为在该组织中分布有丰富的毛细血管、毛细淋巴管、毛囊和汗腺，这些系统与体内循环连接组成药物转运网络。一般认为，从表皮转运至真皮的药物可以迅速从上述途径移除而不形成屏障。但是对于一些脂溶性较强的药物，亦可能在该层组织的脂质中积累，难以分配至水性环境而形成药物贮库。

皮下组织是一种脂肪组织，具有血液循环系统、汗腺和毛孔。汗腺大多与毛孔并存，开口于毛囊上部。与真皮组织类似，由于药物在其中能够迅速移除，一般不成为药物吸收屏障。但是在进行 TDDS 的离体皮肤研究时，最好将皮下组织清除，因为在这些实验中，原有的转运系统已不再发生作用，脂肪层可能成为药物的贮库并阻止其向接收介质转运。

4. 皮肤附属器

皮肤附属器包括汗腺、毛囊、皮脂腺。毛孔、汗腺和皮脂腺从皮肤表面一直到达真皮层底部。在人腹部皮肤上的毛孔密度约 40 个/cm²，前臂约 100 个/cm²。汗腺密度范围为100~500 个/cm²。虽然皮肤上的毛孔、汗腺和皮脂腺总数以百万计，但与整个皮肤表面积相比，仅占 1% 以下，再则由于它们的分泌物的扩散方向与药物的扩散方向相反，故在大多数情况下不成为主要吸收途径，但大分子药物及离子型药物可能经由这些途径转运。另外，这些通道在药物渗透开始阶段具有缩短"时滞"(lag time)作用，当药物经由皮肤扩散到达平衡后，经由这些通道的转运就仅占很微小的比例而可以忽略。

二、药物经皮转运机理

1. 药物在角质层的扩散

药物经皮渗透的主要阻力来自角质层，在很多离体透皮实验中，将皮肤角质层剥除后，药物的渗透性可几十倍，甚至几百倍地增加，像阿糖腺苷这类水溶性药物的渗透增加了 1300 倍，即使较易透过的脂溶性物质如正戊醇也增加了 23 倍。因此在受损皮肤上用药应注意其过量吸收而产生毒副作用。

药物在角质层的扩散途径有两种：通过细胞间隙扩散；通过细胞膜和细胞扩散。虽然细胞间隙总面积较细胞膜总面积小得多，仅约占角质层面积的 0.01%~1%，但因结构比较疏松，其总容积为整个角质层的 30% 左右。在间隙中纤维蛋白成分占 70% 以上，形成基本骨架，在骨架中镶嵌着大量类脂质，形成双分子层排列，近年来的研究证明，该途径在药物的渗透过程中起重要作用，药物渗透阻力也主要来自这些类脂，采用有机溶剂将皮肤中的类脂质提取出来后，药物的扩散显著增加。在应用透皮促进剂时，特别是对于一些亲水性药物，改变细胞间隙类脂双分子层的空间结构，提高其流动性，是渗透促进作用的重要机制。相对于细胞间隙途径，角质层细胞膜不是类脂双分子层结构，而是一种致密的交联的蛋白网状结构，物质扩散较为困难，在细胞膜内充满了排列整齐的微丝角蛋白和丝蛋白，也不利于药物的扩散，而且，在膜内外成分之间的平衡分配也影响药物分子的顺利通过。但由于细胞膜占有巨大的扩散面积，因此对药物渗透的作用仍然不能忽视。

2. 扩散动力学

药物在角质层中的扩散属于依赖于浓度梯度的被动扩散过程，渗透速度(J_s)符合Fick's 第一扩散定律，在扩散到达稳态，即药物在皮肤中的分配达平衡时：

$$J_s = \frac{D_s K_s \Delta C}{h_s} \tag{8-1}$$

式中，D_s 为扩散系数，药物在角质层中的扩散系数为 $10^{-13} \sim 10^{-9}$ cm^2/s；K_s 为分配系数；h_s 为角质层厚度，在大多数实验条件下，人皮肤角质层充分水合时的厚度约为 3×10^{-3} cm；ΔC 为角质层两侧的浓度差；当实验符合在体血液循环情况，即保持漏槽条件(sink condition)时，浓度梯度 ΔC 可以用药物在皮肤表面的浓度代替或等于药物在 TDDS 中的溶解度。在大多数离体皮肤扩散实验中，所能测定的是不同时间药物渗透通过皮肤的药量或浓度，如用渗透系数 P_s 来表示药物在角质层的渗透特性，即有：

$$J_s = P_s \Delta C \tag{8-2}$$

其中：$P_s = \dfrac{D_s K_s}{h_s}$。

在一定时间 t，药物扩散通过角质层的药量 M 为：

$$M = P_s \Delta C_t \tag{8-3}$$

以不同时间透过皮肤的累积药量 M 对时间 t 作图，得到一条斜率为 P_s 的直线。根据药物浓度可计算出渗透系数 P_s。但在实验中，药物在皮肤中达到分配平衡常需要一段时间，对于许多亲水性药物，达到稳态的滞后现象更为明显，在实验开始很长时间内的数据点不符合上述直线关系，如图 8-3 所示。药物在皮肤中分配达平衡的这段时间即时滞 t_{lag}。将图中曲线的直线部分向时间轴延伸，在时间轴上的截距即为时滞。

时滞也可通过下式计算，该式也可用于求扩散系数。

$$t_{lag} = \frac{h_s^2}{6D} \tag{8-4}$$

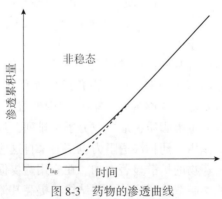

图 8-3　药物的渗透曲线

3. 多层扩散模型

在以上扩散动力学讨论中只考虑了角质层作为透过屏障。这适合于多数药物的渗透情况。一些小分子量的非电解质在角质层和真皮层的扩散系数相差几个数量级，如可的松在角质层中的扩散系数为 $10^{-13} \sim 10^{-12} \text{cm}^2/\text{s}$，而在真皮层中的扩散系数达 $6 \times 10^{-6} \text{cm}^2/\text{s}$，因此后者的扩散阻力实际上可以忽略不计，角质层的扩散是药物的限速过程。如果在生长表皮层和真皮层的扩散不能被忽略，皮肤总渗透系数 P 为：

$$P = \frac{D_s D_l D_d K_s K_l K_d}{h_s D_l D_d K_l K_d + h_l D_s D_d K_s K_d + h_d D_s D_l K_s K_l} \tag{8-5}$$

式中，D、K、h 分别为扩散系数、分配系数和厚度，它们的下标 s，l，d 分别代表角质层、生长表皮层和真皮层。

4. 皮肤的结合作用与代谢作用

在进行药物离体皮肤的扩散实验或在使用 TDD 系统时，当从皮肤表面移除药物后，常可发现仍有药物持续从皮肤中释放出来，这种释放来源于皮肤结合作用，或者说，皮肤在扩散过程中同时起到了一种药物贮库的作用。皮肤的结合作用与皮肤表面残留药量不同，它们不容易被水或其他溶剂洗除。这些药物可能在角质层与类脂质或角蛋白结合，也可能在真皮或生长表皮与其他蛋白质结合。结合作用影响药物扩散的时滞，也影响贮库效应的维持时间，作用的程度取决于药物的性质及其与组织结合的能力。与组织结合力愈强，其时滞和维持时间可能也愈长，如二醋酸比氟拉松在应用后的 22 天仍可从角质层中发现药物，而氢化可的松应用于皮肤后贮库作用可维持 10 天之久。结合作用是在 TDD 系统的释药设计中需要考虑的一个因素，采用促进剂可以缩短时滞，也能延长维持时间。后者对多次用药更为重要，因为皮肤的贮库作用可能产生血药浓度的累积。

皮肤的代谢作用与肝脏类似，药物可在酶的作用下发生氧化作用、水解作用、结合作用和还原作用等，但是皮肤内酶含量很低，血流量仅是肝脏的 7%，而且 TDD 系统的用药面积很小，因此酶代谢对多数药物和皮肤吸收不产生明显的首过效应。近年来有研究利用皮肤的酶代谢作用来设计前体药物，一些外用治疗的药物，如局部应用阿糖腺苷治疗疱疹，因其很难透过角质层而效果不好，但制备成戊酸酯时提高了亲脂性，渗透能力增强，扩散进入生长表皮内水解成原药发挥作用。又如茶碱、甲硝唑、萘啶酸等均有其亲脂性前体药物改进经皮吸收的报道，但未见用于 TDD 系统，可能与其仍不能达到理想治疗浓度有关。

三、影响药物经皮吸收的生理因素

1. 皮肤的水合作用

由亲水性纤维蛋白和其他水性成分为主体组成的角质细胞在结构上类似于水凝胶，它能够吸收一定量的水分，使细胞自身发生膨胀和减低结构的致密程度，更高程度的水合则可使细胞膜破裂。细胞间隙的亲水性物质同样可发生水合而使其结构疏松。这些结果均使药物的渗透变得更容易。

一般来讲，在角质层含水量大于 10% 时，皮肤即出现一定的水合状态。如果应用的透皮制剂对皮肤而言是封闭性系统，随着用药时间的延长，由于皮肤内水分和汗液的蒸发，角质层的水合程度升高，含水量可达 50%以上，药物的渗透性可增加 5～10 倍，对水溶性强的药物的促进作用较脂溶性药物显著。但是仅靠封闭作用而产生高程度的水合比较困难，水合需要的时间也比较长，常需封闭数日之久，对 TDDS 的实际应用影响缓慢。如果长时间在温水中浸泡皮肤，则水合速度和程度都将大大提高。

2. 角质层的厚度

药物施用的皮肤部位影响药物的渗透特性，这主要与角质层的厚度有关。人体某些部位角质层的厚度依下列顺序减少：足底和手掌>腹部>前臂>背部>前额>耳后和阴囊。例如东莨菪碱 TDDS 的用药部位选择在耳后，系统中释放出的药物可悉数通过该部位皮肤。但不同的研究方法及不同的药物会出现不同甚至相反的报道。例如，乙酰水杨酸、苯甲酸、咖啡因和苯甲酸钠对皮肤渗透性大小顺序：前额>耳后>腹部>臂部，可乐定 TDDS 在达稳态后渗透性大小是胸部>上臂外侧>大腿外侧；而硝酸甘油这类渗透性很强的药物在人体许多部位的渗透性差异不大。硝酸甘油等 TDDS 的生产厂家指明应用于胸部或其他特殊部位，很多情况下是考虑患者用药时的心理因素或便利。

角质层厚度的差异也与年龄、性别等多种因素有关。老人和男性的皮肤较儿童、女性的渗透性低，在青年人和老年人的相同部位皮肤上应用睾酮 24h，前者皮肤透过量是后者的 3 倍。而即使性别、年龄相近也可能会因生活习惯、职业等造成一定的差异。

应予注意的是，在离体皮肤的药物扩散试验中常利用动物皮肤来代替人体皮肤，不同实验动物以及相同实验动物的生长周期均对角质层的厚度有影响。在幼龄动物之间角质层厚度的差异较大，随着年龄增加，差异逐渐减小。与人体皮肤研究报道类似，在不同的文献及对于不同的药物，动物皮肤渗透性也有不同的报道，一般认为，以家兔、小鼠、无毛小鼠皮肤的渗透性较大，其角质层厚度大约为人类皮肤的 1/8～1/2，其次为大鼠、豚鼠、猪、狗、猴、猩猩等。有报道认为大鼠腹部皮肤，无论雌雄，与人体皮肤角质层相近；也有报道建议使用小猪(30～40kg)皮肤作为人体皮肤的理想代替品；采用新鲜蛇蜕为药物透皮模型也有许多研究。

3. 皮肤条件

使皮肤角质层受损而削弱其屏障功能的任何因素均加速药物的渗透，湿疹、溃疡或烧伤等创面上的渗透有数倍至数十倍的增加。氢化可的松在正常皮肤的渗透量仅为给药量的 1%～2%，而除去角质层后，渗透量增加至 78%～90%。用有机溶剂对皮肤预处理亦有类似效果，可能是因角质层中类脂的溶解或被提取后形成渗透通路。

某些特殊的皮肤疾病如硬皮病、老年角化病等使皮肤角质层致密，这将减少药物的渗透性。

随着皮肤温度的升高，药物的渗透速度也升高，渗透系数的增加符合 Arrhenius 方程，如阿司匹林在人离体皮肤上的渗透性从 10℃上升至 40℃时提高 15 倍；水杨酸在豚鼠腹部的吸收可因温度从 20℃升高至 30℃而提高 5 倍。

4. 差异性

皮肤的生理状况存在物种、种族、年龄、性别、个体、部位和病变差异，从而表现出药物经皮吸收的差异。

5. 年龄

早期认为足月儿皮肤通透性大于成人，也有研究显示前者皮肤通透性较小，现在多认为两者的角质层厚度无显著差异，通透性相当，且均小于早产儿。皮肤细胞层数不随年龄变化，但厚度随年龄增长而减小，即萎缩。此外，随着年龄增长，皮肤愈发干燥、真表皮连接越发平坦、微循环和附属器功能逐渐下降，皮肤老化也影响药物经皮吸收。

四、TDDS 的释药参数设计

1. 药动学参数及其应用

药物分子的经皮渗透包括一系列动态过程，如图 8-4 所示，TDDS 向皮肤角质层输送药物的速度以 K_{in} 表示，可以是零级、一级或是两者的结合。例如在膜贮库型 TDDS 中一般以零级速度释放，但黏胶层中的药物则以一级速度释放；在骨架型或黏胶型 TDDS 中也以一级速度释放。理想的 TDDS 的 K_{in} 应是药物透皮过程的限速步骤，即释药速度应低于药物在角质层内的转运。由于角质层的屏障性质，在自然状态下，只有那些药理作用强烈、每日剂量很小、在角质层有较大扩散速度的药物才符合这一条件。

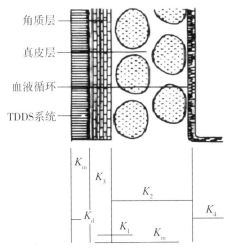

图 8-4　TDDS 经皮渗透动态过程

K_d 代表药物在 TDD 系统与角质层之间的分配常数。离子型药物分配进入角质层的脂质环境很慢，而强脂溶性药物则相反，比较容易进入，如果 TDDS 本身对药物有很强的结合能力，则 K_d 值相应较大，不利于药物转运进入皮肤。因此，理想的 TDD 系统应使 K_d 值尽可能减小，一般应在 $10^{-6} \sim 10^{-4}$。

速度常数 K_1 是药物在角质层内转运的一级速度常数，K_2 是药物在真皮层内转运的一级速度常数，它们的大小可由下式计算：

$$K_1 = D_s / h_s^2 \tag{8-6}$$
$$K_2 = D_d / h_d^2 \tag{8-7}$$

式中，D 和 h 分别为扩散系数和扩散层厚度，下标 s 和 d 分别表示角质层和真皮层。因为直接从扩散系数计算上述两个速度常数比较困难，但根据 K_1、K_2 与分子量的关系，则容易对任意药物的这两个重要参数作出估计。K_1 和 K_2 与分子量 M 的关系为：

$$K_1 = C_1 M^{1/3} \tag{8-8}$$

$$K_2 = C_2 M^{1/3} \tag{8-9}$$

式中，C_1 和 C_2 均为常数，在一定的分子量范围内（$100 \sim 600$），这两个常数不变，因此在测得某一参比物质的 K_1 和 K_2 值后，就可以计算其他药物的 K_1 和 K_2 值。常用苯甲酸为参比物质，其 $K_1(\mathrm{BA})$ 和 $K_2(\mathrm{BA})$ 分别为 $0.18/h$ 和 $2.90/h$。

速度常数 K_3 由药物对角质层和真皮的亲和性决定。药物对角质层的亲和力越大，K_3 值也越大，药物从角质层转运出来的时间也长。同样，如果 K_3 值很小，则药物对真皮层的亲和力越大，从角质层转运至真皮层比较容易发生。K_3 可以看作药物从真皮层向角质层逆向转运的速度常数。K_3 和 K_2 的比值即为药物在角质层和真皮层之间的分配系数。当药物分子量在 $100 \sim 600$ 时，根据经验已知 K_3 和 K_2 之比与药物的辛醇-水分配系数 K 有如下关系式：

$$K_3/K_2 = K/5 \tag{8-10}$$

如果 K_3 值很大，则药物可能在角质层中有特异性结合，也可能是真正的分配结果，K_3 值的大小也可因透皮促进剂的加入而发生改变，但促进剂一般不影响 K_2。

K_4 代表药物从血液循环系统的消除速度常数。这一常数不能从药物或 TDDS 的基本理化性质进行估计，但可从该药物的其他给药途径的实验数据或文献知悉，另外，在预测经皮给药的可行性时，还应了解预期的血药浓度、药物的生物半衰期和表观分布容积等。K_4 值越大，到达稳态血药浓度的时间就越长。如果 TDDS 能达到控制给药，即系统的释药是为整个透皮吸收过程的限速步骤，则在达到稳态治疗血药浓度 C_{ss} 时，要求的零级输入速度 $K_{\mathrm{in}} = K_\mathrm{o}$，应与 K_4 有如下关系式：

$$K_\mathrm{o} = V K_4 C_{\mathrm{ss}} / A \tag{8-11}$$

式中，V 为药物表观分布容积；A 为 TDDS 统释药面积。如果求得的 K_{in} 值大于药物在角质层中所能达到的最大速率，则给药过程不能完全由 TDDS 控制。例如某一硝酸甘油 TDDS 的 $K_\mathrm{o} = 36 \mu\mathrm{g}/(\mathrm{cm}^2 \cdot \mathrm{h})$，皮肤对硝酸甘油的最大透过速率为 $7 \sim 15 \mu\mathrm{g}/(\mathrm{cm}^2 \cdot \mathrm{h})$，因此，该系统的控释能力在 $20\% \sim 40\%$，主要系由皮肤控制透皮速率。前已讨论过人体皮肤的差异性，如果 TDDS 不能控制药物进入皮肤的速度，则在使用中，皮肤阻力低者药物可过量进入体内。而皮肤阻力高者，则药量就显得不足。

K_m 代表从 TDDS 进入体循环过程中药物的代谢，包括各种特异酶系统和皮肤表面的各种微生物引起的药物代谢，例如，酶和葡萄球菌均可引起硝酸甘油的代谢。但在大多数情况下，因为皮肤代谢作用较弱而不予考虑。

在已知上述相关参数后，就能够根据药动学有关模型估计某一药物经皮给药的可行性，预测在设计的释药速度下，TDDS 能否达到预期的治疗血药浓度。根据下式可列出线性动力学方程：

TDDS 以零级速度 K_o 释药的血药浓度（A 为释药面积）：

$$C = \frac{AK_0 K_1 K_2}{V} \left\{ \frac{1}{\alpha\beta\gamma} - \left[\frac{\mathrm{e}^{-\alpha t}}{\alpha(\alpha - \beta)(\alpha - \gamma)} \right] - \left[\frac{\mathrm{e}^{-\beta t}}{\beta(\beta - \alpha)(\beta - \gamma)} \right] - \left[\frac{\mathrm{e}^{-\gamma t}}{\gamma(\gamma - \alpha)(\gamma - \beta)} \right] \right\} \tag{8-12}$$

TDDS 以一级速度(K')释药的血药浓度(M_o 为系统中的总药量):

$$C = \frac{M_0 K' K_1 K_2}{V} \left\{ \left[\frac{e^{-\alpha t}}{(\beta - \alpha)(\alpha - \delta)(\alpha - \varepsilon)} \right] + \left[\frac{e^{-\beta t}}{(\alpha - \beta)(\beta - \delta)(\beta - \varepsilon)} \right] \right.$$
$$\left. + \left[\frac{e^{-\delta t}}{(\alpha - \delta)(\delta - \beta)(\delta - \varepsilon)} \right] + \left[\frac{e^{-\varepsilon t}}{(\alpha - \varepsilon)(\varepsilon - \beta)(\varepsilon - \delta)} \right] \right\}$$

$$(8\text{-}13)$$

两式中各混合参数与各转运参数之间的关系如下:

$$\alpha + \beta = K_2 + K_3 + K_4$$
$$\alpha\beta = K_2 K_4$$
$$\gamma = K_d + K_1$$
$$\delta + \varepsilon = K' + K_d + K_1$$
$$\delta\varepsilon = K' K$$

如果 TDDS 同时以一级速度和零级速度释放药物(膜控释及黏胶控释),则其药动学方程为式(8-12)和式(8-13)的简单加和。

2. TDD 系统参数及其在经皮渗透中的意义

(1)TDDS 中药物的浓度:根据药物在皮肤中的扩散动力学方程式可知,TDDS 中药物的渗透速度与系统中药物的浓度 C 有关,提高系统中药物浓度,渗透速度亦随之提高。例如,在雌二醇 TDD 系统中以乙醇和丙二醇为溶剂,使药物在系统中的浓度提高了几个数量级,成功地使雌二醇透皮发生疗效。增加浓度的方法在低浓度范围内具有实际意义,而对于那些溶解度已经较高的药物或浓度已经较高的系统则意义不显著,如氟氢可的松的浓度从 0.1% 增加至 0.25% 时,渗透增加 2.5 倍,但若浓度从 1% 增加至 2.5% 时,渗透速度改变甚少。应注意的是,对于被动扩散产生的转运,驱动力是皮肤两侧的浓度梯度,而且有效浓度梯度是皮肤表层的浓度与皮肤内侧浓度之差,载体中的药物浓度不一定代表真实驱动力。

在应用一些表面活性剂增溶药物时,虽然提高了药物的浓度,但是否能增加渗透则取决于增溶胶团对皮肤的亲和力,以及胶团本身能否顺利透过角质层或有效释放药物。因为药物被包裹在胶团内部,扩散性下降,除非表面活性剂分子可改变皮肤角质层的通透性,否则利用胶团增溶以提高药物浓度梯度的方法往往收效不大。

(2)分配系数:从 TDDS 至皮肤的转运伴随着分配过程,分配系数的大小反映药物从 TDDS 进入角质层的能力,分配系数 K 可以视作药物在两种介质中的溶解度之比,通常可以用辛醇-水分配系数表示,当分配系数 $K=2$ 时,即指药物在皮肤屏障层的浓度为载体中浓度的 2 倍。如果在 TDDS 中的介质或者某组分(如黏胶或骨架材料等)对药物有很强的亲和力,则其油水分配系数下降,药物的渗透减少。

增加药物的脂溶性有助于增加在角质层的分配,例如醇的同系物在皮肤的渗透性随-CH$_2$-的增多有明显的加强,尽管分子量略有增加,对渗透形成一定的阻力,但总效应仍然增大,在甲醇和丁醇之间的渗透性相差 50 倍之多。显然在此考虑的仅是在角质层的分配情况,如果需要同时考虑从角质层至真皮层的分配,则那些强脂溶性药物应适当增强其亲水性能,正如前述的 18-左炔诺酮的例子。

(3)扩散系数：扩散系数是物质分子在角质层中运动能力的反映，扩散系数越大，渗透系数越大。除皮肤的结构因素如角质层厚度、致密程度、水合程度等影响扩散系数的大小以外，任何促使药物与皮肤相互作用的因素都阻止扩散进行。在甾体激素的结构中引入-OH，皮肤细胞膜的蛋白质骨架可与之发生相互作用而阻止其扩散。例如在结构非常相似的甾体激素中，雌二酮、雌二醇和雌三醇的扩散能力依次减弱，由于雌三醇结构中羟基的存在，扩散系数仅为雌二酮的1/45。

五、药物性质与经皮渗透的关系

1. 药物的有效剂量

对于 TDDS 的候选药物，一般以剂量小、药理作用强者较为理想，其剂量最好在几毫克的范围内，1 日剂量不超过 10~15mg 为宜。在正常条件下，皮肤对大多数药物的通透性约在 $10^{-5}g/(cm^2 \cdot h)$，即使 TDDS 的面积扩大至 $30cm^2$，透过量仅在 $300\mu g/h$ 左右，若每24h 给药 1 次(这是对 TDDS 的最低要求)，且维持该速度，透过总量约在 10mg 以下。目前市售的 TDDS 均在该剂量范围内。虽然一些药物可通过增加药量以增加渗透量，但面积过大以及长期使用必然使患者在应用时出现心理障碍和不适感等。为了提高药物的渗透量，在 TDDS 中使用渗透促进剂改善角质层的可渗性，以及采用诸如离子导入、电致孔、超声波等技术改善药物的渗透。

2. 药物的溶解度和分子量大小

角质层因其紧密排列的角质细胞及主要由类脂质构成的细胞间隙成为药物经皮渗透的障碍，从微观检查证明，这些脂质通道具有恒定的大小，约 20nm，只能有限制地通过一些分子量较小且具有一定脂溶性的物质。曾有报道，一般分子量大于 500Da 的物质均不易自由通过角质层。药物的扩散系数与分子量的平方根或立方根成反比，大分子药物具有较小的扩散系数，渗透速率较小，渗透速率与药物熔点之间的关系：熔点越高的药物，在脂质成分中的溶解度呈指数形式下降，故相应的渗透速率也低。

药物的脂溶性对于透皮而言是一个很重要的因素。对于角质层的透过来说，药物应有适宜的脂溶性，而脂溶性很强的药物，例如 18-左炔诺酮，则皮肤水性的生长表皮和真皮层也会成为主要屏障。因此，用于经皮吸收的药物在水中及在油中的溶解度最好比较接近，而且无论在水相或是在油相中均有较大的溶解度。将 18-左炔诺酮制备成 17β-OH 的丙三醇衍生物或己三醇衍生物，提高原药物的水溶性，在以乙醇-水(40∶60)为溶剂时，两种衍生物的稳态渗透速率分别为 $1.95\mu g/(cm^2 \cdot h)$ 和 $0.95\mu g/(cm^2 \cdot h)$，而原药物却几乎不渗透。

3. pH 与 pK_a

离子型药物一般不易透过角质层，这是因其强亲水性质难以在脂性细胞间隙扩散所决定的。非解离型药物具有相对较高的渗透性。表皮层内为弱酸性环境(pH 为 4.2~5.6)，皮肤可耐受 pH 为 5~9 的介质，而在真皮层内的 pH 为 7.3~7.4，故可根据药物的 pK_a 值来调节 TDDS 介质的 pH，使其离子型和非离子型的比例发生改变，提高渗透性。

提高离子型药物透皮速率的另一种方法是采用离子对机理，即选用与渗透药物电性相反的物质作为在角质层中转运的载体，形成的电中性离子对能够分配进入角质层脂质相，产生高浓度梯度向角质层下表皮组织扩散。在该组织 pH 条件下，离子对发生解离释出药物进入水相，而解离后的载体仍保留在角质层内持续发挥转运功能。以 2%1，2-二甲基二氯硅氧烷的三氯乙烷溶液和异丙醇肉豆蔻酸酯(IPM)处理的醋酸纤维素为角质层模型，以 pH 为 5 和 pH 为 7.4 的磷酸盐缓冲液分别代表角质层外侧和内侧的 pH 环境，以 N，N-双 (2-羟乙基)油酸铵为离子对转运载体，研究对离子型药物水杨酸钠和咖啡因的转运促进作用，其结果与实际皮肤的渗透结果对照，二者之间有较好的一致性(图 8-5)。

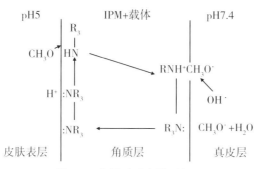

图 8-5 离子对透皮转运机理

第三节 促进药物经皮吸收的方法

药物经皮吸收的前提是其能否经皮肤到达局部或全身的作用部位。皮肤是人体最大的器官，覆盖在人体最外面。对大多数药物来说，皮肤是难以穿透的屏障，许多药物不具备足够的皮肤渗透性，随着经皮给药方法研究的深入，如何促进药物对皮肤的渗透成为研究中的关键问题。目前主要的促进药物经皮渗透方法包括物理促渗透方法和化学促渗透方法。

一、化学方法

1. 前体药物(prodrug)

前体药物在药学的诸多领域均有应用。主要通过适当的衍生化改变药物的溶解特性等理化性质，使药物易于渗透进入皮肤；待前体药物进入人体后，再经相应酶的代谢产生活性成分，从而达到治疗目的。因此，合成、筛选出适于渗透的前体药物，是发展经皮制剂的重要方法。

2. 化学促渗剂(chemical penetration enhancer)

化学促渗剂是目前广泛应用的一类可提高药物渗透速率的化合物。它能使那些临床上适用于经皮给药(首过效应显著、注射疼痛)，但受理化性质限制其有效渗透的药物，有可能被设计为有效的经皮给药制剂。研究促渗剂作用机制的手段包括红外、差热分析、X射线衍射等多种方法。目前认为，化学促渗剂的促渗作用，主要是通过干扰角质层脂质双层结构产生的，即作用在细胞间脂质的极性部分或非极性部分，影响改变角质层的正常结构，增加脂质的流动性，从而提高药物的分配系数，增加渗透量。理想的促渗剂应该对皮肤及机体无毒、无刺激、无药理作用，与药物和其他附加剂不发生反应；特异性(增加药物的渗透性，而不在体内有其他药理活性)；起效快、去除后角质层能恢复其屏障作用；不对内源性物质造成损伤；与药物和配方辅料相容。按照促渗剂的结构，可将化学渗透促进剂分为亚砜类、脂肪酸类、及其酯类、酰胺类、醇类、表面活性剂等。由于刺激性和毒性作用，真正能用于临床的促渗透剂并不多，常用的促进剂有氮酮、萜(烯)类、亚砜类、脂肪酸及其酯(如油酸)、表面活性剂(如普朗尼克、十二烷基硫酸钠、吐温-80)、醇类(正辛醇)、多元醇类(如丙二醇)、环糊精等。

一般认为，结构类似的一系列化合物均呈现相似的促渗作用。但 Hadgraft 等对一系列氮酮类似物的研究发现，其中某些化合物不但不像氮酮一样发挥促渗作用，反而对药物的透过起阻碍作用。传统促渗剂分子量小，在发挥促渗作用的同时，自身也易渗透进入皮肤，引起皮肤的刺激和炎症反应，因此研发一种无药理活性、无毒、无刺激、无过敏的大分子促渗剂显得尤为重要。近年来，日本合成了几种低烃取代四甲基二硅氧烷葡萄糖苷(1-烃基-3-β-D-吡喃葡萄糖-1,1,3,3-四甲基二硅氧烷，Glc-SiCn)，并用亲水性的安替比林和亲脂性的吲哚美辛对其促渗作用进行了评价。一项体外实验发现，Glc-SiC$_8$ 和 Glc-SiC$_{10}$ 较其他同系物有更好的促渗效果，与对照组相比可使安替比林的累积渗透量增加 10 倍，且皮肤刺激性实验也证明其对皮肤具有安全性。

将已知的有效促渗剂联合使用，既可以进一步提高其促渗透效果，又可减少研发新促渗剂的风险，是目前国内研究较多的热点。如 5%丙二醇-氮酮为 2:3 时对栀子苷促渗透效果最佳；2%薄荷醇与 2%氮酮或 2%薄荷醇与 3%丙二醇复合应用对葛根素促透皮效果比单用薄荷醇更好；氮酮、丙二醇的质量分数比为 6%:10%时，蟾酥贴片中的蟾酥有最大的透皮速率常数，等等。

采用有效的经皮促渗剂，并借助现代仪器，将新技术、新方法等应用到经皮给药系统中，促进了药物的经皮渗透，大大增强了其治疗效果，也给经皮给药新药的研发提供了物质基础和更广阔的发展前景。当然，现有的技术水平并不能解决所有药物的经皮吸收问题，还有待更深一层的研究来满足不同药物的需要。

(1)透皮吸收促进剂的评价原则。

①透皮的基础准则：首先需要对药物是否需要透过皮肤进入大循环进行判断。如果药物确实需要发挥全身治疗作用，则应对体内药代、剂量进行控制和筛选，对透皮吸收促进剂的用法、种类和用量进行科学的筛选。如果仅用于发挥局部治疗作用，则不宜使用现已明确的透皮吸收促进剂和有透皮吸收促进作用的辅料，严格控制辅料使用和筛选处方。目前常有普通外用制剂处方中使用透皮吸收促进剂的情况。虽然希望增加对病变皮肤的渗透性、增强疗效的设计初衷可以理解，但从治疗学意义角度考虑，局部用药局部起效药物一般不需要透皮吸收进入大循环。在没有充分的筛选资料说明其合理性和安全性的前提下，使用月桂氮酮这样强效的透皮吸收促进剂是不够严谨的。

如果认为处方中确需加入透皮吸收促进剂，则应有该辅料的选择依据并对用量进行筛选，同时需进行相关的长毒试验、透皮吸收的动物药代动力学比较研究等确证本制剂与上市同品种有一致的安全性。如无充分的必要，则建议对处方进行修订，努力在保证药物有效性的前提下尽力降低临床用药的安全性风险。

②用量范围：对于一些同时具有透皮吸收促进作用，还具有如助溶、增溶等其他作用的辅料，应结合权威参考文献，关注其发挥透皮吸收促进作用的浓度范围，对于低于发挥透皮吸收促进作用的浓度，应主要考虑其增溶等常规作用，并在评价中视为增溶剂。如某外用乳膏剂，使用了 0.005% 的氮酮，而据《药剂辅料大全》，氮酮使用浓度为 0.1%～10%，常用浓度为 0.5%～2%。该处方中氮酮的用量仅为常用浓度的 1%，透皮吸收促进作用不是其主要作用，故在此处评价中主要考虑其增溶功能。

③安全性研究：虽然有众多功能上的独特之处，在具体使用中还应考虑到透皮吸收促进剂自身的安全性问题。现有的透皮吸收促进剂都是烃、酮、酰胺和亚砜等有机合成化合物，存在一定的皮肤刺激性、异味，以及局部应用会引起全身毒性损伤等问题，有些使用已受到限制。即使是国内外公认比较好的月桂氮酮，对小鼠皮肤也有一定的刺激作用。它遇强酸强碱可开环，与某些有机药物可能形成络合物，影响药物的生理活性；且凡士林和液体石蜡等疏水性介质对其活性也有影响。因此，在处方中使用这些透皮吸收促进剂时，应结合药物性质和具体的处方组成，作周密而详细的筛选，以尽可能利用它们的功能，减低其危害。

（2）皮肤外用制剂中透皮吸收促进剂应用的现存问题。

①研究不够系统全面：普通皮肤外用制剂一般作用于浅表皮肤，用于治疗细菌性皮肤感染、局部真菌感染、脂溢性皮炎毛囊炎、湿疹、痤疮、银屑病、冻疮等疾病。一般仅作用于特定发病皮肤部位，针对病灶发挥治疗作用，并不要求其进入血液，参与全身大循环，发挥全身作用。该类制剂的设计目的，应是使药物能够有效地驻留于患病部位，提高局部药物浓度，达到治疗目的。近年来在皮肤外用软膏、凝胶，甚至溶液等制剂中加入透皮吸收促进剂的情况较为普遍，处方的设计者感觉加一点透皮吸收促进剂可能会改善药物渗透进入皮肤的量，提高疗效。但绝大部分都没有透皮吸收促进剂种类选择、用量筛选等研究，也未进行经皮渗透速度、透过量、皮肤残留量、时滞，乃至主要大量进入体循环后的药效变化和引发的安全性担忧(不良反应、系统用药毒性)等系统性研究。

②应结合药物和疾病特性谨慎使用：使用透皮吸收促进剂虽然能够帮助药物透过角质层，但并不能增加药物在皮肤层的驻留，而是使更多的药物透过皮肤层进入体内，引起药物在患病部位的流失，故而并不一定能真正提高药物的局部浓度，甚至有可能会降低药物的治疗效果，甚至使药物进入全身大循环引发毒副作用，有悖于制剂设计的初衷。因此，从临床治疗学和患者安全性角度来说，用于治疗皮肤局部病变的外用制剂不需要，也不应该具备透过皮肤进入血液循环的性能。特别是在外用激素类药物制剂中，一切促进吸收的做法都应谨慎，只要能保证疗效，应尽量不用促进剂。因此建议，为谨慎起见，强效糖皮质激素外用制剂以不加促进剂为好。当然，有些局部皮肤疾病，如银屑病，病变组织引起局部皮肤增厚，适当加入促进渗透的辅料可以帮助有效成分渗透过度角化增生的角质层，发挥积极的治疗作用，但应对此时的透皮吸收促进剂的用量进行合理的筛选，以辅助药物渗透进入病变增厚组织，深达病灶，而又不使药物大量直接透过治疗部位，进入血液循环为要，这样才能真正发挥其应有的辅助治疗作用。而对于一般的治疗浅表皮肤真菌感染、痤疮、病毒感染、细菌感染等皮肤疾病的外用制剂，因其药效发挥应仅限于局部，原则上

一般不应使用具有强烈透皮吸收作用的辅料。

③关注常用溶剂的透皮促进作用：对于外用制剂中的常用辅料如乙醇、薄荷脑，甚至二甲基亚砜，因其在低使用剂量下，常发挥助溶、增溶作用，一般不作过多限制性考虑，但若使用浓度较高，超过常规增溶的用量，如乙醇达到50%以上，二甲基亚砜达到30%以上，则建议从临床治疗学和全身用药安全性的角度对其透皮吸收促进作用加以慎重考虑，辅助必要的用量筛选，必要时辅以药理、毒理等安全性评价内容，综合权衡其利弊。

常用的促渗剂可分为如下几类。表面活性剂：阳离子型、阴离子型、非离子型；有机溶剂类：乙醇、丙二醇、醋酸乙酯等；月桂氮卓酮(也称 Azone)，及其同系物；有机酸、脂肪醇：油酸、亚油酸、月桂醇；角质保湿与软化剂：尿素、水杨酸、吡咯酮类；萜烯类：薄荷醇、樟脑、柠檬烯。当用量较大或长时间使用化学促进剂时，会产生皮肤红肿、疼痛等刺激。而中药中含有挥发性成分的芳香性物质，如冰片、细辛提取物、高良姜提取物等，作为天然的渗透促进剂日益引起人们的重视。

(3)近年来国内外新型的透皮吸收促进剂。

①化学合成的产品。内酰胺类：1-(2-癸基硫代乙基)氮杂环戊烷-2-酮(HPE-101)是一种与氮酮结构类似的内酰化合物。有人运用从人全血中制备的红细胞影细胞模拟生物膜，研究了其促渗机制。通过测定红细胞的溶血程度及 HPE-101 对脂质流动性的影响，发现 HPE-101 能使红细胞完全溶血，表明它能穿过生物膜，造成胞内渗透压增大，细胞膜破裂；并且随着 HPE-101 的增多，血影细胞膜的荧光偏振减小，而分子内的激发二聚体增多，证明 HPE-101 能增大血影细胞膜的流动性，可预测 HPE-101 也能增大皮肤角质层中脂质双层的流动性，从而降低皮肤的扩散阻力。

糖苷类：正辛基-β-D-葡糖硫苷(OTG)是一种非离子型表面活性剂，可用于纯化膜蛋白，也是一种水溶性的经皮吸收促进剂。对硫氰酸盐荧光素标记的右旋糖酐的促渗实验发现 OTG 浓度为 1.5% 时，对各分子量的右旋糖酐均有较好的促渗作用。扫描电镜观察显示，OTG 能明显改变细胞膜的特性，干扰其屏障作用，并导致细胞的脱落，但不改变细胞连接，说明其促渗机制与氮酮和其他亲脂性促进剂不同，OTG 能广泛促进大分子药物通过角质层，极性溶质的渗透能力与分子大小有良好的相关性($r = 0.997$)。由于活性表皮和真皮会限制分子量 ≥70kDa 的大分子渗透，OTG 有望成为此范围内多肽类药物的促进剂，如依比拉肽和依降钙素。进一步研究表明，OTG 的非离子性使其更加安全，它能与角质层的脂质和蛋白质作用，使一些皮肤渗透性差的水溶性药物(如酮替芬)达到经皮给药的目的。

有人将 β-谷甾醇 3-β-D-葡萄糖苷(Sit-G)加入博莱霉素的微粒经皮给药制剂中，不仅起到促渗的作用，而且降低了药物对角化细胞的毒性。通过考察含有 Sit-G 的高柔性脂质体的物理性质，研究人员发现，在含有胆酸盐的处方中加入 5% 的 Sit-G，与仅有胆酸盐或吐温的处方相比有更大的包封率和适宜的电负性，且不会降低微粒的弹性。同时，体内渗透实验表明，此处方有更好的促渗效果。该研究者认为，这些可能是由于 Sit-G 分子中有与胆固醇类似的结构，调节了微粒脂质双层的紧密性，同时又能插入皮肤角质层的脂质双层，增加其极性区的空间，产生更明显的转运效果。

蔗糖脂肪酸酯(SEs)是一类非离子型表面活性剂，由于其低毒和生物可降解性被广泛应用于医疗和化妆品中，例如蔗糖月桂酸酯（SL）、油酸酯（SO）、蓖麻油酸酯等。SL和SO对药物甲氧肉桂酸辛酯的纳米乳、纳米粒和普通乳剂的在体渗透行为的影响研究发现，加入SL的纳米乳表现出的渗透性最高。这可能是因为SL的长烃链能插入角质层脂质双层的亲脂尾端，从而使糖残基与极性脂质头端结合，造成角质层脂质构象的改变，并增加其流动性，达到促渗的作用。

氨基酸及其衍生物：有研究对N-十二烷酰基-L-氨基酸甲酯系列物及正戊基-N-乙酰脯氨酸的促进皮肤吸收作用进行了评价。在给药前1h，先分别用这些化合物对裸鼠皮肤预处理，测定了模型药物氢化可的松24h的体外渗透浓度（Q24）和完整皮肤中甾体化合物的含量。结果表明，与对照组相比，N-十二烷酰基-L-脯氨酸组的Q24的增渗倍数（ER）最高，达到13.7；而N-十二烷酰基-L-苯丙氨酸组的皮肤甾体化合物残留量最高，ER为16.5。

为提高大分子肽类药物spantide II的抗炎作用，利用含巯基的半胱氨酸盐酸盐为促进剂，考察其体外渗透行为和皮肤组织分布，并通过过敏性、接触性皮炎小鼠模型的炎症发生下降率研究其药效。组织分布实验表明，半胱氨酸盐酸盐组的小鼠角质层中spantide II水平均高于对照组，并且4h后，半胱氨酸盐酸盐药物在角质层、表皮和真皮的药物浓度分别是对照组的4倍、4.2倍和20倍；半胱氨酸盐酸盐组过性、接触性皮炎模型小鼠的炎症发生率显著下降，表明spantide II能被有效地转运到表皮和真皮发挥抗炎作用。

Transkarbam 12（T12）是由6-氨基己酸十二基酯与CO_2反应得到的一种新型促进剂。T12与一般的通过增加药物在角质层中的浓度来促渗的促进剂不同，T12中由氨基甲酸盐构成极性基团，在酸性条件下不稳定，并能放出CO_2；角质层的脂质约有10%是由脂肪酸组成的，平均pH为5.5。T12在角质层释放的CO_2能改变脂极性头端的氢键，并且使T12分子的构象转变，而高度扰乱了脂质层。该研究小组合成了一系列与T12类似的碳酸酯和氨基甲酸酯，羰基以共价键成酯较难分解出CO_2。体外渗透实验显示，这些化合物的促渗效果远不如T12，说明了氨基甲酸盐独特的作用机制。

国内有人合成了焦谷氨酸油醇酯，并比较焦谷氨酸油醇酯、油醇和油酸对油水分配系数差别较大的3种药物的经皮促渗效果；通过ATR-FTIR法分析焦谷氨酸油醇酯的促渗机制。结果表明焦谷氨酸油醇酯对各类型药物的促渗效果均最强。作用后的人体皮肤ATR-FTIR谱图2800~2950cm^{-1}和酰胺I吸收峰，随角质层的剥离出现不同的位移变化。证明焦谷氨酸油醇酯除了能使角质层中的脂质烷基侧链变得无序外，可能使角质蛋白的二级结构发生改变。

聚合促进剂：常见的化学促进剂大多会引起炎症等不良反应，可能是由于其分子较小，造成自身的透皮吸收。以低聚二甲基硅醚（ODMS）为母核，在末端分别接上甲基吡啶酮、四基、磷酰胺、羧基等极性基团合成聚合PE，发现这类聚合物对疏水性药物都有促渗作用。聚乙二醇（PEG）/ODMS嵌段共聚物的铵盐，对亲水性药物的透皮吸收有促进作用。刺激性实验证明了聚合促进剂的安全性和生理惰性。但是，聚合促进剂的离子化基团和一些解离态的药物会发生反应，例如会降低吲哚美辛的渗透量。采用非离子的末端基团，例如葡萄糖残基，接上ODMS可适合更广泛的药物。烷基糖苷具有表面活性剂的作用，能溶解细胞膜上的蛋白质，又符合非离子基团的要求。将β-D-吡喃葡萄糖基接在

ODMS 链的末端,合成了不同聚合度的一系列促进剂(Glc-ODMSs),并运用双室扩散池考察了此系列物对亲脂性的吲哚美辛和亲水性的安替比林透过大鼠腹部皮肤能力的影响。结果表明,Glc-ODMSs 对吲哚美辛有促渗作用,但不如其对安替比林作用显著;0.25%(W/V)的 Glc-ODMS3 对安替比林的促渗效果最好,Glc-ODMS0 对安替比林则没有促渗作用。在此基础上,又合成了 1-烃基-3-β-D-吡喃葡萄糖基-1,1,3,3-四甲基二硅醚(Glc-SiCs),并考察了烃基链的长度和 Glc-SiCs 的加入量对吲哚美辛和安替比林的经皮渗透能力的影响。结果显示,Glc-SiC$_{10}$ 对两类药物均有促渗作用,但对亲水性药物的作用更明显;调整烃链长度和分子中极性基团的比例能达到高的促渗效果,Glc-SiC$_8$ 和 Glc-SiC$_{10}$ 有较高的促渗能力。此外,无二硅醚骨架的 Glc-C$_{10}$ 对两种药物均无促渗作用,说明二硅醚结构对于其促渗作用是必不可少的。

其他:有人合成了 5 种以二甲亚砜和酰胺类化合物为原料的亚硫胺类似物,并对其活性和毒性进行分析。体外渗透实验显示,N-(4-溴苯甲酰基)-S,S-二甲基亚硫胺累积渗透量最大且时滞最小。表皮角质形成细胞和真皮成纤维细胞的毒性实验说明,此化合物在低浓度时的细胞毒性可忽略。进一步实验表明,该化合物对亲脂性药物促渗效果更好,其最大浓度出现在距皮肤表面 5~10μm 处,而不能到达表皮,这也解释了其刺激性小的原因。

②天然产物促进剂。近年来,天然促进剂以快速、高效和低毒等优点日益引起人们的重视。研究者可以通过其在自然物种中的分布规律,或者对已知结构进行修饰,得到更安全有效的产品。因此,从天然产物中寻找促进剂,有广阔的应用前景。萜类以及脂肪酸类化合物为常见的天然促进剂。薄荷醇是萜类中最常用的一种,安全性已被 FDA 认可,并且还能产生冷觉反射,有防腐、清凉的效果。油酸也称十八烯酸,存在于天然动植物油脂中,是含有一个双键的不饱和脂肪酸,也是一种常用的 PE,但用量过大可致皮肤损伤。

早就有学者发现某些中药含有促进透皮吸收的成分,包括薄荷、肉桂、甘草、冰片、川芎、丁香豆蔻、当归、杜香、桉叶等,活性成分多为植物挥发油。从动物体内也得到了一些新的促进剂,如各类胆盐和动物脂肪酸。

薄荷醇衍生物:以 L-薄荷醇为先导化合物合成了一系列环醇衍生物,发现氧乙基薄荷醇在低浓度就有很强的促渗作用。为了得到更有效的促进剂,又合成了氧乙基单取代和二取代的环己醇,发现 C3 位接异丁基的化合物对酮洛芬大鼠的在体吸收促进作用最强,且皮肤刺激性比其他化合物小。

白芥子挥发油:白芥子是十字花科芥属植物白芥的种子,具有利气祛痰、温中散寒、通络止痛的功效。有人考察了白芥子细粉、白芥子挥发油和白芥子脂肪油对黄芩苷体外渗透动力学的影响发现,三者均能促进黄芩苷的透皮吸收,且以白芥挥发油的促渗效果最好。白芥子挥发油主要含异氰酸对羟基苄酯,对皮肤有刺激性,其安全用量和作用机制尚待进一步研究。

蛇床子挥发油:蛇床子系伞形科蛇床属植物蛇床的成熟果实,具有温肾补阳、祛风燥湿、杀虫止痒的作用。挥发油是蛇床子的重要成分,挥发油主要含有柠檬烯、α-蒎烯、乙酸龙脑酯和莰烯等。对蛇床子挥发油、薄荷醇和冰片对甲硝唑的促渗作用进行比较研究发现,三者单独应用时均有促渗作用,且效果相当;当蛇床子挥发油与冰片或薄荷醇合用时促渗效果比三者单用更显著。取给药 24h 后的鼠皮,研究其角质层中蓄积药物的释放行为，即储库效应，发现合用冰片能显著加强蛇床子挥发油的效应。可见，对某些药物使用多元促进剂能使药效进一步增强。

根皮素：根皮素（2-对羟苯丙酰基-1，3，5-苯三酚）是根皮苷的苷元，而根皮苷存在于苹果树的根皮中。有人研究了根皮素对脂质相变温度和熔的影响，用微观反应量热计观察脂质体的稳定性。实验结果显示，随着脂质双层中根皮素量的增加，此脂质由凝胶态向液晶态转变的温度逐渐下降，熔变也减小。根皮素不仅能与脂质双层表面起作用，还能进入核心，并能干扰脂质的凝胶态和液晶态，从而增加角化细胞膜的流动性。

水生物脂质：有人考察了几种水生物脂质的促渗作用，发现鳕鱼鱼肝油水解物中提取的脂肪酸对氢化可的松和硝酸甘油的体外透皮具有良好的促进效果，另外从乌贼体内得到的磷脂也可作为促进剂。而且实验结果表明，在软膏基质中加入从鱼肝油提取的脂肪酸，对人的皮肤不造成刺激。此类水生物脂质的促渗作用可能与其游离的不饱和脂肪酸的含量有关。

番木瓜蛋白酶：番木瓜蛋白酶（papain）是一种水解蛋白酶，用 SC-葡聚糖修饰番木瓜蛋白酶形成结合物，得到稳定性更好的促渗剂。实验结果表明，此结合物对安替比林有很好的促渗效果，由显微镜观察结果也可以看出，角质层和活性表皮的厚度都有增加。这可能是因为这种结合物能水解角质细胞外膜和胞间蛋白质的广泛交联，造成了角质层间隙内的相分离、胞隙的形成和脂质层的破裂。而且 SC-葡聚糖是一种来源于裂褶菌的 β-葡聚糖，它具有促进纤维原细胞和角化细胞的迁移、刺激巨噬细胞的活化、保湿、细胞增殖和抗炎等作用。同时，由于此结合物难以渗入皮肤深层，其刺激性很小。

冰片：冰片属于开窍药，具有辛香走窜之性，能引药由肌表直达腠理，在中药外用制剂中应用广泛，作为外用制剂中常用的中药促透剂，其对各类成分经皮促透的实验研究较多。冰片能有效促进中药成分如天麻素、儿茶素、槲皮素、大黄素、欧前胡素、川芎嗪、阿魏酸、秋水仙碱、黄芩苷、蛇床子素、熊果酸、延胡索乙素等经皮渗透，也能有效促进化学药物洛尔等药物的经皮渗透，如伊维菌素、氟尿嘧啶、地塞米松、安替比林、阿司匹林、水杨酸、布洛芬、盐酸普萘洛尔等经皮渗透。

薄荷醇：薄荷醇又称为薄荷脑，为薄荷油中含量最高的一种成分，作为最有效的萜烯之一，常用于提高药物的经皮渗透性，对蛇床子素、川芎嗪、阿魏酸、葛根素、京尼平苷、麻黄碱、齐多夫定等有明显的经皮促渗作用，且通常薄荷醇比其他单萜如松油醇、薄荷酮、蒲公英和香芹酮促透效果更佳。

其他有研究的促进剂还有壳聚糖及其衍生物、多肽类、神经酰胺类似物、环糊精及其衍生物等。尽管已报道数百种化合物有促渗作用，但通过体内评价证明只有少量有效，成功上市的就更少。传统的促渗剂如乙醇、丙二醇等，由于有一定的有效性和良好的耐受性，仍然占据主要地位。目前，促渗能力强的促进剂往往刺激性较大，要想获得具有足够促渗活性而刺激性很小的产品仍将是一项重要的挑战。但是随着对促渗机制、药物促渗过程中在皮肤的代谢过程、皮肤毒性，以及更新的促进剂及促渗技术等的研究，特别是现代技术如高通量筛选、量化构效关系，以及计算机分子模型设计等在新型经皮促渗剂研究中的应用，将进一步加快高效低毒促渗剂的研究和开发。

3. 超饱和溶液（supersaturated solution）

据有关学者推断，无论何种溶剂，在理想条件下，只要药物在其中达到饱和状态，都只能提供相同的活度，即药物以相同的稳态流量透过皮肤。为此，药剂学家提出了超饱和溶液(或药物储库)的概念，以期获得更大的渗透速率。超饱和体系通常可通过热饱和溶液的蒸发得到，且通过高黏性大分子聚合物等抑制其结晶，提高超饱和体系的稳定性。有人用这种方法研究布洛芬的皮肤渗透性，取得了满意的疗效。

4. 其他

脂质体包封技术在经皮给药系统中的应用研究较多，但大多数仍是有关其对皮肤局部应用的数据。尽管偶见报道称其具有提高皮肤渗透性的能力，但通常脂质体被认为不能穿透角质层进入真皮，因此脂质体是否能帮助药物更好地透过皮肤尚存在争议，而一种名为Transfersomes 商品的问世更说明了该观点的可信性。Transfersomes 是一种可高度变形的柔性脂质体，发明者称在水合梯度驱使下，可携带药物挤过比它自身直径小 10 倍的角质层上的微孔。

脂质体作为一种远大于皮肤角质层膜孔及细胞间隙的微粒，迄今比较一致的看法是脂质体不能完整地透过角质层，但有可能部分经由毛囊及皮脂腺等转运。它在药物 TDD 系统中的作用取决于其对药物的包容性质及释放性质，因而也与药物本身的性质有关。采用葡萄糖、氢化可的松和黄体酮作为水溶性、亲水性和脂溶性药物的模型，研究脂质体中药物转运通过皮肤的物理模型，结果表明它们各不相似，有 3 种不同的转运机理，第 1 种是溶质游离透过机理，即脂质体内药物必须首先释放成游离状态，然后透过皮肤；第 2 种是释放的药物与包裹的药物同时透过皮肤；第 3 种则是包裹的药物直接透过皮肤。产生这三种不同转运过程的原因包括药物性质与脂质体组成两方面的因素。葡萄糖这类水溶性极强的药物处于脂质体双分子层间的水相区，它的有效透皮系数与以生理盐水为溶剂的透皮系数比较，仅为后者的 1/2000，表明脂质体阻止了水溶性药物的扩散；氢化可的松和黄体酮在脂质体中的透皮速率则与在生理盐水中相近；它们被包裹在脂质双层中，虽然氢化可的松从脂质体中扩散的速度极慢，但透皮速率不受影响，证明其透过机制是以从脂质体中直接进入皮肤为主。

影响脂质体药物转运的因素：①载药量-脂质比例。脂质体能够较好地包裹亲水性药物和亲油性药物，对药物有潜在的增溶作用，类脂质能够与角质层融合并渗入深部，到达真皮层，有利于携带药物同时进入。例如，应用曲安西龙脂质体，在家兔表皮及真皮均发现有显著量的药物，分别比非脂质体制剂高 5 倍和 3 倍。此外，如果脂质与药物的亲和性越强，增加脂质的用量，将减少药物的经皮吸收，这可能与药物更多地分配在脂质体中有关。因此，高药物载量但亲和性较弱的脂质体促进透皮的效果较好。②脂质组成。与角质层类脂类似的类脂如神经鞘脂制备的脂质体比其他类脂制成的脂质体具有更强的透皮促进作用。人体皮肤及一些动物的皮肤角质层类脂的组成主要是非极性的神经鞘酰胺，因此这类脂质可能更易渗入角质层而发挥作用。在体外离体皮肤的扩散试验中，角质层类脂脂质体成分在皮肤深部的滞留量比磷脂多一倍，制成的干扰素脂质体治疗皮肤单纯性疱疹效果优于磷脂脂质体。另外，含不饱和脂肪酸的脂质体较含饱和脂肪酸的脂质体有更强的促进作用，据认为是由于不饱和脂肪酸的共轭平面结构使角质层类脂双分子层的流动性增加。③制备工艺。工艺可能影响脂质体的成形性、均匀性和大小等，这些因素可能对其与皮肤角质层的融合性能及穿透性能产生影响，例如用脱水-水化法制备的脂质体比大单室脂质体有更好的效果。利用相同磷脂分别制备成环孢素脂质体和 O/W 乳剂，后者的皮肤吸收量显著减少，这是因为在脂质体中药物溶解在脂质双分子层中，而在乳剂中药物一部分溶于油相，但还有一部分处于乳化剂单分子层的水相界面难以透过角质层。

脂质体的主要成分是无毒、可生物降解的天然类脂材料，对皮肤无刺激和过敏性，对一些药物有较好的促进透皮作用，在 20 世纪 80 年代初，国外已有含异康唑脂质体的外用凝胶剂上市，一些化妆品也采用了脂质体技术以增强一些营养素的皮肤吸收，如 β-胡萝卜素、维生素 A 酸、维生素 E、胶原蛋白等，对过氧化物歧化酶、组织生长因子、干扰素及其他许多外用药物的促进透皮吸收也有大量报道。在全身用药方面则有丙酸睾酮、黄体酮、可乐定等脂质体的乳膏、凝胶、喷雾剂的研究报道，但未见进入实用阶段。从总体来看，在外用制剂中利用脂质体作为新的载体可能起到某些特殊效果，如适合亲水性及亲油性药物，增加药物在局部皮肤内的积累并起到持续释药的作用，相对减少全身吸收以避免毒副作用等。

微乳也是近年来研究的一种药物载体。有实验证明，微乳对药物，尤其是亲脂性药物有较好的促渗效果，而该效果可能是因其优良的溶解特性产生的。当然，其中的乳化剂也有可能引起对皮肤的刺激。微乳的粒径在 10~100nm 之间，属胶体范畴，热力学稳定，其注射制剂在临床应用较好，但其在经皮给药系统的应用研究还相对较少。体外渗透研究表明，将酮洛芬和利多卡因制成微乳，取得了较好的疗效。

二、物理方法

尽管化学促渗剂可在一定程度上增加药物的渗透量，但大多数药物即使在促渗剂的辅助下，仍不能经皮肤给药而达到有效的血药浓度，因此各种促使药物通过皮肤的物理方法仍在不断涌现。

1. 离子导入（iontophoresis）

该法是利用直流电（通常小于 $500mA/cm^2$）将带电或中性药物粒子经电极导入皮肤，从而进入血液循环。其促进药物渗入皮肤的主要途径是皮肤附属器途径（如毛孔、汗腺），其机制可能有 3 个方面：①在电场作用下，通过产生的电势梯度促使带电药物透过皮肤；②电流本身破坏了皮肤的正常结构，使皮肤的渗透性改变而易于药物透过；③在电场作用下产生了不可忽视的电渗流，推动带电或中性粒子透过皮肤，这种在电场作用下产生的电渗依赖于膜所带的电荷类型，在正常生理条件下，皮肤角质层载负电荷，因此产生的电渗流应从正极→负极，即从正极导入阳离子的动力除了源于电场的排斥力外，还有电渗对渗透的贡献；当要穿过角质层的是中性粒子时，这种电渗流的存在起主导作用；用离子导入法导入大分子时，还可能出现小离子和大分子竞争的情况，因小离子（如 Cl^-、Na^+）的存在不可避免，在电场的作用下，其比起具有药理活性的药物分子，能更有效地进入皮肤，因此在处方设计时，对于这类电解质的使用要格外谨慎。

有很多药剂学家都试图研制出一种类似贴片般便携的离子导入药剂。目前，一种用于局部麻醉的利多卡因/肾上腺素复方离子导入药剂（iontocaine）已被美国 FDA 批准。该商品由产生电流的电池、药液（2%盐酸利多卡因、0.001%肾上腺素）和带电极的水凝胶三部分组成。临床研究证实，该药可迅速、有效地产生局部麻醉效应，适用于儿科的治疗。利用逆向离子导入技术的血糖测定装置(Gluco Watch™),近来也获得了 FDA 上市前的许可。这种离子导入装置利用异性相吸的原理,从皮肤中提取出一小部分葡萄糖,通过葡萄糖氧化酶测定血糖。

2. 电致孔(electroporation)

与离子导入技术相比,电致孔是用瞬时的高电压脉冲(通常 10μs ~ 100ms,100 ~ 1000V)在皮肤角质层的脂质双层打出暂时性的水通道,这些通道的形成为药物的导入提供了途径,使药物能直接穿过角质层被毛细血管吸收。电致孔存在电场,因此在电致孔辅助渗透的同时,也加入了离子导入的原理。电致孔可直接在角质层打出垂直的皮肤孔道,该观点可通过经瞬时高压脉冲处理的皮肤在荧光显微镜下的亮点得到证实,正是这种通道的存在,使药物经皮给药的迟滞时间极大缩短(迟滞时间长是普通经皮给药制剂的一大弱点)。显然,电致孔技术除可辅助小分子药物透过皮肤外,其他带电或不带电的大分子药物均有希望在该条件下有效地穿透皮肤。有研究表明,将巴布剂结合电穿孔经皮给药,与被动扩散经皮给药进行比较,实验结果表明将电穿孔技术与巴布剂结合能够提高药物经皮吸收的速度和程度,从而提高生物利用度。

3. 超声导入(sonophoresis)

超声导入是指以超声波为动力促使药物透过完整皮肤的一种物理促渗方法。目前,关于超声导入的机制有 4 种:①超声产生空洞和气泡(气泡的产生和振动);②热效应(皮肤吸收超声能量,温度升高);③液体的对流(声波和气泡的破裂导致液体强烈对流);④力效应(超声的作用使压力不断变化)。其中,气泡和空洞的产生在促渗作用中尤为重要。皮肤角质层内存在很多气泡中心,且绝大部分存在于水性的角质细胞内,施加超声时,气泡中心立即产生气泡,并随超声不断振动,从而破坏了脂质双层结构,同时,气泡破裂所产生的振荡波和空洞也加剧了这种破坏;此外,皮肤外气泡的产生和破裂也造成对皮肤表面的侵蚀。上述情况均使得药物的渗入变得更加容易。以前使用的超声强度常为 1 ~ 3MHz、0 ~ 2W/cm^2,但研究发现,气泡的产生和超声频率的强度呈负相关,20kHz 左右的超声更有利于气泡和空洞的生成,同时还可避免高频超声对皮肤的损伤。研究显示,对于大分子物质如胰岛素,低频超声(20kHz 左右)比高频超声更能提高其皮肤渗透性,同时超声波并没有破坏这些药物的生物活性,为胰岛素采用注射以外途径给药的研究提供了一种思路。

4. 微针(microneedles)

尽管微针技术在 20 世纪 70 年代就已提出,但直到 90 年代该技术才真正起步。从 1998 年首篇报道将微针运用到经皮给药系统的文章发表至今,微针技术已越来越受到药剂学家的关注。其原理是用硅或金属制成几百微米的实心或空心微针阵列(该长度既可透过经皮给药的最大障碍角质层,又可不触到痛觉神经),然后通过贴片的形式经微针将药物导入皮肤内。利用微针技术不仅可轻松导入小分子药物,而且还可导入蛋白质类的大分子药物,甚至通过皮肤植入疫苗,但微针的制造工艺复杂,且具体给药方法还有待进一步研究。

Alza 公司开发了适合大分子药物给药的 Macroflux 技术,微针扎入皮肤后,药物寡核苷酸通过微针进入皮肤。研究发现该产品与离子导入贴片合用比后者单用时,药物的渗透速率提高了 100 倍，且临床研究并没有发现其有不良反应。Alza 公司与 Theratechnologies 公司合作，进行 3 种生物技术药物微针给药系统的临床研究，其中 TH9507（一种人体生长激素释放因子类似物）用以治疗睡眠障碍及老年患者的免疫功能障碍，正在进行 II 期临床试验；甲状旁腺素（parathyroid hormone）的 Macroflux 给药系统临床研究显示，该系统具有良好的生物利用度和生物相容性，有可能成为甲状旁腺素注射剂型的替代品。

5. 光械效应促渗

一定强度的激光照射在靶材料表面，随之产生高振幅的压力波（pressure wave，PW）。PW 的属性取决于激光的特性（波长、脉冲时间、光强度）和靶材料的光械特性。其作用于药储库（reservoir）中的药物分子，促使其高效地透过皮肤。与超声波相比，实验用 PW 的振幅一般为 $300 \sim 1000 bar（1 bar = 10^5 Pa）$，作用时长一般为 $100 ns \sim 10 \mu s$。重要的是，PW 在几十到几百纳秒中就能将压力由 0 上升至 500bar 左右，即在 1s 内上升数十亿个大气压。不难想象，如此强的作用力必定使药物能够透过皮肤。有人对这种压力波的生物效应做了长期且大量的研究，发现其对人体具有安全性，并利用胰岛素等大分子做实验，取得了较好疗效，且其与表面活性剂型促渗剂十二烷基硫酸钠有协同作用。

6. 磁导入技术（magnetophoresis）

Murthy 报道了一种新的促透技术——磁导入，他用苯甲酸（透磁物质）在大鼠腹部皮肤给药，比较药物的被动扩散和磁扩散，发现由于磁场的作用，苯甲酸透过皮肤的量随场强的增强而增加。

7. 热穿孔（thermal phoresis）

热穿孔技术系采用脉冲加热法在角质层中形成亲水性通道以增加皮肤渗透性的一种技术。Altea 公司将开发的 PassPort 贴片技术用于胰岛素和一些止痛药而开发的产品正处在 I 期临床试验阶段。Altea 公司和合作者还在开发 α-干扰素、疫苗和肽类激素的热穿孔经皮给药系统。

角质层是药物渗透进入皮肤发挥疗效的最大障碍，目前，所有的经皮促渗方法都旨在破坏（化学促渗剂、离子导入、超声导入）或绕过（电致孔、微针）角质层，以缩短药物起效时间，提高经皮渗透量，扩大应用药物的范围。尽管如此，很多药物也难以独用一种方法而获得满意的疗效，因此很多学者都将 2 种或 2 种以上的促渗方法联合使用作为经皮给药的一个发展方向，如：离子导入和电致孔联用、超声导入和电致孔联用、超声导入和化学促渗剂联用等。

8. 驻极体

驻极体是能长期贮存电荷和保持极化状态的物质，而皮肤等组织也属于生物驻极体。与离子导入不同，驻极体无须外加电流，它储存的电荷可以长期提供微电流和静电场，从而改变角质层层状类脂的排列结构，形成高渗透性的微小孔道，促进药物透皮，并且对皮肤的损伤很小。

9. 激光技术

一定强度的激光照射在靶材料表面，可产生高振幅的压力波。以脉冲低水平激光作用于人体，压力波可快速破坏皮肤的屏障作用，使药物分子快速穿过皮肤。有研究考察了将激光辅助输送技术用于成人局部麻醉的激光辅助渗透方法，结果显示激光的促渗作用相对安全有效。目前,该技术还用于疫苗、消炎剂和维生素的经皮给药研究。

10. 高速射流喷射技术

高速射流喷射技术即采用高速的喷气技术使药物微粒穿过皮肤表层或黏膜组织。这种方法推进了固体药物颗粒进入皮肤,可增加蛋白质和多肽类药物的透皮吸收,特别是对疫苗更有特殊意义。

11. 其他方法

其他的物理促渗方法,如电极扫描系统在贴片内产生电场,促使药物向皮肤流动,使药物在贴片与皮肤界面维持最大的过饱和层,使药物最大可能地渗透,并且可通过调节所用电场的大小和方向而开/关。还有以中医经络学说为依据的穴位透皮给药,是将药物制成一定剂型,作用于某些穴位,如神阙,利用药物对穴位的刺激作用和药理作用,从而达到调整机体和治疗疾病的目的。

经皮给药系统尚属一类较新的药剂学领域项目,目前研究较成熟的是化学促渗的贴片剂型,发展对象也仅限于小剂量、小分子,同时拥有适当的水溶性和脂溶性的药物。而物理辅助大分子药物渗透的方法大多还处于体外研究阶段,其对人体的毒副作用仍有待评价。尽管有研究表明,离子导入、电致孔对皮肤的作用是可逆的、安全的,但这类方法要真正应用于临床,可能尚需时日。此外,这类方法与传统制剂法相比,技术难度更高,工艺更复杂,其小型化和便携化也是其真正应用到临床的又一难点。

第四节　TDDS 的基本类型及常用辅料

一、基本类型

1. 膜控释型(membrane-moderated type)

该类系统的基本构造如图 8-6 所示。主要由无渗透性的背衬层、药物贮库、控释膜和粘胶层四部分组成,在粘胶层外尚有便于贮存和运输的防黏层。背衬层通常以铝箔或不透性聚合物材料制备,要求无渗透性、易于与控释膜复合,背面便于印刷商标、药名和剂量等文字。药物贮库可以采用多种方法制备,例如将药物分散在聚异丁烯压敏胶中涂布而成,也可以混悬在对膜不渗透的黏稠流体如硅油或半固体软膏基质中。控释膜则是由聚合物材料加工而成的微孔膜或无孔膜,例如乙烯-醋酸乙烯共聚物就是较常用的一种膜材。粘胶层可以应用各种压敏胶,如硅橡胶类或丙烯酸类或聚异丁烯类等。释药速度与聚合物膜的结构、膜孔大小、组成、药物在其中的渗透系数、膜的厚度,以及粘胶层的组成和厚度有关。

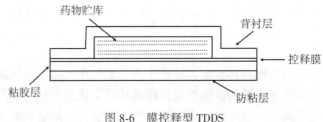

图 8-6　膜控释型 TDDS

膜控释型 TDDS 的一般生产流程如图 8-7 所示。

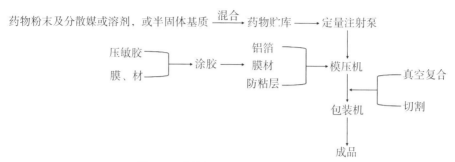

图 8-7 膜控释型 TDDS 的生产流程

2. 粘胶分散型(adhesive-dispersion type)

周边含有粘胶剂的骨架结构。含药凝胶储库直接与皮肤接触，没有控释膜，药物释放不是零级释放而是由皮肤角质层控制。该类系统的药库及控释层均由单层或多层粘胶组成(图 8-8)，药物分散(溶解或热熔)在粘胶中成为药物贮库，均匀涂布在不渗透背衬层上，为了改善与背衬层的黏附力也可先涂布一层与之亲和性强的不含药粘胶层。由于药物扩散通过的粘胶层厚度随释药时间延长而不断增加，故释药速度随之下降。为了保证恒定的给药速度，可以将粘胶层分散型系统的药库按照适宜浓度梯度制备成多层含不同药量及速度调节剂的粘胶层(图 8-9)，随着浓度梯度的增加，因厚度变化引起的速度降低可因之得到补偿。该类 TDDS 系统的生产较膜控释型简单，而且可以利用现有的涂胶设备。

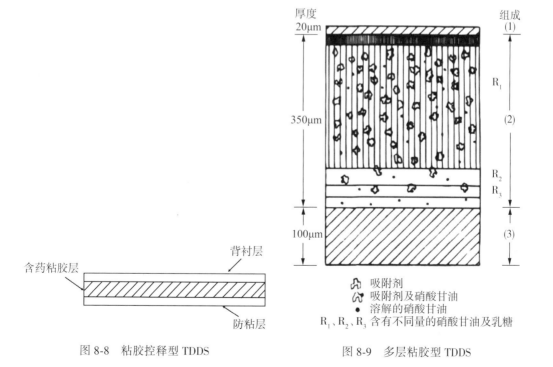

图 8-8 粘胶控释型 TDDS

图 8-9 多层粘胶型 TDDS

3. 骨架扩散型(matrix diffusion type)

药物均匀分散或溶解在疏水或亲水的聚合物骨架中，然后在适宜的模具中铺成固定面积大小及一定厚度的药膜，在药膜周围涂上粘胶层即成为骨架扩散型 TDDS(图 8-10)。

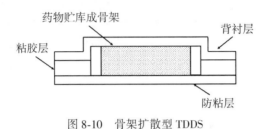

图 8-10　骨架扩散型 TDDS

骨架扩散控释型 TDDS 的制备可以归纳成如图 8-11 所示基本流程。

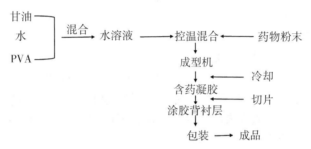

图 8-11　骨架扩散控释型 TDDS 的生产流程

4. 微型贮库型(microreservoir type)

该类系统是膜控制型和骨架型的混合。其一般制备方法是先把药物分散在水溶性聚合物(如聚乙二醇)的水溶液中，再将该混悬液均匀分散在疏水性聚合物中，在高切变机械力下，形成微小的球形液滴(图 8-12)，然后迅速交联聚合物使之成为稳定的分散系统，球形液滴由此成为药库，聚合物即为骨架，交联聚合物形成控释膜，将此系统制成一定面积及厚度的药膜，置于粘胶层中心即成。

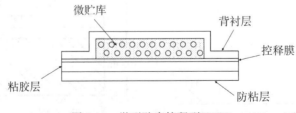

图 8-12　微型贮库控释型 TDDS

此类系统制备工艺过程较复杂，其一般制备流程如图 8-13 所示。

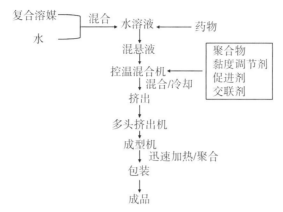

图 8-13 微贮库控释型 TDDS 的生产流程

二、常用高分子材料

1. 膜聚合物和骨架聚合物

(1) 乙烯-醋酸乙烯共聚物(ethylene vinylacetate copolymer，EVA)：EVA 是透明或乳白色的粒状塑料，其溶解性与其中的醋酸乙烯(VA)比例有关，VA 成分越多，则在有机溶剂中的溶解性越强，常用的溶剂有氯仿、二氯甲烷等。VA 比例低者则溶解性差，性质类似于聚乙烯，在一般有机溶剂中不溶，只能用热熔法加工成膜材。EVA 无毒、无刺激性、与人体组织及黏膜有良好的相容性，有优良的抗霉菌生长特性和耐臭氧能力，但耐油性较差。

VA 含量也直接影响膜材的机械性能和渗透性能，VA 比例越低或分子量越大，耐冲击强度越高，柔软性下降，渗透性也降低。

(2) 聚氯乙烯(polyvinyl chloride，PVC)：PVC 是生产量最大的塑料品种之一，化学稳定性高，机械性能好，但未增塑的聚氯乙烯制品硬度很大，只适合制备硬材。一般用于制取薄膜材料的聚氯乙烯树脂常需加入 30%～70% 的增塑剂，称为软聚氯乙烯。

PVC 耐热性较差，软化点为 80℃，在 130℃开始分解，变色析出氯化氢，一般推荐的使用温度为−15～60℃。PVC 的安全性问题一度受到密切关注。由于材料中可能存在的未反应单体(氯乙烯)的毒性及加工中可能产生的氯化氢等原因，美国 FDA 曾经禁用该材料作为食品和药品包装。但近年来，聚合方法的改进及稳定剂的加入使无毒聚氯乙烯的生产获得成功。目前广泛用于医药包装材料，甚至口服骨架片材料。

PVC 的渗透性比较低，用作控释膜材和含药骨架膜常能维持较长时间(1 周至数月不等)释放，视药物的挥发性、含量，以及增塑剂的性质和比例等可作调整。

PVC 能够和液态药物及增塑剂相容形成长期稳定的"固态溶液"，尤其是对于油性液体包容能力较好。例如，制备骨架型含药膜仅需取软聚氯乙烯粉掺入适量苯二甲酸酯作增塑剂，加入药物混匀，真空脱泡后倾入模具中，在 130～180℃加热约 10min，PVC 即熔融，冷却后即得到包含液体增塑剂和药物的"固态溶液"型膜。一般在膜中液体成分含量不超过 50%(W/W)，该膜能保持稳定分散状态。如果药物的亲水性较强，在贮存期间膜表面有液体析出,在含药量高时,析出现象会更加严重,释药速度因此显著加快。选择适宜的增塑剂可能减轻该现象,二(2-乙基己基)-苯二甲酸酯是较好的增塑剂品种之一。但是,在药物与 PVC 相容性很好的情况下,增塑剂的加入可促进药物的释放。

(3)聚丙烯(polypropylene,PP):PP 是一种典型的立体规整聚合物,有较高结晶度和较高的熔点,吸水性很低,透气和透湿性均较聚乙烯小得多,抗拉强度则较聚乙烯高。但是如果提高其分子量,结晶度下降,上述性能则向反方向转变。PP 有很高的耐化学药品性能,仅在某些氯化烃和高沸点脂肪烃中发生溶胀和表面溶蚀。

PP 薄膜具有优良的透明性、强度和耐热性等,可耐受 100℃以上煮沸灭菌,一般用于生产薄膜的 PP 的分子量较低,熔流指数在 7~12,但如果薄膜需进一步作双向拉伸,则需要更高分子量的产品。在东莨菪碱 TDDS(Transderm-Scop)中使用的控释膜就是经双向拉伸的微孔薄膜,透过性提高,但在 120℃以上加热时会发生收缩。

(4)醋酸纤维素(cellulose acetate,CA):CA 是醋酸酐与纤维素反应生成的一类酯型纤维素的总称,作为膜材使用的是二醋酸纤维素和三醋酸纤维素。CA 是白色、无臭味的片状或颗粒状物,耐稀酸,耐油,在强碱中水解,可溶于氯仿和二氯甲烷及丙酮等有机溶剂。其薄膜透明,有一定弹性,但机械强度不高,增塑剂能改善其脆性,但一般需较高用量,释药速度较快。

CA 膜材有高度的水渗透性和很低的盐渗过能力,增塑剂和水吸附剂的加入可以进一步改善水的渗透性,PEG400 和 HPMC 均可作为增塑剂使用。其他的常用增塑剂可用醋酸乙烯酯、磷酸三甲酯及磷酸二乙酯等,随着三种酯的沸点依次升高,膜的水渗透性也增强,但水溶性的月桂醇硫酸钠与醋酸纤维素相容性很差,常在膜中造成相分离现象,形成裂缝。

(5)硅橡胶(silicone rubber):硅橡胶具有优良的生物相容性,如无毒、无过敏、组织相容,对许多药物有良好渗透性,容易加工成型和机械强度高等。硅橡胶是高分子量的线性有机硅氧烷聚合物,通过改变与硅氧原子相连的烷基结构,经固化后可得到不同机械强度的硅橡胶膜材。硅橡胶的释药性能则受聚合物主链结构的影响,如主链为(Me_2Si-p-C_6H_4-$SiMeO_2$)$_n$ 和(Me_2Si-m-C_6H_4-$SiMe_2O$)$_n$ 的两种硅橡胶的链组成完全相同,仅排列位置不同,前者形成的结晶性膜对黄体酮完全不释放,而后一聚合物则为无定形结构,具有较大的释药速度。总的来说,硅橡胶膜的渗透性都比较大,许多药物,特别是甾体激素类药物在其中有很大的渗透性,其扩散系数约为 $5×10^{-7}cm^2/s$,比其他常用膜聚合物平均高约一个数量级,如果在聚合物中加入微粉硅胶之类的填充剂(20%~30%),在提高释药速度的同时,机械强度也有所提高。

2. 压敏胶(pressure sensitive adhesive,PSA)

PSA 是 TDDS 的重要组成材料之一,使释药面与皮肤紧密接触,在粘胶型 TDDS 中,PSA 又是药库及控释材料。PSA 是指那些在较微压力下即可实现粘贴又容易剥离的一类胶粘材料。经增黏及掺和有氧化锌的天然橡胶是应用最早的 PSA 品种。作为优良的药用压敏胶材料,应适合柔软、伸缩性强,以及多皱褶的皮肤表面,无刺激和致敏性,与药物相容,根据 TDDS 的要求,可达到控释效果或不影响药物释放,耐受潮湿等。目前使用的PSA 有溶剂型、水分散型和热熔型等多种。

(1)聚异丁烯类压敏胶(PIB):聚异丁烯系无定型线性聚合物,在烃类溶剂中溶解,一般以溶剂型压敏胶使用。其黏性取决于分子量及其交联度等。适合多种膜材的粘贴要求,但对极性膜材的黏性较弱,可以加入一定量的树脂或其他增黏剂予以改善。低分子量的 PIB 是一种黏性半流体,与高分子量的 PIB 混合使用可起到增黏,以及改善柔软性、润湿性和韧性的作用;而高分子量的 PIB 则具有较高的剥离强度和内聚强度,使用不同高低分子量的 PIB 可调节其使用性能。不同相对分子质量的聚异丁烯配合使用或添加适量增黏剂、增塑剂、填充剂等可扩大其使用范围。

PIB 具有以下特点:基质成分安全无毒;药物包容量大;释药性能独特;黏度可控;基质性能稳定;可规模化生产。

(2)丙烯酸类压敏胶:丙烯酸酯压敏胶用作医用胶带已有 30 多年历史,由于以聚丙烯酯为基质制成的医用胶带本身对皮肤刺激较小,不需添加增黏剂、抗氧化剂等,因此很少引起过敏。丙烯酸酯类压敏胶主要有溶液型和乳剂型两类,通过改变聚合单体组成及比例,可以获得不同性能的压敏材料,常用的聚合单体有丙烯酸、醋酸乙烯及丙烯酸酯等。增加共聚物中的酯基碳原子数,有利于提高聚合物的无序程度、降低结晶度和玻璃化温度、增加黏性、改善柔软性和抗剪强度,丙烯酸类压敏胶对极性膜材有很好的亲和性,利于皮肤的透气和透湿,但其粘贴性与 PIB 相比稍弱。

溶液型压敏胶一般由 30%~50% 的丙烯酸酯共聚物及有机溶剂组成,反应混合物含不饱和烯烃丙烯酸单体,尤其是丙烯酸及其衍生物。乳剂型压敏胶是各种丙烯酸酯单体以水为分散介质进行乳液聚合后加入增稠剂和中和剂等而得到的产品,其优点是无有机溶剂污染,但耐水耐湿性差,另外这类压敏胶对极性的高能表面基材亲和性较好,而对聚乙烯和聚酯等低能表面基材则不能很好地润湿,可加入丙二醇等润湿剂改善。

(3)硅橡胶压敏胶:硅橡胶压敏胶是低分子量硅树脂与线性聚二甲基硅氧烷流体经缩合而成的聚合物,其中硅树脂与聚硅氧烷在缩合中形成稳定的硅氧烷键,既是黏性调节成分,又是内聚强度调节成分,二者的比例对粘贴性能有很大影响,增加硅氧烷的含量,可以提高其柔软性和黏性;增加树脂的用量,则得到黏性较低但易于干燥的压敏胶。

硅橡胶压敏胶的玻璃化温度低,具有很大的柔性和很低的表面能,适合于多种不同膜材,透气性和透湿性良好,耐水、耐高温和耐低温,具有优良的化学稳定性,一般使用其烃类溶液,是比较好的一种压敏胶材料,但价格相对较高。

硅酮压敏胶通常由有机硅橡胶、MQ 硅树脂、填料、有机溶剂和其他添加剂等组成,为无晶体固体,无熔点,有耐寒性、耐热性,以及耐化学性,具有良好的柔性,软化点接近皮肤温度,贴于皮肤后变软并粘贴于皮肤,经 30 分钟后具有足够的黏附力。在网状结构中有可供分子扩散的"自由体积",故对水蒸气、气体及药物有良好的通透性。硅酮压敏胶具有使用温度范围宽、能与多种材料表面黏接、优良的电性能、耐化学腐蚀、耐真菌、耐候性好等特点。

3. 卡波姆

卡波姆是一种高分子丙烯交联聚合物,其良好的黏滞性和亲水凝胶性使其具有较好的缓释作用,并已被美、英等国家的药典所收载。我国最新的 2005 版药典亦收载。卡波姆在药剂中主要用作增稠剂、助悬剂和黏合剂;可以和碱性药物形成复合物。有延缓药物释放的作用，可做缓释制剂的骨架材料；具有优良的成膜性，国外生产的产品有 940、934、941 等型号，分别相当于国内的高、中、低黏度 3 种。以卡波姆为基质，按凝胶剂制备方法制备中药复方防感凝胶剂，它具有水溶性基质的特点，释药快，作用迅速，无油腻，易涂布，对皮肤及黏膜无刺激，皮肤耦合效果好。

4. 其他材料

(1)背衬材料：背衬材料是用于支持药库或压敏胶等的薄膜，一般要求在厚度很小 (0.1~0.3mm)时，即对药物、胶液、溶剂、湿气和光线等有较好的阻隔性能，并且有良好的柔软性和一定的拉伸强度。常用多层复合铝箔，即由铝箔、聚乙烯或聚丙烯等膜材复合而成的双层或三层复合膜，提高了机械强度及封闭性，也便于与骨架膜或控释膜热合。其他可以使用的背衬材料还有如聚对苯二甲酸二乙酯(polydiethylphthalate，PET)、高密度聚乙烯、聚苯乙烯等，这些材料都具有优良的机械性能和耐化学性能，渗透性也较低。

(2)防粘材料：这类材料主要用于 TDDS 粘胶层的保护，为了防止压敏胶从药库或控释膜上转移到防粘材料上，所选材料的表面自由能应低于压敏胶的表面自由能，与压敏胶的亲和性小于压敏胶与控释膜的亲和性。一般可根据膜材及压敏胶的种类选择如聚乙烯、聚苯乙烯、聚丙烯、聚碳酸酯等分子量适中、不含极性基团的聚合物膜材，也可使用表面用石蜡或甲基硅油处理过的光滑厚纸。

(3)药库材料：可以使用的药库材料很多，可以用单一材料，也可用多种材料配制的软膏、水凝胶、溶液等，如卡波姆、羟丙基甲基纤维素、聚乙烯醇等均较为常用，各种压敏胶和骨架膜材也同时可以是药库材料。

第五节　TDDS 的质量评定

TDDS 的质量评定可分为体外和体内评价两部分。体外评价包括含量测定、体外释放度检查、体外经皮透过性的测定及黏着性能的检查等。含量均匀度检查和含量测定，可以根据不同的药物，参照药典有关规定制定相应标准。TDDS 中贴剂的检测分析方法分为物理特性检测和药物含量检测。

一、物理特性检测

1. 外观质量

观察贴剂涂布是否均匀，有无颗粒，有无斑点，膏面是否细腻，有无光泽。

2. 赋型性试验

将 3 批贴剂供试品分别置于 37℃、相对湿度 64% 的恒温恒湿箱中，30min 后取出，将其固定在 60°的钢板斜面上，若放置 24h 后，膏面无流淌现象，则赋型性良好。

3. 初黏力测试

采用滚球斜坡停止法测定贴剂初黏力。先将贴剂除去外包装材料，互不重叠地在室温放置两小时以上。然后将大小适宜的系列钢球分别滚过平放在倾斜板上的黏性面，根据供试品的黏性面能够粘住的最大球号钢球，评价其初黏性的大小。

4. 剥离快黏力试验

将胶带(TDDS 系统)依靠自身重量轻轻贴于不锈钢板上，以约 30mm/min 的速度拉开，剥离角为 90°。将胶带自钢板上剥离的力即为快黏力。

5. 内聚力的测定

内聚力是指压敏胶本身的剪切强度，一般用压敏胶制品粘贴后抵抗剪切时的蠕变能力，即持黏力来量度。这是压敏胶本身分子间结合力的测定。如果 TDDS 中的压敏胶层具有足够的内聚力，则用药后不会滑动且撕去后不留任何残留物。测定剪切力常用方法：从药物系统中揭去防粘层，一半贴于不锈钢上，其下挂一定质量的砝码。记录其落下的时间或读取在一定时间内移下的距离。

6. 稳定性试验

将贴剂样品分别用铝箔小袋密封包装，置于 40℃、相对湿度 75% 的恒温恒湿的条件下，分别于 1、2、3 月取样观察，测定黏性，并与 0 个月时比较观察贴剂的外观、黏性有无明显变化。

7. 体外释放度测定

取贴剂 6 片，揭去防黏层，固定于不锈钢筛网两层碟片中央，释放面朝上。将筛网置于溶出杯底部，贴剂与桨底旋转面平行，搅拌桨在贴剂上方(25±2)mm 处，开始搅拌并定时取样。将单位面积累积释药量(F)对 $t_{1/2}$ 按 Higuchi 方程拟合：$F = Kt_{1/2} + b$，计算药物释放速率(K)。

8. 皮肤刺激性试验

可将样品贴于 10 名健康志愿受试者的左手手腕内侧，连续使用 3h，观察皮肤是否有发痒、发红、水泡、红肿、丘疹等刺激性反应。

二、药物含量及生物利用度的检测

近几年来，对贴剂药物含量的检测方法主要有薄层色谱法和高效液相色谱法。高效液相色谱法灵敏度高、重现性好、干扰少、定量精密；薄层色谱法操作简单、方便。

在大多数场合，TDDS 是一类"吸收不完全"的产品，即在规定用药时间内仅有部分药量由系统释放并吸收，而剩余量的药物总是随 TDDS 在使用后被撕离而丢弃，在 TDDS 中过量的药物是为了保证用药时间内恒定的浓度梯度，以维持预先设置的释药速度，如标示量为 25mg 的每 24h 用药 1 次的硝酸甘油 TDDS 大约只有 5mg 被吸收。因此，由此产生的生物利用度往往较口服或注射相同量药物低得多，但只要系统能维持稳定有效的治疗血药浓度和较普通剂型有显著延长的作用时间，以及剂量间无明显的波动性，可合理降低对绝对吸收量的要求。

三、透皮吸收质量控制方法

1. 离体透皮试验

可以使用人体离体皮肤、动物皮肤(如小猪、豚鼠)、蛇蜕、组织工程皮肤、人工合成膜等进行研究，目前在研究中应用较广，实用性和普及性较好。

(1)扩散池的选择：渗透扩散池是研究 TDDS 的最基本设备，可用来测定药物的经皮渗透性质、选择促进剂、筛选处方、研究 TDDS 的扩散动力学及透皮效果等。渗透扩散池设计的最基本要求是应能维持理想的漏槽条件，即保证整个渗透或扩散过程符合 Fick's 扩散定律，这就要求在实验过程中尽可能排除浓度梯度波动性，尽量减少溶剂动力学扩散层的影响，对实验中使用的扩散介质、搅拌条件、实验温度等予以考虑，恰当地设计扩散池的大小、形状、取样装置等。

目前已有多种渗透扩散池，但其基本结构是由一个供给室(donor cell)和一个接收室(receptor cell)组成的双室装置，在两个室之间夹有皮肤样品或 TDDS 及其他研究材料，在供给室内装有扩散药液，在接收室内装有接收介质。使用最多的扩散池有以下 3 种。

①改良 Franz 扩散池：如图 8-14 所示，该装置由上、下两个杯状磨口玻璃容器组件对合而成，皮肤或其代用品夹在中间，用不锈钢夹固定。上室是供给室，下室为接收室。在接收室的一侧连接有一个向上倾斜的取样口，亦可供补充接收介质或排除气泡用。接收室外有恒温水夹套，底部放置磁力搅拌器。

②Vilia-Chien 扩散池：该扩散池由两个对称的玻璃半室组成，两个半室都有恒温水套层(图 8-15)，使供给室与接收室可以调节不同温度。皮肤固定在两个半室之间，用钢夹固定。在两个半室中有供放置磁力搅拌子的凹槽。该装置很适合研究液体介质中成分的经皮扩散而不受重力的影响，而且在两侧加上电极，很容易用于离子导入给药系统的研究。这种装置制作较复杂。

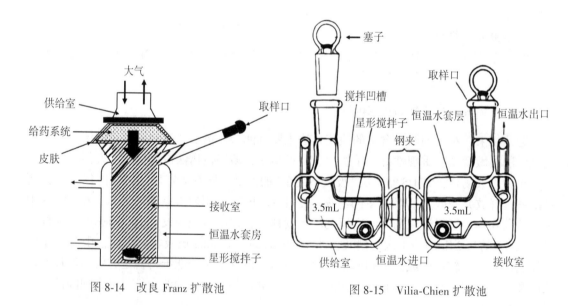

图 8-14　改良 Franz 扩散池

图 8-15　Vilia-Chien 扩散池

以上两种装置均可从取样管处与取样器及分析仪连接而实现自动化操作。

③微量流通扩散池：该扩散池(图 8-16)由两个不锈钢半室叠合而成，并另配有一玻璃贮液管。采用恒流蠕动泵从贮液管向接收室定量输入接收液(如 4mL/h)，由另一侧管流出；皮肤固定在两个半室之间，用螺丝钉固定两个半室。供给室的温度由下部搁置的热水浴恒温槽通过热传导控制。

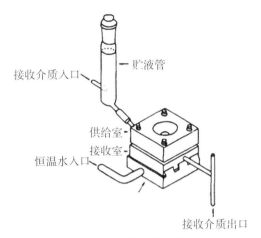

接收介质入口 ─── 贮液管

供给室
接收室
恒温水入口

接收介质出口

图 8-16 微量流通扩散池

本装置扩散面积很小(如 0.26cm²),常采用同位素标记法测定药物透过量,制作精度要求较高,受残留空气泡的影响也较大,但本装置可实现数十套联动、自动集样。

(2)扩散介质的选择。

①接收介质:接收介质是保证漏槽条件的重要因素之一。药物穿透皮肤角质层后,一般迅速被真皮中丰富的毛细血管床移除,因此,使用的介质应该能够模拟这一生理现象。最简单的接收介质是生理盐水(在长时间的透皮实验中,可酌加少量不影响测定的防腐剂)。然而,往往由于选择的介质,如生理盐水或 pH = 7.5 磷酸盐缓冲液等对某些药物的溶解性能很差,在扩散进行一段时间后即达饱和或者趋向饱和,使透皮过程停止或减慢。对此,就必须选择适宜的溶解性更好的系统,例如 40% PEG400,以及不同浓度的乙醇、甲醇、异丙醇水溶液等,或者不断更换新鲜的接收介质。

②药物溶液:扩散介质及药物浓度也是维持恒定浓度梯度的重要条件之一。对于大多数药物,一般可选择其饱和水溶液作为扩散液,常在制得饱和水溶液后再在溶液中加入数粒固体药物结晶以维持扩散液的饱和。对于一些水溶解度很大的药物,可以酌用其高浓度溶液,但无论使用何种溶液,均应注意实验时间内供给室溶液的浓度应大于接收液浓度(至少10 倍以上),并维持恒定的浓度梯度。有时药物的溶解度太小,也可以采用其他一些溶剂系统,如丙二醇、乙醇的水溶液等,但这些溶剂本身可能对药物的渗透有促进作用。

搅拌条件也是保证漏槽条件的重要因素之一,速度过小,接收室体积过大和过高都可能造成皮肤下局部浓度过高或整体溶液浓度不均匀。

2. 在体透皮试验

此法可在动物的正常生理状况下进行,可应用豚鼠、小型猪、兔等动物,将药物直接涂抹于剃过毛的动物皮肤上,通过测定血药浓度和皮肤滞留药物浓度进行评价。常用的分析方法有体内吸收测定法、同位素示踪法、正常人体剩余量法、微透析法、放射免疫法、化学发光免疫法、荧光标记法等。

3. 皮肤分层/匀浆萃取

首先对皮肤残留药物进行测定,同时采用强力胶带,逐层粘揭角质层,将两部分药物合并后测定得出药物未进入皮肤的残留量；将给药部位的皮肤整块或分层取下，用高速匀浆机打碎搅匀，处理后提取药物进行测定。此方法可了解药物在皮肤组织的分布；通过动物药代研究血药浓度，推测进入体内的药物含量。

4. 三维荧光光谱技术

将皮肤样品急速冷冻后，用精密切片机，逐层切割成薄片，直接对皮肤切片进行三维荧光扫描，可显著提高皮肤中药物的选择性和灵敏度。用等高线光谱将皮肤中药物的三维荧光光谱信息在一个平面图上显示出来，能够反映药物的荧光光谱指纹特性。该法不用对皮肤中药物进行提取，对皮肤中药物具有很强的特异性。

四、经皮微透析(cutaneousmicrodialysis，CMD)技术

微透析(microdialysis，MD)技术是由早期神经生化实验室的灌流取样技术发展和延伸而来的一项取样技术。1991 年 Anderson 等改进了微透析探针，并考察了 7 名受试者对乙醇的经皮吸收情况，开始了真正意义上的 CMD 技术，目前 CMD 技术已广泛用于经皮吸收药物的药动学、生物利用度和生物等效性研究。

1. CMD 的原理和优点

物质经透析膜的扩散遵循 Fick 定律，由于取样量小，需结合灵敏的微量化学分离及检测技术和设备。常用分离方法有液相色谱法、毛细管电泳法等，检测方法有紫外-可见分光光度法、荧光分析、电化学、免疫分析、质谱法、原子吸收光谱法等。微透析系统一般由微压力泵、微量收集器、探针、灌注液及分离检测装置组成。含外源性物质(药物)的灌注液可泵入皮肤组织，待测成分可透过半透膜随透析液输出。通过测定透析液中待测物的浓度，研究组织细胞外液中物质的水平及其实时变化过程。

CMD 的优势：真实反映局部皮肤药物浓度及其代谢，并解决由于体外切除皮肤所遇到的水合、变性及细菌生长等问题；取样量小，对生物体内平衡干扰小，试验结果可靠性高；可与多种分析仪器联用，实现在体分析，易于自动化；可连续跟踪一个取样点药物的转运和代谢，且同一取样区可有多个取样点；对皮肤伤害小，人体耐受性好。但也存在不足之处，如灌注液成分受限制、仅可测定探针周围组织的浓度、重现性差等。

2. 探针及植入部位

用于皮肤的探针主要有线形探针和同心圆探针，由输入管、半透膜构成的中空管(200~500μm，膜厚 4~10μm)和输出管 3 部分相连构成。半透膜应生物相容性及稳定性良好、与透析物不发生反应。膜孔截留分子量一般为 20000Da，允许大多数溶质自由扩散，仅限制蛋白质等大分子物质通过。目前，用于经皮微透析技术的主要是线形探针(图 8-17)。

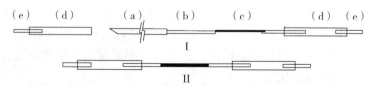

(a)25 号针头；(b)透析膜(包有二甲基硅油)；(c)透析膜(无二甲基硅油)；(d)硅化橡胶；(e)聚乙烯管

图 8-17　线形探针分解(I)及组装(II)图

　　探针植入皮肤的部位为真皮浅层(在真皮浅层有毛细血管网,药物渗透到真皮后能较快被吸收)或皮下组织(脂溶性药物的贮库)。探针脆而易折,必须用导管导入植入位置,一般用20MHz超声扫描定位探针,并由组织染色切片测得探针在皮肤中的真实深度。在真皮和皮下植入探针并不影响药物的透皮性、皮肤血流量,无明显身体损伤。在药学研究中,可根据研究目的将探针植入皮肤不同深度,一般植入真皮浅层主要研究药物渗透、吸收、分布,植入真皮深层和皮下组织主要研究药物降解代谢。

　　3. 相对回收率的影响因素

　　影响微透析试验结果有许多因素,其中最重要的参数是探针相对回收率。药物顺浓度梯度通过半透膜扩散至以一定速度流动的灌流液,由于灌流液不停流动,使得探针透析膜内外待测物质浓度不能达到完全平衡,因此最后收集的透析液中待测物质浓度与组织中的实际浓度不等,两者比值为相对回收率。常用测定方法有外推至零流速法(extrapolation to zero flow)、零净流速法(zero-net flux)和反渗透法(retrodialysis)等,其中反渗透法应用较多。外推至零流速法系假设零流速时探针膜内外待测物质达到平衡,通过测定不同灌流速度下微透析液中待测物的浓度,以其浓度对灌流速度进行非线性回归,拟合求得零流速下的浓度。零净通量法系将灌注液流速降低,使微透析系统处于平衡状态,即透析液中待测物浓度与体内浓度一致。在此状态下,将不同浓度的待测物加至灌注液中,测定透析液中物质的浓度,由此计算得到回收率。反透析法系假设待测物从两个方向通过半透膜的情况是相同的,并解决由于体外切除皮肤所遇到的水合、变性及细菌生长等问题;取样量小,对生物体内平衡干扰小,试验结果可靠性高;可与多种分析仪器联用,实现在体分析,易于自动化;可连续跟踪一个取样点药物的转运和代谢,且同一取样区可有多个取样点;对皮肤伤害小,人体耐受性好。但也存在不足之处,如灌注液成分受限制、仅可测定探针周围组织的浓度、重现性差等。

　　在灌流液中加入一定浓度的内标物(要求具有生物惰性、结构和性质,特别是扩散系数应尽可能与待测物相似),再测定透析液中内标物的浓度,由内标物浓度的变化计算回收率。回收率一般会受以下因素影响。

　　(1)探针:探针的半径、长度和植入深度,所用透析膜的厚度、长度、孔径和膜材。透析膜有聚碳酸酯(2000)和聚醚砜[poly(ethylene sulfone),100000]两种。探针深度对相对回收率是否有影响还存在一些争议。如有报道,探针深度(植入真皮或皮下组织)与药物浓度有相关性,而研究烟碱贴片的渗透行为时,则未发现探针深度对真皮层中药物浓度测定有影响。在双氯芬酸促渗研究中,探针在皮下组织或真皮中测得的药物浓度也未见显著差异。

　　(2)灌流液:灌流液的流速和成分会影响回收率,流速与回收率呈负相关。流速为2~10μL/min,回收率保持相对恒定。灌流液与待测物质的亲和力高,会增大药物在灌流液与细胞外液的分配系数,提高回收率。

　　(3)待测化合物特性:回收率与待测物相对分子质量呈负相关,化合物扩散速率与其水合离子的电价、表面活性、亲脂性、蛋白结合率都有一定关系。

　　(4)探针周围的组织:组织结构是药物在体内吸收主要的限速因素,细胞外液含有糖蛋白和其他大分子物质,具有凝胶性质,黏度大,可能会与膜材相互作用;真皮中含无定形基质如氨基葡聚糖、胶原纤维和弹力纤维等，都会影响药物的扩散，阻碍回收。因此，体内试验所得回收率比体外试验低。

（5）分析方法和实验操作：分析方法的灵敏度会影响实验结果，根据药物的性质选择合适的检测方法。探针插入皮肤的操作，要求将导管水平植入真皮，探针通过导管后抽出导管，探针滞留皮内。实验技术人员亦存在个体差异。渗透系数也会受温度的影响。试验温度每升高 1℃，药物扩散系数增加 1%~2%，回收率随之增加。

4. CMD 在经皮给药系统中的应用

（1）药动学研究。

①药物通透性：在 TDDS 研究中，药物的通透性研究较重要，多采用体外模型（Franz 扩散池）进行。但体外模型不能完全模拟体内过程。CMD 技术为 TDDS 提供了更好的研究手段，特别适于水溶性强、分子量小、蛋白结合率低等药物的研究。有人测定了 ^{14}C 标记的水杨酸、水杨酰胺、水杨酸丁酯和水杨酸二乙胺对裸鼠皮肤的通透性，探针植入真皮深层[皮下(0.9±0.1)mm]，用反渗透法校正回收率，连续透析取样 4h。测得透析液中药物浓度依序为水杨酰胺≥水杨酸丁酯>水杨酸>水杨酸二乙胺。原因是水杨酰胺的蛋白结合率最低，水杨酸丁酯(可完全水解成水杨酸)、水杨酸二乙胺和水杨酸则会与蛋白结合，浓度均较低，提示药物渗透性与分子结构有关。用人离体腹部皮肤分别进行 Franz 扩散池和微透析[探针植入皮下(0.9±0.1)mm]试验，以 pH2、pH5 和 pH7 的磷酸盐缓冲液作为接受介质和透析液，监测水杨酸的透皮吸收。结果表明，随介质 pH 的升高，水杨酸浓度下降，两种方法测得的水杨酸渗透特性相似。

②皮肤局部的药物分布、代谢：本技术可用于测定药物及其代谢产物的浓度，考察药物分布情况，借此评价最佳治疗方案。在人体皮肤局部给予维生素 C，收集的透析液由 GC-MS 法分析维生素 C 及其代谢产物浓度的变化。结果表明维生素 C 能快速渗透皮肤，未检测到降解产物，每间隔 8h 给药可维持皮肤局部较高的药物浓度。用经皮微透析法检测吸烟者分别给予两种烟碱贴片(每日 21mg，连续 2d)后的血药浓度，考察休息及运动状态(给药 8h 后统一运动)对血药浓度的影响。结果表明，休息状态下两组受试者的 AUC_{0-8h} 和 C_{max} 无显著差异，运动状态下 AUC_{8-11h} 和 C_{max} 也无显著差异。运动状态下，组织中烟碱浓度比休息状态提高 2 倍。有人考察了氟康唑静脉注射和局部皮下注射后在大鼠皮肤中的分布，在大鼠右侧颈静脉和真皮层(皮下 350μm)同时埋植探针，微透析法取样。结果表明静脉注射后，氟康唑很快渗透入真皮层，且药物浓度与血浆中相近，计算得到真皮-血浆分配平衡常数为 1.02±0.04($n=5$)，真皮层药物 AUC 随探针植入深度加深而增大。

（2）生物利用度和生物等效性评价。

随着 TDDS 的迅速发展，出现了许多剂型改良的透皮制剂，其生物利用度和生物等效性考察更受关注。体外方法不能反映药物体内消除过程，由于体内有代谢酶影响，以及皮肤水合程度和角质层不同，仅用体外模型研究经皮制剂所得结果不可靠。美国 FDA 要求剂型改良后的局部制剂，都应提供生物等效性研究数据。经皮微透析技术用于经皮给药系统研究中可考察渗透促进剂、载体、离子导入法等对制剂的影响。本技术在评价局部制剂的生物等效性时至少需要 20 个受试者，以避免受试者个体和探针位置差异引起的偏差，置信区间在 80% ~ 125%，可说明两制剂生物等效。

①动物实验：本技术早期主要用于体内试验时渗透促进剂筛选，如用其考察不同浓度 1-[2-(decylthio)ethyl]azacyclopentane-2-one 作为促渗剂时大鼠皮肤透析液中甲氨蝶呤的累积量。有人考察了双氯芬酸水凝胶的真皮通透性，加入促进剂豆蔻油水凝胶可在真皮层透析液检测到药物，相对回收率 80% ~ 90%，结合离子导入法，有或无促进剂均能在真皮层检测到药物。

②人体试验：近几年，经皮微透析用于人体试验的研究逐渐增多。分别采用经皮微透析和胶带剥离技术(外用药施于皮肤后由于其亲脂性和扩散系数影响，会贮留角质层一段时间。在药物扩散前用胶片、胶带、胶盘等剥离角质层表面以检测药物含量的方法)结合 LC-MS 法评价利多卡因乳膏及其软膏(规格均为 5%)的生物等效性。结果证实两种方法均可有效用于局部制剂生物等效性评价。用经皮微透析法考察亲水性药物盐酸丙胺卡因和亲脂性药物利多卡因的透皮行为。测得利多卡因微乳的吸收系数比普通 O/W 型乳剂提高了 8 倍，盐酸丙胺卡因微乳的吸收系数比其水凝胶提高了 2 倍。

经皮微透析法在微创前提下解决定量、定位、微量连续取样、动态分析的研究要求，为经皮给药的药动学研究提供了可靠和全新的手段。本技术尚存在不足之处：如探针及操作的标准化、蛋白结合率高及亲脂性药物的取样问题等。随着分析检测技术的不断发展和完善，经皮微透析法有望成为 TDDS 研究中的一种有力工具。

第六节 中药 TDDS 的研发进展

中药经皮给药是指采用适宜的方法和基质将中药制成专供外用的剂型施用于皮肤(患处或相应经穴)，通过皮肤吸收进入体循环或作用于皮肤局部产生药效，及通过经穴效应发挥药效，起相应治疗目的的给药方法。中药经皮给药因具有避免肝脏的"首过效应"及胃肠道破坏、患者能够控制给药、维持稳定而持久的血药浓度、减少给药次数、患者易于接受等优点，成为现代制剂研究的热点之一。中药经皮给药制剂指以中医药基础理论为指导，结合现代经皮吸收技术及方法研制的一种起局部或全身治疗作用的中药外用制剂，近年来随着经皮给药基础理论和实践的飞速发展，中药经皮给药制剂的研究也取得了很大的进展，新的制剂不断涌现。

一、中药经皮给药传统制剂的研究

中医自古主张采用"内病外治"的方法，清代吴师机就提出了"外治之理，亦即内治之理"的理论，阐明了内治与外治原理的一致性。因此，中医对中药外治采用了多种给药剂型以满足患者的需要。传统的经皮给药制剂主要有外用散剂、糊剂、饼剂、丸剂、软膏剂、硬膏剂等，这些剂型随着制剂技术的不断发展，制备工艺都有所改进，但仍存在不足。外用散剂、糊剂、饼剂、丸剂为皮肤给药最古老的剂型，是将中药研为细末，加水、蜂蜜、酒、醋等辅料调和而成，但存在黏着力差、药末易散落、含菌量大易导致皮肤感染、易霉变、难以保存等不足。软膏剂是将药物粉碎过细筛或经提取浓缩后的浸膏，加入适宜的基质调匀后敷贴穴位的一种半固体制剂。如有人将如意金黄散黑膏药制成了软膏，并加入氮酮促进剂，明显提高了药物透皮吸收的效果，避免了药末易散落的缺点，但是该剂型有稳定性差、外敷易污染衣物等缺陷。硬膏剂是常用的外用剂型之一，主要有黑膏药、无丹膏药和橡胶硬膏等，此类制剂广泛应用于中西医皮肤科及外科疾病的治疗。它的传统制法是将药物放入麻油或豆油内浸泡加热，炸枯后过滤，油再熬至滴水成珠时，加入铅丹或广丹，摊涂于厚纸、布等材料中央做成膏剂。该剂型具有药物治疗和物理热敷的双重作用，且黏着力强，但黑膏药在高温炼制时易破坏和损失有效成分；使用前需加热软化，且易出现铅过敏；橡皮硬膏易发生剥离反应和刺激反应。有研究对硬膏剂的基质进行改进，采用天然树脂及高分子弹性体聚氯乙烯等为原料的外用基质与铅硬膏按合适比例配比制成新的基质，这种基质克服了铅硬膏的不足，具有皮肤黏附性能好、膏体细腻光亮、质量稳定等优点。

二、中药经皮给药现代制剂的研究

近年来，随着新技术、新辅料的应用，新的中药经皮给药剂型不断涌现，多是在传统给药制剂的基础上进行改进，如加入控制药物释放速率的高分子控释膜或骨架材料，使中药经皮吸收达到缓控释目的。目前，中药经皮给药应用较多的制剂为巴布剂、凝胶剂、膜剂、涂膜剂、离子导入剂等，同时伴随新剂型的发展，促进中药经皮吸收的方法和技术也成为中药经皮给药的研究热点。

1. 中药经皮给药的优点

药物被人体吸收主要有三个途径，即消化道、黏膜和皮肤。经皮给药是人体接受药物治疗的途径之一，主要是指药物有效成分通过皮肤吸收进入皮下组织和血液，直接治疗浅表疾病或经血液运送到全身，达到治疗疾病的目的。

中医认为人体皮肤腠理与五脏六腑真元相贯通，药物可以通过体表、腠理到达脏腑，起到调整机体、抗病祛邪的作用。清代吴师机《理瀹骈文》记述了中医外治法的基本理论，书中载有外治膏药百余种，广泛应用于内、外、妇、儿等科疾患的治疗，这不仅说明我国中药的外用药疗效好，而且从某种意义上来说，我国传统膏药开辟了西药的经皮给药系统的先河，为中、西药经皮给药制剂的发展奠定了很好的理论及临床基础。

所谓中药经皮给药是指在中医药理论的指导下，将中药单方或复方经过合理的提取、分离、纯化等工艺所得到的有效部位，或有效成分，或其提取物等与适宜的辅料或基质制成的通过皮肤表面给药，使中药以恒定速度(或接近恒定速度)通过皮肤各层，进入体循环产生全身或局部治疗作用(TTS)。

传统的中药经皮给药剂型有溶液剂、洗剂、酊剂、油剂、软膏剂、膏药、橡皮膏剂、糊剂、熨剂等剂型，这些传统剂型虽然在日常生活中经常用到，并且疗效也不错，但这些古老的剂型都存在使用时剂量不便控制、污染衣物的缺点；或是剂型本身的辅料、基质存在一定的刺激性或(和)毒性，患者用药时导致皮肤过敏、局部红肿等不良反应；或是药物本身存在重金属含量高，甚至严重超标等损害人体健康的危害，这些传统中药经皮给药剂型在中药现代化的进程中，弊端越来越突出，因而也越来越不被人们所接受。

随着现代经皮给药系统理论及临床应用的不断进步，药用高分子辅料的发展，中医药界的专家、学者，以及广大的科研人员运用现代的科技方法已研制开发出越来越多的使用更方便、更安全、疗效更确切、毒副作用更小的中药经皮给药新剂型，如涂膜剂、膜剂、凝胶剂、巴布剂、穴位贴敷剂、贴片剂等，并已逐渐应用于临床。

现代经皮给药剂型的主要优点：不仅给药方便，还具有不受胃肠道因素影响，避免肝脏的首过效应、释药平稳、恒定、不良反应少，适应儿童、老年人等用药的特点。

2. 中药经皮给药载药平台的研究

巴布剂和凝胶剂被认为是目前中药经皮给药的 2 个载药平台，也是中药经皮给药制剂产业化的主要剂型。中药巴布剂是以水溶性高分子化合物或亲水性物质为基质，与中药或中药提取物混合后，涂布于背衬材料上而制成的外用贴剂。巴布剂对水溶性、脂溶性药物相容性好，基质载药量大，非常适合中药多组分、大剂量的用药特点；另外，巴布剂的透气性、黏着性、保湿性均优于传统贴膏剂，而且还具有对皮肤刺激性小、不污染衣物的优点。巴布剂一般由黏着剂、保湿剂、填充剂、交联剂等组成，以上物质的配比直接影响巴布剂的透皮吸收效果和质量，因此基质的研究是目前巴布剂工艺研究的关键。中药凝胶剂是将中药材提取物与适宜基质制成的、具凝胶特性的半固体或稠厚液体制剂。中药凝胶剂适用于皮肤、黏膜及腔道给药，不仅可以避免"首过效应"，而且可以减轻药物的不良反应，符合"内病外治"的理念。凝胶剂不仅具有中药传统外用制剂的给药优势，还可容纳中药复方的极细药粉、提取物等，工艺条件不苛刻，适合中药复方制剂的生产现状，便于推广应用。

3. 促进中药经皮给药吸收的方法和技术

中药经皮给药的前提是能穿透皮肤吸收，而对大多数中药来说，皮肤却是难以穿透的屏障。因此，促进中药对皮肤的渗透性成为开发中药经皮给药的关键。目前，促进中药经皮吸收的方法有物理方法、加入透皮吸收促进剂、采用制剂技术等。

(1)物理方法：目前，应用于中药经皮给药的物理方法有离子导入法、电致孔法、超声导入法和微针技术等，这些物理方法的应用大大增强了中药的透皮效果和疗效。

(2)透皮吸收促进剂：应用的化学合成促进剂有氮酮及其同系物类、有机酸类及其酯类化合物、表面活性剂类、有机溶剂类等，其中氮酮及其同系物类应用最多，但是其长期使用会对皮肤产生一定的损伤。因此，选择相对安全的天然物质提取物作为经皮给药的促进剂是目前中药经皮给药的研究热点。天然物质用作渗透促进剂的主要是挥发油类成分，其毒性小于合成的促进剂，使用相对安全，对亲水性、亲脂性药物均有较好的促渗效果，而且中药有效成分还具有一定的治疗作用。目前，已经用于促进剂的中药提取物有薄荷醇、薄荷油、丁香油、香芹酮、苦橙油醇、柠檬油精、肉桂醛、肉桂醇等。

(3)采用制剂技术促进中药经皮吸收：促进药物经皮吸收的制剂技术包括制成脂质体及微乳等。有人研究了脂质体作为大麻二酚经皮给药的载体。小鼠体内实验结果表明，大麻二酚经皮给药后能够显著增加药物在皮肤中和肌肉下面的储存，药物浓度可以在给药后24h 达到稳态，并持续至实验结束(72h)，而且能够发挥较好的抗炎和抗水肿的作用。微乳也可作为中药经皮给药的载体，有人研究了茶碱微乳经皮吸收及药动学特征。结果发现，茶碱微乳经背部肺俞穴给药后的血药浓度高于非穴位给药，有显著性差异($P<0.01$)，同时发现茶碱经皮吸收符合两个独立的具不同时滞的零级吸收、一级消除的一室模型叠加

形成的复合模型，血药浓度平稳，可以维持 24h 以上。

三、经络穴位理论与中药经皮给药的结合

作为中医"内病外治"的一种治疗手段，经络穴位给药可以为中药经皮给药的研究带来新的思路。经络穴位的经皮给药系统是以中医经络理论为基础，通过人体体表穴位吸收药物，再通过经络运行使相关的脏腑得到比一般注射、口服时浓度更高的药物剂量，并在药物与经络效应的双重作用下起到调节脏腑机能和治疗疾病的目的。现代医学研究证明，药物从体外作用于人体的穴位，该穴位的组织结构、皮肤、神经、血管、淋巴等均发生一定的变化，利于药物吸收；而且某些中药还能刺激穴位，使局部的温度增高，毛细血管扩张，有利于中药成分通过皮肤、穿过毛孔，通过微小血管的吸收输送，发挥最大的全身药理作用，这为某些疾病的治疗拓展了思路。

目前，采用穴位给药的常用剂型为散剂和贴膜剂，都取得了较好的效果。如氨茶碱膜剂的穴位效应，通过肺俞穴与膻中穴给药。结果发现，与非穴位给药组相比，穴位给药可以显著降低血清白细胞介素-5(IL-5)水平，发挥免疫调节作用。但针对特定穴位的剂型尚未出现，如最常用的神阙穴(即脐部)具有特殊的形态结构，现用脐贴类制剂存在与其结合不紧密而影响吸收、药物被吸收后所用辅料又易松散等制剂成型问题。因此，可根据临床需要和人体解剖结构研制出新的剂型。

四、展望

中药应在中医药理论的指导下，结合经络穴位给药，采用现代经皮给药的新技术和新方法，发挥药物和穴位的双重效应，为肿瘤和慢性疾病的经皮给药治疗打开新的思路。同时，由于中药所含成分复杂，有效成分不明确，多以粗提物入药，经皮渗透量很难达到治疗的有效范围，制剂的稳定性、生物利用度等指标难以满足要求。因此，应该合理改良剂型，采用新的提取方法和新型的透皮吸收促进剂，使中药的经皮给药更符合现代用药发展的要求。

TDDS 以其独特的优势，越发受到药剂学家的重视，也给广大药剂学家提供了创新的机会。目前，大量的产品正在研发中，并有转向小型、智能化的趋势，即根据各种不断涌现的物理促渗方法的特点，利用物理或化学，乃至一些电子芯片控制手段，定时、定量地释放药物发挥疗效。同时，能够经皮给药的药物类型也随各种新技术的应用不断扩大，如蛋白质、多肽，乃至基因均有可能通过皮肤给药，这方面的研究报道也较多，如疫苗就是一种大分子物质，且一般不能口服。人体皮肤是一个重要的免疫器官，其表皮内含有抗原提呈细胞，如果可以用电致孔或微针等方法实现无损伤经皮接种疫苗，将极大地造福患者。此外，如果其可用现代经皮给药方法代替传统的注射方法，将广泛地节约医疗资源，不需要专业培训的医护人员注射，减少一次性注射用品的丢弃对环境造成的污染和浪费，避免针头共用造成的疾病传染等。总之，经皮给药系统可使患者受益，且给药方便，具有良好的社会效益和经济效益，其发展前景广阔，市场潜力巨大，值得继续研究。

◎ 参考文献

[1]崔德福. 药剂学[M]. 2 版. 北京：中国医药科技出版社，2011.

[2]郑俊民. 经皮给药新剂型[M]. 北京：人民卫生出版社，2006.

[3]方亮，龙晓英. 药物剂型与递药系统[M]. 北京：人民卫生出版社，2014.

[4]国家药典委员会. 中华人民共和国药典 2015 年版　四部[M]. 北京：中国医药科技出版社，2015.

[5]Heather AE Benson，Adam C Watkinson. Transdermal and Topical Drug Delivery：Principles and Practice[M]. New York：John Wiley & Sons Inc.，2012.

[6]梁秉文，刘淑芝，梁文权. 中药经皮给药制剂技术[M]. 2 版. 北京：化学工业出版社，2013.

第九章 生物大分子药物新型给药系统

第一节 概 述

一、定义

生物大分子药物，从广义的定义上来看，可以分为三大类：第一类是生物大分子本身具有生物活性和治疗学价值的药物（蛋白、多肽、酶、基因药物、抗体药物、内源性激素、细胞因子、疫苗等）；第二类是以非生物大分子为载体，与具有活性和治疗价值的生物大分子结合形成具有一定特点的药物（如PEG化的干扰素）；第三类是以具有活性和治疗价值的小分子与大分子为载体，或结合形成具有一定特点的药物（如力达霉素）。从狭义的定义来看，生物大分子药物包括所有无法透过细胞膜的分子量大于1.5kDa的生物体内源性成分或采用生物技术制得的物质，包括多肽、蛋白质、抗体、核酸、聚糖、聚酯，甚至细胞。

二、存在问题

目前生物大分子药物的应用面临诸多问题，导致其不能有效，甚至完全不能发挥其应有的疗效和作用。这些问题包括对靶向的疾病组织和正常组织缺乏选择性，这样会导致严重的毒副作用；非人源类生物大分子药物均存在免疫原性，并易被大量循环系统酶所降解；绝大部分生物大分子药物无法进入细胞发挥疗效。生物大分子药物结构复杂，容易发生结构变化，造成活性降低、免疫原性增强，并且生物大分子药物存在多晶型、多构象、多尺度和聚集态复杂性等问题，限制了其生物活性优化及其使用效率。此外，缺乏生物大分子药物的高通量分析技术，难以进行高效的筛选研究。而生物大分子药物在组织器官、细胞和分子水平与机体作用的机理不明，难以评价和预估在生物体内的活性及效果等，也成为制约其发展的瓶颈。

由于生物大分子药物分子结构复杂等原因，目前在使用载体递送药物的过程中，可能会导致因环境和载体材料的影响而丧失药物活性，或是无法从载体中完全释放出来。因此，在创新生物大分子药物高效化过程中，除了致力于递送系统的设计与构建外，药物本身的结构稳定性，以及在分离纯化过程中的高活性恢复也是需要重点考虑的问题。

基因工程药物在治疗肿瘤、感染和增强免疫等方面起着重要作用。其中具有生物活性的多肽涉及生物体内各种细胞的生物活性：如进行生物和激素调节的神经肽；降低血压的神经紧张肽（NT）；有强镇痛作用的内啡肽与脑啡肽衍生物等。胸腺肽、血清胸腺因子

(FTS)等早已在临床广泛应用。多肽类药物的弱点表现在稳定性差、酸碱或酶作用下极易失活；分子量大且常以多聚体形式存在，难以通过胃肠道黏膜细胞，吸收少；使用不便，一般只能注射给药；体内半衰期短，消除快，导致无法充分发挥作用；在体内只与特定的受体结合起作用，受体在组织的分布就会影响多肽的药效，这也涉及多肽给药的靶向性等方面。如何将这类药物以适当的方式给药，是目前蛋白质、多肽研究的重要方向。

三、研发现状

目前，世界上所开展的所有最尖端、最先进的重大疾病治疗方法，如艾滋病、肿瘤等均与生物大分子药物有关，美国、日本和欧洲某些国家均认同生物大分子药物是 21 世纪药物研究开发中最有前景的领域之一。生物技术药物已成为当今最活跃和发展最迅速的领域，就其收入来说，远远高于药品市场的总体增长幅度，其中以单抗为主的抗体药物，以及胰岛素、疫苗等生物制品市场规模快速增长。

全球生物制药产业研究成果增长迅速：通过对 SCI 数据库中 1998—2020 年全球药物研究论文检索发现，传统化学制药由于创新瓶颈难以突破，2001 年后的发展呈现明显下降趋势，到 2003 年虽有上升，但增长缓慢；生物制药研究成果数量上升最快，正在发展成为药物研究的重点。生物制药和中药的发展趋势基本相同，呈不断上升趋势，但生物技术药物的发展势头更加迅猛，已成为整个医药行业发展的核心驱动力。

全球生物制药产业市场情况如下所述。

1. 生物制药依然是生物技术产业的重点领域

生物药是目前世界上最畅销的医药产品，2018 年全球最畅销的 10 款药品中，8 款为生物药。根据 Frost & Sullivan 的数据，全球生物药物市场规模预计将自 2017 年的 2402 亿美元，增至 2022 年的 4040 亿美元，复合年增长率为 11.0%。生物疫苗、基因工程药物（重组蛋白药物）和基因药物（DNA/RNA 药物）市场前景较好。据估计有 5000~10000 个新药利用基因组寻找治疗新靶点。全球第二大生物技术公司——基因技术公司（Genentech）的首席执行官 Arthur Levinson 称，现在每 5 种新的治疗方法中就有 4 种是基于或应用了生物技术。

2. 生物技术药物市场发展速度较快

生物技术药物毒副作用较小、疗效确切，附加值较高，虽然在全球制药产业中的市场份额不大，但其市场的发展速度远远高于其他药品市场，就美国、欧洲国家和日本市场（总体份额占全球市场的 88%）而言，除日本外，生物技术药物的发展速度几乎是其他药物的一倍。

3. 生物技术药品市场日趋集中

少数发达国家在全球生物医药市场中占有绝对比重，处于产业主导地位。在全球药品研发领域，美国公司投入的资金超过一半，约 750 亿美元。因此大多数新药的知识产权由美国公司所拥有。生物医药技术已经成为美国高新技术产业发展的核心动力之一。美国同时也是最成熟的生物技术药品市场，在全球药品市场中，美国、欧洲国家、日本三大区域药品市场份额超过了 80%。其中美国生物医药技术全球领先，其开发的药品数量和市场销售额均占到全球 35% 以上。美国生物制药企业已呈现规模效应。美国对全球生物技术人才形成了巨大的磁场，促进了美国生物医药的迅速发展。

市场在向美国集中的同时，也形成了大公司垄断的局面。全球51%的药品市场集中在十大制药企业，而83.9%的生物药品市场份额集中在前十大生物技术制药公司。

(1)生物技术新药逐渐成为新药研发主流。

传统化学制药业的黄金时代结束，新化学药品数量下降，而生物技术新药潜力巨大，生物技术药物已成为制药企业研发的战略重点，生物技术药物在新药研发中占据着越来越大的比重。在美国，目前正在进行临床试验或在等待FDA批准的所有新药当中，生物药物已经占到三分之一以上。

生物医药产业具有高投入、高收益、高风险、长周期的特征，著名生物技术公司的研发投入占销售额的比重在20%以上。为了降低成本，增强新药研发能力，生物技术公司之间、生物技术公司与大型制药企业，以及大型制药企业之间在全球范围内的兼并重组非常活跃，如英国葛兰素威康公司和史克必成公司合并成立葛兰素史克公司，成为全球第三大制药企业，强生公司和Centocor公司并购。全球范围内生物医药行业的并购和重组，大大提高了制药企业抢占市场份额、增加销售额的能力。

除了并购或内部自行开发外，策略联盟也是生物技术制药公司最具有战略意义的措施。掌握生物技术的专业公司，日益成为制药产业研发资源多样化的首选。

(2)各国政府对生物制药产业的重视。

生物技术在预防、治疗艾滋病、肺结核、高致病性禽流感等疾病方面，具有独特的作用。许多国家都把生物技术产业作为21世纪优先发展的战略性产业，加大对生物制药产业的政策扶持与资金投入。

美国将生物制药产业作为新的经济增长点，实施"生物技术产业激励政策"，持续增加对生物技术研发和产业化的投入。美国不仅最先制定了生物科技发展计划，而且开展了治疗性克隆的研究、艾滋病研究、基因组测序、干细胞研究等。在此基础上，美国已经批准了117种以上生物技术药品和疫苗的研制，这些药物或疫苗针对200多种疾病而开发，包括各种癌症、痴呆症、心脏病、糖尿病、硬化症、艾滋病等。

欧盟科技发展第六个框架将45%的研究开发经费用于生物技术及相关领域，英国政府早在1981年就设立了"生物技术协调指导委员会"，采取措施促进工业界、大学和科研机构加大对生物技术开发研究的投资。

日本生物技术药物产业的发展居亚洲首位，主要是政府重视，提出了"生物技术立国"的口号，加大了政府的投入。印度成立了生物技术部，每年投入6000万~7000万美元用于生物技术和医药研究。

中国生物医药产业起步于20世纪80年代初期，1989年我国研发出第一个拥有自主知识产权的生物医药产品——重组人干扰素α-1b，经过30多年的发展，中国已有超过400家生物医药相关上市公司。自2017—2020年，中国生物医药市场规模从2185亿元增加到3697亿元，复合年增长率达到19.2%，生物医药产业的销售额占整个医药产业的销售额比率已经达到18.6%。特别是近年来我国自行研制的新冠(COVID-19)病毒疫苗、禽流感疫苗等都达到当今国际生物医药的先进水平。我国高度重视对生物大分子药物的研究，在《国家中长期科学和技术发展规划纲要(2006—2020年)》中已将"蛋白质药物"列入第四项"重大科学研究计划"中；将"释药系统创制关键技术"列入重点领域中的第八项"人口与健康"的发展思路中，并将生物大分子药物防治的心脑血管病、肿瘤等疾病列入"重大非传染疾病的防治"中。新冠疫情加大了对疫苗、血制品及相关试剂的需求，"十四五"规划对生物医药这一新兴产业大力扶持。2027 年，中国生物医药行业市场规模预计将达到 10180 亿元。

比尔·盖茨曾预言："超过我的下一个首富必定出自生物医药领域"。从国际上来看，生物医药技术在生物技术领域中发展最快，研发热点主要是肝炎、艾滋病等疾病的早期快速生物诊断、干细胞治疗、基因治疗、器官移植、人体器官克隆、纳米技术及生物制药等生物治疗研究，针对特定细菌、病毒、螺旋体等微生物及寄生虫的生物预防疫苗，以及应用重组 DNA、细胞培养、生物反应器等技术，生产药品（试剂）、医疗诊断手段、医疗器械等相关产品的生物医药产业。

第二节　生物大分子药物常用的剂型

一、注射类给药

1. 普通注射剂

临床上多肽、蛋白质类药物大多采用注射剂。由于其在溶液中较稳定，通过加入适当稳定剂及控制贮存条件可制成溶液剂。某些蛋白质（特别是经纯化后）在溶液中活性丧失，可考虑制成冻干剂。因此普通注射剂分为两类，一类为溶液型注射剂，另一类是冻干粉注射剂。溶液型注射剂使用方便，但需在低温（2~8℃）下保存。冻干粉型注射剂比较稳定，但工艺较为复杂。

2. 缓释、控释类注射剂

某些半衰期短的多肽，应用缓、控释技术可以有针对性地保护其免受外部环境的破坏，减少给药次数，延缓药物释放。多肽类药物采用的缓释或控释技术包括对蛋白质、多肽进行结构改造，延长其体内半衰期；加入高分子聚合物（如透明质酸），提高黏度、延缓药物扩散速度；通过脂质体的包埋作用，使多肽从脂质体中缓慢释放；将多肽包裹在微粒中，使多肽从微粒中缓慢释放，目前研究最多。

（1）缓释或控释注射给药的特点。

多肽和蛋白质类药物的缓释注射剂常选用生物降解性聚合物材料制成微粒给药系统。其优点是完全释药后不需外科手术将其取出，并能将药物直接输送到体循环。生物降解性聚合物中应用和研究得最多的是聚酯类，包括聚乳酸（PLA）、聚乙醇酸（PGA）及其共聚物 PLGA。通过改变单体比例或聚合条件，可使聚合物释药性能长达数月，甚至数年。另外聚合物的结晶度能明显影响降解速度。PLA 和 PGA 水解的最终产物是水和 CO_2，中间产物乳酸也是体内的正常糖代谢产物，故该类聚合物无毒，无刺激性，并具有很好的生物相容性。

当生物降解性聚合物制成微粒给药系统用于输送抗原和疫苗时，还能产生增效作用。例如卵清蛋白为弱免疫原，腹腔或皮下注射其 PLGA 微粒比原蛋白所产生的免疫反应明显得多,并且发现直径小于6~7μm的微粒可被各种巨噬细胞有效吞噬,卵清蛋白即被输送到产生免疫反应的细胞中。故这种微粒在输送抗原时,可诱发强大的原发和继发免疫反应。又如葡萄球菌肠毒素 B(SEB)的1%类毒素疫苗和 PLA-PGA(50∶50)制成的微粒(1~10μm 和20~50μm 混合物),与游离类毒素疫苗相比,能显著增加体循环抗类毒素 IgG 的量。

多肽和蛋白质类药物从 PLA-PGA 微粒系统中释放常常出现突释效应(burst release),即初始快速释药。这可能是因为吸附在微粒表面的药物较多的缘故。例如白介素-2 与 PLA-PGA(50∶50)制成微粒,显示出突释效应,随后的6~15天内释放极少。

(2)制备方法。

O/W 乳化溶剂挥发法:PLA-PGA 微粒的制备方法很多,最常用的是 O/W 乳化溶剂挥发法。该过程为将聚合物溶于挥发性有机溶剂如二氯甲烷中,主药溶解或混悬于同一溶液中,再将得到的混合物在含有乳化剂的水溶液中乳化。当 O/W 乳化剂形成后,让溶剂从已形成的微滴中挥散,从而得到固态载药微粒。但是,多肽和蛋白质类药物亲水性强,且不溶于有机溶剂,药物将以微晶碎片的形式包合在聚合物微粒中。而且,不溶性药物会扩散至水相中,导致药物在微球中的包封率下降,并容易产生突释效应。

O_1/O_2 乳剂溶剂挥发法:应用 O_1/O_2 乳剂溶剂挥发法制备微球可以提高多肽和蛋白质类药物的包封率。O_1/O_2 型乳剂的外相为油相,内相为有机溶剂而不是水。在制备胰岛素的乳酸低聚物微球时,可将聚乳酸和胰岛素共同溶解在有机溶剂中,将此混合物在搅拌下逐滴加入含乳化剂的油相中乳化。待乳剂形成后,挥散有机溶剂,可得到微球。应用此法制备胰岛素微球,包封率可达到85%以上。

液中干燥法:液中干燥法也是制备多肽类药物微球的常用方法。例如,在制备醋酸亮丙瑞林(LHRH 激动剂类似物)的 PLA 微球时,将内水相(醋酸亮丙瑞林的水溶液)恒温至60℃。PLA 溶解在二氯甲烷溶液中形成油相。在超声搅拌下,将水相逐滴加入油相,形成 W/O 微乳。将此微乳冷至15℃以增加黏度,然后再在 5000r/min 的搅拌下,将此微乳通过直径为 1.5mm 的喷嘴喷至含 0.5%PVA 的水溶液中,继续搅拌 2min 形成 W/O/W 的复乳。升高温度至30℃,在推进式混合器中缓慢搅拌 2h,待二氯甲烷挥发尽后就形成微球。应用此法能使药物的包封率达70%。

喷雾干燥法:应用喷雾干燥法制备多肽类药物微球时,溶剂系统具有重要作用。例如,在制备牛血清白蛋白的 PLA 微球时。丙酮、二氯甲烷、二噁烷、乙酸乙酯、硝基甲烷、丙亚胺、1,1,1-三氯乙烷和三氯乙烯等溶剂对微球的特征有不同的影响。当选用二氯甲烷、乙酸乙酯或硝基甲烷为溶剂时得到外形规则的微球,但是选用三氯乙烷、三氯乙烯、丙亚胺和二噁烷为溶剂时则得到凝聚的微球。当选用与水相混溶的溶剂来制备微球时,微球中蛋白质的抗原性大大下降(降低了50%),但是二氯甲烷和乙酸乙酯对蛋白质的抗原性没有产生不良影响。而且应用二氯甲烷和硝基甲烷制备的微球的突释效应只有5%。可以认为二氯甲烷,乙酸乙酯和硝基甲烷是该系统用于制备蛋白质的 PLA 微球时供选择的最佳溶剂。影响蛋白质微球性质的因素可能包括聚合物溶剂的沸点、蒸气压、与水相的相溶性,以及表面张力等各种理化性质。

通过调节 PLGA 两单体的比例及聚合条件而开发出一系列的缓释品种,如曲普瑞林、亮丙瑞林、那法瑞林，时间为 1~3 个月。由美国一家公司开发的微球剂缓释可达 1 个月，疫苗缓释微球注射液的研究也很有发展前途。微球注射液因为 PLGA 较昂贵、生产工艺复杂、质量控制较难、存在有机物残留等因素，目前大多数研究还局限于实验室中，上市品种也仅限于 LHRH 类的药物。正在开发的有 rhGH、IFN-7、EPO、LL-Q 等。

（3）脂质体。

脂质体是磷脂双分子层定向排列而形成的封闭小囊泡。包含药物的脂质体静注入血后，受酶作用药物渗出，而被网状内皮组织吸收。长循环脂质体将亲水性大分子如聚乙二醇（PEG）及其衍生物等通过脂质锚镶嵌到脂质体膜上，在脂质体表面又形成亲水层，由此降低网状内皮系统的识别与吸收，增加脂质体在体内的循环量，延长药物作用时间。

近年来，脂质体制剂技术迅速发展并逐渐完善，国内外学者将其广泛应用到蛋白质、多肽、多糖等一些生物活性大分子药物的研究中，如胰岛素、白细胞介素、反义寡核苷酸、黑色素瘤疫苗、虫草多糖等。脂质体可以改变药物在体内的分布，并能靶向性释药，降低药物的毒副作用。阿霉素脂质体能明显增加固体癌增长部位、感染及炎症等病变部位的药物聚集量，降低心脏等敏感部位对阿霉素的摄取，从而增加药物的抗肿瘤疗效，降低药物对心脏的毒性。对一些半衰期短、需大量长期使用且可能会产生某些危险副作用的药物，脂质体能延缓药物释放，减少给药次数。门冬酰胺酶是治疗急性淋巴细胞白血病的有效药物，但静脉注射时门冬酰胺酶常引起某些副作用，如过敏反应、发烧、皮疹和过敏性休克、血栓出血症等。将棕榈酰天门冬酰胺酶包入脂质体双层中，提高了酶活性，药代动力学试验表明其血浆药代动力学参数发生了改变。小鼠静脉注射溶液型脂质体棕榈酰天门冬酰胺酶，血浆半衰期延长，提高了平均滞留时间，曲线下面积升高，血浆清除率减小，分布体积并未改变。

长循环脂质体：又称长效脂质体、隐蔽性脂质体。目前研究得较多的是立体空间稳定型脂质体，这是一种表面含有天然或合成聚合物修饰的类脂衍生物的新型脂质体，它在血液中驻留时间延长，从而延长了药物作用时间，具有长效作用，常用的修饰物有聚乙二醇、神经节苷脂、多糖衍生物等。

免疫脂质体：是机体修饰的脂质体的简称。将癌细胞当作抗原细胞，使机体产生对抗这种癌细胞的抗体，然后将抗体结合到脂质体上，从而使这种脂质体能够将药物定向输送到癌细胞而起到良好的疗效。

柔性脂质体：又称传递体，是一种具有高度变形能力可高效地穿过比其自身小数倍的皮肤孔道的类脂质体。其具有高效渗透性、高度柔韧性和亲水性，可使小分子及大分子药物，如多肽类或蛋白质成功地进入皮肤，甚至体循环。有人制备了胰岛素柔性纳米脂质体，并进行体内降糖试验和测定胰岛素水平变化，结果其包封率和相对生物利用度都比普通脂质体高。说明胰岛素柔性纳米脂质体可能成为经口腔黏膜转运蛋白多肽类药物的有效载体。

脂质体作为新的制剂技术，对提高蛋白质、多糖、多肽类等生物大分子药物的稳定性、靶向性及临床应用有很大的帮助，但包封率低、稳定性差等问题还是没有得到解决。如脂质体的制法很多，但没有一种方法适于包裹所有生物大分子。对脂质体的理化性质和生物学方面的基础研究也很重要，今后应探索制备脂质体的最适成分、最适修饰，不断完善制备方法，以提高胃肠道内的稳定性，增加靶向吸收，扩大其应用范围。

（4）微乳（microemulsion）。

微乳因其热力学稳定性而受到研究者的重视。以生育酚为材料的微乳可作为抗体药物输送载体，具有独特的优势，如可提高其生物利用度。瑞士山道士公司（Sandoz）生产的环孢素 A（cyclosporine）是比较成功、FDA 批准上市的生物药物微乳制剂。环孢素是高脂溶性的环状十一肽多肽免疫抑制药物，其吸收受到胆汁和胃肠道蠕动的影响，引起体内药物浓度不稳定，影响临床应用。环孢素 A 微乳制剂克服了上述缺点，减小了药物浓度波动，提高剂量与生物利用度的线性相关性以更好地指导临床用药。

（5）胶束（micelle）。

聚合物胶束作为蛋白多肽药物给药系统正受到越来越多的关注，尤其是两亲性的嵌段共聚物胶束系统。线性的嵌段共聚物有适当长度的亲水链和疏水链，在水中自行组装成外表面亲水、核芯疏水的球形核-壳结构。有人制备了同时释放成纤维细胞生长因子（bFGF）和吲哚美辛的聚合物胶束。先将开环的聚 ε-羧基乙酸内酯（PCL）与 Tetronic 1307 聚合，再将肝素分子（heparin）连接到 PCL 羟基上，从而形成 Tetronic-PCL-heparin 嵌段共聚物。Tetronic 1307 是一种聚氧乙烯-聚氧丙烯嵌段四元共聚物表面活性剂，将 Tetronic-PCL-heparin 嵌段共聚物溶液与 bFGF 在 37℃ 下混匀搅拌 24h，使肝素分子与 bFGF 交联固化，从而增加载药量，没有交联结合的 bFGF 通过盐析的方法除掉。研究结果表明，未经肝素分子修饰和经过肝素分子修饰的胶束的载药量分别为 37% 和 70%。体外释放试验表明，bFGF 在 2 个月内可控制释放。

多肽和蛋白质类药物除了可以制成微粒给药系统，还可以制成可注射的凝胶剂，也能起到缓释作用。例如将 LHRH 激动剂类似物与单宁酸盐一起混悬在麻油中，缓慢加热至125℃，同时在搅拌下加入硬脂酸铝。当冷却至室温后就形成了触变胶。皮下注射后起到延效作用。又如将胰岛素包埋于由脂质体与胶原蛋白组成的基质中也能延缓胰岛素的作用时间。

（6）脂质纳米粒（lipid nanoparticle，LNP）。

LNP 是一种具有均匀脂质核心的脂质囊泡，广泛用于小分子和核酸药物的递送。LNP由可离子化阳离子脂质、中性辅助磷脂、胆固醇、PEG 脂质组成。制备过程采用乙醇注入法，将脂质乙醇溶液与核酸物质的酸性（pH = 4）水性缓冲液迅速混合，在酸性条件下，带正电的可电离脂质与带负电的核酸物质静电络合形成纳米粒；再以 pH = 7.4（高于阳离子脂质的 pKa）的水性缓冲液对纳米粒进行透析洗滤，形成完整的脂质纳米粒-核酸递送系统。LNP 是用来描述一种不同于脂质体的特定类型纳米粒，其与脂质体的最大区别在于形态，脂质体是脂质有序排列的双分子层形成的封闭囊泡，有亲水的内部空腔结构；脂质纳米粒则没有亲水空腔，相反，脂质纳米粒因为阳离子磷脂和带负电的核酸物质静电络合作用存在于内部，形成的多层核心分散于脂质层间。

LNP 因其作为 COVID-19mRNA 疫苗递送平台的巨大成功而备受关注。裸露的 mRNA本身极不稳定，易被核酸酶和自水解而快速降解。LNP 的封装可以有效保护 mRNA 不受细胞外 RNA 酶的影响，并协助 mRNA 的胞内递送。由 mRNA 诱导的瞬时蛋白表达的应用远不止传染病疫苗，在癌症疫苗、蛋白质替代疗法和罕见遗传病的基因编辑组件等方面也具有巨大的潜在应用价值。

二、非注射给药

国际上正提倡非侵入式给药。注射给药既不方便也不经济，患者依从性差。因此，多肽类药物的非注射给药方式已成为研究的热点。

1. 鼻腔给药(nasal delivery)

(1)特点。鼻腔给药有如下特点：①鼻腔黏膜上有众多的细微绒毛，可以大大增加药物吸收的有效表面积；②上皮细胞下毛细血管丰富，药物吸收迅速；③小分子药物从鼻腔吸收迅速而有效，可不添加任何吸收促进剂，生物利用度平均为70%。药物的分子量在6000Da以上者须选用适当的吸收促进剂；④鼻腔中黏液纤毛以平均5mm/min的速度将所滴入的药物清除，这就大大缩短了药物与吸附表面相接触的时间，直接影响药物的吸收与疗效；⑤肽类和蛋白质药物通过黏膜吸收，在黏膜表面时可能受到蛋白酶和氨肽酶降解。

最早采用鼻腔给药的肽类药物为垂体激素，如催产素、加压素及其类似物。去氨加压素(DDAVP)的鼻吸收好，代谢清除作用小，副作用也小，所以在治疗尿崩症时成为首选给药方法。醋酸那法瑞林和醋酸布舍瑞林(LHRH激动剂类似物)都有鼻内喷雾剂的商品。LHRH类似物的鼻腔给药是仅次于注射的有效给药方式。

有研究表明，胰岛素鼻腔气雾剂可长期用于治疗Ⅰ型糖尿病。在饭前给药，有些糖尿病患者可耐受至少3个月。鼻腔给药又可以作为皮下注射胰岛素的辅助方法。皮下注射胰岛素吸收缓慢，需在饭前45min至1h给药，而鼻腔给药5~10min就可达到血药浓度高峰，产生效应与静注相仿。胰岛素的鼻用制剂在美国已有商品出售，商品名为Nazlin©和Norolin Nasal©。

(2)鼻腔给药设计。气雾剂和吸入剂：鼻腔对异物清除很快，液体和固体粉末在其中滞留半衰期仅为15min，因此增加药物吸收的关键之一是增加药物在鼻黏膜的滞留时间。黏性微球能延缓鼻腔对药物的清除作用，如淀粉微球在鼻腔的滞留半衰期为4h。同时，鼻清除机制又受到药物和赋形剂的影响。例如防腐剂能减慢鼻腔和气管纤毛运动，常可引起鼻炎、鼻窦炎等。因此在设计剂型时应避免对纤毛活性产生不良影响。此外。在使用鼻用制剂来达到全身治疗目的时，应避免感冒、鼻炎及鼻腔局部病理变化发生。

在相同实验条件下，比较鼻黏膜不同剂型给药方式的结果表明，鼻喷雾剂和吸入剂效果相似(检测其效应的强度和持续时间)，而滴鼻剂的效果较差。此外，反复使用喷雾剂和吸入剂所引起的鼻黏膜病理变化较使用滴鼻剂少得多，而且前两种药物在鼻黏膜的弥散度和分布面亦比较广泛。因此选择喷雾剂和吸入剂为佳。而在另一组实验中，以牛磺二氢褐霉酸钠(STDHF)为促吸剂，用羊为动物模型，胰岛素的剂量为1.39IU/kg制备的液体滴剂、液体喷雾剂和粉末气雾剂相对于同剂量静注给药的生物利用度分别为15.7%、37.4%和37.8%。粉末气雾剂是最佳给药剂型，达峰时间为5~15min，维持疗效90min。以1%羧甲基纤维素钠(CMC-Na)为胶浆基质，0.1%聚丙烯酸为吸收促进剂，该胰岛素胶浆剂在鼠鼻腔中的吸收表明可降低血糖浓度近40%，维持疗效30min~1h。

黏附性制剂：黏附性微球目前有较多研究。例如以溶血磷脂酰胆碱作吸收促进剂的胰岛素淀粉微球，对羊鼻腔给药后，相对生物利用度为31.5%。实验证明淀粉微球能够促进胰岛素在鼻腔的吸收，淀粉微球在鼻腔的滞留半衰期为 4h，能够延长胰岛素与黏膜的作用时间。

微球的空间位阻效应可以减少酶对胰岛素的破坏，还可达到缓释与控释效果，而且淀粉微球不溶于水但可吸收水分，当微球以干粉形式经鼻腔给药时，它黏附在黏膜表面后开始溶胀，从黏液和表面细胞中吸收水分，这样表皮细胞就产生可逆的皱缩，细胞间隙增大，从而增加胰岛素的转运。实验证明淀粉微球不会产生红细胞溶血现象，对鼻黏膜毒性较低。

除黏附性微球外，粉状胰岛素黏附剂的制备及其降血糖作用也有报道。取结晶胰岛素 10mg 溶于 200μL 0.1mol/L 盐酸溶液中，再加纯水 200mL 稀释后加入卡波姆适量，用 0.01mol/L NaOH 调节 pH 值至 7.4。冷冻干燥 48h，再加微晶纤维素(100~200 目)适量，即成黏膜吸附粉剂。卡波姆与微晶纤维素的量之比以 1:8 或 5:4 为好。对狗鼻腔给药后发现，3IU/kg 的效果比静注 0.5IU/kg 的降血糖作用约高 1 倍。也就是说鼻腔应用黏膜黏附粉剂 3 倍于静脉注射的剂量可产生相同的作用。

除了以上几种剂型外，还有将胰岛素制成脂质体，将降钙素制成聚丙烯酸凝胶等剂型进行鼻腔给药的报道。

(3)鼻用吸收促进剂：为了提高胰岛素在鼻腔的吸收，在动物实验中采用了不同类型的吸收促进剂。包括胆酸盐类：如牛磺胆酸盐、胆酸盐、甘胆酸盐、鹅去氧胆酸盐及去氧胆酸盐等；脂肪酸及其酯类：如癸酸酯、辛酸酯、月桂酸酯等；糖苷类：如皂苷；聚氧乙烯醚类：如聚氧乙烯-5-辛醚、聚氧乙烯-10-辛醚、聚氧乙烯-5-月桂基醚、聚氧乙烯-9-月桂基醚、聚氧乙烯-10-月桂基醚等；聚氧乙烯酯类：如聚氧乙烯-10-单油酸酯。此外还有牛磺双氢褐霉酸钠、甘草酸、甘草次酸、α-环糊精等作吸收促进剂的报道。很多吸收促进剂对鼻黏膜有不同程度毒性。例如 Laureth-9(聚乙二醇十二烷基醚混合物)增强胰岛素的吸收作用大于 STDHF，但刺激性亦大，并且使用浓度为 CMC 的 50~100 倍，而使用 STDHF 仅略超 CMC 值。另外有研究指出，胆酸盐刺激鼻黏膜，可引起鼻黏膜超微结构的改变，不宜长期使用。

在鼻黏膜吸收促进剂中，溶血磷脂酰胆碱具有较好的应用前景。溶血磷脂酰胆碱是脂质代谢的中间产物，是所有生物膜中次要的组成成分，它在内质网膜上的磷脂合成酶的作用下可以转变为磷脂。当溶血磷脂酰胆碱作为吸收促进剂时能使黏膜排列轻度紊乱，促进膜对大分子药物的通透性。其用量低于 0.5% 时，长期用药不会对鼻黏膜造成永久性损害。

对于吸收促进剂促进药物吸收的机理尚不完全明了，可能有多方面的作用：降低多肽类药物(如胰岛素)的聚合度，防止聚合物形成；干扰生物膜的细胞排列顺序，增加亲水性通道；降低黏液的黏度，增加黏液在鼻黏膜内的流动性，使药物容易通过该黏膜扩散；有些促进剂如胆酸盐能抑制黏膜中酶的活性，从而提高药物的生物利用度。

2. 口服给药

在诸多给药途径中，口服给药因方便、安全及患者顺应性好成为国际蛋白质药物给药系统的发展前沿。但长期以来一直认为多肽和蛋白质类药物在消化道中不仅易被破坏且难吸收，因此少有人从事多肽和蛋白质类药物口服给药的尝试。自 1979 年 Sterren 等发现酶可穿过小肠壁后，人们开始研究多肽和蛋白质类药物的口服给药。但是到目前为止，大多数工作仍停留在动物实验的水平。进展缓慢的原因之一是人们对该类药物在体内吸收机制的探讨尚未获得实质性的突破，而且对口服生物利用度低的复杂性缺乏了解。对于蛋白质、多肽药物来说，口服给药方式存在的重大难题是消化道对蛋白质多肽口服的阻碍作用及肝脏的首过效应。主要表现在以下两个方面：①胃肠道上皮细胞紧密结合在一起，形成致密结构，阻碍蛋白质多肽大分子的吸收；另外在小肠上皮细胞上还存在着细胞外被的多糖蛋白质复合物，这对蛋白转运又造成一定的物理屏障；②相对于上述阻碍作用来说，蛋白质多肽药物面临的更大障碍来自消化道内蛋白酶的水解作用。胃肠道酶的降解作用是多肽蛋白药物口服生物利用度低的重要原因。胃肠道中存在着胃蛋白酶、胰蛋白酶、弹性蛋白酶、羧肽酶 A 及酯酶等多种酶。肽类、蛋白质类药物在胃肠道环境里，其生物活性几乎大部分丧失或全部丧失。这是蛋白质多肽口服途径面临的最大挑战。针对上述难题，目前采取的研究对策包括添加蛋白酶抑制剂、渗透促进剂，将药物设计成定向肠溶的制剂、微乳或复乳、脂质体、毫微囊、微球载体等。其中，微球载体技术可能是实现蛋白质药物口服给药最有希望的解决途径。

（1）蛋白酶抑制剂、药物吸收促进剂和稳定剂。

酶抑制剂：多肽和蛋白质类药物在胃液中首先被胃蛋白酶降解成氨基酸序列较短的肽。进入肠道后将进一步被胰蛋白酶、弹性蛋白酶、胰凝乳蛋白酶、羧基肽蛋白酶 A 等多种酶降解成氨基酸或由 2~6 个氨基酸组成的小分子肽。对抗酶解的措施包括加入蛋白酶抑制剂和研制抗酶降解的前体药物等。

早在 1958 年，有人研究了胰蛋白酶抑制剂对胰岛素小肠吸收的影响。将胰岛素与大豆胰蛋白酶抑制剂形成的络合物与生育酚、碳酸钙、淀粉及乳糖混合压制成 25IU/片的片剂，具有较好的降血糖作用。

当选用肠溶丙烯酸树脂（Eudragit L100）制成胰岛素微球时，分别将大豆胰蛋白酶抑制剂、抑凝乳蛋白酶素、Bowman-Birk 酶抑制剂和抑肽酶等与胰岛素分别包封于上述微球中。该微球在胃中不溶。大鼠口服上述微球后，发现抑酶谱广的抑肽酶和 Bowman-Birk 酶抑制剂比对照组（不含酶抑制剂的胰岛素微球）降血糖作用增加 50% 以上，统计结果差异明显（$P<0.05$）；大豆胰蛋白酶抑制剂及抑凝乳蛋白酶素与对照组相比，统计结果差异不明显（$P>0.05$）。这个实验说明酶抑制剂有助于提高肽类和蛋白质药物的吸收，而且酶抑制剂的抑酶谱越广，抑酶作用越强，促吸收作用也越强。

酶抑制剂的种类繁多，选择何种酶抑制剂非常复杂。例如 FOR-305 虽然是一种强效胰蛋白酶抑制剂，却不能促进胰岛素从肠道吸收。又如将两种凝乳蛋白酶抑制剂 FK-448 和抑凝乳蛋白酶素分别与胰岛素合用后，前者能大大提高胰岛素的血药浓度，显著降低家兔血糖，而后者却没有明显效果。柠檬酸、乳酸和酒石酸能进一步增强凝乳蛋白酶抑制剂对胰岛素吸收的促进作用。另外，在肠道的不同部位，各种蛋白酶抑制剂对胰岛素的保护及促进作用也不同。

吸收促进剂：许多吸收促进剂，如表面活性剂能够促进胰岛素和多肽药物的口服吸收。它们能造成肠壁可逆性损伤而增加肠壁的通透性。在苄泽类表面活性剂中，Brij-58 最为有效。胆酸及其碱金属盐、月桂醇硫酸钠、癸酸钠及水杨酸钠等也具有较好的促进吸收作用。在 C_8-C_{18} 的脂肪酸及其衍生物中，辛酸钠/癸酸酯及其衍生物被认为是最有前途的吸收促进剂。2019 年美国 FDA 批准了口服索马鲁肽(商品名：Rybelsus)的上市申请，用于饮食、运动结合以改善 2 型糖尿病患者的血糖控制，也是首个口服 GLP-1 类似物。该口服制剂基于吸收促进剂的大分子递送技术，用的是吸收促进剂 N-(8-[2-羟基苯甲酰基]-氨基)辛酸钠(SNAC)，与索马鲁肽直接混合制成片剂。这种促进剂是化学合成的小分子脂肪酸类衍生物，其在胃内使得胃黏膜表面 pH 值短期局部升高，从而使得胃蛋白酶失去活性阻止药物降解，同时胃局部亲脂性增加，提高主药的溶解度并通过增加细胞膜的通透性促进跨细胞途径，使索马鲁肽更易通过细胞膜进入血液。

混合胶束能促进大分子(如肝素)的吸收。这种促进吸收作用在结肠中比在小肠中更显著。而且所需混合胶束的浓度也较低。

有些螯合剂(如 EDTA-2Na)能与肠黏膜上一些活性离子如钙离子等结合，造成膜通透性增加而促进药物在胃肠道的吸收。

尽管吸收促进剂确实能够促进药物的吸收，却很少有人确定其主要作用机制或者长期应用后的毒性反应。许多促进剂只是扰乱上皮细胞膜，虽然是暂时的，但是吸收促进剂周围一些内源性分子也可能因此进入血液循环。"泄漏(leakiness)"程度取决于吸收促进剂的种类及其浓度。部分吸收促进剂缺乏专属性和选择性，就不可避免地使一些内源性分子吸收入血。毒性反应只能通过长期试验来评价，但是这类工作目前做得很少。可以预料如果肠道内源性酶被吸收就会产生临床病理反应。因此必须对细胞生理学等方面进行深入研究，研制安全可靠的促进吸收系统，使得既不损伤上皮组织，又能专属性地转运药物。

稳定剂：胰岛素在胃肠道中容易聚集成六聚体，甚至是更高形式的聚合体。聚集程度与浓度、离子强度、溶剂和温度等有关。胰岛素的大小约 1.2nm，六聚体则达到 3.5nm，但是空肠黏膜孔隙只有 0.71~1.6nm。显然六聚体不易通过空肠黏膜孔隙扩散。从热力学角度上看，二聚体就已经不易通过空肠扩散吸收。将胰岛素与十二烷基麦芽糖化物(DDM)混合形成物理复合物，体外实验表明胰岛素与 DDM 的复合比为 1:4 时可以将胰岛素稳定 60 天以上。在体内吸收研究中，配制 50~150IU/mL 的胰岛素溶液，并分别加入 3.2%~12.8% 浓度范围内的 DDM，然后以胰岛素 50~150IU/kg 的剂量经十二指肠导管对糖尿病家兔给药。结果表明，胰岛素(50IU/kg)复合 6.4% 和 12.8%DDM 能产生显著的降血糖作用。但是单纯以 50IU/kg 给予胰岛素时，降血糖作用不明显。

(2)前体药物的应用。

抗酶降解的前体药物：将多肽和蛋白质类药物制备成抗酶降解的前体药物受到广泛重视，体外实验已取得一系列成果。对于一些小肽类药物，将 C 端氨基甲酰化或形成醛酸复合物后，胰凝乳蛋白酶对它们的作用最弱。其他基团如 N-羟甲基、N-2-苯并[C]呋喃酮基等不能抵抗胰凝乳蛋白酶的作用。由于多数多肽和蛋白质类药物具有 C 端氨基，因此 C 端氨基用一些肽保护基团保护后，可减少胰凝乳蛋白酶对药物的体内降解。选择一些其他保护基与药物结合，将能减弱另外一些酶类的作用。例如促甲状腺素释放激素(TRH)经 a-羟基烷基化或 N-a 酰氧基烷基化后，其衍生物能完全对抗羧基肽酶的降解。具有 C 端脯氨酸氨基的肽被脂肪链酰基或肽基酰化后，对抗脯氨酸内肽酶降解的能力比原药提高了 1.5~6 倍。

改变油水分配系数的前体药物：多数药物从胃肠道进入血液循环的途径是被动扩散，扩散过程需通过胃肠道黏膜屏障。由于多肽和蛋白质类药物分子量大，脂溶性差，不利于通过生物膜进入血液循环。当这些药物与亲脂性基团结合后，产生比原药亲脂性更强的前体药物，有利于提高其生物利用度。

研究较多的是促甲状腺素释放激素（TRH）。TRH 分子中组氨酸末端的咪唑基团被不同种类的氯甲酸酯酰化后生成 TRH 前体药物，这种前体药物的脂溶性比 TRH 大得多。在体内可自动并定量地被转化为 TRH。体外实验表明 TRH 前体药物穿透肠黏膜已显示较好结果，而且焦谷氨酰氨基肽酶对该前体药物的破坏作用很弱。免疫抑制剂环孢素（一种环状结构的多肽分子）的油水分配系数很大（正辛醇：Ringers 缓冲液 = 99：1），因此口服后吸收很不规则。将其转化成具有一个自由氨基的异环孢素，增加了水溶性，生物膜穿透性优于环孢素。

（3）亚微粒载药系统。

微乳和复乳：对于多肽和蛋白质类药物乳剂的体内吸收机制研究，尚未见文献报道。一般认为，乳剂能够增加此类药物的淋巴转运，从而提高其生物利用度。

在对 3 名糖尿病患者长达 6 个月的治疗中，应用了一种由胰岛素、卵磷脂、单硬脂酸甘油酯、胆固醇、油酸及吐温 80 等组成的口服脂质微乳，取得了满意的治疗效果。将胰岛素制成复乳（W/O/W），给小鼠按 70IU/kg 灌胃，以皮下注射胰岛素生理盐水溶液 2.5IU/kg 为对照，结果复乳灌胃组与胰岛素溶液注射组疗效相当。

毫微囊和微球：生物大分子可以通过 M 细胞（即膜上皮细胞）转运进入血液循环。M 细胞集中存在于淋巴滤泡上，形成集合淋巴结（peyer 区）。该区域是人和动物小肠中与免疫有关的特定组织区域，占整个肠道黏膜的 25% 左右，其特点是能让淋巴因子和一些颗粒进入循环系统。

M 细胞的形态特征为在细胞顶端的表面上有短而不规则的微型皱褶；微绒毛和溶酶体的量均少；细胞质顶端有许多囊泡；有一个基本固定的细胞核。在成熟的 M 细胞中，顶端的细胞质变薄形成一个桥拱面，位于"中空"的细胞外空间之上。在此细胞外空间里常常可以发现淋巴细胞或巨噬细胞侵入。

通过 M 细胞可以将抗原转运到肠道的淋巴组织中。一些研究表明，外来的分子如铁蛋白、碳颗粒和辣根过氧化物酶（HRP）等从肠腔中被 M 细胞转运到细胞外空间后，HRP 等与淋巴细胞和巨噬细胞的表面结合，并被巨噬细胞摄取。抗原的浓度可能影响从肠腔到循环系统转运的形式和机理。例如，低浓度的 HRP 被 M 细胞转运。当浓度高时，则由吸收细胞和 M 细胞同时转运。

另外，蛋白抗原、病毒和细菌等能够穿过肠道的 peyer 区。例如影响鼠大脑和其他组织的病毒能够通过 M 细胞穿过上皮屏障。霍乱弧菌经 M 细胞转运后被淋巴细胞和巨噬细胞降解。经过 peyer 区的转运很重要，因为它可能代表着刺激免疫系统的一个特殊途径。

peyer 区对不同材料构成、不同大小的微球及毫微球的摄取作用也不一样。用聚交酯（polylactide）-糖贰聚合物为材料制成的微球，粒径小于 10μm 时被 peyer 区捕获，其中小于 5μm 的微球能通过肠系膜进入循环系统。而用聚苯乙烯混悬液进行大鼠口服实验，结果发现小于 3μm 的聚苯乙烯颗粒能聚集于 peyer 区域，最终经淋巴系统到达肝组织，颗粒越小进入循环系统的时间越短，数量越多。用聚氰基丙烯酸烷基酯为材料制备胰岛素毫微囊，大鼠口服后第 2~9 天内血糖下降 50%，以后血糖也被控制在一定水平。当大鼠口服 12.5IU/kg 和 50IU/kg 胰岛素微囊时，可降低大鼠血糖水平至 50% ～ 60% 分别达 6 天和 20 天。

微球和毫微囊提高药物生物利用度的原因是多方面的。除了促进 peyer 区的吸收外，还包括微球空间位阻对包裹药物的保护，微球材料防止胃肠道中酶与药物的接触等。

采用微球载体技术具有生物相容性好、可控生物降解、降解产物毒性低、具控释潜力、给药方便等优点。可有效地保护蛋白质药物不会失活，并能实现缓释、控释和靶向释药的目的，从而显著地提高疗效、降低毒副作用。制备微球载体的材料很多，大致可分为可生物降解型和非生物降解型两种。因蛋白质、多肽药物的扩散速度非常慢，微球给药系统释放药物主要依赖于载体聚合物的降解，所以可生物降解型载体材料的应用是材料研究发展的主要方向。

采用生物相容性好及可控降解性的壳聚糖、海藻酸钠作为载药微球材料应用于多肽蛋白质的给药具有独特的优越性，近年来已引起了相当的重视。壳聚糖、海藻酸钠来源广、成本低，符合载药微球规模化研发需求。海藻酸钠和壳聚糖都是天然多糖，具有生物相容和生物降解的特点。海藻酸钠与多价阳离子(如钙离子)接触时瞬时凝胶化，从而在温和条件下实现了对蛋白质药物的包埋。这一简单制备过程避免了高温、有机溶剂及其他有害条件，有助于蛋白质生物活性的保持。壳聚糖在酸性环境下具有独特的阳离子特性，可以与海藻酸钠(聚阴离子)通过静电络合作用，在微球表面形成聚电解质半透膜，制备出双层膜的微球。此微球制备工艺具有高效、温和、环境友好、生物质包封率高的特点。

脂质体：脂质体与细胞膜亲和力强，可以增加被包裹药物透过细胞膜的能力。脂质体与细胞作用机理虽未完全阐明，但目前认为存在以下几种方式：①吸附：有人认为这是脂质体与细胞作用的主要机制。由于脂质体与细胞表面的组成(如膜蛋白)相互作用形成一种稳定的吸附结合，因此在细胞表面附近释放药物后，造成药物在局部高浓度，通过被动扩散而发挥疗效。研究表明，阳离子脂质体(含十八胺)吸附作用大于阴离子脂质体(含磷脂酸)；②融合：融合系指脂质体膜与细胞膜在一定条件下相互融合，而药物可以部分地释放入细胞浆中；③内吞：系指脂质体进入体内后，被网状内皮系统的吞噬细胞作为外来异物而吞噬，然后被溶酶水解酶水解，释放药物作用于溶酶体或其他细胞器；④脂质交换：这是指脂质体与细胞膜上的类脂质相互交换。

将二乙胺基乙基葡聚糖与胰岛素在水中混合并经过冷冻干燥形成复合物。此复合物较易被哺乳动物细胞摄取，还可防止胰岛素降解，延长其在体内的半衰期。将此复合物用肉豆蔻酰卵磷脂、胆固醇、硬脂酰胺制成带正电的脂质体，不仅提高了药物包封率，且稳定性良好。以 6IU/kg 剂量，经大鼠十二指肠或结肠给药，可使大鼠血糖下降 12% 或 22%。

近年来对脂质体的研究有很大比例与免疫物质有关，如抗原-脂质体的口服给药系统已引起了广泛注意。脂质体包裹水溶性较大的抗原或合成抗原(肽片段)，增强了 peyer 区 M 细胞对抗原的摄取，然后引起较强的免疫应答，因此脂质体有可能作为免疫增效剂应用。

随着合成抗原的进一步完善，大部分疫苗将采取口服给药，因此脂质体用于制备疫苗的口服给药系统将会得到较大发展。

脂质体作为生物大分子药物载体可以保护蛋白质、多肽类药物，避免其在胃肠道降解，实现口服给药途径。如圆背角无齿蚌的有效成分具有较高的抗肿瘤活性，主要有效成分为糖蛋白，在胃肠道易被破坏，口服无效，仅腹腔注射有效。将其制成脂质体口服后，显示了抗肿瘤的疗效，其保护作用的机理仍需进一步探讨，以提高药物的生物利用度。以家兔为动物模型，口腔给药后胰岛素柔性纳米脂质体组的药物相对生物利用度高于胰岛素溶液对照组。

（4）肠道特定部位给药系统。

已有多篇报道证明，大肠可能是吸收多肽和蛋白质类药物的最佳部位。因为药物在这里可停留 10~24h，消化酶的活性也较低，所以制备口服制剂时可以考虑使用肠溶衣和适当的释放技术。

某些制剂可以在结肠定位释药。因为结肠的肽酶由结肠中细菌产生，而不是由细胞分泌产生，故结肠肽酶活性与小肠肽酶活性有质和量的差异。某些聚合物可以抵抗胃和小肠的降解，但在结肠中却被结肠细菌分泌的酶水解，这一特性可用于设计在结肠中专属性释放药物的给药器。但制剂在结肠中转运的个体差异大，一般要求制剂口服后 4h 内在结肠定位释药。

应用聚合物对胰岛素微丸包衣，微丸进入大肠后衣层降解，药物在大肠内释放、吸收，产生明显的降血糖作用。例如将 8IU 胰岛素和 20mg 表面活性剂混合物（月桂酸钠：鲸蜡醇＝2∶8）加花生油至 100mg 后装入小的软胶囊中，胶囊用具有 pH 依赖性的聚丙烯酸聚合物（Eudragit L 型和 S 型）包衣，大鼠体内研究结果表明口服给药与对照组比较有显著降血糖作用。

将胰岛素装在胶囊中，外包一层聚合物膜（该衣层由二乙烯偶氮苯加入偶氮芳香交联剂后制得），其在胃和小肠中不会被降解，只有在结肠中才被结肠细菌分泌的偶氮还原酶降解成芳香胺，胶囊破裂，药物在结肠定位释放。对糖尿病狗口服给予此胶囊，3h 后观察到降血糖效应（血糖由 4mg/mL 降至 2.9mg/mL）。

用丙烯酸、N，N-二甲基丙烯酰胺以及 N-叔丁基丙烯酰胺与 4，4′-二异丁烯酰胺偶氮苯交联制成 pH 敏感凝胶。在胃内 pH 低时凝胶不膨胀，沿胃肠道向前传递，pH 升高，凝胶逐渐膨胀使交联键暴露，被结肠细菌分泌的偶氮还原酶降解，避免了药物在胃及小肠中受到破坏。体内外降解实验显示出很好的重现性。

3. 肺部给药

除胃肠道以外，肺腔具有很大的吸收面积（大约 140m^2），肺泡上皮细胞通透性高，血流丰富，蛋白酶活性相对较低，经肺吸收的药物无首过效应，肺腔本身是一个开放性器官，与注射剂相比，肺腔给药制剂不如注射剂要求高，成本相对低，因此是一个很好的给药部位，比较适合于活性高、只需很少量药物就能显效的多肽和蛋白质类药物的全身性给药。

经研究多肽药物在肺腔有较好的吸收，且无肝脏首过效应。其吸收速度（峰时为 5~60min）超过皮下注射（峰时为 60~180min）。肺部给药一般需借助定剂量吸入器（MDI）将药物干粉或雾化后的药物溶液送达肺部。目前商品化的肺部给药装置有雾化器、压力触发的定剂量吸入器和干粉吸入器等。由于受到吸入气流速度的影响，这些给药装置会产生较大的个体差异，使用上具有一定的局限性。干粉吸入装置还会受到处方吸湿性的影响。理想的干粉吸入剂在低流速和低压力时应该能够迅速解聚，并随呼吸气流进入肺内。目前已有数种胰岛素肺部给药装置进入了临床研究阶段。如供干粉吸入剂使用的 Inhale 装置和供液体气雾剂使用的 AERx 糖尿病治疗系统(AERxiDMS)。Aradigm 公司开发了可精确控制给药量的雾化吸入装置，给予大鼠 1% 甘油和氮革酮的胰岛素喷雾剂，吸收可达 100%。

目前，已报道了多种肺内控释给药系统，如脂质体、微球、前体药物或药物与大分子的结合物、将药物制成难溶性前体药物或与难溶性化合物形成共沉淀物，以及形成环糊精包合物等。因为脂质体主要由磷脂组成，而磷脂是肺泡表面活性的重要成分，所以脂质体特别适合用于肺内控释，是目前研究最多的肺内控释系统。通过比较游离胰岛素与胰岛素脂质体在大鼠肺内的吸收情况表明，脂质体能延缓胰岛素经肺吸收进入体循环的速度，增加肺脏对胰岛素的摄取，从而延长其降血糖作用。胰岛素脂质体和胰岛素与空白脂质体混合物具有相似的吸收速度常数，表明吸收的延长还与药物在脂质体表面的结合有关。以 25IU/kg 的剂量对大鼠的肺分别灌注六聚体胰岛素和二聚体胰岛素，发现在最初 10min 内，前者的降血糖反应比后者慢，表明六聚体胰岛素在肺泡上皮的渗透系数可能小于二聚体胰岛素的渗透系数。但是二者降血糖反应的持续时间没有显著差异。

4. 眼部给药(ocular delivery)

(1)特点。

眼部给药简单、经济，起效迅速，剂量相对容易控制(眼内一般只能容纳一滴眼液)。应用分离的白化病兔眼角膜和结膜对多肽类药物进行渗透性试验，表明结膜比角膜对亲水性的药物透过性更好。眼膜对亲水性药物的吸收不同，随着多肽分子量的增加而减少。一般认为多肽分子量小于 5000Da 的微克级，不需要吸收促进剂，大于 6000Da 的毫克级，则需要吸收促进剂，否则将达不到有效血药浓度。目前已证明多肽类药物经眼吸收的途径有经鼻泪管系统中的结膜、黏膜与鼻黏膜进入血液；经角膜渗透进入全身的血液循环。无论是通过哪一条途径，多肽类药物的吸收必须依赖于跨膜转运。

文献报道多肽物质能通过眼内吸收进入体循环，既无局部酶破坏也不经肝脏首过效应，是多肽药物一个可选择的给药途径。多肽类药物经眼部途径全身给药有如下特点：与注射一样，眼部给药剂量准确；与注射比较，眼部给药显得容易、经济；全身吸收速率与注射同样迅速；眼组织对发生免疫反应的敏感性比其他组织低得多；经眼部吸收的药物可以避免肝脏的首过效应。但由于眼睛的特殊生理构造，眼内的容纳量十分有限。在眼睛不眨时，眼内容量约 50μL；但眨眼时，眼内容量只有 20μL。一般的滴眼瓶一滴 50～70μL，估计有 70% 的药液会从眼溢出而造成损失，在眨眼时则有 90% 的药液损失，因此很难达到有效剂量。另外药液滴入眼内后很容易被泪液稀释，通过鼻泪管进入消化道而失活。这样需要频繁滴药，剂量很难控制；同时药物对眼的刺激性及药物在眼内滞留时间的延长问题也没有得到很好的解决，故实际上眼内给药并非多肽类药物理想的给药途径。

为了克服这一缺点并延长肽类药物的作用时间，有制备微粒、明胶、离子交换树脂等各种制剂技术。此外，有些多肽和蛋白质药物眼内局部给药后能够治疗眼睛疾患，如表皮生长因子、黏连蛋白和胰岛素样生长因子等能够促进眼部伤口愈合。目前已有多种肽类及蛋白质类药物研究用于眼内给药,如促甲状腺素释放激素、脑啡肽、甲啡肽、催产素、生长激素抑制素、胰岛素等。

(2)眼内吸收促进剂。

吸收促进剂的使用使多肽药物眼部给药具有可能性。正常家兔同用 1%胰岛素,经眼给药与静脉注射相比,0.5h 前血糖下降的程度无显著性差异($P>0.05$),但在 0.5h 以后实验时间内,加入 1%EDTA 的胰岛素溶液经眼给药后的血糖降低程度显著大于静脉注射组($P<0.05$)。对糖尿病模型组采用经眼给药和静脉注射这两种不同的给药方式测得血糖变化亦有相同现象。据相关文献,EDTA 的作用机理可能为改变胰岛素的空间构象,使胰岛素油/水分配系数、溶解度增加,药物吸收的能力增加。部分胰岛素吸收促进剂作用大小顺序为皂苷>褐霉酸>聚氧乙烯-9-月桂醇醚(BL-9)= EDTA >葡萄糖胆酸酯二十烷>吐温 20。

动物研究表明,眼内胰岛素给药对慢性糖尿病的治疗具有一定效果。例如,将 0.25%胰岛素加 0.5% Brij-78 或 BL-9 的滴眼液给糖尿病家兔眼部用药,2h 后血糖从 19.43mmol・L^{-1}降至 8.33mmol・L^{-1}。每日使用该滴眼液连续三个月,可使家兔血糖从 6.33mmol・L^{-1}降至 4.31mmol・L^{-1}。3 个月实验结束时,胰岛素的全身吸收仍与实验开始时同样有效,表明没有产生耐受性。亦未发现局部刺激性反应和免疫反应。同样,这种给药方式对治疗动物低血糖危象也起到作用。通过家兔实验表明,用 0.2%单纯胰高血糖素滴眼时可以升高血糖,故推测升高人体血糖只需浓度为 2.5%~7.5%胰高血糖素滴眼,对兔、大鼠和人使用胰高血糖素均不需要另加吸收促进剂就可以达到升高血糖的有效浓度。但加入吸收促进剂后则可以减少胰高血糖素的用量。

5. 口腔黏膜给药(buccal delivery)

(1)特点。

对多肽和蛋白质药物的口腔给药研究较少。因为就生理结构而言,口腔黏膜是多层鳞状上皮细胞,类似皮肤,药物不太容易通过,但其面积较大且黏膜下毛细血管丰富,药物吸收经颈静脉、上腔静脉进入体循环;由于不经消化道,可避免肝脏首过作用,而且也无类似于鼻黏膜排斥的作用,有利于药物附着,同时耐受刺激的能力也较强,容量大。在紧急情况下,口腔给药系统易于移除。因此不少经胃肠道容易被破坏失活的药物,容易考虑经口腔黏膜给药。口腔黏膜给药的主要剂型有口腔黏附片、舌下片等,如澳大利亚开发研制的人血白细胞干扰素舌下含片 Immalin 已进入中国市场。国内有人研制了重组干扰素 A_{2a} 口腔贴片,通过口腔黏膜给药,释药缓慢,目前已完成制剂、稳定性和口腔黏膜贴片抗流感病毒的药效学研究。口腔黏膜给药需要进一步解决的问题是如何提高黏膜对药物的通透性、如何提高生物利用度以及口腔黏膜长期用药的安全性。

(2)口腔粘贴制剂。

一个理想的口腔粘贴剂应该体积小,柔性好且黏附性强,能保证与黏膜紧密接触,抵抗唾液、舌及颊运动的干扰。与舌下含片中的药物溶解后再被口腔黏膜吸收不同,粘贴剂中的药物直接经黏膜吸收。根据临床应用的需要,贴剂可以做成片剂、棒剂、粉剂、软膏等剂型。

现已证明,如果将胰岛素与 HPC 及 Carbopol-934 混合直接压制成圆形片,则药效不佳。可将制剂设计成半球形，外周层具有黏性，由 HPC 与 Carbopol 混合制得，将胰岛素与甘氨胆酸钠分散于可可豆油的基质中制得片芯。此贴片能牢固地黏附在狗的口腔黏膜上，可维持形状 6h。甘胆酸盐能促进胰岛素的吸收，但是生物利用度与肌肉注射相比只有 0.5%。当片芯基质改用另一种合成油脂性基质 Witepsol 以后，生物利用度提高到 0.75%。

用含促甲状腺素释放激素(TRH)的贴片在受试者两颊实验表明，在 PVP、PVA、羟乙基纤维素(HEC)、HPC 四种黏附材料中，以 HEC 的黏附力最强。以 HEC 为基质的 TRH 贴片在体内释药可达到 1h。选择不同的聚合物可以控制药物在体内的时间。

在 1987 年有人将猪胸腺提取物制成舌下片，每片含分子量在 13500Da 以下的多肽 3.3mg，用于临床。观察其对儿童反复呼吸道感染和哮喘反复发作的作用。结果多数有症状改善，半数有免疫指标改善。

比较不同类型、不同浓度的吸收促进剂对相同剂量胰岛素的液体剂口腔吸收的促进作用。结果表明当胰岛素以 10IU/kg 的剂量对雄鼠给药时，5%甘氨酸钠、5%聚乙二醇十二烷基醚混合物 Laureth-9 及 10%月桂酸对胰岛素口腔吸收的促进作用相似，相对于肌肉注射的生物利用度均达到 25%以上。

多肽和蛋白质类药物口腔给药的剂量较大，如何进一步提高其吸收及血药浓度有待研究。

6. 直肠黏膜给药

(1)特点。

直肠内蛋白水解酶活性远比胃肠道低，pH 近中性，不存在破坏药物的酶，因此给药后蛋白质破坏较少，药物穿透直肠黏膜后直接吸收进入全身血液循环，药物吸收后基本上可避免肝脏首过作用，且药效维持时间较长，生物利用度较高。直肠吸收药物的途径，一条是经直肠上静脉及门静脉而进入肝脏，在肝脏进行代谢后再转运至全身。另一条是通过直肠中静脉和直肠下静脉及肝管静脉进入下腔静脉，绕过肝脏而直接进入血循环。因此，栓剂引入直肠的深度越小(大约距肛门 2cm)，栓剂中药物在吸收时不经肝脏的量越多。另外，直肠淋巴系统对药物的吸收也起了相当重要的作用。在 5-甲氧基水杨酸钠存在下，胰岛素由直肠吸收后到达体循环的研究中，通过直肠给药后切开胸导管，测定淋巴液和血中胰岛素，与具完整胸导管时比较，表明血中胰岛素量降低很多，而淋巴液中量甚高，证明胰岛素在直肠吸收后主要通过淋巴进入体循环。

直肠给药最常用的剂型是直肠栓剂，通常以水杨酸钠或烯胺衍生物等作为促渗透吸收剂，因此蛋白质和多肽类药物的直肠给药是一条可选择的途径。目前胰岛素、五肽促胃酸激素、促胃液素、生长激素等药物的直肠给药系统研究已取得进展。

(2)直肠吸收促进剂。

大分子药物在直肠中吸收相对困难，因而在剂型中常常加入吸收促进剂，以提高药物的生物利用度。

以十二烷基硫酸钠为离子型表面活性剂的代表，分别研究了它和水杨酸盐的促进吸收作用，发现两者均可引起直肠黏膜通透性增加。但水杨酸盐所致黏膜通透性改变是暂时的，用缓冲液冲洗直肠 5min 即可消除，而十二烷基硫酸钠所致通透性改变是持久的，不能用缓冲液冲洗消除。此结果表明水杨酸盐可能不会引起膜的持久性改变，而十二烷基硫酸钠却显示对膜有损害。此外还发现在 pH 为 7.4 时加入 Ca^{2+}、Mg^{2+} 可使水杨酸盐的吸收减少，而在 pH 为 5 时加入则无影响。此现象被认为是 Ca^{2+}、Mg^{2+} 与水杨酸离子竞争性地与膜中某些部位结合的结果。水杨酸盐这种膜结合是作为吸收促进剂所必需的。pH 为 5 时水杨酸盐主要以非离子型存在，而非离子型透过膜的过程与离子型的不同，故 Ca^{2+}、Mg^{2+} 对其无影响。同时，还发现水杨酸盐类能引起狗和鼠直肠黏膜跨膜电位暂时降低，在向直肠注入水杨酸盐后 5min 内跨膜电位即明显减少，并于 60min 内缓慢恢复。用新鲜缓冲液冲洗直肠除去水杨酸盐，10min 内即可恢复到正常。而十二烷基硫酸钠却引起跨膜电位缓慢下降。用缓冲液冲洗除去后 3h，跨膜电位也不能恢复正常。用 5% 水杨酸钠或 5% 5-甲基水杨酸钠处理 1h 或应用 60d 后，经组织学检查，均不显示黏膜的任何变化。而十二烷基水杨酸钠在微灌肠剂所需的浓度下就会引起黏膜损伤。类似的研究还发现水杨酸钠、5-甲氧基水杨酸钠、3-甲氧基水杨酸钠和高香草酸等对胰岛素的吸收有促进作用，且 5-甲氧基水杨酸钠有最大效果。

以 PEG 为基质，对 4 种非离子型表面活性剂对胰岛素栓剂降低家兔血糖的作用强度研究表明，西土马哥 1000>吐温-20>Texofor A6>卖泽 45。另外 8 种表面活性剂降低家兔血糖的能力顺序为，十二烷基硫酸钠>聚氧乙烯月桂醚（Brij35）>聚氧乙烯蓖麻油>Cremophor EL>去氧胆酸>Cremophor RH40>卵磷脂>吐温 80。

将胰岛素及苯丙氨酸与乙酰乙酸乙酯缩合生成的烯胺类化合物制成栓剂，用于患糖尿病的狗，发现胰岛素栓的生物利用度达 19.4%，若在（17.5±1）min 后再追加一次仅含烯胺类化合物的空白栓，能使胰岛素的生物利用度提高到 38.2%。但在给胰岛素栓后 30min 再追加仅含烯胺类化合物的栓，则血中胰岛素浓度降低。这可能因为胰岛素从栓中释放仅略迟于烯胺类化合物，给药后 30min 再给此吸收促进剂则太迟。因此在栓剂中使用吸收促进剂应注意能否与药物同步释放。另外，在含有烯胺类化合物的胰岛素栓中加入 Ca^{2+}、Mg^{2+}，降血糖作用则明显下降。据此推测此类化合物促进胰岛素吸收的机理可能是与直肠黏膜中 Ca^{2+}、Mg^{2+} 络合，引起膜通透性改变。

pH 值对胰岛素的直肠吸收也有一定影响。以聚乙二醇为基质，107IU/kg 的胰岛素剂量给药后，家兔血糖下降 20%~30%，此时 pH 值并不影响（或影响很小）降血糖作用。当基质中加入 33% 吐温 20 后，血糖下降 30%~48%，出现了明显的双相 pH 依赖性（biphasic pH-dependence），也就是说，pH 从 0 增加至 5.2（接近胰岛素的等电点）时，降血糖作用逐渐下降，当 pH 为 5.2 时降血糖作用最弱，pH 从 5.2 增加至 9 时，降血糖作用逐渐增强。

7. 经皮给药

经皮给药系统（TDDS）主要具有可避免胃肠道酶解和肝脏首过效应、降低毒副作用、改善病人的顺应性及随时可中断给药等优点，而且皮肤组织不像其他黏膜那样含大量蛋白水解酶，有利于保持药物的稳定。

（1）被动扩散经皮给药。

①传递体（transfersomes）：新型的经皮给药载体——传递体，可使小分子及大分子药物，如肽类和蛋白质成功地进入皮肤深部和体循环。传递体的组成主要有磷脂酰胆碱、表

面活性剂(如胆酸盐)和适量醇，其中表面活性剂有形成高曲度结构的趋势，因而使得传递体在外力或角质层水合所产生的渗透压的作用下容易发生形变，穿过孔径为自身直径几分之一的孔道。研究显示胰岛素传递体能使胰岛素的经皮穿透量超过 50%，小鼠体内实验与皮下注射效果相当，应用于人皮肤，体内降血糖效果明显，而等剂量混合胶团或脂质体无效。利用膜缝隙结合蛋白及牛血清白蛋白的传递体对小鼠经皮免疫，所得抗体滴度与等剂量混悬液的腹膜注射免疫所得抗体滴度相近，远比同剂量的混合胶团、脂质体及其水溶液制剂的免疫效果要优。

②脂质体(liposomes)：在一项由脂质体介导的通过皮肤进行基因转染的研究中，将大分子实体(如带负电的 DNA)与 DOTAP 阳离子的脂质体结合，形成大小有数百纳米的 DNA 脂质复合物，在小鼠的表皮、真皮和毛囊中都有基因表达，提示这种复合物可被吸收进入皮肤深层，对皮肤有穿透能力。将作为抗原的白细胞毒素包入水包油的乳中，与脂质成分相混合，制得的双层脂质体可外用于动物皮肤，能使动物产生免疫反应，获得抗白细胞毒素抗体。

(2)电传递系统经皮给药。

①离子导入(iontophoresis)：离子导入与经典的被动扩散的透皮转运相比，尤其适用于离子型和大分子多肽类药物的经皮给药。近年来对大分子肽及蛋白质的离子导入的研究包括胰岛素、血管升压素、促甲状腺素释放激素、人生长激素、干扰素和寡聚核苷酸等。影响药物经皮离子导入转运的因素是多样的，主要有电流、应用时间、药物性质、剂型因素、生理因素和渗透促进剂等的影响。一般来说，电流强度越大，药物透过量越多(皮肤的最大可耐受的电流密度不超过 $0.5mA/cm^2$)；电流应用时间越长，离子导入效果越好；药物分子质量越小、浓度越高、表面电荷越多，离子导入量越大。渗透促进剂与离子导入相结合，可进一步提高生物大分子药物的经皮吸收。

预离子导入(preiontophoresis, PIP)是在对药物的离子导入之前，对正负离子(如 Na^+ 和 Cl^-)的预离子导入，能大幅度增加胰岛素的体外离子导入小鼠皮肤的流量。对正负离子的预离子导入可产生一定孔径大小的离子通道，其孔道大小与预离子导入的离子种类有关。这种对正负离子的预离子导入，对带电药物和不带电药物都有促进透皮吸收作用。

对脑啡肽脂质体进行经人皮肤离子导入的研究表明，将脑啡肽包入带有不同电荷的脂质体中，施以 $0.5mA/cm^2$ 的电流进行离子导入，以放射性同位素色谱检测药物原形及其各种降解产物的总透过量。研究表明药物经脂质体包封后，可减少皮肤中蛋白酶的降解作用，增加多肽类药物的稳定性，但药物的透过量并未见增加。

②电致孔(electrophoresis)：与离子导入法相比，电致孔法可应用于范围更为广泛的多肽和蛋白质类生物大分子药物的经皮给药，电致孔法的传递量更多，药物分子质量可以更大(甚至可以是乳胶微球)。

离子导入与电致孔并用，对 LHRH 先施以 500V/5ms 的一个高压脉冲电致孔，紧接着(30min)再进行离子导入，药物的透皮流量迅速增加，比单用离子导入法提高了 2 倍，关闭电流后，流量迅速降低，再施以高压脉冲及离子导入电流后，药物流量又增加。表明重复用电致孔，可脉动式增加 LHRH 的透皮转运。

超声波与电致孔并用，超声波法的作用机制是通过空化作用引起皮肤角质层脂质结构排列的有序性降低，渗透性增加，与电致孔并用可产生协同作用，增强电致孔的促渗效果。

在肝素的电致孔经皮给药的研究中，发现大分子药物肝素有促进其自身的电致孔透皮吸收作用。肝素能够持续降低脉冲后皮肤的阻抗，增加其通透性。这是由于肝素分子有足够的长度，可以跨越角质层中 5~6 个脂质双层膜（角质细胞间脂），肝素分子被捕获进入皮肤内部后，使角质细胞间脂中已经打开的通道稳固，通透性增加。肝素（12kDa 或 20kDa）、硫酸葡聚糖（5kDa 或 10kDa）、中性葡聚糖（10kDa）和聚赖氨酸对甘露醇体外电致孔透皮吸收有促进作用。其促进作用与聚合物的分子质量大小、结构和所携带的电荷有关，分子质量大、电荷密度大和具有线性结构的聚合物有较大的促渗作用。聚合物促进电致孔透皮吸收的机制与被动扩散或离子导入的化学促渗剂的作用机制有着本质的区别。后者通常是通过扰乱角质层脂质结构，增加其流动性来达到促渗效果的。而对于电致孔法透皮吸收系统，有效的促渗剂应能将瞬间高压脉冲所产生的水性孔道支撑稳固起来，延迟孔道的闭合，增加皮肤的通透性。

压力介导的电致孔（pressure-mediated electroporation），对涂于皮肤的载有药物的储库微球或基因施加脉冲电场和一定的压力（压力是从卡钳型电极获得），可将微球（2~20μm）或基因（6.8kb）传递到裸鼠皮或传递到移植有人皮肤的免疫缺乏裸鼠身上，这种压力介导的电致孔传递与对照组相比，传递效率增加很多倍（移植人皮肤为 100 倍，裸鼠皮肤为 18 倍）。在深至 370μm 的真皮中有表达，在 457 个细胞/mm^2 中有转染，但对照组基因只在毛囊中有表达。

（3）超声波（phonophoresis）经皮给药。

多项研究表明，对角质层角质细胞的空化作用是超声波透皮给药的主要机制，空化作用的大小与超声波的频率有关，低频率超声波穿透力强，引起的空化作用和热效应大，因而低频超声波（20~85kHz）比临床用高频超声波（1~3MHz）有更强的促进药物透皮吸收作用。低频超声波对蛋白质类药物有非常明显的透皮吸收促进作用，包括胰岛素（6kDa）、γ-干扰素（17kDa）、促红细胞生成素（48kDa）。将超声波发生器（面积约 1cm^2）放入含药物溶液的供体池中，距离人皮肤 1cm 处垂直放置。发出频率为 20kHz，脉冲时间为 100ms/s，强度为 12.5~225mW/cm^2，连续应用数小时。皮肤对胰岛素的渗透系数可达到 $3.3×10^{-3}$ cm/h，γ-干扰素为 $8×10^{-4}$ cm/h，促红细胞生成素为 $9.8×10^{-6}$ cm/h。体内研究显示在 0~1U/L 胰岛素浓度范围，对裸鼠超声波经皮给药与皮下注射的降糖效果相当。在所应用的超声波频率和强度及时间条件下，超声波对皮肤通透性增加的影响是可逆的，其屏障功能可逐渐恢复。

（4）光机械波（photomechanical wave）经皮给药。

将激光脉冲打到靶物质，能量转换成机械波，这种光机械波传递至药物溶液并冲击到皮肤上，对大分子药物的透皮吸收有促进作用。大鼠体内试验结果显示，单一光机械波可将葡聚糖（40kDa）和胶乳颗粒（直径 20nm）传递到皮肤的活性表皮层。组织学研究显示，40kDa 的葡聚糖能穿过角质层深达 40μm（鼠皮角质层厚约 7μm，活性表皮层厚约 13μm）。光机械波对表皮和真皮活性组织不构成损害，提示这种光机械波是有开发潜力的经皮给药新方法。

（5）物理手段减小角质层屏障经皮给药。

①微针法（microfabricated microneedles）：微针是以铬沉积于硅片上，应用氟/氧化学为基础的控制等离子体进行深度蚀刻而成的一种做工极为精巧的微细针簇，其制造过程与半导体硅片加工技术类似，每簇微针约由 400 枚点阵排列的微针组成，微针长约 150μm，足够穿透人皮肤的角质层，但又不足以触及神经，因此不会有疼痛感。体外将微针簇刺入人皮肤，10s 后移去，对模型药物钙黄绿素溶液的透过表皮有极大的促渗作用，比对照组增加渗透量 25000 倍。体外试验微针的刺入，可在皮肤上建立微米级的药物递送通道，增强皮肤对药物尤其是大分子药物的渗透性。已有几项成功的人类临床试验表明，空心微针的使用可以改善胰岛素的经皮输送，从而调节葡萄糖水平，促进对葡萄糖敏感的智能递送胰岛素微针的发展趋势。微针作为一种介于皮下注射和透皮贴剂之间的新型给药制剂，近几年已成为各大创新药物公司的研究热点。

②激光蚀剥法（laser ablation）：利用激光对角质层进行蚀剥，可显著提高药物的皮肤通透量，其安全有效，是促进大分子药物经皮给药的新方法。

（6）微粉超音速经皮给药法（transdermal powdered delivery，TPD）。

该装置由液氦管、阀门、塞膜、药物微粉腔和超音速喷口等几部分组成，阀门打开后，液氦迅速膨胀，形成强大的高压气流冲破塞膜，将药物微粉高速压入皮肤表层，微粒被氦气流推动而获得的速度高达 750m/s。粉末穿透皮肤的深度，与粉粒密度、粒径和粒子的速度相关。将胰岛素微粉对无毛豚鼠经皮给药，生物利用度高达 33%，动物组间差异很小（RSD<5%），每次试验结果都很稳定。在志愿者皮肤上应用，无疼痛感，仅在喷射部位有红斑。这种给药方式适用于各种分子大小的药物，是很有前途的新方法。

除了以上通过剂型因素或一些物理手段改善药物对皮肤的通透性之外，还可对大分子药物的结构进行改造，使其本身的物理化学性质更有利于药物的透皮吸收。例如，将多肽的组氨酸残基以谷氨酸替换，不但增加了药物的生物活性，更有利于它的透皮吸收。将重组 α-干扰素（19.3kDa）进行结构改造，其脂肪酰衍生物的透皮吸收量比母体增加了 5～6 倍。

近年来在生物大分子的经皮给药研究方面已经取得了重要进展，但要从试验研究过渡到临床应用，这中间还存在一些需要解决的具体问题，例如药物本身及其剂型因素的稳定性问题，给药装置的实用性，方法的安全性、可靠性、有效性及免疫反应的问题。

8. 其他给药方法

包括直肠、结肠、阴道、植入、经皮等方式。

三、新型给药系统

为延长作用时间、避免酶的破坏或达到某些特殊的要求，还可制成微球、纳米粒、纳米乳、聚乙二醇蛋白质结合物等。一种新的生物降解材料 poly-laclide-ethylene glycol（PELA）被用作制备蛋白质微球，在保持蛋白质的稳定性及提高微球的载药量方面展示了良好的前景。

1. 纳米给药系统

纳米粒的活性成分通过溶解、包裹作用进入粒子内部或是通过吸附作用位于粒子外部，可达到缓释、靶向、降低不良反应、增加药物稳定性等作用。制成纳米粒后，不但注射的生物利用度提高，并且还可以口服给药。

2. 微乳及复乳

环孢素 A 以辛酸癸酸甘油三酯为油相、生理盐水为水相制成的 O/W 微乳，生物利用度比普通制剂提高了 3.3 倍。以二步法制成的胰岛素复乳（W/O/W）给糖尿病大鼠口服 90min 后产生明显降糖作用，但却使正常大鼠血糖升高。

对于多肽、蛋白质类药物的普通注射剂，关键是提高其稳定性；对于半衰期短的多肽、蛋白质类，需要研究其缓释制剂；对于需要长期给药的多肽、蛋白质类药物，要研究减少给药次数的新剂型。尽管目前这些技术还大多处于设想和实验阶段，但随着制剂技术及生物材料技术的发展，该类药物的给药必将以安全、方便、价廉的方式满足临床需要。

第三节　壳聚糖在促进生物大分子药物吸收中的应用

壳聚糖（chitosan，CS）具有促进生物大分子药物透膜渗透和生物黏附作用。利用壳聚糖形成的自身聚集体以及用壳聚糖制备的微粒制剂、混合胶体和包衣制剂等，均可提高生物大分子药物的生物利用度。

一、促渗透作用

CS 能有效增强亲水性药物，如肽类和蛋白质药物通过鼻腔和肠道上皮的吸收。用 Caco-2 细胞研究证明，CS 能直接作用于细胞间紧密连接而促进药物的细胞间隙转运。CS 能在黏膜表面打开细胞间紧密连接，一般能持续 15min，允许分子量为 20000Da 的生长因子通过鼻腔黏膜进入体循环，对分子量为 10000Da 左右的生物大分子药物，CS 能使其生物利用度提高 5~10 倍。CS 打开细胞间紧密连接的机理，可以解释为局部 Ca^{2+} 浓度下降。有人用生长激素抑制因子类似物 octreotide 作模型药，研究了一系列鼻用吸收促进剂（包括 CS）的作用机制，发现聚合物的载水量及其结合 Ca^{2+} 的能力对促进肽类药物吸收起重要作用。CS 亦可打开肠道黏膜细胞间的紧密连接，可能也由于带正电荷的 CS 和带负电荷的细胞膜发生静电作用，从而产生增强药物对小肠上皮细胞的渗透性的结果。通过调整 CS 的脱乙酰度和分子量可使药物有最大的吸收和最小的毒性，游离氨基和盐形式的 CS 作为安全、有效的肽类药物的鼻吸收促进剂值得我们进一步研究。未经结构改造的 CS 只溶于酸性介质，将其氨基三甲基化后，可使其溶于 pH>7 的介质。三甲基化物的促渗透作用虽较弱，但可用于人肠及结肠的定位释药。CS 与 L-半胱氨酸共价结合形成的衍生物，具有较强的渗透促进作用。

二、生物黏附性

CS 分子中的氨基、羟基可与黏液中的糖蛋白形成氢键而产生黏附作用。且黏膜中黏蛋白带有负电荷，CS 与黏膜之间的电荷相互吸引能延长药物在体内特定区域的滞留时间，提高药物的生物利用度。CS 与 EDTA 共价结合后，其黏附性会有很大的提高。

三、CS 在生物大分子药物给药系统中的应用

CS 及其衍生物具有生物降解性及生物黏附性，并可增加肽类等生物大分子的透膜渗透，因此，在生物大分子药物给药中有良好的应用前景。CS 可作为蛋白酶抑制剂载体，可制备微粒制剂、混合胶体和包衣制剂，还可形成自身聚集体，这些形式都能在一定程度上避免胃肠道 pH 环境和酶对生物大分子药物的降解，提高生物利用度。

1. 作为酶抑制剂载体

酶屏障是生物大分子药物口服生物利用度较低的另一个重要原因。酶抑制剂的应用常常被其局部甚至全身性毒性所限制，而将酶抑制剂与某些不吸收的载体基质特别是生物黏附性聚合物共价结合，可改善这一状况。如将胰蛋白酶抑制剂抗痛素(antipain)和 CS 共价结合形成共轭物，聚合物所具有的生物黏附性并不受影响。与未经修饰的聚合物不同，共轭物显示出明显的胰蛋白酶抑制活性，该共轭物可应用于主要受胰蛋白酶降解的多肽、蛋白类药物的给药。

金属肽酶也是一类多肽代谢酶。CS 本身抑制金属肽酶的能力不强，需对其进行化学修饰，使其具备更高的络合能力，以夺取肽酶表面的二价阳离子，从而抑制酶对药物的降解作用。

有人将 CS 和 EDTA-2Na 先进行偶联，再将蛋白酶抑制剂通过 EDTA 和 CS 偶联成复合物。体外实验表明该复合物有较好的酶抑制作用。其酶抑制作用随酶抑制剂在复合物中的比例增加而增强，可作为肽类药物口服给药的载体，有利于提高生物利用度。

为了达到抑制丝氨酸蛋白酶和金属肽酶的双重目的，有研究者将抗胰蛋白酶、胰凝乳蛋白酶抑制剂、弹性蛋白酶抑制剂与 CS 共价结合形成复合物，然后将 EDTA 连接到复合物中的残留氨基上，形成新聚合物，此时阳离子型聚合物转变成阴离子聚合物，表现出较强的生物黏附性。

2. 微粒系统

用 CS 制备微粒系统(微球、微囊等)是近年来缓控释剂型研究的热点，在口服、黏膜和非胃肠道给药方面有独特优势。

有人将牛血清白蛋白(BSA)制成 CS-海藻酸钠微囊，可以避免 BSA 在胃肠道降解，并用 pH-敏感聚合物(羟丙基甲基纤维素的醋酸盐和琥珀酸盐)修饰微囊，在 pH=1.2 的介质中 24h 后微囊仍有 60% 的 BSA 保留活性。有研究者发现 CS 微粒不仅能增加蛋白质的体内摄取，而且还能通过诱导炎症细胞因子 IL-6(白介素-6)和 IL-8 的释放来提高必要的黏膜免疫应答，因此微球在抗原黏膜给药方面也很有前景。

CS 微球还可作为蛋白质、肽类和质粒 DNA 肺部给药的载体。为改善微球与定量吸入器 PMDI(pressurized metered dose inhaler)内混悬液的相容性，可用交联剂和添加剂修饰微球，并控制微球的密度和粒度使 CS 微球能在肺部大量沉积。实验表明，交联化(戊二醛作交联剂)和未交联的微球与推动剂相容性均好，但水分使未交联 CS 微球水化后发生聚集，粒径变大，而交联化微球不受影响。

PEG 化的 CS 纳米粒可以作为肽类药物的载体。PEG 化的 CS 可以通过氢键和电性作用与亲水的天然大分子物质如肽类、蛋白质和聚核苷酸聚合酶结合。用胰岛素作为模型药

制成的纳米粒在体外实验中可持续释放药物，胰岛素分子释放量和释放速度与 PEG 在 CS 的引入程度有关。

3. CS-DNA 混合胶体系统

在 CS-DNA 传递系统中，CS 和 DNA 的电性作用较强，直到进入细胞内才解离。阳离子聚合物-DNA 传递系统，尤其是脂质体和阳性脂质系统，与其他非病毒基因传递系统相比，DNA 复合物更为稳定，是一类在非病毒基因传递系统中很有发展前景的载体。根据形态和形成机制，CS-DNA 混合胶体系统可分为两类：CS-DNA 复合物和 CS-DNA 纳米球。

只有当加入的 CS 摩尔数超过 DNA，Zeta 电位在 0.20mV（根据超过的量）时才形成稳定的复合物，主要是通过两个相反电荷向性运动形成。CS-DNA 复合物较松散，类似小棒和环状。有研究表明，电荷比为 1：1 时 CS 与 DNA 之间的相互作用比聚（L-赖氨酸）与 DNA 的作用大，能避免 DNA 的降解，且用分子量大于 5000Da 的 CS 制备的 DNA 传递系统肝摄取显著。中等分子量（102kDa）的 CS 制备复合物最佳（根据转染率和各种环境下的混悬稳定性），并得出转染效率的高低与 CS 的氨基和 DNA 的磷酸基因的数目比例（或电荷比）有关。

CS-DNA 复合物易制备，但转染率要显著低于阳性脂质体和病毒载体。为了提高转染率，有人研究了 CS-DNA 纳米球。制备 CS-DNA 纳米球时，一般需增大混合速度和温度，在 DNA 溶液中加入无机盐（硫酸钠）作为沉淀剂，引起粒子形态改变（球形，200～500nm），因此 CS-DNA 纳米球与 CS-DNA 复合物结构不同。CS 纳米粒能部分保护囊化质粒 DNA 不被核酸酶降解。其连接 PEG 后经真空冷冻干燥也不凝聚，贮存一个月 DNA 也不会失去生物活性，只是静脉注射后，PEG 化的纳米粒清除比未修饰的纳米粒推迟了 15min，在肾和肝中有较高的沉积。研究表明 CS 纳米球通过独特的内吞途径进入细胞。在转铁蛋白配基和 CS 的氨基的空间插入 5kDa 聚乙二醇隔片分子，可使冻干纳米球储藏一个月以上仍保持转染活性。CS-DNA 纳米球还可提高抗原基因与黏膜的黏附时间和黏膜吸收，可用于口服疫苗制剂。

4. 包衣系统

由于 CS 对细胞膜的亲和性，许多研究者将衍生物作为脂质体的包衣剂，形成混合系统，发现它既具有黏膜黏附性，又能保护多肽免受肠道酶降解。最稳定的包衣是将脂质体加入过量的 CS 溶液形成的。对于用溶剂置换和溶剂蒸发技术制备的生物大分子药物（蛋白质、肽类、基因）乳剂、纳米囊和纳米粒，采用 CS 包衣最关键的突破是将 CS 放在外水相（胶体形成的区域）。对于用 CS 包衣的聚丙交酯共乙交酯（PLGA）纳米粒，CS 分子通过与 PLGA 链缠绕而固定在纳米粒表面，而用 CS 包衣的纳米乳和 ε-聚己内酯（PCL）纳米囊，CS 是通过与磷脂分子相互作用被吸附在胶体系统表面。研究表明 CS 分子量是影响纳米囊和纳米乳形状的最重要的因素。用 CS 包衣提高了这类药物载体的物理稳定性，并有利于纳米囊冷冻干燥后的重新分散。

用 CS 包衣的降钙素 PLGA 纳米球肺部给药能降低血钙 24h，而未包衣的降钙素 PLGA 纳米球用药 8h 血钙就恢复正常。用 CS 包衣的脂质体和纳米粒作为肽类药物（如胰岛素、降钙素）的载体，能延长胃肠道滞留，提高稳定性。用 CS 包衣的 PLGA 纳米球的黏附性对肽类药物肺部给药和口服给药一样有重要意义，其对肠道的黏附性作用大小：十二指肠>空肠>回肠。

5. CS 自身聚集体

可溶性 CS 的氨基与 PEG 片段连接后在碱性环境下能形成自身聚集体，可以包裹胰岛素。这是通过未与 PEG 结合的 CS 单体和胰岛素阴离子残基之间的电性作用，使胰岛素（磷酸盐缓冲液中）被包裹在聚集体内。根据 PEG 化的程度，聚集体的粒子范围在 50～150nm，PEG 化程度也影响胰岛素的释放程度。在水溶性 CS 上连接疏水性成分使之成为两性大分子，在超声波作用下也可形成自身聚集体，可用作 DNA 传递载体，包裹 DNA 后能有效地输送基因进入哺乳动物细胞。

CS 具有生物降解性、生物黏附性和促渗透作用，且几乎无毒副作用，可改善生物大分子药物(基因药物、疫苗、蛋白类药物、激素类药物)口服、鼻用、肺部等多种给药途径的吸收，有广泛的应用前景。CS 在牛血清白蛋白(BSA)、氨基酸、抗血栓形成剂(水蛭素、抗凝血酶和肝素)、基底成纤维细胞生长因子、白喉毒素、单克隆抗体、胰岛素、Factor IX、鲑降钙素、睾丸激素等制剂中已得到广泛应用。在绵羊和人体实验中证明了 CS 可以提高破伤风毒素、去氨加压素、胰岛素、亮丙瑞林、降钙素、甲状旁腺素(PTH)、缩胆囊素(CCK-8)等多肽肺部给药的生物利用度。用 CS 制备的疫苗制剂，如抗流感、百日咳疫苗，能改善免疫应答(反映在抗体 IgG、IgA 滴度)。

通过对 CS 进行化学结构改造，制得各种衍生物，如琥珀酸-CS 和邻苯二甲酸-CS(作为结肠定位给药系统的材料)、β-CS(按分子主链排列方式分)和水溶性的 CS 衍生物等，使它在医药领域应用更为广泛。目前国内对 CS 及其衍生物的研究开发利用尚在起步阶段，很多工作有待于深入和细化。

第四节　生物大分子药物制剂的新制备技术

一、聚乙二醇(PEG)修饰技术

PEG 是环氧乙烷与水加成聚合得到的亲水性聚合物，无毒、无刺激性，具有良好的生物相容性和组织相容性，FDA 批准用于口服和静脉注射。常用于修饰蛋白质、多肽药物的 PEG 是线性单甲氧基聚乙二醇(mPEG)，近年来支化 PEG 也用于修饰蛋白多肽药物。

1. PEG 修饰目的及原理

PEG 修饰常用于延长药物循环半衰期。这是由于药物与 PEG 结合后能增加药物的相对分子质量，减少肾清除速率，同时降低蛋白水解酶的作用。PEG 修饰后，蛋白质或多肽的活性有所下降，但由于药物的水溶性和生物利用度的提高而得到补偿。有人用相对分子质量为 5000Da、10000Da、2000Da 的线性 PEG-马来酰亚胺(mal-PEG)与半胱氨酸侧链巯基结合，修饰重组链激酶，使其血浆消除半衰期在患者体内由 3min 分别增加到 13min、20min、120min，取得较为理想的药动学和药效学结果。

PEG 修饰可减少生物大分子的抗原性和免疫原性。PEG 与多肽或蛋白质表面的赖氨酸残基结合，产生屏蔽作用，挡住抗原决定簇，使被修饰的蛋白质不被识别而避免抗体的产生。干扰素 α2a(INFα2a)是治疗丙型慢性病毒性肝炎的有效药物，但当血浆药物浓度很低时即引发持续的免疫反应，药物体内完全清除 1d 后还有明显的反应症状。Roche 公司用相对分子质量为 5000～40000Da 的支化 PEG 对其进行修饰，发现经相对分子质量为 40000Da 的 PEG 修饰后，免疫原性反应明显降低，并实现每周给药 1 次，提高了临床药效。

PEG 修饰后可增加蛋白多肽药物的水溶性。PEG 溶于水和多种有机溶剂，如乙醇、丙酮、氯仿、甲苯等，经 PEG 修饰后可改善药物表面的亲水性和亲溶剂性。将抗体片段 PEG 修饰后，水中抗体药物浓度至少提高到 200g/L，便于高浓度的蛋白药物皮下注射制剂的制备。

2. PEG 修饰方法及修饰剂

PEG 修饰的部位为亲核基团，如巯基、氨基、羧基等。

第一代方法是 PEG 与蛋白质或多肽中赖氨酸的 α-氨基或 ε-氨基结合。除单甲氧基 PEG 外，修饰衍生物还包括 PEG-二氯三嗪（PEG dichlorotriazine）、PEG-三氟乙磺酸（PEG tresylate）、PEG-琥珀酸碳酸酯（PEG succinimidyl carbonate）、PEG-苯并三唑碳酸酯（PEG benzotriazole carbonate）、PEG-对硝基苯碳酸酯（PEG p-nitrophenyl carbonate）、PEG-三氯苯碳酸酯（PEG trichlorophenyl carbonate）、PEG-羰基咪唑（PEG carbonylimidazole），以及 PEG-琥珀酸基琥珀酸酯（PEG succinimidyl succinate）等。由于蛋白质中游离的氨基较多，常常引起随机修饰，或与其他亲核基团键合引发蛋白质分子交联，使蛋白质活性下降或失活，产品纯度不高。为解决 mPEG 的相对分子质量过低、键合不稳定、副产物过多、取代反应缺乏选择性等问题，出现第二代修饰剂。第二代修饰剂与氨基、巯基、羧基或 N-末端反应。如 PEG-丙醛（mPEG propionaldehyde）与氨基的亲和反应，溶剂 pH 值接近反应的 pKa，提高反应的选择性。再如，PEG-醛（PEG aldehyde）、PEG-羧酸（PEG carboxylic acids）、PEG-马来酰亚胺（PEG maleimide）、PEG-乙烯基砜（PEG vinyl sulfone）、PEG-碘乙酰胺（PEG iodoacetamide）、PEG-邻位吡啶二硫醚（PEG orthopyridyl disulfide）、PEG-酰肼（PEG hydrazide）和 PEG 乙酰醛（glyoxylyl）等衍生物，这些修饰剂可进行定量、定点修饰，反应温和，保持蛋白质和多肽的生物活性，但也有修饰率较低、伴有副产物等缺点。此外，还有 PEG 可逆修饰法，通过一种可降解的连接方法用 PEG 修饰干扰素 α2b，商品名 PEG-Intron，延长了其消除半衰期，提高了生物活性。该方法将 PEG-琥珀酸碳酸酯在 pH 为 5 条件下与蛋白质的组胺酸残基中咪唑基团的 N 连接，形成氨基甲酸酯键，酶催化水解反应而缓慢释放药物。

二、聚乙烯吡咯烷酮（PVP）修饰

PVP 是制剂中常用的黏合剂、助悬剂和包衣材料。作为蛋白多肽类药物修饰剂主要用于降低血浆清除率。此外，PVP 有较小体内组织分布，但在肿瘤组织中有相对较高的分布，可用于抗癌药物靶向给药，以提高疗效和降低药物不良反应。PVP 主要与蛋白多肽药物中的羟基结合。

三、超临界流体技术（supercritical fluid technique）

超临界流体是指温度和压力超过临界值的流体，此时气体和液体的分界面消失，体系性质均一，只有一相。超临界流体具有良好的溶剂性质，包括溶解能力和对溶质溶解的选择性，其密度和介电常数随压力的增加而增大，可通过调节压力改变超临界流体的极性而满足不同极性溶质的要求；其还具有良好的传质性质，超临界流体黏度接近气体，扩散系数和导热系数远远高于液体。此外它的表面张力为零，热容发生突变等。

超临界流体技术在生物技术制药领域的应用主要是蛋白质微粉化，包括超临界反溶剂技术（supercritical antisolvent，SAS）和超临界溶液快速膨胀技术（rapid expansion of supercritical solution，RESS）。SAS 的原理是将蛋白质溶于某一溶剂(常为有机溶剂)形成溶液，选择一种超临界流体(常为 CO_2)为反溶剂，反溶剂不能溶解溶液中的蛋白质，但与溶剂互溶。当溶液与反溶剂混合时，反溶剂迅速在溶液中扩散，蛋白质在混合溶剂中的溶解度下降，瞬间形成过饱和溶液而析出结晶。此外，还可利用 SAS 技术对蛋白质包衣，达到缓释效果。

四、脉冲给药系统(pulsatile drug delivery system)

由于认识到某些疾病受到机体生理节律的影响而发作，持续释药引起受体的活性下降或引发药物耐受性，因此研究脉冲给药系统正受到药学科研人员重视。脉冲给药系统是在预定的时间点快速将药物释放出来。促进药物释放的条件有 pH 值变化、温度变化、酶解作用、离子强度、磁场、炎症、光等因素。使用 PLGA 为材料制备药物贮库膜，可达到数月内多次脉冲释药的效果，但尚需进一步的体内研究。Lutrepulse 是一种已经上市的机械泵式的脉冲释药系统，根据正常人垂体中促性腺释放激素的脉冲释放频率而设计，用于释放那法瑞林，治疗人体促性腺释放激素的不足。

五、微组装给药系统(microfabricated drug delivery system)

这类给药系统有微型注射器、生物可降解微囊和埋植剂等。微型注射器可经皮注射将药物直接释放到皮下而避免口服引起的首过效应和胃肠道的降解，如上市多年的注射用精蛋白重组人胰岛素诺和灵(Novolin)和英国生产的低分子肝素钠。还有一种微型注射给药系统，能够将半径达 50nm 的生物大分子经皮肤注射给药，每次给药体积可达数毫升。此外，将胰岛素瘤细胞包裹在可降解微囊内预示生物反应器在体治疗的可行性。

第五节 多肽和蛋白质类药物制剂的研究内容

一、处方前研究

多肽和蛋白质类药物给药系统的设计取决于药物的理化性质和生物学性质，包括分子大小、生物半衰期、免疫原性、构象稳定性、剂量要求、给药部位和速率，以及药物动力学和药效学性质。生理、药理和毒理研究也很关键，还必须考虑任何杂质或药物本身潜在的免疫原性。因为这些药物相当强效，所以给药速率必须非常精确。给药方式对药物发挥作用的影响也很大。对于一些规律性地调节人体功能的生物药物，如后叶加压素、降钙素和黄体生成激素释放激素(LHRH)，必须设计成脉冲给药剂型而不是普通稳定持续地释放药物的剂型。

处方前研究的几个关键内容：药物的稳定性，在常用溶剂中的溶解度，对光、热、温度、pH 值，以及对其他可能降解药物的因素的敏感性，赋形剂（如防腐剂、抗氧剂、稳定剂和分散剂）对多肽和蛋白质类药物稳定性和配伍性的影响。许多多肽类药物没有很强的结晶趋势，常常以无定形粉末的形式存在，因此差示热分析可能无法提供很多信息，而无定形粉末则可能会大量吸收水分，造成批与批之间水分含量不同。多肽和蛋白质类药物具有两性电离和等电点的性质，药物在等电点时的溶解度最低等问题都是处方设计应考虑的问题。

二、药物的自身聚集及其在容器表面吸附的性质

蛋白质分子，例如胰岛素，自身可以形成二聚体、六聚体，甚至是多聚体。胰岛素分子的自身聚集作用是输注泵系统长期使用的主要障碍。许多研究者发现，合适的附加剂可以减少胰岛素的自身聚集，这些物质包括尿素、酸性氨基酸类（如天冬氨酸和谷氨酸）、丙三醇、EDTA、赖氨酸、Tris 缓冲液及碳酸盐缓冲液等。此外，对 60 种附加剂和 1125 个处方的深入研究表明，非离子型表面活性剂 Pluronic F68 也能有效地阻止胰岛素的自身聚集。也有研究认为人胰岛素比猪或牛胰岛素容易聚集，酚类防腐剂加速胰岛素的聚集，锌胰岛素比不含锌的胰岛素更稳定。

多肽和蛋白质类药物具有吸附在玻璃或塑料等容器表面的趋势。浓度低时药物活性损失尤其严重。如果吸附是由于肽类分子与玻璃表面的硅烷醇基之间发生离子相互作用产生的，那么可以将玻璃进行甲硅烷基化。其他办法包括加入载体蛋白如明胶，表面活性剂如月桂醇硫酸钠、氨基酸及氯化钠等，但多量电解质的存在，又有可能使蛋白质沉淀和失活。

三、稳定性

稳定性问题在生物药物制剂中较化学药物更为突出。如胰岛素，改变蛋白质的一、二、三、四级结构，均可显著影响蛋白质的生物学功能。胰蛋白酶水解胰岛素，可以去掉 B 链 C 端的 8 肽，剩余的 43 肽只有原来胰岛素活力的 1%，若将二硫键还原，使胰岛素 A、B 两链分开，则其生物活性完全丧失。可见 B 链 C 端 8 肽的某些氨基酸残基及二硫键是胰岛素表现活力所必需的。研究胰岛素分子中的功能基团与其活力关系表明，B22 位精氨酸的胍基被结合后，活力只留下 1% 左右。而精氨酸被其他碱性氨基酸取代后，则仍有一定活力。由此看来，B22 碱性侧链对胰岛素的生物学功能是很重要的。

在液体剂型中蛋白质类药物的稳定化方法分为两类：改造其结构；加入适宜辅料。改变蛋白质结构，如改变蛋白质一级序列、改变取代反应官能团和化学修饰的方法，以提高蛋白质空间伸展自由能，改变与溶剂接触的性质，该方法不属于制剂学范畴。通过加入各类辅料，改变蛋白类药物溶剂的性质是药物制剂中常用的稳定化方法。

1. 蛋白类药物的稳定剂

（1）缓冲液：因为蛋白质的物理化学稳定性与 pH 值有关，通常蛋白质的稳定 pH 值范围很窄，应采用适当的缓冲系统，以提高蛋白质在溶液中的稳定性。例如红细胞生成素

采用枸橼酸钠-枸橼酸缓冲剂，而 α-N3 干扰素则用磷酸盐缓冲系统，人生长激素在 5mmol/L 的磷酸盐缓冲液中可减少聚集。缓冲盐类除了影响蛋白质的稳定性外，其浓度对蛋白质的溶解度与聚集均有很大影响。组织溶纤酶原激活素在最稳定的 pH 条件下，药物的溶解度不足以产生治疗效果，因此加入带正电荷的精氨酸以增加蛋白质在所需 pH 值下的溶解度。

(2)表面活性剂：由于离子型表面活性剂会引起蛋白质的变性，因此在蛋白质药物，如 α-2b 干扰素、G-CSF、组织溶纤酶原激活素等制剂中均加入少量非离子表面活性剂，如吐温-80 来抑制蛋白质的聚集，其机理可能是因为表面活性剂倾向于排列在气-液界面上，从而使蛋白质离开界面来抑制蛋白质的变性。

(3)糖和多元醇：糖和多元醇属于非特异性蛋白质稳定剂。蔗糖、海藻糖、甘油、甘露醇、山梨醇(浓度 1%~10%)最常用。糖和多元醇的稳定作用与其浓度密切相关，不同糖和多元醇的稳定程度取决于蛋白质的种类。还原糖与氨基酸有相互作用，因此避免使用。

(4)盐类：盐可以起到稳定蛋白质的作用，有时也可以破坏蛋白质的稳定性，这主要取决于盐的种类、浓度、离子相互作用的性质及蛋白质的电荷。低浓度的盐通过非特异性静电作用提高蛋白质的稳定性。如 SO_4^{2-}、HPO_4^{2-}、$CHCOO^-$、$(CH_3)N^+$、NH_4^+、K^+、Na^+ 等能增加溶液的离子强度，提高疏水作用，降低疏水基团的溶解度，使蛋白质发生盐析。此外它们使水分子聚集在蛋白质周围被优先水化，所有这些都使蛋白质更加紧密稳定。经常使用的盐(NaCl)在稳定蛋白质中起关键作用，实验表明它能提高牛血清白蛋白(BSA)的变性温度和热焓。

(5)聚乙二醇类：高浓度的聚乙二醇类常作为蛋白质的低温保护剂和沉淀结晶剂。研究表明不同分子量的 PEG 作用不同，如 PEG300 浓度为 0.5%或 2%时，可抑制重组人角化细胞生长因子(rhKGF)的聚集；PEG200、400、600 和 1000 可稳定 BSA 和溶菌酶。

(6)大分子化合物：研究表明很多大分子化合物具有稳定蛋白质的作用。其机制可能是通过大分子的表面活性、蛋白质-蛋白质相互作用的空间隐蔽，以及提高黏度来限制蛋白质运动或通过优先吸附于大分子以起到稳定作用，人血清白蛋白(HAS)已在许多蛋白质类生物技术来源的药物制剂中作稳定剂。近年来也有采用环糊精制成包合物来增加蛋白质药物的溶解度，例如用 2-羟丙基-环糊精是较有前途的稳定剂，其本身又是增溶剂可静脉注射，可用来抑制 hGH 的界面变性，抑制 rhKGF 的聚集，稳定白介素-2 和牛胰岛素等。

(7)组氨酸、甘氨酸、谷氨酸和赖氨酸的盐酸盐等，可不同程度地抑制 45℃ 10mM 磷酸盐缓冲液中 rhKGF 的聚集。

(8)金属离子：一些金属离子，如钙、镁、锌与蛋白质结合，使整个蛋白质结构更加紧密、结实、稳定。不同金属离子的稳定作用视离子的种类、浓度不同而不同，应通过稳定性实验选择金属离子的种类和浓度。

2. 稳定性工艺

(1)冷冻干燥：用冷冻干燥法制备蛋白质类药物制剂时主要考虑两个问题：一是选择适宜的辅料，优化蛋白质药物在干燥状态下的长期稳定性；二是考虑辅料对冷冻干燥过程中一些参数的影响，如最高与最低干燥温度、干燥时间、冷冻干燥产品的外观等。

虽然冻干可以使蛋白质药物稳定，但不应忽略有些蛋白质药物在冻干过程中反而失去活性，主要原因：①从液态到固态的相变过程中，包在蛋白质周围的水分子被除去而失活；②高浓度的盐和缓冲组分的结晶或缓冲液 pKa 对温度敏感而导致 pH 值变化、浓缩时蛋白质有限的溶解度等均能导致蛋白质药物失活。在选择冻干制剂的缓冲体系时，要考虑到温度对 pH 值和溶解度的影响。

在蛋白质类药物冻干过程中常加入某些冻干保护剂来改善产品的外观和稳定性，如甘露醇、山梨醇、蔗糖、葡萄糖、右旋糖酐等。

溶液中的成分也可以影响冷冻干燥过程中与热有关的工艺参数。冻干过程中与热有关的性质有制剂的冷冻温度、有可能使饼状物熔化或坍塌的温度及有可能使产品发生降解的温度。控制这些参数，使产品冷冻适度，饼状物不融化、不坍塌，也不降解，DSC 是表征与优化冻干工艺有用的技术。在冻干过程中还应考虑药物的含水量与饼状物的物理状态（无定形或晶形）。其物理状态与冷冻过程的温度及添加剂有关。无定形的水分含量一般较高，这是因为在干燥过程中水蒸气的蒸发减慢的缘故。水分的增加会降低饼状物的物理稳定性并可能导致贮藏过程中饼状物的坍塌。此外水分也可以影响蛋白质的化学稳定性。因此，严格控制产品的含水量，对保证产品的质量是十分重要的。

（2）喷雾干燥：喷雾干燥工艺广泛应用于蛋白质类药物的控释制剂、吸入剂、微球制剂等新型给药系统的研制中。在喷雾干燥过程中可加入稳定剂，如蔗糖能提高氧血红蛋白的稳定性。喷雾干燥的缺点是操作过程中损失大（特别是小规模生产），水分含量高。但只要精心控制工艺参数，选择适合的稳定剂，可生产出粒径为 3~5μm，水分含量为 5%~6% 的活性产品。

四、分析方法

长期以来，生物测定法一直是某些多肽和蛋白质类药物检查和效价测定的方法。但是普通生物测定法耗时长而且结果变异大，不适合自动化的要求。近年已逐渐建立起专属性更强的理化分析方法，包括紫外分光光度计法、高效液相色谱法、电泳法，以及免疫分析法等较精确的生物测定法。对于胰岛素的效价测定，HPLC 法被认为优于家兔法及小鼠血糖法。此外，HPLC 法能够区分猪、牛及人体胰岛素，而且重现性好。对于需要进行稳定性加速试验的胰岛素或其注射液，HPLC 法具有很强的分辨率，能够测定其降解产物的含量，而这些是小鼠血糖法和免疫化学法不能做到的。放射免疫分析法（RIA）具有灵敏度高、特异性强、精确度好、标本试剂用量少等特点，但是缺乏 HPLC 的高分辨率。此外还有快原子轰击质谱法、放射受体分析法，以及微量酶联免疫法等。

由于多肽和蛋白质结构复杂，必要时应该将几种方法联用以得到更加可靠的数据。

1. 液相色谱法

液相色谱法是评价蛋白质的纯度与稳定性的常用方法。在蛋白质分析中通常采用反相高效液相色谱法（RP-HPLC）、离子交换色谱法（IEC）与分子排阻色谱法（size exclusion chromatography，SEC）。反相色谱法是以非极性固定相与含水的极性流动相为基础的分析方法，对于大分子蛋白质，以 C_4 或 C_8 烷基键合于硅胶上或聚合物担体上作固定相，固定相应有较宽范围的孔体积（直径约 300nm 或更大），以便分子量约为 5000Da 或更大的蛋白质能够充分扩散到固定相骨架中。流动相一般用不同浓度的乙腈水溶液，并含有离子对试剂，如三氟醋酸（0.1%），磷酸盐或醋酸盐缓冲液用以调节 pH 值，以获得最佳分离效果。应用反相 HPLC 法，由于有机溶剂疏水的相互作用及分离时所用的低 pH 值，会使一些蛋白质变性。然而该方法对几种蛋白质特别有用，并被广泛应用于胰岛素制剂的质量分析。药典中胰岛素一般用生物效价法测定，因此在使用时应建立 RP-HPLC 与生物效价法之间的相互关系。RP-HPLC 还应用于疟疾蛋白抗原、白细胞介素-2、突变蛋白、人生长激素及重组人体干扰素制剂稳定性的检测。离子交换色谱法用于从 N-末端甲硫氨基型分离重组白介素-1β。分子排阻色谱可以测定 γ-干扰素、白介素-2 在升温贮存、机械搅拌后及快速冰冻-融化后的聚集情况。

2. 光谱法

通过对蛋白质吸收、辐射、散射光的定量分析可以提供有价值的信息，了解蛋白质的量、构象和聚集倾向。用于评价蛋白质药物的光谱方法有紫外（UV）、可见吸收光谱、旋光色散（ORD）、圆二色谱（CD）、荧光、红外（IR）和拉曼（Raman）光谱。紫外吸收常用于测定溶液中蛋白质的浓度。蛋白质在 230～280nm 间的吸收是由酪氨酸（$A_{max} = 274nm$）、色氨酸（$A_{max} = 280nm$）、苯丙氨酸（$A_{max} = 254nm$）、芳环侧链所决定的。当蛋白质在溶液中聚集时，由于光散射，在 310～400nm 处有一倾斜基线，这使得吸收测定倾向于 280nm。光散射可测定制剂中蛋白质的聚集数量，散射强度是单位体积散射中心数的函数。在 450nm 处测定牛生长激素的浊度可用以评价其不同折叠构象的溶解度。浊度的测定仅限于颗粒比光波长小的情况，此时浊度才与聚集程度呈线性关系。蛋白质的远紫外圆二色谱直接反映蛋白质的二级结构，一种不对称分子如蛋白质大分子可显示圆二色谱。这项技术可用于测定蛋白质二级结构的变化与稳定性、热处理或冰冻与熔化之间的函数关系。有人用远紫外 CD 法研究了牛生长激素分离片段的螺旋结构。发现螺旋量依赖于 pH 值及肽的浓度。

3. 电泳技术

在电场的作用下，蛋白质在载体凝胶上产生特征性迁移，迁移率是所带净电荷及其大小的函数，以此来分离混合蛋白质。在蛋白质的分析中广泛使用十二烷基硫酸钠-聚丙烯酰胺凝胶电泳（SDS-PAGE）、等电点聚焦（isoelectric focusing，IEF）和新的毛细管电泳（EC）法。SDS-PAGE 电泳先用 SDS 阴离子表面活性剂使样品变性，随后通过聚丙烯酰胺单体进行电泳。本法用于测定蛋白质亚单位组成和分子量，可取得满意效果。

4. 生物活性测定与免疫测定

重组 DNA 和杂交瘤技术产品应进行生物活性的测定，蛋白质药物制剂也应检测其生物活性。生物活性检测是利用体内模型，或体外组织，或活性蛋白质多肽的特异性生物学反应，通过剂量（或浓度）效应曲线进行定量（绝对量或比活性单位）。用理化方法代替生物活性测定时，需建立两种方法之间的相关性。生物活性测定是制定这类药物制剂质量标准的最基本方法。

免疫测定通常是采用免疫化学法，例如一种蛋白质与含适当比例的特异抗体血清，即免疫血清（用动物免疫所得）混合，形成沉淀，这种建立在沉淀反应基础上的免疫化学方法非常适合于蛋白质的定性及定量分析、蛋白质制剂（混杂有其他蛋白质）的均一性试验及蛋白质混合物组分的鉴定。这种方法也可作为蛋白质结构研究的辅助手段。与其他方法相比较，主要优点是可用于定量化学分析不能检测的情况，例如测定蛋白质混合物的一种组分。

五、蛋白质类药物制剂的评价方法

1. 制剂中药物的含量测定

蛋白质类药物制剂中药物的活性测定是评价制剂工艺可行性的重要方面，活性测定方法有药效学方法(如细胞病变抑制法)和放射免疫测定法。前一种方法是利用体外细胞与活性蛋白质多肽的特异生物学反应，通过剂量(或浓度)效应曲线进行定量(绝对量或比活性单位)，该方法具有结果可靠、方法重现性好的特点，是制定药物制剂质量标准最基本的方法。后一种方法是建立在蛋白质类药物的活性部位与抗原决定簇处在相同部位时实施的一种方法，否则活性测定会产生误差。此外也可采用十二烷基硫酸钠-聚丙烯酰胺凝胶电泳(SDS-PAGE)法测定蛋白质类药物活性。

2. 制剂中药物的体外释药速率测定

测定控缓释制剂中蛋白质类药物的体外释药速率时，考虑到药物在溶出介质中不稳定，多采用测定制剂中未释放药物量的方法。具体方法(以微球为例)是将数个试验组的微球(每个试验组设置数个取样点)置于一定量的溶出介质中，放入37℃振动孵箱中，定时取样，离心分离测定微球中药物的含量。蛋白质从微球中的释放受介质 pH 值、离子强度、赋形剂，以及转速、温度等条件的影响。

3. 制剂的稳定性研究

蛋白质类药物制剂的稳定性研究应包括制剂的物理稳定性和化学稳定性两个方面，物理稳定性研究应包括制剂中药物的溶解度、释放速率，以及药典规定的制剂常规指标的测定，化学稳定性研究包括药物的聚集稳定性、降解稳定性和生物活性测定。试验方法可参照药物制剂稳定性章节，根据不同药物的特性选择光散射法、圆二色谱法、电泳法、分子排阻色谱法和细胞病变抑制法等进行测定。

4. 体内药动学研究

由于蛋白质类药物剂量小，体内血药浓度检测的灵敏度要求高，常规体外检测方法不能满足体内血药浓度测定，此外药物进入体内后很快被分解代谢，因此选择合适的检测方法是进行体内药动学研究的关键。对于非静脉给药的缓控释制剂的体内药动学试验可考虑选择放射标记法测定血浆中药物的量，该方法灵敏度高，适合多数蛋白质类药物体内血药浓度的测定。如果药物血药浓度与药效学呈线性关系，也可用药效学指标代替血药浓度进行体内吸收和药动学研究。

多肽和蛋白质类药物的体内药动学研究程序与其他普通药物一样，但是收集和分析实验数据时必须非常谨慎，因为多数肽类和蛋白质药物的半衰期都很短，有的只有几分钟甚至更短，而且药物的代谢模式复杂。肽酶和蛋白酶的代谢可以发生在血管上皮、肝、肾，以及其他非靶向组织，甚至是注射部位。因为给药剂量很少，且代谢物和降解产物可能与母体药物结构非常接近，所以易造成分析上的误差。如果代谢物也具有生物学活性，那么单凭母体药物的药动学研究不足以确定给药方案。

对单剂量静脉注射胰岛素的药动学模型报道不一样,有人认为是一室、二室或三室线性动力学模型,也有人认为胰岛素的体内药动学属非线性的。但总的来说,认为胰岛素属于线性动力学模型的观点占主导地位。胰岛素的人体消除半衰期为 3.8~120min。

多肽和蛋白质类药物的体内药动学与药效学之间的关系复杂而有趣。例如黄体生成激素释放激素(LHRH)激动剂类似物的脉冲式给药和连续给药,所得效果相反。前者导致生育,后者导致不孕。许多生理功能调节剂例如后叶加压素,必须进行脉冲给药。稳定持续地释放药物使得受体快速脱敏,活性降低。而脉冲给药则模拟正常的生理节律而有良好的效果。

给药时间有时也影响药物的吸收量,例如经鼻给予受试者降钙素时,血药浓度随给药时间的不同而不同。午夜 0 时给药,10min 后血药浓度比其他时间给药高得多。

5. 刺激性及生物相容性研究

与其他类型药物制剂研究一样,刺激性及生物相容性研究是蛋白质类药物制剂(特别是各类注射剂)研究与开发的重要一环,我国国家食品药品监督管理总局(State Food and Drug Administration,SFDA)药品注册管理办法规定,皮肤、黏膜及各类腔道用药需进行局部毒性和刺激性试验,各类注射(植入)途径给药剂型除进行局部毒性和刺激性试验外,还需进行所用辅料的生物相容性研究,以确保所用辅料的安全性。

◎ **参考文献**

[1]崔德福. 药剂学[M]. 7 版. 北京:人民卫生出版社,2011.

[2]Manning M C,Patel K,Borchardt R T. Stability of protein pharmaceuticals:an update [J]. Pharm Res,2010,27(4):544-575.

[3]Wang W. Instability,stabilization,and formulation of liquid protein pharmaceuticals[J]. Int J Pharm,1999,185(2):129-188.

[4]Wang W. Lyophilization and development of solid protein pharmaceuticals[J]. Int J Pharm,2000,203(1-2):1-60.

[5]Cun D,Wan F,Yang M. Formulation strategies and particle engineering technologies for pulmonary delivery of biopharmaceuticals [J]. Curr Pharm Des,2015,21(19):2599-2610.

[6]Hunter A C. Molecular hurdles in polyfectin design and mechanistic background to polycation induced cytotoxicity[J]. Adv Drug Deliv Rev,2006,58(14):1523-1531.

第十章 乳化技术

第一节 概　述

一、定义

乳化技术(emulsification)系指采用一定的制备工艺(如人工或机械搅拌、研磨、乳匀机、超声等)，在乳化剂的参与下，将两种互不相溶或极微溶解的液相做工乳化，使一相以微小液滴(0.01~100μm)的形式均匀分散在另一相中，并维持稳定的制剂技术。由乳化技术制得的产品即为乳剂(emulsions)，包括普通乳、复乳、亚微乳及纳米乳等，后两者又称为微乳(microemulsions)。乳剂作为药物剂型的一种形式，包括软膏剂(主要是外用药)和乳液剂(主要有口服乳剂、静脉乳剂、部分外用乳剂、擦剂等)，具有机体吸收较好、生物利用度高、现代加工技术成熟等特点，随着科学的发展，特别是近年来随着性能优良的新乳化剂的不断涌现、乳化技术的不断更新及高效新型乳化设备的广泛应用，乳化技术发展迅速，制得的乳剂产品质量显著提高，并不断开拓其在药剂学中新的应用领域，在新剂型、新制剂研发中占据着重要地位。

通常两种液相中，有一相为水或水溶液，称为水相(W)，另一相为与水不互溶的液体，多为油或油溶液，也可用其他有机溶剂，均称为油相(O)。当两相混合时，由于两者的比例、乳化剂的性质及用量、制备方法等的不同，可形成不同类型的乳剂：如水为外相，油为内相的水包油型(O/W型)；或油为外相，水为内相的油包水型(W/O型)。它们之间可通过外观、稀释性能、导电性、不同性质染料染色等指标或方法加以区别。在以上单级乳的基础上可进一步乳化形成复乳，包括W/O/W型、O/W/O型。无论是单级乳还是复乳，药物可根据其性质分别溶解在水相或油相中。

根据乳剂中内相分散液滴的大小，又可将单级乳剂分为普通乳、亚微乳及纳米乳三种，这与内外相比例、乳化剂的种类及用量、制备工艺等有密切关系。分散液滴的大小不同，不仅会使乳剂呈现不同的外观特征，更重要的是会导致乳剂拥有不同的性质，并直接影响其在药剂中的具体应用。特别是近年来，由于纳米技术的飞速发展，促进了乳剂方面纳米乳、亚微乳等新技术与新剂型的发展，进一步丰富了药剂学的内容。这三种乳剂的主要性质见表10-1。

表 10-1 　　　　　　　　　　　　　普通乳、亚微乳及纳米乳的主要性质

乳剂类型	普通乳	亚微乳	纳米乳
液滴大小/μm	1~100	0.1~1.0	<0.1
透光性	不透明	不透明或呈乳状	透明, 可有乳光
动力学性质	不稳定	不稳定	不稳定
热力学性质	不稳定	不稳定	稳定
混溶性	与外相性质相似者混溶	一定范围内与内外相均混溶	一定范围内与内外相均混溶
界面张力/(mN/cm)	$>10^{-4}$	$10^{-8} \sim 10^{-4}$	$10^{-8} \sim 10^{-4}$
乳化剂	低于油量的 10%	较多乳化剂, 需加稳定剂	20%~30%乳化剂, 需加助乳化剂
制备	做工乳化	做工乳化	自发乳化

二、乳剂的应用特点

乳剂作为药物载体, 主要有以下优点: 油、水混合比例范围大, 液滴大小均匀, 分散性好, 分剂量准确; 难溶性药物可溶解在油相中, 增加其溶解度; 易水解的药物存在于油相中, 可减少水解, 增加稳定性; 油相为内相时, 可掩盖油的不良味道; 可促进药物的黏膜、经皮吸收, 提高生物利用度, 减少剂量, 降低毒副作用; 可缓、控释药物, 并增加靶向性; 容易控制乳剂的某些物理、化学性质, 以达到不同制剂目的, 如粒径及其分布、表面电学性质、表面其他物质修饰等方面的控制可达不同释药及靶向目的。

1. 普通乳剂(common emulsions)

普通乳剂中液滴的分散度很大, 药物的吸收和药效的发挥很快, 生物利用度高; 油性药物制成乳剂能保证剂量准确, 而且使用方便; O/W 型乳剂结合矫味剂可很好地掩盖药物的不良臭味; 外用乳剂可改善皮肤、黏膜的渗透性, 增加经皮吸收, 减少刺激性; 具有一定的缓控释能力及淋巴定向性, 在缓控释制剂及靶向制剂领域亦有一定应用。

普通乳的粒径较大, 属于热力学及动力学不稳定体系, 应用上受到一定的限制, 一般供口服、外用。

2. 复乳(multi-emulsions)

复合型乳剂是将水包油或油包水初乳经过二次乳化进一步分散在油相或水相中形成的一种多相分散体系, 亦称多重乳剂, 简称复乳, 可供口服、注射。在结构上主要有 W/O/W 型和 O/W/O 型两种类型, 目前研究较多的是 W/O/W 型复乳。

复乳可以运载水溶性、脂溶性药物, 也可运载在油水中均有一定溶解度的药物; 可有效地控制药物的扩散速率, 达到缓、控释目的, 起到"药库"的作用; 可避免药物在胃肠道环境中被破坏, 增加药物的稳定性, 同时可掩盖药物的不良气味; 在体内具有淋巴系统的定向作用, 可选择分布于肝、肺、肾、脾等网状内皮系统较丰富的器官中, 同时复乳中的小油滴与癌细胞有较强的亲和性, 具有靶向性, 可作为良好的靶向给药系统载体。

复乳属于热力学不稳定体系, 其稳定性问题已成为跨越试制和应用之间的最大障碍,

为此，国内外学者从不同角度对提高复乳的稳定性进行了广泛探讨。

3. 亚微乳（submicroemulsions）

亚微乳常作为胃肠外给药的载体，可增加药物溶解度、提高药物稳定性、降低毒副作用、提高体内及经皮吸收，使药物缓释及具有靶向性。

静脉注射的亚微乳粒径应控制在 $0.25 \sim 0.4 \mu m$ 范围内。静脉注射亚微乳作为给药载体，不仅能减少药物的不良反应，还能增大药物的溶解度、增强药物的靶向性及缓释效应，提高临床疗效。其应用技术正日益成熟，粒径、灭菌、稳定性三大问题已基本得到解决。脂肪乳的表面修饰技术使延长其体循环时间成为可能，其未来的研究方向是寻找更多适合静脉注射的油相及乳化剂，提高乳剂的靶向性，延长体循环时间。静脉注射亚微乳已呈现出巨大的开发潜力和诱人的研究前景，随着静脉注射亚微乳研究的不断深入与发展，该剂型必将在今后临床应用中展现其独特的疗效价值。

亚微乳的稳定性介于普通乳与纳米乳之间，仍属于热力学不稳定体系，热压灭菌时间太长或多次灭菌会分层，在制备及贮存过程中，液滴都有增大的倾向。故在处方设计、制备工艺筛选及贮存条件设定时均需注意对其稳定性的考察。

4. 纳米乳（nanoemulsions）

纳米乳是粒径为 $10 \sim 100 nm$ 的乳滴分散在另一种液体中形成的胶体分散系统，其乳滴多为球形，大小比较均匀，透明或半透明，经热压灭菌或离心也不能使之分层，属热力学稳定系统。

近年来纳米乳越来越受到重视，主要用作药物的胶体性载体，其主要优点是毒性小、安全性高、不需特殊设备即可大量生产。纳米乳还可增大难溶于水的药物的溶解性，提高易水解药物的稳定性。也可作为靶向给药系统，或制成稳定性高、生物利用度好、可经皮、口服或注射的纳米乳。如将疏水性药物制成口服纳米乳，适合儿童或不能吞服固体剂型的病人服用；脂溶性的维生素 A、D、K 等制成口服纳米乳，比溶解在植物油中的化学稳定性更好，在大多数情况下，其吸收比片剂或胶囊剂更迅速、更有效；环磷酰胺制成 O/W 型纳米乳可提高其抗癌活性，纳米乳受血清蛋白的影响较少，在循环系统中的寿命较长，在注射 24h 后油相 25% 以上仍然在血中；纳米乳经皮释药系统优于一般的乳剂、洗剂等其他外用剂型，稳定性好，可显著增大难溶性药物在制剂中的含量，并可使药物透皮扩散速率增加，吸收加快。

纳米乳的缺点是释药速度难以控制，多数为快速释放，通常仅辛醇/水分配系数大于1000000/1 的亲脂性药物可能缓释。

第二节 普通乳剂

一、基本概念

1. 定义

两不相溶或极微溶解的液体，一相以小液滴的形式分散在另一相中形成相对稳定的两相粗分散体系，液滴大小一般为 $1 \sim 100 \mu m$。一相是水或水溶液（水相），一相是与水不相混溶的有机相(油相)，两者因比例、乳化剂、制备方法等的不同，可形成不同类型的乳剂，即 O/W 型或 W/O 型。药物可根据其性质分别溶解在水相或油相中。

普通乳剂属于热力学及动力学不稳定体系，因此其在药剂学中的应用主要受其不够稳定的限制。微细液滴具有较大的表面自由能，这种能量可阻止液滴的分散而促使其融合，具有自发缩小表面积的趋势，从而呈现热力学不稳定性。液滴具有重力作用，分散在连续相中可下沉或上浮，无论速度多慢，在长期放置中也必然促使分散相融合，从而呈现动力学不稳定性。

2. 形成原理

常见的有两种乳剂形成理论。

(1)定性理论：又分为两种学说。

①界面张力学说：使互不相溶的两相液体，其中一相以小液滴的形式分散在另一相中时，体系的表面自由能增加，而已分散的液滴有自动融合以缩小表面积，从而降低表面自由能的倾向。因为必须对体系做功，才能形成液滴。克服表面自由能所消耗的功可用下式表示：

$$W = \Delta A \sigma \tag{10-1}$$

式中，ΔA 为表面积的增加；σ 为表面张力。

由上式可以看出，ΔA 的增加，必须结合搅拌等机械方法，即使没有第三种物质存在，单纯用机械方法对体系做工，也可以制备乳剂。但一旦机械能消失，由于表面张力的作用，已分散的液滴又会很快聚结产生相分离，此时的乳剂是很不稳定的。而加入任何可以降低表面张力的物质，如表面活性剂等，有利于形成乳剂，但表面活性剂一般仅能使表面张力降低至原来的 1/20～1/25。

这一学说仅能部分解释乳剂形成的原因，却不能说明乳剂能稳定存在的原因。

②界面吸附学说：即 Bancroft 规则。在液-液界面中，当液滴分散度很大时，具有很大的吸附能力，乳化剂能吸附于液滴的周围，有规律地排列在液滴的表面，而形成界面吸附膜，这层膜的两面分别被水相和油相所吸附，即水膜是一个界面，油膜又是一个界面，因此存在着两个界面张力，而界面吸附膜向张力较大的一面弯曲，即内相是具有较高界面张力的相。亲水性的乳化剂可降低水膜的界面张力，使水成为外相，形成 O/W 型乳剂，而亲油性乳化剂则有利于形成 W/O 型乳剂。其界面吸附膜像屏障一样阻碍着液滴间的合并，因而乳剂形成的稳定性取决于界面膜的附着性和牢固性。要得到相对稳定的乳剂，必须有乳化剂的参与。常用的乳化剂有表面活性剂、固体粉末、亲水性高分子化合物等，它们分别可在液滴界面上形成单分子层膜、固体微粒膜、多分子层膜等而使液滴保持稳定。乳化剂之间也可复配，形成复合凝聚膜而使其稳定。

乳化剂使乳剂稳定的原理除了形成稳定的界面膜及空间位阻栅栏外，还可通过降低表面张力，形成带电双电层，产生静电排斥及增加黏度等作用，降低乳剂形成所需的机械功，并使形成的乳剂保持相对稳定。因此，乳化剂种类、用量的选择，是保证乳剂质量的关键。

(2)定量理论。

Davies 发展了以两种类型液滴(水滴或油滴)聚结动力学为基础的乳剂类型的定量

理论。

当油-水两相一起搅拌，并在一种乳化剂中存在时，所形成乳剂的类型取决于两种竞争过程的相对速度，即油滴的聚结速度/水滴的聚结速度。如果在搅拌作用下，同时将水相、油相破裂成液滴，乳化剂被吸附于这些液滴的界面上，有较快聚结速度的会变成外相，即当水相的聚结速度大于油相的聚结速度时，会形成 O/W 型乳剂，相反，则形成 W/O 型乳剂。当两种聚结速度接近时，具有较大体积的一相会成为外相。

一般而言，亲水性占优势的界面膜，较易形成 O/W 型乳剂，而亲油性占优势的界面膜，倾向于形成 W/O 型乳剂。因此，从乳化剂亲水/亲油基团的大小、离解度和在界面上的吸附模型，可以计算油滴/水滴聚结速度的大小，从而使乳剂类型与乳化剂的分子结构定量地联系起来。

二、乳剂的稳定性

1. 不稳定的表现

乳剂属于热力学及动力学不稳定体系，常发生下列不稳定的表现：

（1）分层（delamination）：或称乳析（creaming），是指乳剂在放置过程中出现的分散相粒子上浮或下沉现象，可由 Stokes 定律作近似分析，主要由两相之间的密度差造成。减小相间密度差，增加分散介质黏度，适当增加分散相的相容积，均可明显减小分层速度。分层为可逆过程，经振摇仍能恢复成均匀的乳剂。

（2）絮凝（flocculation）：即分散相液滴发生可逆的聚集现象，各液滴及其乳化膜仍保持完整，经振摇也能恢复分散，同时由于絮凝状态的网状结构及其高黏度性能，有利于乳剂稳定。但絮凝的液滴也有可能进一步合并，而使乳剂遭到破坏，因此絮凝为临界状态。絮凝现象与液滴的电荷、分散介质的黏度、相容积比及流变性等有密切关系，特别是处方中的电解质及离子型乳化剂的存在，会促使絮凝的产生。

（3）合并（coalescence）：此为不可逆现象，导致液滴粒径增大，数量减少，说明乳剂已被破坏。若进一步发展，可使油、水两相完全分开，即为破裂。此过程与液滴的大小及其均匀性、分散介质黏度、乳化膜的牢固程度等因素密切相关。

（4）其他：乳剂还会发生转相（phase inversion）、酸败（rancidify）等变化。

2. 乳剂合并的速度过程

直接测定分散液滴的数量或其分布随时间的变化可了解乳剂的稳定性。

液滴数量很高时，称为浓乳剂，其液滴的数量变化与时间的关系如下：

$$n = \frac{n_0}{K_c t}(1 - e^{K_c t}) \tag{10-2}$$

式中，n_0 为起始液滴数量；K_c 为液滴合并速度常数，t 为时间。

可见，当液滴数量较高时，乳剂的稳定性主要取决于合并速度。这是因为液滴数量多时，比较容易发生絮凝现象，此过程速度较快，为非限速步骤；而絮凝的液滴发生合并的速度相对较慢，为乳剂破坏的限速步骤。一般认为，当 K_c 小于 $10^{-6}\,\text{s}^{-1}$ 时，乳剂较稳定；当 K_c 大于 $10^{-3}\,\text{s}^{-1}$ 时，乳剂不稳定。

液滴数量很低时，称为稀乳剂，其液滴的数量变化与时间的关系如下：

$$n = \frac{n_0}{1 + K_f n_0 t} \qquad\qquad (10\text{-}3)$$

式中，K_f 为絮凝速度常数，$K_f = 4kT/(3\eta)$；k 为波尔兹曼常数；T 为温度；t 为时间；η 为液体黏度。

可见，稀乳剂的稳定性只与絮凝速度有关，此时由于液滴数量少，不容易发生絮凝现象，故絮凝成为不稳定的限速步骤，一旦发生絮凝，液滴间的合并会相对较快，成为非限速步骤。同时，K_f 与体系温度及黏度有关，可通过降低温度、增加黏度的方法使乳剂稳定。

3. 影响乳剂稳定性的因素

要制备粒径适宜而又稳定的乳剂，首先要设计处方组成，包括乳化剂种类及用量的确定、相容积比、其他附加剂的选用等，然后选择合适的乳化设备，掌握适宜的操作条件，包括温度、速率、压力、时间等。

(1)乳化剂的作用。

①形成界面膜：这是乳化剂使乳剂稳定的决定因素，其强度、紧密程度与乳化剂用量及结构有关。

必须加入足量的乳化剂，一般使用浓度要大于其在外相中的临界胶束浓度(CMC)。同时需考虑到乳剂后处理操作中的均质过程，均质会进一步减小粒径，增加均匀度。均质后，液滴的表面积会增大，乳化剂用量应足够，以免由于用量不足而使界面膜破坏。特别在均质时，温度会升高，增加粒子间的碰撞，有可能使分散的粒子重新聚集，这时更需要注意乳化剂的用量。

同系列乳化剂中，一般直链者作用强于支链者，且亲水基、亲油基均较大者较好。但对需要低温保存的 O/W 型乳剂，最好使用油溶性较好的乳化剂，如含支链烃基或具有双键者，以防乳化剂在低温下的析晶。

乳化剂的复配作用优于单用。混合乳化剂能进一步降低表面张力，增加界面膜吸附量，形成更紧密的混合膜，界面膜强度增加。乳化剂与一些水溶性高分子、脂肪醇、脂肪酸或脂肪胺等混合使用，可增强界面膜的强度和紧密性。

高分子乳化剂所形成的界面膜具有较高的界面黏弹性，同时膜的厚度较大(高达50nm)，具有空间位阻作用和耐压缩能力，有较大扩张性，在受损时可迅速修复。

固体粉末作为乳化剂，由于其粒径比液滴小得多，可吸附于油-水界面，同时被油、水润湿，通过液体毛细管作用，固体粒子间相互吸引而形成牢固的固体质点膜。可用其与水的接触角(θ)来判断其亲水亲油性，当 $\theta<90°$ 时，易形成 O/W 型乳剂，如碳酸钙、二氧化硅、各种碱土金属的碱式硫酸盐等；当 $\theta>90°$ 时，易形成 W/O 型乳剂，如氢氧化钙、氢氧化锌、松香等；当 $\theta=90°$ 时，可形成 W/O 型或 O/W 型乳剂，但此时油-水界面面积大，乳剂不稳定。

②降低表面张力：降低表面张力是形成乳剂并保持稳定的有利因素，但不是决定因素，有的乳剂表面张力很小，但若无界面膜形成，则不能形成乳剂或形成的乳剂不稳定，相反，当用高分子化合物作为乳化剂时，表面张力较大，但由于形成了较好的界面膜，仍可生成稳定的乳剂。

乳化剂的混合使用，或与少量水溶性大分子物质、高级醇等合用时，可增加其降低表面张力的效率。

③形成扩散双电层：大部分稳定的乳剂两相界面上都存在有电荷及扩散双电层，特别是使用离子型表面活性剂为乳化剂时，界面电势更为明显。一般 O/W 型乳剂的油滴带负电，W/O 型乳剂的水滴带正电。液滴接近时，同种电荷的电排斥作用将克服范德华力使其分开。液滴吸附的乳化剂越多，乳化剂解离度越大，带电量则越大，阻止聚集的能力就越强。

④增加黏度：一些乳化剂本身具有较大黏性，如阿拉伯胶、西黄蓍胶、海藻酸钠等，可在一定程度上增加体系的黏性而提高乳剂的稳定性。

（2）相容积比的影响。

油、水两相的容积比即为相容积比（phase volume ratio），一般相容积比在 40%~60% 之间，乳剂比较稳定。相容积比小于 25% 时，乳滴易分层，而大于 60% 时，易合并或转相。O/W 型乳剂比 W/O 型乳剂具有更明显的扩散双电层，故在相同条件下，前者的稳定性要大于后者，可允许油相体积适当增大，配合优良的乳化剂及乳化设备，油相体积甚至可以超过 50% 而维持稳定，而 W/O 型乳剂中的水相比例应小于 40%。

（3）体系黏度的影响。

分散相黏度增加，可减少液滴聚集；连续相黏度增加，可阻止液滴下沉或上浮，并阻止布朗运动而防止碰撞。因此两相的黏度增加，均有利于乳剂的稳定。水溶性纤维素、多糖或蛋白质等物质可增加水相的黏度，低熔点脂肪类或类脂化合物等可增加油相的黏度。但以上物质不宜加得过多，以免使乳剂稳定性下降，同时由于乳化剂本身具有黏性，故在处方中往往不需要额外添加以上增黏剂。

（4）温度的影响。

升高温度可降低连续相的黏度，有利于制备和乳剂的形成。但温度的升高会导致液滴界面膜的膨胀，同时加速液滴的运动，使液滴易聚集、合并。因此乳化时温度应控制在 70℃ 左右，同时避免乳化时间过长。若乳化剂具有昙点，制备时温度不应超过其昙点，以免使乳化剂失去乳化作用。

除可耐受灭菌温度的乳化剂（卵磷脂、豆磷脂、胆固醇、泊洛沙姆）外，乳剂一般不进行湿热灭菌，需要严格无菌操作，必要时可用间歇灭菌法（60~80℃，每次 30min），但不得用于注射。灭菌时需保持一定强度的振荡，防止液滴的凝聚。灭菌后的冷却操作应避免急剧冷却，一般以间歇式冷却或连续式缓慢冷却为宜，冷却时不宜高速搅拌，以防止液滴聚集。

使乳剂转型的温度即为相转变温度（phase inversion temperature，PIT）。聚氧乙烯型非离子表面活性剂的 HLB 值随温度的影响可发生改变而导致乳剂转相。在 PIT 进行乳化，此时油-水界面张力最低，可容易地得到非常细小的分散液滴，此制备方法即为 PIT 乳化法。故乳剂制备时温度越接近于 PIT，制得的粒子越小，但贮存温度应远离 PIT，以免转相和增加液滴碰撞，加速聚集。O/W 型乳剂的制备，最适乳化剂的 PIT 应高于贮存温度 20~60℃，W/O 型乳剂乳化剂的 PIT 应低于贮存温度 10~40℃。

（5）乳化设备的作用。

目前常用的乳化设备有搅拌乳化装置、高压乳匀机、胶体磨、超声波乳化器等。

乳化设备有双重作用，既可使两相分散，同时又给已分散的液滴增加碰撞机会，因此需控制剪切速度，使分散速度大于聚集速度。当机械力过大时，粒子大小分布过宽，对乳剂稳定性不利，也可引入空气形成大量气泡，造成后续处理的困难。

4. 乳剂稳定性的评价指标及测定方法

由于乳剂的种类多，给药途径不同，质量要求也各不相同，难以制定统一的标准，目前尚无全面评价乳剂稳定性的完善方法。但对乳剂的质量必须有最基本的评价，选择的方法应结合乳剂类型、应用特点、应用途径等进行综合考虑。

(1)液滴粒径大小及其分布：不同用途的乳剂对其粒径大小要求不同，如静脉注射用乳剂粒径应严格控制，需在 $0.5\mu m$ 以下，一般控制在 $0.25 \sim 0.4\mu m$。对其他用途乳剂，考察粒径一般仅作为考察稳定性的一种方法，需结合温度法或离心法。

测定方法有显微镜法(光镜、电镜)、库尔特计数器法、激光散射光谱法(激光粒度分析仪)、浊度法等。各种测定方法均有不同的测定范围，可根据制得的乳剂粒径大小进行选择。

(2)分层现象的考察：可考察乳剂在自然放置条件下的上浮或下沉现象，但费时。为了缩短考察时间，常常用离心法加速实验，可得出不同离心速度下乳剂的沉降速度常数，根据离心力估算出重力，则可对乳剂在自然条件下的分层做出合理评估。用 $4000r/min$ 离心 $15min$，如不分层则可认为乳剂质量稳定。乳剂在 $3750r/min$、半径 $10cm$、离心 $5h$ 的测试条件下得到的结果相当于在自然条件下放置 1 年的结果。

(3)液滴合并速度测定：一般用合并速度常数 k 来估计液滴合并速度，并以此评价乳剂稳定性。液滴合并速度符合以下一级动力学方程：

$$\lg N = \frac{kt}{2.303} + \lg N_0 \tag{10-4}$$

式中，N 为时间 t 时的液滴数；N_0 为起始时间的液滴数。

(4)稳定常数测定：本法是评价乳剂稳定性的定量方法。稳定常数 K_e 是指乳剂离心前后光密度变化百分率，可用下式表示：

$$K_e = \frac{(A_0 - A)}{A} \times 100\% \tag{10-5}$$

式中，A_0 为未离心乳剂稀释液的吸光度；A 为离心后乳剂稀释液的吸光度。

将乳剂稀释一定倍数后，在一定可见光波长下以蒸馏水为对照测定其吸光度，即得 A_0；将乳剂取适量置于离心管中，以一定速度离心一定时间后，从离心管底部取出少量乳剂，稀释同样倍数后，用同样的方法测定吸光度，得 A；代入公式计算 K_e。K_e 越小，乳剂越稳定。其中，乳剂的离心速度及测定波长需通过实验预先确定。

(5)电导率测定：此方法对评估 W/O 型乳剂稳定性效果较好。由于此时水相为内相，油相为外相，电导率会较小。如果液滴发生了合并、破裂等不稳定现象，电导率会产生较明显的波动，从而预示乳剂稳定性的破坏。

而对于 O/W 型乳剂，水相为外相，油相为内相，电导率本身较大，即使内相发生较大变化，对电导率影响也较小，电导率波动不明显，无法预示乳剂的稳定性。此时可结合温度循环法测电导率，作出加热-冷却-加热时的电导率变化曲线，在加热、冷却时曲线差异越小，则乳剂越稳定。

(6)浊度的测定：浊度与乳剂粒径成反比，浊度变小时，说明粒径变大，可用于评价乳剂的稳定性。

(7)表面电荷的测定：乳剂如果有较高的表面电荷(绝对值大于 25mV)时，液滴间可由于较大的静电斥力而阻止聚集、合并，有利于乳剂的稳定。表面电荷用 ζ 电位来表示，可用 ζ 电位仪或界面移动电泳仪测定得到。

(8)pH 值的测定：脂肪乳的主要降解途径是其中的磷脂及甘油三酯的水解，从而引起介质 pH 值的降低。水解速度与乳剂体系的最初 pH 值有关，一般应将 pH 值调至 7~8，以减小水解的影响。pH 值的测定应贯穿于乳剂的整个贮存过程，以随时判断水解程度。

(9)药物含量及有关物质的测定：这主要是考察药物在乳剂中的化学稳定性。在不同的实验条件下，测定药物的含量及因药物氧化、水解等化学反应而产生的有关物质含量，主要用到的分析方法为 HPLC。

三、乳化技术

乳剂的制备通常是在乳化剂的存在下，通过机械力将一种液体以微小液滴的形式分散到另一种液体中。乳化剂可加入油相或水相中，或油、水相交替加入乳化剂中；机械力一般通过胶体磨、匀乳器等设备施加；药物可根据其性质分别加入油或水相中，需要加热者，可取少量水或油先加热溶解，再与大量水或油混合，混合时不得析出药物，挥发性或热不稳定性药物一般在临乳化前加入。乳化技术不仅可用于制备乳剂，也是微型包囊或成球技术的基础，在药剂学上应用十分广泛。

目前，乳化大致可分为物理化学法和机械法两大类。前者是利用表面活性剂来制备稳定的乳剂，后者是利用强有力的剪切力来获得微细的粒子。

1. 充分有效地利用表面活性剂的乳化方法

(1)转相乳化法。

O/W 型：先将乳化剂在油相中溶解或熔化，然后在慢搅拌下以细射流方式将预热的水相加入热的油相中，随着水相体积的增加，连续相从油相变为水相。

W/O 型：若油相比例一直大于水相，且乳化剂性质为亲油性较强时，也可用此法制备 W/O 型乳剂。即将油相注入水相，则发生 O/W 型向 W/O 型的转化。

乳剂的稳定性及液滴的大小与表面活性剂的种类、用量及 HLB 值有密切关系。有研究者在制造 O/W 型乳剂时探明了在表面活性剂-水-油三者互溶状态下，利用相图可以获得均匀微细乳剂的机理。在实际操作时发现：同样的组成和配比，由于操作顺序的不同，液滴大小或分布会有差异，如将水相分 3 次加入，那么液滴细而均匀；而以一定速度连续加入的话，就会出现大小不均匀的液滴，即使再用均质器也达不到分 3 次加入时的水平。其机理及步骤为：溶解-层状液晶相-O/D 乳液-O/W 乳液，其中 O/D 为 oil-in-surfactant，即表面活性剂包油型。

(2)D 相乳化法。

上述转相乳化法在表面活性剂的选择、HLB 值调整及用量的筛选时较为复杂。因此有学者开发了一种 O/W 乳剂制造法，即 D 相乳化法。在转相乳化法制造微细 O/W 乳剂时，中间曾有 O/D 乳液这一过程。当表面活性剂浓度较高时，六角形液晶或层状结晶会大量出现，并呈坚硬的凝胶状态，即使加入油相也难以分散。层状结晶还会使油分散成细粒，而从乳液中分离出来。用添加多元醇的方法，如用 1，3-丁二醇可克服此弊病。1，3-丁二醇使表面活性剂浊点上升，提高了表面活性剂与水的相容性，使表面活性剂能更容易地吸附在油/水界面，六角液晶和层状液晶随之消失，取而代之的是表面活性剂相(D 相)。在 D 相搅拌下，加入油就很容易形成 O/D 乳液，最后加入水相，在均质条件下，就得到 O/W 乳液。在此法中表面活性剂 HLB 的调整至关重要，必须选择与油相和添加剂匹配的 HLB 值，但是与转相乳化法相比较，本法对 HLB 值的要求宽松许多，转相乳化法中表面活性剂的 HLB 值为 8.2~12.9，而 D 相乳化法中 HLB 值为 8.2~15.3。D 相乳化法的特征是容易得到微细的 O/W 乳化粒子，而且表面活性剂 HLB 值范围广。

此方法由于表面活性剂用量较大，故需考虑其毒副作用，对其种类及用量的选择要慎重。因此此方法在制药工业中少用，而多用于日用化学品领域。

(3)HLB 温度乳化法(又称 PIT 法)。

非离子表面活性剂的 HLB 值与温度有关，以浊点为界，浊点以下为亲水性，浊点以上为亲油性。利用这一性质出现了 HLB 温度乳化法，也称为转相温度乳化法(简称 PIT 法)，非离子表面活性剂的乳化体系在低温下为 O/W 乳液，在高温下为 W/O 乳液，在中间状态为亲水亲油平衡状态，即 HLB 达到平衡，出现了油相、水相、表面活性剂三相共存状态(图 10-1)。在这个区域内，边搅拌、边冷却就可以获得非常微细的乳液颗粒。此法从原理上来讲可以制造 O/W 型或 W/O 型任何一种类型的乳液，在实际应用中是用来制备 O/W 型乳液。

乳化系的转相温度(PIT)可通过非离子表面活性剂品种的选择控制在 70℃ 左右为宜。另外为了防止 O/W 乳液的破乳，必须将系统急冷到比 PIT 低 20~30℃ 的低温。有人利用此法，选择必要的乳化剂与油相进行最佳配伍，在短时间内完成乳化(简称 CAPICO 法)，并有一套理论计算法，但是配入第三组分后，转相温度就不是很明显了。

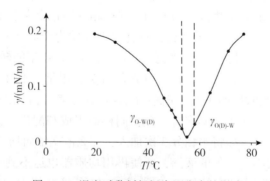

图 10-1　温度对乳剂相间表面张力的影响

(4)凝胶乳化法。

一般来说，O/W 型乳剂比 W/O 型乳剂稳定性好，W/O 型乳剂在高温下容易引起油水分离，而凝胶乳化法可较好地解决此弊病。

在化学结构上满足一定条件的亲油性表面活性剂混入氨基酸(或其盐)水溶液的凝胶中，先使油相分散，然后再加入水使之乳化，从而可得到含水量较大的稳定的 W/O 乳剂。其中经历了凝胶的过程，称为凝胶乳化法。在此法中，表面活性剂应具有一定的化学结构，HLB 应在 2~4 范围，分子内最好有 3 个以上的羟基，如甘油单油酸酯、甘油单异硬脂酸酯、二甘油二油酸酯、山梨醇四油酸酯等。氨基酸的品种为所有的中性氨基酸，以及可溶于水的酸性和碱性氨基酸。此外，氨基酸的种类和浓度、表面活性剂的种类及混合比都会影响凝胶的生成。浓度或混合比越高，同时混合时剪切力越大，所获凝胶的稳定性也越高。此法的机理：凝胶分散在油相中形成层面结构，这时即使加入水，水也不会进入层面之间隙内，凝胶被氨基酸(或其盐)的水溶液包围成珠，从而得到稳定的 W/O 乳液。还有学者用亲油性的聚甘油脂肪酸酯、离子型两性物质、高级脂肪醇形成了层面晶型的网状结构，从而得到了稳定而性能特异的耐水性 O/W 乳剂。

(5)液晶乳化法。

利用由表面活性剂聚集而成的液晶将分散相分散在液晶之中，从而增强油/水界面的界面强度，制成稳定的乳液，这种方法称为液晶乳化法。

用难溶于水的表面活性剂，如长链甘油醚，其胶束即使在低浓度下也不溶解于水而形成液晶。其中甘油二烷基醚形成的层状液晶，由于 HLB 值充分平衡，因此即使 1%~2% 的低浓度水溶液也能维持层状结构。用这类表面活性剂作乳化剂很容易得到 O/W 或 W/O 任何类型的乳液。单烷基的甘油醚疏水性强，只能生成六角形液晶，因此作为乳化剂只能制造 W/O 型乳液，这时 W/O 型乳液中即使水分高过 90% 也能保持稳定。这是因为液晶作为界面膜掩护了乳化颗粒的表面。即使水相较高，也能保持稳定。采用单六、单十烷基磷酸精氨酸酯为乳化剂，很容易制成液晶，其在与水形成的二元组分系统中，在广泛的浓度和温度范围内形成了层状液晶，因此它是一种合适的液晶乳化法的表面活性剂。

2. 充分利用机械力的乳化方法

(1)强搅拌乳化技术：这是最为简单的一种乳化技术，仅在反应罐内使用高速螺旋搅拌桨，可以是一系列螺旋桨、刮刀、混合叶子、固定子/转子的搅拌器，其反应罐为带保温的夹层构造，使蒸汽或冷媒体通过，可维持生产的恒定温度，而且可连接均质化乳化设备。

其乳化方式是将已经初步乳化(初乳)的粗级乳剂，在很高转速下进一步细腻，使液滴更小化；或在很高压力下，将初乳通过匀质器的窄缝，因而产生强力的剪切作用，使初乳的液滴变成很细小的乳剂。20 世纪 90 年代，为了防止乳剂产生氧化及空气混入液滴，又发展了真空乳化机，真空均质乳化设备。

(2)超声波乳化技术：即指采用不同超声波发生器而产生乳剂的技术。由于超声波发生器不同而有不同的乳化器，较常用的是哨笛式乳化器。

其乳化方式是将初乳细流在高压喷射状态下，冲击在金属簧片(共振片)刀刃下，使刀刃激发而产生共振频率振动，液流也受激动而产生上下振动。当此超声波频率足够高时，液体受到激烈振动，从而将液滴粗大的初乳乳化成细小的乳剂。这种哨笛或乳化器的频率在 30kHz 左右，分散相的直径可达 2μm，且比较均匀。

（3）高压射流（层流）乳化技术：这是在常规搅拌乳化技术基础上发展起来的新型乳化技术。

其乳化方式是将初乳通过输液泵，形成初乳的高压射流，应用流体力学和传热学的有关原理，将初乳通过一组结构特殊、复杂的流道，进而产生强大的剪切力，即初乳自身产生切割，使分散相液滴破碎成极细的液滴；同时采用了以水为冷介质的急冻技术，仅数秒钟在管壁使初乳产生层流，使已产生的极细的液滴，形成稳定性高的乳剂。

（4）微孔膜的膜乳化技术：微孔膜乳化技术是 1988 年由日本科学家提出的一种区别于上述初乳在高剪切力的作用下形成乳剂的新型乳化工艺，该法是在一定的压力下，将分散相通过微孔膜分散到连续相中，其显著特点是乳状液，液滴大小主要由微孔膜孔径来控制而呈单分散性，与常规乳状液制备方法相比，具有能耗低、制备条件温和等优点，因而近年来受到越来越多的关注，在药物控释载体（包括乳剂、微球、微囊、脂质体的制备）、微囊化香料等方面有较多应用报道。膜乳化技术比传统的乳化技术，具有液滴大小分布窄，节省能量，以及剪应力小，从而可以使用对剪应力敏感的表面活性剂等特点。

膜乳化技术的具体乳化方式是在压力作用下，使分散相穿过微孔膜的孔道进入连续相而形成乳剂。当连续相在膜表面流动时，分散相在压力作用下通过微孔膜在膜表面形成液滴，此液滴的直径达到某一值时就从膜表面剥离进入连续相，溶解在连续相里的乳化剂分子吸附到液滴界面上，一方面降低表面张力，从而促进液滴剥离微孔膜表面；另一方面，阻止液滴的聚结和粗化。根据所用微孔膜与油或水的亲和特性，膜乳化过程可制得 O/W 型或 W/O 型的乳剂。

膜乳化过程如图 10-2（a）所示，分散相通过微孔膜的膜孔，而连续相在膜表面流动。分散相在膜表面形成一定大小液滴后离开膜孔。连续相中的表面活性剂分子稳定，新形成的界面防止分散相液滴脱离膜孔后黏合。图 10-2（b）是一个典型的管状膜乳化装置示意图，这一装置包括管状膜、循环泵、供料槽、压力调节阀、压缩氮气和热交换组件等。分散相在压缩气体的推动下，通过微孔膜孔分散到连续相（分散介质）中，而连续相在膜管中间循环流动。

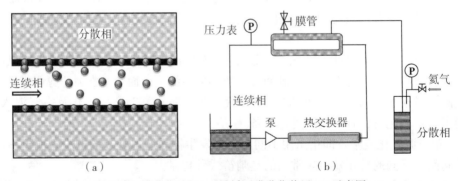

（a）　　　　　　　　　　　　　（b）

图 10-2　膜乳化过程（a）及循环膜乳化装置（b）示意图

图 10-3 为膜乳化法制备 O/W 型乳剂的示意图，由此可看出分散相与连续相的分布位置可交换，但基本原理是相同的。

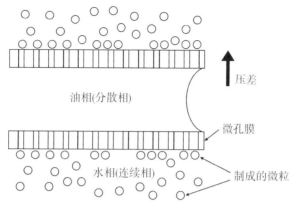

图 10-3　膜乳化法制备 O/W 型乳剂过程示意图

　　膜乳化过程中控制分散相液滴粒径和分散相通量的因素主要有以下三个方面。

　　① 膜性能：主要包括膜材料、膜表面类型、膜孔径大小与分布、孔隙率。目前研究最多的是 MPG（micro-porous glass）膜或 SPG（Shirasu-porous glass）膜，它是由一种特殊的日本火山灰（Shirasu）烧结而成的窄孔径分布的无机膜，此外，近年来也有采用陶瓷膜、金属膜、聚四氟乙烯（PTFE）膜、核孔膜等进行膜乳化的研究报道。膜表面的亲、疏水性对乳状液制备影响很大，原则是疏水性微孔膜可用来制备 W/O 型乳状液，亲水性微孔膜可用来制备 O/W 型乳状液。膜乳化得到的乳状液液滴大小与微孔膜平均孔径大小呈线性相关。微孔膜孔径分布均匀对制备单分散乳状液至关重要，分布不均匀将得不到单分散乳状液。膜表面的孔隙率也是膜乳化过程中的重要参数之一，它决定了相邻两个微孔间的距离。当孔隙率达到使邻近微孔之间距离很小时，分散相液滴跨膜后易黏附在一起。对 $5\mu m$ 孔径的微孔膜，防止分散相液滴黏合的最大孔隙率为 1.5%，但孔隙率太低又使分散相通量降低，不利于膜乳化的进行。

　　② 操作参数，主要包括跨膜压力、分散相通量和连续相流速。跨膜压力 ΔP 定义为：

$$\Delta P = \frac{P_d - (P_{c,1} + P_{c,2})}{2} \tag{10-6}$$

式中，P_d 为膜管外分散相压力；$P_{c,1}$ 和 $P_{c,2}$ 分别为膜管两端的压力。膜乳化过程中的最小乳化压力可由毛细管方程求得：

$$P_c = \frac{4\gamma\cos\theta}{d_p} \tag{10-7}$$

式中，P_c 为临界压力；γ 为油水相间的界面张力；θ 为分散相和膜表面间的接触角；d_p 为平均膜孔径。

　　实际上膜乳化最小压力应比 P_c 稍大一些，主要是由于膜孔道的弯曲，存在一些不规则的开孔，此外，还与膜表面的润湿程度有关。跨膜压力 ΔP 控制着分散相通量 J_d 和乳化速率，根据 Darcy 定律，J_d 随 ΔP 的增大而增大，ΔP 随膜孔径的减小而增大。但 ΔP 越大，分散相液滴在膜表面的黏合机会增多，分散相液滴大小和分布有增加的趋势，粒径将呈多分散。通常连续相流速控制在 0.8~8mPs，它的作用常用壁剪应力来表达。当壁剪应力很小时，分散相压力迅速增大，由于液滴在膜表面的黏合，导致粒径分布变宽。

③相参数，主要包括表面活性剂、黏度、温度、pH 值等因素。表面活性剂在膜乳化过程中起着非常重要的作用。首先，界面张力是膜乳化过程中的关键因素之一，表面活性剂的加入，可以显著降低油水相间的界面张力，促进了分散相液滴的分散，降低了膜乳化过程的临界压力。其次，它起着稳定乳状液，防止分散相液滴黏合或聚集的作用。表面活性剂分子在新形成的界面上吸附越快，乳状液液滴越小，而且表面活性剂类型对分散相液滴大小也有影响。分散相黏度对膜乳化过程的影响较大。根据 Darcy 定律，分散相通量反比于分散相黏度，分散相黏度过高将导致分散相通量降低。目前还没有人对膜乳化过程中温度的影响作系统的研究，但温度的变化可以引起分散相和连续相黏度，以及表面活性剂的相转换温度和溶解度发生改变。pH 值对膜乳化过程的影响主要是影响膜的表面性能，许多膜的表面性能是依赖 pH 值的，在其等电点时膜表面净电荷为零，在等电点附近膜表面将带正电荷或负电荷。这些电荷将促进某些物质吸附膜表面而改变膜表面的亲、疏水性，进而对膜乳化过程产生影响。例如当膜表面带正电荷时，表面活性剂十二烷基磺酸钠将吸附在膜表面，结果膜的亲水性能降低。

膜乳化法制备乳剂有较多优点，但还需解决生产效率低的问题，有报道将分散相和部分连续相用高压均质机进行预乳化，先制成分散液滴较大的预乳液，然后用膜乳化法把预乳液压入余下的连续相中，这就降低了分散相和膜孔接触的概率，提高了生产效率，乳化效果也更好。此外，还可提高膜的耐压性，从而通过调整压力和连续相的流速，以及采用多膜管膜板并联的方法来提高效率。

四、应用进展

乳剂在药剂学领域很早就有记载和应用，如一千多年前国外就有乳化蜂蜡的记载，但由于乳剂的稳定性长期未得到很好的改善，在很大程度上制约了乳剂的发展和应用。随着性能优良的乳化剂不断研发，乳化设备的不断更新，乳化技术得到不断的完善，目前稳定性较好的乳剂已广泛用于药物制剂、化妆品、食品、保健品、工业产品等众多领域，发挥着重要作用。

在药剂学中，普通乳剂主要用于药物的载体，以利于药物的吸收和药效的发挥，掩盖不良气味(O/W 型)，改善对皮肤、黏膜的渗透性，并具有缓控释及靶向作用。

由于普通乳的粒径较大，属于热力学及动力学不稳定体系，稳定性仍是限制乳剂应用的主要问题。为解决乳剂物理稳定性差的问题，20 世纪 60 年代起，许多国内外的药学工作者聚焦于固体乳剂(stated emulsions)或干乳剂(dry emulsions)的研究，现已取得较大成就。

干乳剂是以固态存在的，通过适宜的方法除去 O/W 型液体乳剂中的水分，得到含油粉末制剂，应用时加水或遇消化道内的胃肠液能迅速再分散为原来的液体初乳。干乳剂的基本组成为油相、固体载体和乳化剂(多为弱乳化剂或辅助乳化剂)，常用制备方法为喷雾干燥法、冷冻干燥法、喷雾-冷冻液体法和吸干法等。

干乳剂具有普通乳和微乳的双重性质，干乳剂加水经再分散后，乳滴大小和普通乳类似，而动力学性质和微乳类似。但因制备时所加乳化剂的乳化性能较弱，故通常用于描述微乳的热力学性质并不明显。另外，干乳剂口服后，遇到消化道内的体液还具有自乳化的特点。

干乳剂的优点：提高难溶性药物的体外渗透性和体内肠吸收率及生物利用度；制备时加少量乳化性能较弱的乳化剂或辅助乳化剂，不存在一般的毒性问题，安全性较高；油相被固体载体包裹，故能避光、抗氧化；呈干燥粉末状，在储藏及放置过程中不会发生分层、破裂、转相等现象，物理稳定性好；提高吸收差的大分子蛋白类药物的吸收和口服生物利用度；制成片剂、胶囊等剂型，解决干乳剂粉末体积大、流动性差的问题；适于口服给药，患者顺应性好，携带方便等。

1. 喷雾干燥法制备干乳剂

这种干乳剂是一种乳白色粉末状细颗粒，实际为一种 O/S 型固体微囊，所用辅料为水溶性的惰性材料，干燥状态下辅料应在微小油滴表面，起着隔离层与支持体的作用，加入水时，包埋油滴的辅料迅速溶解，使油滴均匀地分散于水中，成为一种稳定性良好的再生乳剂。

水溶性聚合物羟丙甲纤维素（HPMC），甲基纤维素（MC）及聚维酮（PVP）作固体载体的干乳剂可通过喷雾干燥法而得。这些水溶性聚合物能阻止不稳定无定形二糖的晶形转换，其中含的干乳剂应用前景最广阔，可以降低表面张力，有助于液体乳剂的乳化，还能增加水相的黏度，提高喷雾过程中液体乳剂的物理稳定性。然而，不同型号的 HPMC 作干乳剂固体载体时，对喷雾操作及再分散性的影响不同。有人考察了 HPMC 的三种型号 Pharmacoat 603、Pharmacoat 645、Pharmacoat 606 对喷雾干燥乳剂再分散后形成的乳滴大小分布的影响。实验结果显示，低黏度级别的 HPMC 在喷雾干燥乳剂中是一种有实用价值的固体载体。为使固体载体能更好地包裹油相，有人联用蔗糖和聚合物 Pharmacoat 606 作固体载体，考察了储藏条件对喷雾干燥乳剂的影响，推测药物产品的有效期与其干乳剂的稳定性有关。他们还采用湿法制粒和熔融制粒，进行喷雾干燥乳剂片剂制备，研究表明干乳剂制成片剂后不影响其加水后的再分散性。

由于干乳剂粉末黏性强，体积大，因此考虑进行剂型改进，将其直接粉末压片或装硬胶囊等。把喷雾干燥乳剂直接粉末压片，结果喷雾干燥乳剂的可压性和成型性主要与中长链三酰甘油的用量有关。他们还以 Lu 28-179 为模型药物，在雌性 Beagle 犬体内比较了含 HPMC 的喷雾干燥乳剂粉末与其喷雾干燥乳剂粉末直接压片的生物利用度。实验证实，在用量相同的情况下，与含油制剂相比，喷雾干燥乳剂能显著提高水溶性差的 Lu 28-179 的口服生物利用度，且喷雾干燥乳剂粉末直接压片有可能替代 HPMC 干乳剂粉末或其含油的液体制剂。

为了开发一种物理性质稳定的干乳剂型，有人通过喷雾干燥水相中溶有不同用量的麦芽糖糊精的 O/W 型液体乳剂制得干乳剂，以两相搅拌模型研究了 5-PDTT 在粗乳、高压均质乳和再分散乳中的体外释放，结果乳滴越小药物释放量越大。大白兔口服给药后，喷雾干燥乳剂与环糊精剂型相比，不仅可以提高水溶性差药物 5-PDTT 的口服生物利用度，还能延长药物在作用部位的持续时间。有人先以两相搅拌模型考察了在乳剂中的释放，然后在兔硬脑膜给药，药动学结果表明，喷雾干燥乳剂能减慢在硬脑膜上的吸收，延长其作用效果，且与脂质体剂和其他油性制剂相比，喷雾干燥乳剂的稳定性高，批间差异小，在高的血药浓度下，用药安全性好，能延长药物在整个循环系统的吸收。

有文献报道，联用脂肪可提高某些药物的肠道吸收，但吸收机制尚未完全明确。有人采用喷雾干燥法，以灰黄霉素为模型药物，选用了室温下分别呈液体、半固体和固体的脂肪，通过加入固体载体麦芽糖糊精来防止乳糖的重结晶，阻止脂肪从粉末粒子内部到粉末表面的释放。当油或类脂被蛋白质和乳糖等包裹后，油脂不易被氧化，且由于油脂表面积的减少，利于奶粉状干乳剂的分散和溶解，故需考察经过热处理的不同脂肪相对喷雾干燥乳的影响，特别是对脂肪包封率和再分散后乳剂结构的影响。

液体复乳也可制成喷雾干燥乳剂，这一方法在众多的食品或药品制造领域应用潜力巨大。有人采用光显微镜和电子扫描显微镜来评价喷雾干燥复乳包封率，观察干乳剂粉末的外部形态，结果发现喷雾干燥后复乳内部结构几乎完整，并未在喷雾过程中遭到破坏。芳香物柑橘油的复乳喷雾干燥后，不仅使芳香物质免于从微囊中挥发，而且得到了自由流动的芳香粉末。万古霉素在制成喷雾干燥复乳后，不仅胃肠道吸收增加，还避免了静脉给药的顺应性问题。

非离子型表面活性剂泊洛沙姆188毒性很低，可单独或与吐温80合用作乳化剂制备喷雾干燥乳剂，使其作为油溶性药物的给药载体，增加药物的溶解性。但由于在干乳剂中这类乳化剂的用量较少，不至于造成毒性及环境污染问题。

喷雾干燥乳剂作为一种含油的粉末制剂，油相需要适宜的固体载体包裹，否则粉末之间易于发生粘连，分散不均匀，加水后再分散性差，也不利于下一步剂型如片剂、胶囊剂等的制备。另外，喷雾干燥法仅适用于化学稳定性好的模型药物，难溶性药物是否能溶于油相还是需要选用增溶剂、液体乳剂的乳化性能及喷雾可操作等，会遇到一系列问题，都需要对液体初乳的处方进行优化，而最佳优化的干乳剂，其理化性质、肠吸收及药动学是否能达到理想要求，都需要逐一进行实验研究。

2. 冷冻干燥法制备干乳剂

冷冻干燥法是制备干乳剂常用的方法之一，需注意支撑剂选择、最低共熔点的测定及其他冻干条件的确定。其中支撑剂的种类和数量的配比，对冻干乳的形成和其复溶后的品质有直接的作用。冻干产品的支撑剂一般分为结晶型和非结晶型。由于非结晶型的支撑剂所得的冻干产品多为黏稠起泡物质，不利于进一步加工成片剂、胶囊剂等制剂，因此宜选用结晶型支撑剂。加入了结晶型支撑剂，乳剂在冷冻干燥过程中，水分被升华除去后，油相会均匀地分散在支撑剂的周围和结晶的空隙之中。如甘露醇的结晶为羽毛状，油滴会分散在结晶的片层之间。支撑剂的形态和数量，决定了乳剂的油相能否均匀地分散。如果分散效果好，复溶时，支撑剂迅速溶于水相中，油滴也随之均匀地分散在水相中，形成品质不变的乳剂。

冻干法中，如果混合物的低共熔点越接近0℃，则该产品的冷冻周期越短。当加入不同的支撑剂时，混合物低共熔点会发生变化。因此选择支撑剂种类及配比时，其对共熔点的影响也应考虑在内。

若油相含量较大，一般支撑剂的用量在达到水中的饱和溶解度后，仍不能使乳剂的油相以油滴的形式均匀分散在支撑剂的结晶之间，而导致在加水复溶时，油滴聚集，产生分层现象。同时冻干乳剂的表面也会产生一层致密的膜，使乳剂中的水分难以完全挥发。而长时间的反复冻干，会在冻干乳剂的表面形成黏稠的浆化物。因此可考虑采用混合支撑剂，以防止此现象的发生，而获得较好的冻干乳剂。

有人用水包油乳状液作为模板冻干法制备了高效连通的多孔交联型聚异丙基丙烯酰胺（PNIPAM）。当温度低于最低临界溶解温度（LCST）时，多孔 PNIPAM 溶胀，在 LCST 以上 PNIPAM 收缩。利用它的温敏性可以在室温下负载 PS 胶体，在 45℃凝胶收缩释放 PS 胶体，再进行三次循环加载和释放 PS 胶体后多孔 PNIPAM 性质不变。该聚合物多孔材料在活性微囊胶体释放、药物释放以及智能涂层方面有潜在的应用。

3. 吸干法制备干乳剂

吸干法是一种简单易行的制备干乳剂的方法。通常的制备工艺：第一步将油相与含药水相在 60℃以 12000r/min 速率搅拌匀化生成 W/O 型初乳，在 60℃加入硬脂酸使初乳稳定，因与石灰水反应可产生硬脂酸钙；第二步将亲水性硅胶与初乳在 60℃以 12000r/min 速率搅拌生成乳酪状物；第三步将疏水性硅胶于 60℃加入，以 5000r/min 搅拌使液体变浆，最后变成液状粉末即吸干乳剂。液状粉末比浆有更大表面，很容易在释放介质中分散，比浆容易处理，可以装胶囊或压片、制丸等。这种方法制得的吸干乳剂的基本粒子形态是以吸附有含药水溶液的亲水硅胶为核心，外部包有较多的吸附在亲油硅胶上的小油滴。

国内有人用吸油性很强的微粉硅胶为吸干剂，辅以适当乳化剂制备流动性好、粒度均匀的干乳剂，其形态可能是 W/O 型初乳被吸干剂物理切割后，形成内包水相的小油滴，这些小油滴吸附在微粉硅胶上形成干乳，其外围包裹着固化的 O/W 型乳化剂，在水中再分散后，由于 O/W 型乳化剂的作用，使小油滴自动形成 W/O/W 型或 S/O/W 型复乳，或 O/W 型乳剂。

加入 O/W 型乳化剂是吸干乳剂在水中再分散后迅速自动形成均匀乳剂的必要条件。但是 O/W 型乳化剂难以均匀地分散到初乳的油相中。可将易溶于水的液态 O/W 型乳化剂进行固化成粉末状，使它可以均匀地分散到初乳的油相中，而且该固化乳化剂可迅速地全部溶于水中，保证吸干剂遇水后自动形成乳剂。

药物从吸干乳剂中释放的动力学研究与微囊相似，其内部药物浓度随时间而减少，药物释放动力学可由指数方程描述：

$$L = L_0 + (100 - L_0)(1 - e^{-kt}) \tag{10-8}$$

式中，L 为药物在 t 时间的释放百分比；L_0 为在开始 5 分钟内很快释放的百分比；k 为动力学常数。

吸干乳剂也可认为是一种不蚀解基质，药物释放由被扩散控制，可用 Higuchi 方程代表：

$$L = 200(\Phi S/V)(D/\sigma)^{1/2}t^{1/2} \tag{10-9}$$

式中，Φ 为样品的孔隙率；S 为扩散表面；V 为样品容积；σ 为样品的曲率；D 为药物的扩散系数。

因最高 L 值是 100%，时间很长则方程无效。简化上述方程为：

$$L = L_0' + K't^{1/2} \tag{10-10}$$

式中，L_0' 是 5 分钟内药物释放的百分比。

实验说明在 20 分钟内结果更符合 Higuchi 模式，在 20 分钟至 3 小时内，符合两种模式，在 3 小时以上只符合指数方程。因此吸干乳剂的释放既不像骨架释放符合 Higuchi 方程，也不像纯微囊释放符合指数方程，它具有两种释放过程，一种如爆发反应释放很快，另一种呈一级动力学，即剩余药物受扩散控制。

药物从吸干乳剂中释放的影响因素如下。

（1）粒径：吸干乳剂的粒径越大，缓释作用越高。大粒子比小粒子的 t_{50} 大 3~70 倍。由于大粒子中的亲水性硅胶及药物被较厚的疏水性硅胶所包覆。硅胶的粒度并不重要，具高粒度比的系统比低粒度比的系统更缓释。疏水性硅胶的主要作用似乎是黏在油相表面隔离每粒吸干乳剂。

（2）油相：初乳的油相起主要的缓释作用，它包裹了水相及药物，药物释放在人工肠液（pH＝7.4）中比在人工胃液（pH＝1.2）中快。硬脂酸在 pH＝7.4 时可缓缓离子化，更易溶于水，这可使油相更易被亲水性药物穿透。如以硅油代替蓖麻油在酸性介质中释放稍慢，在油相中增加硬脂酸含量能使 t_{50} 急剧增大。必须说明初乳的油相如为硅油：硬脂酸＝75：25，是很黏稠的，但在 37℃ 时仍为液状，如为硅油：硬脂酸＝60：40 时，在 37℃ 时为固体。这可解释为药物在富含硬脂酸的油相中扩散较慢，在肠液中此作用消失，因硬脂酸离子化使包衣膜可穿透。如油相富含硬脂酸离子化较快，因而使亲水性药物更易穿透，释放速率就提高，此作用补偿了黏度增加的减慢释放作用。

（3）亲水硅胶的作用：没有亲水硅胶的吸干乳剂是将疏水硅胶直接加入初乳，很像真正的吸干乳剂，但其缓释作用很弱，pH 值为 1.2 时，t_{90} 小于 120 分钟。

（4）制剂老化：有人曾研究吸干乳剂的稳定性，将样品置于烧瓶中密塞，室温、暗室贮藏一年，外观无变化。而释放试验表明，在 pH 值为 1.2 及 7.4 时，中等粒度和大粒度的释放均比新鲜制备得快，但粒度越大，变化越小，稳定性越好。

由此可见，吸干乳剂的缓释作用主要决定于粒度大小及初乳中油相的组成。从各方面看，无论是稳定性或缓释作用，较大粒度的质量比较理想。

有人将大豆油和单辛酸丙二醇酯作为油相，吐温-80 和聚氧乙烯蓖麻油作为表面活性剂，采用不同比例的胶体二氧化硅吸附液体乳液，制备了辛伐他汀干吸附乳液。与普通药物相比，药物的溶出度显著增加。与药物粉末相比，溶出度提高了 10 倍。使用泊洛沙姆 F127 诱导大鼠高脂血症 24h 后，与药物处理组（$p<0.01$）的 585mg/dL 相比，给予干性吸附乳剂可显著降低总胆固醇水平（439mg/dL）。

4. 喷雾-冷冻法制备干乳剂

为了解决液体状乳剂的不稳定性，以前常直接采用冷冻干燥法去除乳剂中的溶剂，得到冻干乳剂来增加其稳定性。但是，冻干乳剂会引起相分离及药物的不稳定，而且其增溶效果会比冻干前的乳剂明显下降，这对于难溶性药物的吸收是不利的。这主要是因为冻干过程较为缓慢，药物会增大相分离的机会，并可形成较大的结晶。而喷雾-冷冻法（spray-freezing into liquid，SFL）很好地解决了这种缺憾。由于 SFL 去除溶剂的速度很快，药物来不及形成较好的结晶就已析出，因此一般药物是以无定性形式均匀地分散于载体中，可以形成微粉化、溶出较快的干乳剂，对难溶性药物的体内吸收是十分有利的。制备示意图见图 10-4。

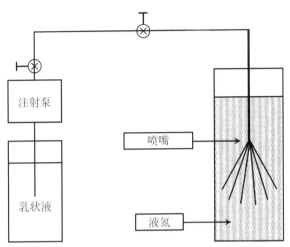

图 10-4 喷雾-冷冻法制备干乳剂的示意图

有人研究了料液乳液组成对喷雾冷冻成液(SFL)微粉化生产的载药粉剂理化特性的影响，并将 SFL 乳液工艺与 SFL 溶液工艺进行比较。达那唑由聚乙烯醇(MW 22000 Da)、泊洛沙姆 407 和聚乙烯吡咯烷酮 K-15 配制而成，乳液的比例高达 20：1：1：1(基于干重的 API 效力为 87%)。乙酸乙酯/水或二氯甲烷/水混合物是用于生产和用于 SFL 微粉化的 O/W 乳液，并使用四氢呋喃/水混合物配制进料溶液。与溶液生产的微粉 SFL 粉末相比，由乳液生产的微粉 SFL 粉末具有相似的溶出度增强，但从乳液中处理 SFL 的量更大。当使用饲料乳液代替溶液时，效力高达 87%，产生的粉末具有快速润湿和溶解的能力。

干乳剂作为一种新的制剂技术具有一定的新颖性，对于提高水溶性极差或极疏水药物的生物利用度来说，具有积极的理论意义和实际意义。然而，从国外文献报道的趋势来看，虽然这种新剂型必将日益受到人们的青睐，但国内外学者对干乳剂的研究还处于不成熟阶段，很多问题有待解决，进行深入的开发研究是十分必要的。

第三节 亚 微 乳

一、基本概念

1. 定义及特点

亚微乳是一种以油相、乳化剂、水相制成的粒径大小在 0.1~1.0μm 之间的 O/W 型乳剂，制备时需做大量的功，其稳定性高于普通乳及复乳，而低于微乳。常用做胃肠外给药的载体，如静脉注射、透皮吸收、眼部给药等，其中静脉注射用亚微乳粒径应控制在 0.25~0.4μm。

亚微乳可供静脉注射，给药方便，安全性好，无刺激性，能完全被机体代谢和利用，是临床治疗中广泛使用的胃肠外给药体系；亚微乳是一种新型靶向制剂，可选择性地在病变部位聚积，将治疗药物最大限度地运送到靶区，使治疗药物在靶区的浓度超出传统制剂的数倍至数百倍，治疗效果明显；同时药物在正常组织中分布量极少，药物的毒副作用和不良反应会明显减轻，达到高效、低毒的效果；同时亚微乳可提高药物的稳定性，提高体内及经皮吸收，具有缓、控释作用。

2. 亚微乳的形成原理

亚微乳的形成原理与普通乳相同，但相比普通乳需要做更大的功，常将粗乳反复通过高压乳匀机，直到粒径达到亚微米范围。乳化时形成的膜多半是单层膜、复合凝聚膜或液晶相膜。

单层膜理论：表面活性剂作乳化剂时往往在油-水界面形成单层膜(monolayer film)，并明显地降低界面和/或界面能，从而使系统的稳定性大为提高；此外，形成的单层膜在乳滴周围起机械性的保护作用，膜上有电荷时存在电的斥力，可阻止乳滴的聚集合并而使乳剂稳定。例如：用 Pluronic F68 或大豆卵磷脂做成全氟碳注射用亚微乳，具有乳滴小、加热灭菌也不被破坏、稳定的特点。

复合凝聚膜理论：使用混合型乳化剂可形成更结实的复合凝聚膜(complex condensed film)，即由两种或两种以上的乳化剂组成密集的界面膜，还可以调节 HLB 值。这两种乳化剂处于界面的两边，也可混合组成界面膜。

液晶相膜理论：恰当地选配卵磷脂，使其带负电和不带电的磷脂有合适的比例，就可以在乳剂中形成液晶相界面层。有人研究过磷脂对甘油三酯乳剂稳定性的影响，用大豆油、卵磷脂、甘油、以及水制成的亚微乳，加热灭菌后稳定性反而提高。

二、亚微乳的制备技术

1. 高压乳匀法

药物和/或乳化剂溶于水相或油相中，将水相及油相加热到适宜温度后，在高速搅拌下制得粗乳，再用两步高压乳匀机乳化，调节 pH 值为 7~8，过 0.45μm 滤膜除去粗乳滴及碎片，最后热压灭菌，即得细分散的亚微乳。若药物或其他成分易于氧化，则上述各步都应在氮气氛围下进行。若药物对热不稳定，则可采用无菌操作。

2. 超声法

超声法是一种直接乳化的方法，将油、水两相混合后，在一定超声功率下制备载药亚微乳。有人在 90W 下连续超声 20min，再以每秒 10% 的速度将超声功率降至 55W，直到乳剂的温度在(20±2)℃，制备了 1.0mg/mL 的劳拉西泮静脉注射乳。该法制得的乳剂粒径均在 300nm 以内，7 个月内粒径基本没有变化。

3. 转相乳化法

有研究将乳化剂在油相中溶解或熔化，在搅拌下将预热的水相加入热的油相中，随着水相体积的增加，体系先转变成乳化剂-油-水液晶，再转变成凝胶初乳，然后形成 O/W 乳剂，经过均质化处理，最终得到平均粒径为 300nm 的亚微乳，粒径分布均匀。有人以精制的阴离子型磷脂和非离子型 pluronic F68 混合乳化剂，以大豆油为油相，70℃乳化，骤冷即得，制备的注射用水杨酸毒扁豆碱亚微乳，6 个月未见平均粒径和 ζ 电位的变化。

4. 干乳法

制备方法类似于普通乳的干乳剂，其中冷冻干燥法在注射途径给药中应用最多。水中难溶、油中能溶的药物都可用此法制备，如局麻药、镇静剂、抗生素、止泻药、免疫调节剂等药物，只要性质相宜均可制备干乳。干乳中常用的支持剂包括甘油、甘露醇、蔗糖、葡萄糖、乳糖、乳酸钙、葡萄糖酸钙、PVP 等。

5. SolEmul 法

21 世纪初，Muller 等研制开发了 SolEmul 技术，即将难溶性药物以微粉或是纳米晶体表面活性剂溶液的形式加入空白乳剂中，通过多次高压均质作用，使药物晶体定位于磷脂中。尽管在理论上难溶性药物从水相进入磷脂层取决于油水分配系数，但药物在水溶性差的同时，其溶出速度也很慢，这时起限速步骤的因素就是难溶性药物的溶出过程。因而通过微粉化或是纳米技术来增大药物晶体的表面积，或通过高速剪切、搅拌作用增加溶出介质的流动速度可以提高难溶性药物的溶出速度。有人先后以卡马西平、两性霉素 B 及依曲康唑为模型药物制备成静脉注射乳剂，其最大载药量可达 10mg/mL。

三、影响亚微乳稳定性的因素

亚微乳的稳定性高于普通乳及复乳，但低于微乳，热压灭菌太长或两次灭菌会分层。对其稳定性影响较大的因素如下。

1. 粒径

粒径及其分布是乳剂的最重要特征之一，与稳定性密切相关，粒径分布是影响乳剂稳定性的关键因素，是评价乳剂稳定性的重要指标。其沉降速度符合 Stokes 公式：

$$V = 2r^2(\rho_2 - \rho_1)g/(9\eta) \qquad (10\text{-}11)$$

式中，V 为滴液的沉降速度；r 为分散相液滴的半径；ρ_2、ρ_1 分别为分散相和分散介质的密度；g 为重力加速度；η 为分散介质的黏度。

可见，沉降速度与分散乳滴半径的平方成正比，乳剂的粒径越小、分布越窄，越有利于亚微乳剂的长期稳定。

2. 界面膜

有人指出乳滴增大是乳剂不稳定的主要原因，聚结又是乳滴增大的主要机制，而在乳剂中导致乳滴发生聚结是由于乳滴间界面膜的破裂，因此，界面膜的厚度及强度直接决定了乳滴的变形、破裂、聚结速率，最佳的界面膜厚度及硬度将避免微粒的破裂增大，有助于乳剂的稳定。界面膜的形成与界面膜的强度是亚微乳稳定的主要影响因素之一，而界面张力的降低与界面膜的强度对乳状液稳定性的影响，可以说前者是必要条件，后者是充分条件。而且二者都与乳化剂在界面上的吸附直接有关。要得到比较稳定的亚微乳，首先应考虑乳化剂在界面上的吸附性质，吸附作用越强，乳化剂吸附分子在界面的吸附量越大，表面张力则降低越多，界面分子排列越紧密，界面强度越高。如果乳化剂为离子型的，当它在界面的吸附增加时，其界面电荷强度也提高，这些都有利于形成稳定的亚微乳。应用混合乳化剂所生成的界面复合膜有较大的强度，因此常将水溶性的乳化剂和油溶性的乳化剂混合使用，以提高乳状液的稳定性。据报道，应用混合乳化剂可显著提高界面膜的强度和紧密性。

3. 黏度

这也是影响乳剂稳定性的重要因素。乳状液中内相在重力作用下的沉降或上升，可致使内相、外相分离，造成亚微乳的不稳定。由 Stokes 公式可以得出，乳剂分散介质的黏度越大，则分散相液滴运动的速度越慢，这有利于乳状液的稳定。分散相黏度影响乳滴的聚集，分散相黏度高时，可减缓乳滴的聚集；而连续相的黏度影响乳滴的沉降与碰撞，连续相的黏度高可以阻止分散乳滴的沉降并阻止乳滴的布朗运动，防止相互碰撞。有研究表明，界面黏度是决定乳滴聚结速率的关键因素，界面黏度越高，乳滴聚结速率越低。同时，较高的界面黏度可减缓界面膜的消耗，有助于乳剂的稳定。因此，往往在分散介质中加入增稠剂(一般常为能溶于分散介质的高分子物质)，以此来提高乳状液的稳定性。

4. ζ 电势

乳滴表面的电荷是防止脂肪乳滴间聚合和提高脂肪乳稳定性的重要因素之一。亚微乳界面上，主要由于磷脂的离解，使乳滴带有负电荷，其电荷大小依电离强度而定。带电的液滴靠近时，产生排斥力，使其难以聚结，提高稳定性。

5. 界面张力

有研究指出，乳剂的稳定性与乳滴界面张力没有直接联系。在乳剂的匀化过程中，低的界面张力有利于乳滴的分裂，有利于细小乳滴的形成，可得到较好的乳剂。但需注意，降低界面张力是形成乳剂并保持稳定的有利因素，但不是决定因素。

四、亚微乳作为药物载体的应用

1. 作为静脉注射用脂肪乳剂的载体

静脉注射用脂肪乳剂是以长链甘油三酸酯为油相，精制天然卵磷脂为乳化剂，甘油为等渗剂，经高压均质制成的 O/W 型乳剂。按照粒径可分为普通脂肪乳剂和纳米脂肪乳剂，前者平均粒径为 0.25~0.4μm，属于亚微乳；后者粒径小于 100nm。按照液滴所带电荷的不同，可分为阳离子型脂肪乳和阴离子型脂肪乳。按照所含水量的不同，又可分为溶液型脂肪乳和干乳。

长期以来，脂肪乳剂主要作为一种浓缩高能量肠外营养液用于临床，为不能进食和严重缺乏营养的患者(如术后或大面积烧伤或肿瘤患者)提供热能和必需的脂肪酸，能完全被机体代谢与利用。含药静脉注射用乳剂具有体积小、能量高、静脉刺激性小、可外周静脉给药等优点。

随着临床治疗需要和药剂学科的发展，脂肪乳剂已逐步成为一种新型的药物传递系统，在提高药物溶解度和稳定性，减轻不良反应，缓释给药和基因治疗等方面有广阔的应用前景。

(1)提高药物溶解度。

将难溶或微溶于水的药物制成静脉注射制剂，是药剂的难题之一。常用的解决方法：制成可溶性盐；加入助溶剂；使用混合溶剂；使用增溶剂。然而，并不是所有的难溶性药物都可制成注射制剂，并且也可能出现稀释时药物析出，注射部位疼痛或引发静脉炎，附加剂对人体产生毒性等问题。难溶性药物往往具有一定的亲脂性，将其溶解或增溶于适宜的油相中制成含药静脉注射用脂肪乳剂，可提高药物的溶解度。该法不需引入有机溶剂，即可大大提高载药量并实现静脉注射，同时也可避免上述问题。

近年来含药静脉注射用脂肪乳剂在市场上已有异丙酚、前列腺素 E_1、棕榈酸地塞米松和脂溶性维生素等静脉注射乳剂，这些产品多以 Intralipid® 脂肪乳注射液为基本处方，稍加改进制得。近年来研究的药物还有紫杉醇、两性霉素 B、四氢西泮、伊曲康唑和替拉扎特等。

Cheliensisin A（GC-51）是一种具有广谱效率的新型强效抗肿瘤药物，但其水溶性和化学不稳定性差。有人开发了一种用于 GC-51 的冻干亚微乳液，并进一步提高该药物的治疗指数。所得的冻干 GC-51 亚微乳液比其溶液稳定得多，可以储存多年，而物理化学性质不会产生显著变化。溶解度由（6.74±0.14）mg/mL 提高到（2.00±0.10）mg/mL。

（2）增加药物稳定性。

含药静脉注射用脂肪乳剂中，大部分药物分布在油相或油水界面，避免与水直接接触。对于易水解或对水敏感的药物，这种隔离起到了增加稳定性的作用。有人制备了氯美噻唑乳剂，并比较了其与乙二磺酸氯美噻唑注射剂分别在 25℃ 放置 6 个月后的稳定性，结果表明，注射剂中降解产物是乳剂的 5 倍。乳剂不仅可提高氯美噻唑的化学稳定性，降低塑料输液器的吸附，而且可提高载药量。

利用亚微乳来装载和输送治疗药物受到越来越多的关注。一方面，它可以显著提高药物溶解度以提高负载率；另一方面，药物被封装到内部油芯中，避免了水介质中的相关化学降解及对身体组织的不利影响。有人开发了一种负载氯吡格雷（CLP）的亚微乳体系，具有高载药效率、良好的理化稳定性和优越的抗血栓作用。通过实验评价了 CLP 水性注射液和 CLP 亚微乳在不同 pH 介质中的稳定性，结果表明，与水性注射液相比，在测试期内，负载 CLP 的乳液表现出优异的物理和化学稳定性。灭菌后，乳液体系中未观察到颗粒絮凝或沉降现象。为了定量分析药物含量变化，将 CLP 注射液和 CLP 乳液样品置于水浴（37℃）中 12h 和 24h。孵育 24h 后，不同 pH（1.2、4.5、6.8 和 9.0）的 CLP 注射液组药物含量分别为 99.4%、98.1%、86.3% 和 7.3%。相反，CLP 乳剂组相对无降解，药物含量均在 99% 以上。

（3）减轻不良反应。

静脉注射用脂肪乳剂不含或仅含少量有机溶剂，对血管刺激性较小；同时，外水相中药物较少，可有效降低由药物引起静脉炎的可能，增强患者的顺应性；另外，静脉注射用脂肪乳剂具有一定的靶向性，可降低非靶区药物的浓度。注射劳拉西泮的聚乙二醇溶液易导致注射部位疼痛及组织损坏等不良反应。有研究制备的劳拉西泮乳剂可减轻上述不良反应。目前上市的紫杉醇注射剂，因其处方中含有聚氧乙烯蓖麻油（Cremophor EL），可引起体内组胺释放，造成部分患者出现药物型皮疹、呼吸急促、支气管痉挛、低血压等不良反应。有报道以胆固醇油酸酯、蛋黄磷脂、胆固醇和三油酸甘油酯等制备了紫杉醇静脉注射用脂肪乳剂，并对该品和市售注射剂分别进行了细胞试验和动物试验，结果表明两者的 IC_{50} 分别为 2.60μmol/L 和 0.45μmol/L；大鼠 LD_{50} 分别为 324mg/kg 和 31.8mg/kg。

（4）作为缓释药物传递系统。

含药静脉注射用脂肪乳剂中药物需从油相中扩散释入体内，起到缓释效果。如前列腺素 E_1 粉针剂一次肺循环即可灭活总量的 80%，体内半衰期（$t_{1/2}$）仅 3~5min，将其制成静脉注射用脂肪乳剂（商品名为凯时®）后，肺循环灭活总量大大减少，并且乳滴可在病变处聚集，继而维持 12~24h 缓慢释放药物，发挥药效。乳剂在病变处的药物浓度可达到普通制剂的 10~20 倍。

长循环乳剂(long-circulating emulsion)是指对静脉注射用脂肪乳剂表面进行适当的结构修饰,以避免单核吞噬细胞系统(mononeuclear phagocyte system, MPS)的吞噬,延长体循环时间的乳剂。乳滴表面被柔顺而亲水的聚乙二醇(PEG)链覆盖,可增强亲水性,减少血浆蛋白与其相互作用的概率,降低被 MPS 吞噬的可能性。以二棕榈酰磷脂酰胆碱为乳化剂,吐温-80 为助乳化剂,三油酸甘油酯为油相,加入适量 PEG 修饰的二硬脂酰磷脂酰乙醇胺(DSPE-PEG),可制得粒径为 44nm 的微乳,静注后在血中的消除率比未经修饰的微乳明显降低,$t_{1/2}$ 明显延长。氟比洛芬溶解度极小,市售只有其衍生物氟比洛芬酯的乳剂(Lipfe®)。有人以油酸乙酯为油相、卵磷脂为乳化剂、DSPE-PEG 为助乳化剂制备了氟比洛芬微乳。与 Lipfe® 相比,$t_{1/2}$、AUC 和 MRT 都显著增加,同时可降低 MPS 的吞噬。

另外,也可采用亲水性乳化剂来制备长循环乳剂。有人分别以磷脂和泊洛沙姆 338 为乳化剂制备布洛芬辛酯微乳,静注相同剂量后,前者消除很快,主要分布于肝、脾、肺;而后者在体循环中停留的时间较长,同时药物在炎症部位的浓度较前者高 7 倍。

在乳剂中加入鞘磷脂也可有效降低 MPS 的吞噬。有研究表明,蛋黄鞘磷脂的加入对乳剂在体内分布产生影响。结果表明,加入蛋黄鞘磷脂的乳剂的肝消除半衰期约是未加的 4 倍。

(5)作为靶向药物传递系统。

①被动靶向(passive targeting):静脉注射用脂肪乳剂是亚微型微粒分散体系,作为药物载体具有明显的淋巴系统和 MPS 靶向性,即乳剂中的药物可被动靶向至淋巴液及富含 MPS 的脏器组织。利用这一特点,将抗癌药物制成静脉注射用脂肪乳剂,注入体内后可明显提高其在肝、脾、肺及淋巴等部位的药物浓度,增强疗效,减轻不良反应,而且较高的淋巴药物浓度可有效防止癌细胞从淋巴途径转移。有研究表明,去氢骆驼蓬碱静脉注射用脂肪乳剂,可显著提高药物在肝、脾、淋巴等器官的分布,减少向脑组织的转运,表明本品可提高去氢骆驼蓬碱治疗肝、脾等部位癌症的疗效并降低其对神经系统的不良反应。有人制备了阿克拉霉素 A(aclacinomycin A)乳剂,并进行了小鼠药物动力学、组织分布、急毒和药效学研究。结果表明,静注后药物血浆 $AUC_{0.03-48h}$ 是溶液剂的 2.5 倍以上,肿瘤部位的 $AUC_{0.03-48h}$ 是溶液剂的 2 倍以上,但在心、肺、肾的 $AUC_{0.03-48h}$ 比溶液剂大大降低。表明乳剂可提高疗效并降低药物的心脏毒性,急毒和药效学研究也证实了这项推测。

另外,乳滴可被巨噬细胞大量吞噬,因此将抗炎药物制成乳剂静注后易浓集于炎症部位,提高抗炎活性,降低不良反应。以注射用油、豆磷脂和泊洛沙姆 F68 等制备了醋酸地塞米松静脉注射用脂肪乳剂。大鼠抗炎模型试验结果表明,低剂量(0.05mg/kg)乳剂与高剂量(0.3mg/kg)水针剂的抑制率相当,前者在脾、肺、炎症部位有较高分布,而后者在肌肉组织中具有较高浓度。表明乳剂能改变在动物体内的分布,提高抗炎活性。

有研究针对静脉注射用脂肪乳的体内分布特性进行了探讨,如利用 [14]C-胆固醇油酸来标记乳剂进行药动学研究。静脉给药后,大粒径乳剂(直径为 280nm)从血中快速消除,在 10 分钟内从大鼠肝中回收到 60% 的注射剂量。小粒径乳剂(直径约为 100nm)注射后出现肝摄取和药物循环延长的现象。药动学分析显示,与大粒径乳剂相比,小粒径乳剂的肝、脾、肺的清除率要小 8~100 倍,其血浆 AUC 则比大粒径乳剂 AUC 大 4 倍左右。大鼠肝灌流实验证明 70% 以上的大粒径乳剂被肝回收。另外，大粒径乳剂优先从肝非实质细胞（NPC）中回收，显示了其在 NPC 部分的较高累积。因此对于静脉注射，粒径小的乳剂有利于达到长循环和靶向作用。

②主动靶向（active targeting）：在静脉注射用脂肪乳剂表面接上某种抗体或配体，使其在分子水平上具备对靶细胞的识别能力，称为主动靶向。然而，在乳滴表面连接单抗后，往往在体外试验时可获得良好的靶向性，但在体内试验中靶向性较差。这主要是因为乳滴易被 MPS 吞噬，无法到达靶组织。

用 PEG 对乳滴表面进行修饰可解决这一问题。PEG 和抗体与乳剂相连主要有两种方式：PEG 与抗体同时接在乳剂表面或抗体通过 PEG 与乳剂相连。若采用前法，抗体的靶向识别能力会受到 PEG 的立体屏障的阻碍，而减少 PEG 用量又起不到长循环的效果；后法是将抗体连接在 PEG 远离乳剂的另一端，故其识别能力不受 PEG 影响，也不影响 PEG 的长循环作用。有人在乳化剂中加入末端带有活性基团的磷脂酰乙醇胺的 PEG 衍生物制备长循环乳剂，然后将抗 B 细胞淋巴瘤单克隆抗体连接于乳滴表面 PEG 链的末端上，可作为化疗药物的靶向药物传递系统。有研究发现，依托泊苷（etoposide，EPE）的 PEG 表面修饰脂肪乳剂（PEG-EPE）随 PEG 脂质质量分数从 0.15% 增加到 0.45%，一价和二价电解质的出现使得絮凝作用减少，乳剂的稳定性得到提高。PEG-EPE 的 AUC 比市售制剂（ETP）AUC 提高了 5.5 倍，组织分布的结果显示，除脑和心脏外，依托泊苷在所有组织中的水平都比 ETP 降低了，具有更好的组织选择性，且依托泊苷注射乳剂与 PEG-EPE 的肿瘤生长抑制率均比 ETP 高（图 10-5）。PEG-EPE 活性的提高主要是由于提高了渗透性，延长了滞留时间。有人用磷脂酰乙醇胺的聚乙二醇衍生物（PEG-PE）制成包含 DNA 的乳剂，静脉注射后，药物主要在肝中累积，而 DNA 直接注射后很快被清除，只有 10% 仍在肝中滞留。通过耦合剂将抗 B 细胞淋巴瘤单克隆抗体 LL2 结合到长循环（PEG-PE）乳剂中，LL2 与脂肪乳的耦合效率为 85%，并结合稳定。

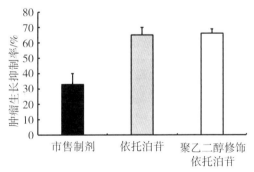

图 10-5 EPE、PEG-EPE 和 ETP 对小鼠肿瘤增长抑制率
[（给药组平均瘤质量/空白组平均瘤质量）×100%] 的影响（$n=6$）

载脂蛋白乳剂也是达到主动靶向的载体之一。临床上需要细胞专一的靶向药物，但是关于用脂肪乳剂作载体的细胞专一性药物很少有报道。有人发明了新的载脂蛋白 E（apoE）乳剂，并用于肝靶向研究，发现这些乳剂可被肝实质细胞（PC）选择性摄取，这对抗肝细

胞病毒的药物非常有利，例如，5-碘去氧尿苷。但是，要将 apoE 引入载体非常困难，而且 apoE 乳剂的重现性和稳定性还存在很多问题。

糖类的受体，如无唾液酸糖蛋白在肝细胞上的受体和甘露糖在巨噬细胞、肝内皮细胞上的受体，能与相应糖类的未还原的糖链末端结合，因此糖苷修饰的乳剂具有更好的靶向作用。脂肪乳剂(O/W)的表面显示出水相的性质，可以结合半乳糖部分。配位基修饰的脂质具有更高的亲脂性，在体内可以更有效地传递药物。研究表明静脉注射后，与未修饰乳剂相比，半乳糖苷化乳剂(Gal-乳剂)很快从血中消除，并在肝中聚集。Gal-乳剂的肝摄取率比未修饰乳剂高 3.2 倍，其肝的 PC 摄取率要比未修饰乳剂高，说明 Gal-乳剂是有效的 PC 选择性靶向制剂。

甘露糖苷化和岩藻糖苷化脂肪乳剂是由大豆油、卵磷脂和 C_4 位甘露糖苷化(岩藻糖苷化)的胆固醇按 70∶25∶5 的比例组成的。给小鼠静脉注射后，未糖基化乳剂大多滞留在血液循环中，而糖基化乳剂在血液中迅速消除，并优先在肝中回收。甘露糖苷化和岩藻糖苷化乳剂的肝摄取率分别是未糖基化乳剂的 3.3 倍和 4.0 倍，岩藻糖苷化乳剂的肝摄取率比甘露糖苷化乳剂的要高。未糖基化乳剂、甘露糖苷化乳剂和岩藻糖苷化乳剂的 NPC 摄取率与 PC 摄取率之比(NPC/PC)分别为 0.4、2.0、2.9。这个结果证明了甘露糖苷化和岩藻糖苷化乳剂有可能是通过受体介导机制到达肝非实质细胞，从而产生专一靶向作用。

瘤内给药是将药物局部注射入患病组织，是非常有效的治疗方法，尤其是在癌症的治疗中，可以避免抗癌药物进入未患病组织而导致严重副作用。由于抗癌药物为小分子化合物，具有较强的扩散能力，故其瘤内注射的局部滞留是非常低的。但是，脂肪乳剂瘤内注射属于局部注射，根据脂肪乳剂经局部注射的药物转运过程(图 10-6)可知，通过淋巴系统可延长脂肪乳在瘤内的滞留时间。实体瘤治疗中抗癌药物的瘤内注射是比较值得研究的一种治疗方法。由于脂肪乳剂是个生物可降解的药物储库，它可以增加药物在淋巴或者肿瘤部位的滞留，从而减小对全身的副作用。有研究曾将卡铂制成脂肪乳剂后给荷瘤猫进行瘤内注射，结果表明能有效治疗鳞状细胞癌。

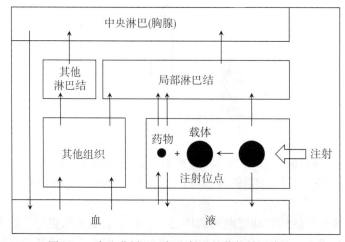

图 10-6　脂肪乳剂经局部注射后的药物转运模型图

目前有很多研究采用了一种 Walker256 组织分离的肿瘤灌注系统来研究抗癌药物、大分子前药和药物载体在静脉滴注或直接瘤内注射后的药代动力学。例如，有人用 ^{3}H-CHE 分别标记粒径约为 250nm 和 85nm 的乳剂，对组织分离的肿瘤给药后发现，粒径较小的乳剂有 35%~50% 在给药后 1 分钟内的静脉流出液中回收到，只有 10%~40% 的注射剂量留在局部肿瘤组织，而粒径较大的乳剂在肿瘤部位停留时间较长，大约 70% 的药物在瘤内注射 2 小时后仍然存在，说明对于瘤内注射，乳剂粒径对体内分布有较大的影响，粒径较大的乳剂比粒径较小的乳剂有更长的滞留时间。

含药脂肪乳剂本身具有被动靶向特性，而通过对含药脂肪乳剂进行修饰后，还可达到主动靶向。目前对其的研究已达组织、器官靶向和细胞靶向的水平，但是对细胞内特定部位的靶向作用还未见报道。由于含药脂肪乳剂有靶向特性，故可以大大减小药物的毒性和副作用，增加疗效，这对药物，尤其是抗癌药物和基因药物的开发有很大的意义。

(6) 作为基因药物传递系统。

基因治疗是指将基因导入人体细胞，并整合至人染色体中，取代突变基因、补充缺失基因或关闭异常基因，对基因缺损疾病如恶性肿瘤、先天性遗传病、艾滋病等进行治疗的方法。然而基因治疗离安全、高效、准确的要求还有一定的差距。其中基因治疗的靶向性是值得密切关注的问题之一。有研究分别用角鲨烯、大豆油和亚麻油 3 种油相制备了阳离子乳剂，并比较了它们与脂质体的体外转染能力。结果表明，不在血浆中时，乳剂的体外转染能力比脂质体低；而在血浆中时，情况则相反，其中角鲨烯乳剂体外转染能力最高，是脂质体的 30 倍。这表明阳离子乳剂是基因传递的有效载体之一。

综上所述，含药静脉注射用脂肪乳剂可解决普通静脉注射制剂所面临的诸多问题。同时，与其他微粒药物传递系统相比，还具有以下优势：已具备扩大生产的条件和技术，更易实现产品化；有长期临床实践经验，易为临床所接受；稳定性大大改进，无须苛刻的贮运条件，使用方便。近年来，日臻成熟的乳剂生产工艺和乳剂辅料也为含药静脉注射用脂肪乳剂的开发生产创造了条件。

2. 亚微乳作为眼部用乳剂的载体

亚微乳不仅大量用于静脉注射，也可用于眼部疾患的治疗，作为一种优良的给药系统，亚微乳目前正成为眼用制剂的研究热点。它可有效增加难溶性药物或水不溶性药物的载药量，且由于乳滴的分散度大，所以药物吸收快，生物利用度高。2002 年美国 FDA 批准含 0.05% 环孢菌素 A 的阴离子脂肪乳剂(Restasis^{TM})用于慢性干眼症的治疗，以及空白的脂肪乳剂 Refresh Endura$^®$用于严重干眼症病人眼部，起润滑作用。随后，许多阳离子乳剂配方，如 Cationorm 和 Novasorb，能够有效地输送药物治疗干眼症和眼前节疾病。有人探讨了吲哚美锌亚微乳滴眼液对家兔眼角膜的穿透性，结果显示其角膜渗透系数为市售滴眼液的 3.8 倍，推测其机理可能是乳滴和角膜表面的相互作用，包括吸收和/或表面磷脂交换。同时本品还具有稳定性好、刺激性小等特点。还有人探索了亚微乳作为滴眼液将眼内药物输送到后段的潜在载体。采用高压均质系统制备了不同配方的亚微米级脂质乳液。使用香豆素-6 作为模型药物和荧光标记物，在给予脂质乳剂后可以在视网膜中观察到荧光。给予含等量香豆素-6 的中链甘油三酯后观察到的荧光强度远低于给予脂肪乳后观察到的荧光强度。内部油性质和磷脂乳化剂不影响药物向视网膜的递送效率。与未改性的乳液相比，通过使用正电荷诱导剂和功能聚合物壳聚糖(CS)和泊洛沙姆407(P407)进行表面改性，视网膜中的荧光强度增加。CS修饰的脂肪乳可以与眼睛表面发生静电相互作用。表面修饰剂泊洛沙姆407通过其黏附特性，可能增加了脂肪乳在眼表的滞留时间。

3. 亚微乳在现代中药研究中的应用

中药乳剂是近年来国内外中药制剂开发的新剂型之一，具有使用方便、稳定性好、生物利用度高的特点。由于乳剂对药物具有缓释、靶向定位、稳定、降低毒性等独特优点，故中药注射乳剂在抗肿瘤、抗心血管、抗病毒等载体方面的应用中发挥了重要作用。目前已研制出诸多疗效显著的中药静脉注射乳剂，一些中药亚微乳注射剂相继上市，如去氢骆驼蓬碱注射乳剂、人参皂苷C-K静脉乳剂、鸦胆子油亚微乳注射剂、薏苡仁油亚微乳注射剂、大蒜油亚微乳、榄香烯亚微乳注射剂，等等，起到增加疗效、降低毒性及提升靶向作用。随着研究的不断深入及发展，该剂型已在中药注射剂中呈现巨大的研发潜力及应用前景，在临床应用中展现出独特的疗效价值。

甘草的有效成分甘草次酸(glycyrrhetinic acid，GA)有良好的抗肿瘤、抗病毒和抗炎作用，但由于GA高度疏水，水溶性差，全身释放量不理想，影响其发挥药效。有人以蓖麻油(CO)为油相，基于"药辅合一"理念制备了GA-CO亚微乳，并对其处方进行了优化。蓖麻油既可以充当载体，增大GA的溶解度，同时蓖麻油还具有一定的抗肿瘤、抗炎作用。在安全性方面，GA亚微乳与微乳相比未用毒性较大的助乳化剂。将GA制备成亚微乳可以提高其溶解度，能达到 $2.94\mathrm{mg} \cdot \mathrm{mL}^{-1}$，与在纯水中的溶解度($0.00632\mathrm{mg} \cdot \mathrm{mL}^{-1}$)比较，显著提高，且GA亚微乳的含药量远大于脂质体。

有人制备并优化了口服紫杉醇-人参皂苷亚微乳，比较传统的转相乳匀法及优化的转相-超声乳匀结合法制备亚微乳的形态、粒径及粒度分布的影响，对制剂性质进行了初步考察。结果表明，所制得紫杉醇口服亚微乳粒度分布均匀，优化法较传统法所得载药亚微乳粒径由224.2nm增至232.0nm，药物7d内包封率达到90%以上。紫杉醇单一亚微乳较泰素肠吸收有显著性提高，吸收百分比分别为4%和2.5%，两者相比有显著性差异($P<0.05$)；紫杉醇-人参皂苷亚微乳低剂量组、高剂量组(指人参皂苷用量)较紫杉醇单一亚微乳肠吸收有显著性提高，吸收百分比分别为6%、11%和4%，三者相比有显著性差异($P<0.05$)。

4. 亚微乳在鼻腔喷雾系统中的应用

有人研究了α-细辛脑亚微乳在鼻腔喷雾系统中的应用。该主药药理活性强，临床上用于肺炎、支气管哮喘和慢性阻塞性肺病急性发作的治疗。由于亲脂性强，亲水性差，市售α-细辛脑口服制剂生物利用度仅2%~5%，而小针注射液不仅临床应用依从性差，同时因处方中含高浓度的乙醇和吐温-80作增溶剂，存在安全隐患。此外，本品吸收入血后60%以上的药物快速分布至肝脏，长期应用有引起肝毒性的危险。而将α-细辛脑制成水包油(O/W)亚微乳后，可提高药物溶解度和载药量，克服非极性药物因溶解度低而不利于制成液体制剂的缺陷，并在此基础上制备出安全、稳定、有效和方便的鼻腔喷雾剂，以改善药物吸收和分布特征，提高用药顺应性和生物有效性，降低毒副作用及不良反应，试验结果显示，α-细辛脑亚微乳鼻腔喷雾剂取得了较好的效果。

丹参酮 II_{A} 作为一种有效治疗缺血性脑损伤的药物，目前已有口服和注射剂型，但注射给药方式存在潜在的临床风险，而基于"鼻脑通路"的鼻腔递药具有明显的脑靶向作用，因此有人将丹参酮 II_A 制备成高载药量亚微乳通过鼻腔给药，将丹参酮 II_A 溶解于无水乙醇，加入大豆油与中链油，减压回收体系中的无水乙醇，待丹参酮 II_A 全部转移至油相中，采用高压均质法制备亚微乳。该法使丹参酮 II_A 在油相中达到均匀的溶解和分散，使传统亚微乳载药量提高了 5 倍(一般载药量小于 0.1%)，为该药物鼻腔递药系统的深入研究奠定了良好的基础。

有人为了筛选黄芩提取物磷脂复合物适宜的鼻腔给药剂型，采用猪鼻黏膜透过性能、鼻黏膜刺激性等评价指标对溶液剂、亚微乳、原位凝胶等 5 种不同剂型进行优选。结果发现，亚微乳表观渗透系数最大，而刺激性最小，且具有较高的载药量，能够满足鼻腔给药的要求。理论上，微乳应该也具有较好的透膜能力，但其表观渗透系数仅为亚微乳的1/3，原因可能是微乳制剂破坏了提取物的复合状态，进而使其透膜能力下降。

第四节 纳 米 乳

一、基本概念

1. 定义及特点

纳米乳又称微乳，为含有油、水及两亲物质组成的外观澄明、热力学稳定的液体溶液。微乳乳滴一般小于 0.1μm。一般情况下，微乳由水相、油相、乳化剂和助乳化剂四部分组成。微乳从结构上可分为水包油型(O/W)、油包水型(W/O)及双连续型。

纳米乳除外观上明显不同于一般乳剂外，还具有以下特点：表面活性剂用量较大，可达 5%~30%，同时必须有助乳化剂的参与；微乳化是自由能自发降低过程，属热力学稳定体系；在一定范围内既可与油混合，又可与水混合；黏度低，近于水；表面张力在 $10^{-8} \sim 10^{-4}$ 数量级，而一般乳剂均高于 10^{-4}。

纳米乳是以水为介质，不含或含有很少的有机溶剂，由有效成分、非离子表面活性剂或非离子表面活性剂和阴离子表面活性剂组成的混合物，以低碳醇作为助表面活性剂以及其他助剂等配制而成，表面活性剂在水溶液中形成胶束，这种胶束像一个"微储存器"，将不溶或微溶于水的有效成分增溶分散"储存"在胶束中。由于含有有效成分的胶束粒子的粒径为 0.01~0.1μm，远小于可见光的波长，在外观上呈现为透明或半透明均相体系，看起来与真溶液一样，其实它们本质上仍是油在水中的分散乳液，只不过分散度高，分散粒子的粒径在胶体范围内或更小。因此，鉴别纳米乳最普通的方法：对水-油-表面活性剂分散体系，如果它是外观透明或近乎透明，流动性很好的均相体系，并且在 100 倍的重力加速度下离心分离5min 而不发生相分离，即可认为是纳米乳。

纳米乳和普通乳液尽管在分散类型方面有相似之处，即有 O/W 型和 W/O 型，但纳米乳和普通乳液有两个根本的不同点：普通乳状液的形成一般需要外界提供能量，如经过搅拌、超声粉碎、胶体磨处理等才能形成，而纳米乳液的形成是自发的，不需外界提供能量；②普通乳状液是热力学不稳定体系，分散相质点大，不均匀，外观不透明，靠表面活性剂或其他助剂维持动态稳定，在存放过程中将发生聚结而最终分成油、水两相，而纳米乳液是热力学稳定体系，分散相质点很小，外观透明或近乎透明，不会发生聚结，即使在超离心作用下出现暂时的分层现象，一旦取消离心力场，分层现象即消失，还原到原来的稳定体系。在稳定性方面，纳米乳液更接近胶团溶液，从质点大小看，纳米乳液正是胶团和普通乳状液之间的过渡物，因此它兼有胶团和普通乳状液的性质。以上纳米乳的性质，使得纳米乳产品具有较高的商品价值。

纳米乳制剂可提高难溶性药物的溶解度，能保护药物在胃肠道内免遭酶解，增强不稳定药物的稳定性；粒径小且均匀，使被包容的药物高度分散，促进药物在体内的吸收，提高生物利用度；工艺简单，制备过程不需特殊设备，可自发形成；黏度低，可减少注射时的疼痛；具有缓释和靶向作用；许多肽类药物制成纳米乳制剂可形成对药物的保护作用，提高胃肠道对药物的吸收。纳米乳作为药物载体，越来越受到人们的关注。

2. 形成机理

自 1943 年 Schulman 发现纳米乳体系以来，其理论研究有了很大发展。关于纳米乳的形成机理，有许多学说，概括起来有以下几种理论。

（1）瞬时负界面张力理论：Schulman 和 Prince 等提出了瞬时负界面张力形成机理。此理论认为：油/水界面张力在表面活性剂的存在下大大降低，一般为几个 mN/m，这样低的界面张力只能形成普通乳状液。但在助表面活性剂的存在下，由于产生混合吸附，界面张力进一步下降至超低（$10^{-3} \sim 10^{-5}$ mN/m），以至产生瞬时负界面张力（$r < 0$）。由于负界面张力是不能存在的，因此体系将自发扩张界面，使更多的表面活性剂和助表面活性剂吸附于界面而使其体积浓度降低，直到界面张力恢复至零或微小的正值。这种由瞬时负界面张力而导致的体系界面自发扩张的结果就形成了纳米乳液。如果纳米乳液发生聚结，则界面面积缩小，又产生负界面张力，从而对抗纳米乳液的聚结，这就解释了纳米乳液的稳定性。但由于负界面张力无法用实验测定，因此这一机理尚缺乏实验基础。

（2）混合膜理论：1955 年 Schulman 和 Bowcott 提出吸附单层是第三相或中间相的概念，并由此发展到混合膜理论：作为第三相，混合膜具有两个面，分别与水和油相接触。这两个面分别与水、油相互作用的相对强度决定了界面的弯曲及其方向，因而决定了纳米乳体系的类型。当有醇存在时，表面活性剂与醇形成混合膜，使混合膜液化，具有更高的柔性，因而易于弯曲；当油、水共存时，弯曲即自发进行。因此，醇对纳米乳液形成的一个重要贡献就是使界面的柔性得到改善。

（3）几何排列理论：Robbins、Mitchell 和 Ninham 等从双亲物聚集体中分子的几何排列考虑，提出了界面膜排列的几何模型：认为界面膜在性质上是一个双重膜，即极性的亲水基头和非极性的烷基链分别与水和油构成分开的均匀界面。在水侧界面，极性头水化形成水化层，而在油侧界面，油分子是穿透到烷基链中的。该模型考虑的核心问题是表面活性剂在界面上的几何填充，用一个参数即所谓的填充系数 $\dfrac{v}{a_0 l_\varepsilon}$ 来说明问题，其中 v 为表面活性剂分子中烷基链的体积，a_0 为平界面上每个表面活性剂极性头的最佳横截面积，l_ε 为烷基链的长度（为充分伸展的链长的 80% ~ 90%）。于是界面的优先弯曲就取决于此填充系数，而此填充系数受到水和油分别对极性头和烷基链溶胀的影响。当 $\dfrac{v}{a_0 l_\varepsilon} = 1$ 时，界面是平的，形成的是层状液晶相；当 $\dfrac{v}{a_0 l_\varepsilon}>1$ 时，烷基链的横截面积大于极性头的横截面积，界面发生凸向油相的优先弯曲，导致形成反胶团或 W/O 型纳米乳液；反之，当 $\dfrac{v}{a_0 l_\varepsilon}<1$ 时，有利于形成 O/W 型纳米乳液。W/O 型和 O/W 型纳米乳液之间的转相是填充系数变化的结果。

(4) R 比理论：与混合膜理论及几何填充理论不同，R 比理论直接从最基本的分子间相互作用考虑问题。既然任何物质都存在相互作用，因此作为双亲物质，表面活性剂必然同时与水和油之间有相互作用。这些相互作用的叠加决定了界面膜的性质。该理论的核心是定义了一个内聚作用能比值，并将其变化与纳米乳液的结构和性质相关联。Winsor 最初将 A_{co} 和 A_{cw} 之间的比值定义为 R 比：$R=A_{co}/A_{cw}$，后来将 R 比修正为：$R=(A_{co}-A_{oo}-A_{ll})/(A_{cw}-A_{ww}-A_{hh})$。根据 R 比理论，油、水、表面活性剂达到最大互溶度的条件是 $R=1$，并对应于平的界面。当 $R=1$ 时，理论上界面区既不向水侧，也不向油侧优先弯曲，即形成无限伸展的胶团。当 R 的平均值不为 1 时，界面区将发生优先弯曲。当 $R<1$ 时，随着 R 的减小，界面区与水区的混溶性增大，而与油区的混溶性减小，界面区将趋向铺展于水区，结果界面区弯曲以凸面朝向水区，随着 R 的增大，界面区的曲率半径增大，导致胶团膨胀而形成 O/W 型纳米乳液。当 $R>1$ 时，变化正好相反，界面区趋向于在油区铺展，反胶团膨胀成为 W/O 型纳米乳液。

3. 影响纳米乳成乳的因素

(1) 助乳化剂：适宜的助乳化剂可插在表面活性剂分子之间，形成混合吸附层，即复合凝聚膜，使分子间距增大，侧向作用减弱，提高膜的牢固性和柔顺性，并可增加乳化剂的溶解度，进一步降低界面张力，促进纳米乳的形成，并使其维持稳定。尽管一些双亲的表面活性剂，如 AOT、DDAB 等，可在无助乳化剂的情况下形成微乳，因为它们除了碳氢链外，还有一个小的头区（亲水基），但大多数表面活性剂均需助乳化剂的参与，包括两亲性表面活性剂磷脂酰胆碱或磷脂，均需要加入助乳化剂破坏它的层状结构。因此，助乳化剂直接影响纳米乳的形成与稳定。有人认为理想的助乳化剂仅在界面处发挥作用，因为此时很小的助乳化剂用量而水量很大时即可形成纳米乳，且无限稀释时并不会破坏微乳的结构。

常用的助乳化剂有醇类、低分子量 PEG 类、酰胺类等。醇具有双亲性，部分被吸附入表面活性剂的极性端，并与表面活性剂单分子膜发生相互作用，促进了纳米乳的形成和稳定，且其本身对油相的溶解能力强，故增加了纳米乳对油相的增溶，并增大了纳米乳区。但随碳链的增长，醇的亲脂性增加，则会降低其辅助作用，甚至充当油相的角色，导致纳米乳区减小。采用水溶性的低分子量 PEG 类作助乳化剂，尽管纳米乳区面积不大（小于 8%），但增溶的油量仍很大，且 PEG 分子量越小，增溶的油量越大，可能是因为小分子的助乳化剂更容易插入胶束内部，与表面活性剂和油的相容性更好。以酰胺类为助乳化剂时，体系载油量大，纳米乳区范围较宽，且得到的纳米乳状态良好，粒径均匀。可能是由于偏碱的酰胺与偏酸的油酸发生相互作用，增加体系的互溶性，更有利于微乳的形成。

(2) 乳化剂：纳米乳中乳化剂用量一般为油量的 20%~30%，这是由于纳米乳液滴小，界面大，从而需要更多乳化剂分布于界面上以维持其稳定性。因此需要注意由于大量乳化剂的应用而引起的毒性问题。为了减少乳化剂带来的毒性，可采取增加助乳化剂用量，或增加油量，或对乳化剂进行修饰以提高其乳化性并降低毒性等方法，使乳化剂用量明显降低，同时纳米乳稳定性得以提高。

二、自乳化纳米乳(self-emulsifying drug delivery systems，SEDDSs)

SEDDSs 是由脂溶性或水难溶性药物、油相、乳化剂和助乳化剂组成，外观均一透明，由于乳化剂的存在，在环境温度及温和搅拌的条件下，遇水自微乳化成水包油(O/W)型、粒径小于 100nm 的乳剂。它可将某些疏水性、吸收较差的药物制成口服液体或固体(软胶囊)制剂，除了可以提高药物的生物利用度和稳定性外，还可拓宽药物的使用人群(如儿童、难以吞咽的患者等)，易于工业化生产，是一种理想的给药剂型，因此引起了药学工作者的广泛关注。国外有关 SEDDS 给药系统的研究报道日益增多，如将卤泛群、吲哚美辛、艾地苯醌、联苯双酯、N24472 以及辅酶 Q_{10} 等制成 SEDDS，生物利用度均有显著提高。国内也有将中药挥发油、葛根黄酮提取物和银杏提取物等制成 SEDDS 的报道。

SEDDSs 现已有商品，如环孢素纳米乳浓液胶囊剂，口服后在消化道内与体液相遇，自动乳化形成 O/W 型纳米乳。环孢素是一种免疫抑制剂，是由 11 种氨基酸组成的环状多肽化合物，不溶于水，也几乎不溶于油(如橄榄油)，但可溶于无水乙醇。用于器官移植后的免疫抑制治疗，可大幅度提高病人的成活率。环孢素纳米乳浓液经口服后遇体液可自动乳化，形成 O/W 型纳米乳，对不同的剂量水平，生物利用度可提高 74%～139%。处方：环孢素 100mg，无水乙醇 100mg，聚氧乙烯(40)氢化蓖麻油 380mg，1，2-丙二醇 320mg，精制植物油 320mg。将环孢素粉末溶于无水乙醇中，加入乳化剂聚氧乙烯(40)氢化蓖麻油及助乳化剂 1，2-丙二醇，混匀得透明液体，测定乙醇含量合格后，加入精制植物油混合均匀得透明油状液体，再由胶皮轧丸得环孢素纳米乳浓液胶丸。

1. SEDDSs 的特点及现状

SEDDSs 最重要的特征就是在体温条件下，遇到胃肠液后，可在胃肠道的蠕动下自发形成 O/W 型纳米乳。SEDDSs 的另一显著特点是可以提高难溶性药物的口服生物利用度，促进药物的吸收，其机制主要有以下几个方面：提高药物的溶解度并改善药物的溶出度；在胃肠道的轻微蠕动下，自发形成的细小乳滴(即纳米乳)具有很大的表面积，增加了药物在胃肠道上皮细胞的渗透性；因其表面张力较低和纳米乳表面的亲水性，使纳米乳乳滴易于通过肠腔黏膜上侧的水化层，使药物能直接和胃肠道上皮细胞接触，促进药物的吸收；微乳中的乳化剂能抑制 P-糖蛋白(P-gp)对药物的外排作用，增加药物的吸收；纳米乳中的脂质在胰酶和胆汁的作用下发生脂解，形成粒径更小的纳米乳乳滴和胆盐胶束，可以进一步增加药物的溶解度和促进药物的跨膜吸收转运；处方中含有脂质成分，因此纳米乳乳滴可以经肠道淋巴管吸收，克服了药物的首关效应，可提高大分子多肽蛋白药物的口服吸收等。

与普通乳剂或其他纳米乳比较，SEDDSs 的优势主要有：能在胃肠道条件下自发形成纳米乳；对难溶性或脂溶性药物具有较高的增溶能力；能够过滤灭菌，可作为静脉给药制剂；有较高的物理稳定性；可以被填充到硬胶囊或软胶囊中，制备工艺简单，容易进行工业生产。此外，还有研究者在自纳米乳中加入适当的辅料，制备了相应的固体自纳米乳制剂，这些固体自纳米乳制剂可以提高药物的溶出度，并有利于改善生物利用度。

SEDDSs 为脂溶性或在水中不稳定、生物利用度低的药物提供了一种新的选择，但到目前为止除了上市的环孢菌素 A 自纳米乳及 2 种抗人类免疫缺陷病毒（HIV）的自乳化药物（利托那韦和沙奎那韦），其他药物上市的报道还很少，且并不是所有被制备成自乳化的药物，其生物利用度均能比该药物的其他剂型高。有研究认为，所选用的动物模型对西奥骨化醇（Seocalcitol）的生物利用度的研究同样重要。因此，自纳米乳药物体内评价的动物模型若选择得不合适，得出的结果并不能完全反映药物的生物利用度情况。

2. 处方组成

按照 SEDDSs 的定义，其处方主要由脂溶性或水难溶性药物、油相、乳化剂及助乳化剂组成。

（1）药物：SEDDSs 是脂溶性、吸收差的药物，特别是疏水性的蛋白质、肽类等生物大分子的满意载体。脂溶性药物在新合成的双亲性油相及乳化剂中的溶解度，通常比传统的油相（如植物油）的溶解度大，而加入短链醇等助溶剂后也可以提高药物在 SEDDSs 中的溶解度。同时，有研究表明，油、乳化剂及药物之间的影响和相互作用不是单方面的，油和乳化剂的合理使用在提高药物的溶解度的同时，某些具有表面活性剂样的药物也可能在一定程度上影响自乳化过程。

（2）油相：SEDDSs 所使用的油相对药物的溶解度应较高，在低温下不会析出药物，遇水时易在处方中乳化剂的作用下乳化。SEDDSs 多选用碳链为中短链的油相，这是为了增加药物溶解度，增大纳米乳形成的区域。常用的油相有蓖麻油、豆油、花生油、橄榄油等，以及脂肪酸酯类的油酸正丁酯、亚油酸乙酯、肉豆蔻酸异丙酯（IPM），中、长链脂肪酸三酰甘油，如辛酸/癸酸三酰甘油。有研究表明，药物在 SEDDSs 中的溶解度与其在单纯油相中的溶解度并不完全相关，所使用的油相应与界面膜上乳化剂分子之间保持渗透和联系，并易于与乳化剂形成界面膜。相对分子质量小的油，能和助乳化剂一样，插入乳化剂的界面单分子层，这就意味着油相分子的大小对纳米乳的形成较为重要。在一定范围内，油相分子体积越小，对药物的溶解力越强，油相分子体积过大，则较难形成纳米乳。

（3）乳化剂：由于非离子型乳化剂毒性低，在溶液中比较稳定，不受强电介质、无机盐类和酸、碱的影响，与其他类型乳化剂的相容性好，溶血作用小，能与大多数药物配伍等，因此 SEDDSs 采用的乳化剂多为 HLB 值较高（一般为 9~20）的非离子型乳化剂。文献报道，SEDDSs 处方所采用的非离子型乳化剂的用量一般达到 50% 以上，但使用大量的乳化剂可能会刺激胃肠道，同时引起生物不等溶性，因此应充分考虑乳化剂的用量和安全性问题。研究者尝试采用共溶剂或混合乳化剂等以期达到既能获得较好的增溶效果，又能减少乳化剂用量的目的。有人用共溶剂以减少乳化剂的用量，虽然能降低表面张力，稳定乳化体系，但是由于体系中小分子醇的挥发，致使其相行为发生改变，以至于出现相分离和药物沉淀等现象。目前，最常用的 SEDDSs 的乳化剂有不同种类的液体或固体乙氧基聚氧乙烯甘油酯、聚氧乙烯油酸酯及吐温-80 等。

（4）助乳化剂：SEDDSs 中助乳化剂可促进溶解药物，调节 HLB 值，并和乳化剂共同形成复合界面膜，降低界面张力及电荷斥力，增加界面柔顺性，促进纳米乳形成并增加其稳定性。目前，采用的助乳化剂多为中、短链的一元或二元醇，如乙醇、丙二醇等。有研究表明，在制备纳米乳相图时，相同碳数的直链一元醇和相应的二元醇，没有产生明显的相关性。也有人认为，较好的助表面活性剂为短链分子，与亲水基相连，直链优于支链，长链优于短链，接近乳化剂链长或乳化剂链长等于助乳化剂与油链长之和时效果较好。

3. 形成机制

SEDDSs 的形成机制理论主要包括表面张力学说、界面膜-液晶体学说、热力学理论、增溶作用理论等。其中，较为成熟的是表面张力学说，该理论认为界面张力在纳米乳形成过程中起着重要的作用。随着乳化剂浓度的增加，油、水界面张力逐渐降低，当达到一定浓度时，由于助乳化剂的存在，产生混合吸附甚至出现负的界面张力，从而使油、水界面自发分散成微小液滴，增大了总表面积从而达到热力学平衡。增溶理论则是从胶束溶胀角度阐释了自纳米乳的形成，认为增溶作用是纳米乳自发形成的另一个主要原因，纳米乳是介于普通乳和胶束溶液之间的一种稳定的胶团分散体。

4. 质量评价指标

SEDDSs 的体外评价主要包括三元相图、粒径、Zeta 电位、浊度、自纳米乳效率、自纳米乳速度和体外释放等，这些指标和 SEDDSs 的制备、稳定性、药物释放特性等密切相关。相应体内行为可用合适的动物模型，对其体内药动学参数进行评价。

三、自微乳纳米乳(self-microemulsifying drug delivery system，SMEDDS)

SMEDDS 是由药物、油相、乳化剂、助乳化剂形成的固体或液体释药体系。SMEDDS 的基本特征是可在胃肠道内或环境温度适宜(通常指体温 37℃) 及温和搅拌的条件下，自发乳化形成粒径在 100~500nm 左右的乳剂。而当亲水性表面活性剂(HLB>12) 含量较高(≥40%，W/W) 或同时使用助乳化剂时，在轻微搅动下可制得更精细的乳剂(粒径 50nm 左右)，则被称为自微乳化药物传递系统(SMEDDS)。SMEDDS 形成的乳剂比 SEDDS 粒径更小、更稳定。

SMEDDS 的特点是药物存在于细小的油滴中，能快速分布于整个胃肠道，减少了由于药物与胃肠壁直接接触而引起的刺激；药物在油/水两相之间分配，依靠细小油滴的巨大表面积提高了水难溶性药物的溶出，提高了药物的生物利用度，同时可以避免水不稳定药物的水解。

四、长循环纳米乳

用聚乙二醇(PEG)修饰的纳米乳可增加表面的亲水性，减少被巨噬细胞吞噬，明显延长在血液循环系统中滞留的时间，故称为长循环纳米乳。例如在水相中加入经 PEG 修饰的磷脂酰乙醇胺(PEG-EG)，以二棕榈酰磷脂酰胆碱为乳化剂，聚山梨酯 80 为助乳化剂，三油酸甘油酯为油相，制得粒径为 44nm 的纳米乳，静注后在血中的清除率明显降低。

五、纳米乳在药学中的主要应用

纳米乳作为一个给药系统，可以保护稳定性差的药物，增加难溶性药物的溶解度，提高生物利用度，控制药物释放，增加靶向性，减少用药个体差异及减小毒副反应等。

O/W 型纳米乳给药系统应用较多，这是由于 O/W 型纳米乳被生理盐水稀释时仍保持其液滴结构，可经口服及胃肠道外给药，可以提高易酶解药物在体内的吸收，如氨基酸类药物纳米乳，口服可避免酶水解。而 W/O 型纳米乳用于肌肉注射等很少发生相变。

1. 胃肠道外给药

纳米乳给药系统可以将难溶于水的药物不经过化学修饰直接应用于胃肠道给药。纳米乳的粒径一般小于血红细胞的直径，黏性很低，注射时不会引起疼痛，且可采用过滤除菌。如将氟比洛芬以吐温-20、油酸乙酯制成纳米乳，载药量达 10g/L，是磷酸缓冲液中的 8 倍，降低了注射体积。纳米乳在体内有淋巴导向性，还可达到缓释或控释的目的。如聚乙二醇修饰的磷脂酰乙醇胺(PEG-PE)为添加物，以二棕榈酰磷脂酰胆碱为乳化剂，吐温-80 为助乳化剂，三油酸甘油酯为油相，制得的纳米乳(粒径为 44nm)在最初 3h 血中的清除率明显降低，消除半衰期明显延长。

2. 口服给药

由于口服对纳米乳组分的生物相容性比注射给药要求低，故纳米乳口服给药一直是研究最多的给药方式。其中以胶囊剂型为多。如环孢素 A 的 SEDDS 系统(商品名为 NeoralR)。胰岛素口服纳米乳胶囊由卵磷脂、胆固醇、油酸单甘油酯、乙醇、吐温-80、抗氧剂等组成。乳滴粒径约 1μm，已进入临床研究。喜树碱在纳米乳中的溶解量至少是水溶液中的 23 倍，含药量达 300mg/L 时，室温下可保持 30d。

3. 透皮给药

经皮给药的纳米乳一旦进入角质层，能同时改变角质层的脂性和极性途径。纳米乳的亲水区能使角质层很大程度地发生水合作用。纳米乳有较低的表面张力，易于润湿皮肤，使皮肤有较高渗透性。纳米乳中的表面活性剂对促进药物透皮吸收也能起到一定作用。如吲哚美辛纳米乳以 50g/L 氮酮为透皮促进剂时，累积渗透量可达 1.7mg，渗透效果明显优于炎痛息软膏及贴片。以胰岛素为模型药物经皮透过量可达剂量的 50%~80%。给予胰岛素 30IU，可使 4.7mmol·L^{-1}的血糖，经 3~4h 降低 20%，作用时间可维持 10h。共焦激光扫描显微镜(CLSM)观察发现此类制剂经皮整体渗透，即微小粒子以整体的形式通过皮肤的孔道。

有研究认为纳米乳的透皮机制主要有以下三种：作用于药物，主要增加药物的溶解性和流动性；作用于角质层，其中的表面活性剂能增加脱角质作用，并有一定的干燥脱水作用；作用于皮肤毛囊，特别是 W/O 型纳米乳与皮肤毛囊中的皮脂环境相适应，能通过毛囊促进药物吸收。

影响纳米乳透皮给药的主要原因在于纳米乳中的表面活性剂等成分刺激性过大，长期或高浓度应用可出现皮肤或黏膜损害，限制了纳米乳外用制剂的使用。随着纳米乳透皮机制研究的不断深入及更低毒性的表面活性剂等新材料的开发，会有更多更好的纳米乳透皮制剂得到研制开发。

4. 肺部给药

如以碳氟化物作为表面活性剂制备的纳米乳用于肺部给药。

5. 黏膜给药系统

如以毛果芸香碱为主药，磷脂为基质所制备的 O/W 型纳米乳系统，用于眼部给药。

在体外试验中，延长了毛果芸香碱的释放率。在白化变种的兔子身上显示了良好的缩瞳作用，其 AUC 比水溶液有显著提高，延长了疗效。

6. 环境响应型给药系统

纳米乳系统用于环境响应型给药系统引起了广泛注意。随着环境温度、pH、离子强度发生变化，纳米乳系统发生相变以方便应用。最早报道的是以磷脂、IPM 为基质的纳米乳系统。随着纳米乳系统与体内水分的接触，即发生相的转变，形成了层状液晶，从而对药物起到了控释作用。最近的报道是以利多卡因、普鲁卡因为主药制备的热硬化的纳米乳系统，用于牙周麻醉。此纳米乳系统在体内随着温度升高，迅速转变为胶体。

7. 其他

最新报道肿瘤中子捕获治疗所使用的钆(硼的替代物)借助 O/W 型纳米乳，形成叶酸涂层的纳米粒，不仅解决了钆难溶于水的问题，并且增加了钆的载药量，对肿瘤细胞具有很强的靶向性。该微乳系统是由乳化的蜡或苄泽 72 作为油相，苄泽 78 或吐温-80 作为乳化剂，将主药加入融化的油相中，在 55℃ 条件下制备。将此纳米乳冷却至室温即制成了载有钆的纳米粒，在纳米乳冷却前后加入叶酸配基即形成了叶酸涂层的纳米粒。另外，也可以用非离子微乳来提取和分离蛋白质。

纳米乳及自纳米乳作为一个给药系统具有广泛的应用前景。但目前应用于临床的仍比较少，主要原因在于形成纳米乳时，需用大量的表面活性剂及助表面活性剂。而这些辅料药剂学可接受的太少，目前在这方面研究的很多，但没有太大的突破。在减少辅料用量上进行的研究，也没有普遍意义上的进展。相信在不久的将来，纳米乳及自纳米乳作为给药系统会有一个突破性进展，在药剂学中的应用将会越来越多。

第五节 复 乳

一、基本概念

1. 定义

复乳是复合型乳剂的简称，又称多层乳剂、多相乳剂，是将水包油或油包水初乳经过二次乳化进一步分散在油相或水相中形成的一种多相分散体系。在结构上主要有 W/O/W 和 O/W/O 两种类型，目前研究较多的是 W/O/W 型复乳。见图 10-7。

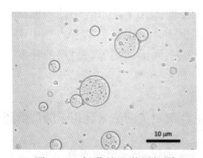

图 10-7 复乳的显微照相图

2. 特点

在复乳中，处于中间的相称为液膜，主要由溶剂和乳化剂组成，厚度为 $1 \sim 100\mu m$，多数在 $10\mu m$ 左右。液膜是一层容易发生物质迁移的薄膜，可用于物质的分离、提取、固定酶等。

复乳的内相和外相被液膜分隔开来，可由不同的水相或油相组成，在各相中可溶解不同的药物，故复乳可以运载水溶性、脂溶性药物，也可运载油、水中均有一定溶解度的药物，可将其作为一种新型的释放系统有效地控制药物的扩散速率，避免药物在胃肠道环境中被破坏，增加药物的稳定性，同时可掩盖药物的不良气味，在体内具有淋巴系统的定向作用，同时与癌细胞有较强的亲和性，具有靶向性。

但复乳属于热力学不稳定体系，其稳定性问题已成为跨越试制和应用之间的最大障碍。为此，国内外学者从不同角度对提高复乳的稳定性进行了广泛探讨。

二、影响复乳稳定性的因素及提高其稳定性的方法

由于 W/O/W 型复乳研究应用较多，对其稳定性研究也较为全面。其失稳的途径主要有絮凝、聚结和分层；内水珠的奥氏熟化或相互聚结；油膜破裂和聚结成油滴，内外水相合并；在复乳的物理状态维持稳定的情况下，内外水相的物质透过油膜而相互传递。复乳的不稳定性限制了其在各个领域的广泛应用，因而，研究影响复乳稳定性的因素及提高复乳稳定性的方法已成为近年来的研究热点。

1. 乳化剂

常用二步乳化法制备复乳，即用油溶性的非离子型乳化剂(乳化剂 I)先制得 W/O 型初乳，再用水溶性的非离子型乳化剂(乳化剂 II)的水溶液与初乳制得 W/O/W 型复乳。乳化剂 I 和 II 的用量、种类、HLB 值对复乳的稳定性均有显著影响。

(1)乳化剂 I 的影响。

有人以液状石蜡作油相，以不同配比的失水山梨醇单油酸酯-聚山梨醇组成乳化剂 I、II，制备 W/O/W 型复乳，发现乳化剂 I 的 HLB 值对复乳的形成影响大，一般控制在 $4.5 \sim 6.0$，而乳化剂 II 在实验 HLB($11 \sim 15$)范围内影响不大。同时乳化剂 I 的浓度也是影响乳滴破裂的主要因素之一。有人以盐酸麻黄碱为模型药物，液体石蜡为油相，失水山梨醇单油酸酯和硬脂酸甘油酯为乳化剂 I，1.0%聚山梨醇为乳化剂 II，并控制乳化剂的浓度为 $10\% \sim 20\%$，制备 W/O/W 型复乳。实验表明，乳化剂 I 的浓度越高，乳滴破裂的速度越慢。这是由于乳化剂 II 对乳化剂 I 的增溶作用随乳化剂 I 的浓度增加而减小，乳滴不易破裂而转相。但乳化剂 I 的用量过高，对乳化剂 II 也有增溶作用，从而使乳化剂 II 超过临界胶束浓度，易引起反胶束扩散控制的转运作用，使复乳不稳定，因此乳化剂 I 的选用要适量。

(2)乳化剂 II 的影响。

乳化剂 II 的类型对复乳的稳定性影响很大，在选用时应考虑其与构成界面膜的物质间的相互作用。有研究分别将 HLB 较高的表面活性剂十二烷基硫酸钠(SDS)与甜菜碱作为乳化剂 II 制备 $W_1/O/W_2$ 型复乳，发现 SDS 能使吸附在油膜上的物质产生转移，并对油膜产生乳化作用而使其破裂，且其浓度越高，复乳越易转变为简单乳 O/W_2。而甜菜碱对 O/W_2 型

界面的表面活化作用比 SDS 弱，即使 W_2 中氯化钠浓度高达 16%，复乳仍然稳定。

（3）应用复合乳化剂。

不同性质的乳化剂以恰当的比例混合使用可合理调整乳化剂的 HLB 值和乳剂的稠度，使乳剂稳定。如将双肼达嗪作为模型药物，以异己基癸烷或液体石蜡作为油相，聚酯 Hypermer A60（HLB = 6）和脂肪酸甘油酯-聚三梨醇酯的混合乳化剂 Arlacel 1689（HLB = 3.5）为乳化剂 I，泊洛沙姆 407（HLB = 22）为乳化剂 II 制备复乳，在初乳中 Arlacel 1689 占 3.2% 时，复乳最稳定。再如以轻质矿物油为油相，黄原胶为外水相增稠剂，当乳化剂中的甜菜碱与十二烷基硫酸钠的比例高于 66% 时，该复乳体系具有长期稳定性，220d 后内水相的液滴大小和外观均未变化。此外将聚合表面活性剂与一些传统的单体乳化剂复配也可稳定复乳，如当研究用十六烷基二甲基硅氧烷共聚物（5% Abil EM90）作为乳化剂 I 制备的 W/O/W 型复乳，卤化物、盐酸麻黄碱和硝酸钾的释放机制时，发现与 10% 司盘-80 配合使用时，因形成反相胶团能更好地控制物质释放。

（4）乳化剂的浓度和类型对界面膜强度的影响。

制备出的 W_1/O 初乳是否稳定对复乳的稳定性至关重要，W_1/O 初乳界面必须具备可承受一定的压力、膨胀性强，并能牢牢吸附表面活性剂等优点。有人以三酰甘油为油相，Abil EM90 为乳化剂 I，0.66% 的聚乙二醇-20% 大豆甾醇和 1.34% 的苄泽 58 为乳化剂 II，制得硫酸镁的 W/O/W 复乳，研究发现随着 Abil EM90 浓度的增加，W_1/O 界面膜的膨胀性增强，界面膜更加稳定，从而导致硫酸镁的释放速率降低。在 O/W_2 界面处两种乳化剂的相互作用可以影响界面膜稳定，有研究发现若将在 W_1/O 处的低 HLB 值的乳化剂置换为高 HLB 值的 SDS，则乳滴会破裂；若在 W_2 中添加高 HLB 值的表面活性剂，则即使 W_1/O 界面处的低 HLB 值表面活性剂被 SDS 置换，乳滴也不会破裂。这是由于低 HLB 值和高 HLB 值乳化剂之间产生相互作用，使界面膜稳定。使用聚合乳化剂形成凝聚膜结构也可提高复乳的稳定性，如 Abil EM90 不仅能够形成极好的界面膜材料，而且能够稳定所形成的膜，减少溶剂在界面膜间的转运。

（5）增加乳化剂在界面膜上的覆盖率。

有人研究油水界面乳化膜上的吸附/解析特征，发现油相或乳化剂中含有的不饱和烃的复乳体系高度不稳定，这是由于不饱和键不能形成充实严密的界面膜，使得膜上所吸附的低 HLB 值乳化剂被高 HLB 值乳化剂溶解，使得乳化剂不能有效地覆盖界面膜，影响界面膜强度，导致复乳不稳定。通过添加胶体微粒形成更强的乳化膜，也可稳定复乳。有人研究了仅靠固体微粒吸附在油水界面上而稳定的乳液体系的制备和特点，发现用两种吸湿性相差不大的二氧化硅微粒分别稳定 W_1/O 界面和 O/W_2 界面，复乳稳定性得以提高。这是由于胶粒的弱絮凝作用，能吸附在油水界面处形成非常稳定的界面膜。

2. 油相

（1）油相性质的影响。

制备复乳的油可以是矿物油、植物油中的一种，也可以是它们的混合物。如以聚山梨醇和失水山梨醇单油酸酯作乳化剂 I，豆磷脂作乳化剂 II，制得甘草酸单胺盐 W/O/W 型复乳，筛选了菜籽油、麻油和大豆油等植物油，其中精制豆油制得的初乳最为稳定。也可通过在油相中添加触变材料、改变油相的黏性等方法改变油相的性质，以此来提高复乳的稳定性。有研究选用能使油相产生触变性的胶凝剂 AS 制备依托泊苷复乳，结果所得的初乳乳滴小而均匀，乳剂静置时油相呈凝胶化，一经振摇乳剂即可流动。这种现象可降低乳滴的聚集和合并，减缓因渗透和电解质的迁移造成的稳定性问题，有利于乳剂在贮存期中保持稳定。有人以高黏度的碘化油形成碘化油-豆油混合物为油相，制备出的万古霉素复乳稳定性很好，在 7d 之内仅释放 5% 的药物。此外，也有报道添加载体、配位剂等来改变油相性质的设想。

（2）油相浓度的影响。

油相所占比例在一定程度上决定复乳的稳定性。以异己烷为油相，以 3.1% 氯化钠溶液为内水相，以 1.3% 氯化钠溶液为外水相，研究发现，当控制油量占复乳总量的 19%~22% 时，复乳的稳定性随油相比例的增加而提高。

3. 制备工艺

（1）制备工艺参数的影响。

在制备中超声时间、搅拌时间和搅拌速率等均会影响复乳的稳定性。当将初乳乳滴分散到水相制备复乳时，若搅拌过久或过猛，油滴可能会部分破裂，内外水相合并。有研究表明初乳乳滴粒径大小随超声时间的延长而减小，在 120s 时达到最小，但其稳定性相当差。若再在 20000r/min 下匀化 10min，所得初乳在 4℃ 下可稳定 1 个月。有研究在（36±1）℃ 下，固定第一次超声时间为 120s，研究第二次超声时间对复乳稳定性的影响，发现第二次超声时间越长，复乳相转变越慢。

（2）应用膜乳化法。

近年来另一种二步乳化法，即膜乳化法日益得到研究者的关注。该法是将 W/O 型乳剂通过施加一定的压力穿过 Shiran 微孔玻璃（SPG）膜进入外水相中而制成 W/O/W 型复乳。SPG 膜可控制乳滴粒径大小，使乳滴在连续相中呈单层分散性分布，从而提高稳定性。有人应用此技术包裹药物治疗肝癌，制备出的复乳稳定性增加，药物疗效提高。原理见图 10-8。膜乳化方法制备乳状液的显著优点是剪切力小，对蛋白等活性物质的物化性质和分子结构影响较小。此外，用膜乳化方法制备的聚乳酸微球、乳酸-羟基乙酸共聚物微球、白蛋白微球、海藻酸钙微球，因具有良好的生物相容性在药物控释领域有着广泛的应用。

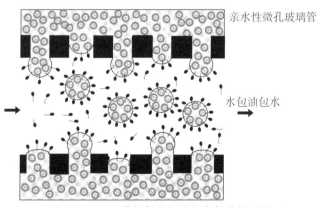

图 10-8　SPG 膜制备水包油包水复乳原理图

4. 内水相

(1)抵制拉普拉斯(Laplace)压力。

分散的乳滴弯曲产生的 Laplace 压力是导致复乳不稳定的主要原因之一。有研究发现在内水相中加入少量电解质或油不溶性溶剂，均可抵制 Laplace 压力，起到稳定复乳的作用。

(2)维持内外水相的渗透压平衡。

内外水相间存在的渗透压差可能使溶剂透过油层内流或外流，使复乳破裂或转相，因此通过维持内外水相的渗透压平衡可稳定复乳。渗透压不仅是水在两相中转运的动力，还可促进 W_1/O 界面表面活性剂的水合作用，以及 O/W_2 界面表面活性剂的脱水作用，但也降低了复乳界面膜的稳定性。有实验研究表明在轻质矿物油/Abil EM90/SDS/甜菜碱系统中，当内水相氯化钠浓度为 9%(质量比)时，复乳最稳定。

(3)内水相固化。

内水相利用高浓度的高分子材料如明胶等做成含药的油包微球乳剂，即 S/O，进一步乳化成 S/O/W 型的复乳，可有效地阻止内相乳滴间的聚合，提高稳定性。有人以该法制得的平阳霉素缓释亲淋巴复乳，4℃时在 4d 内稳定，室温样品 24h 内未见明显变化。

(4)采用聚合凝胶法。

聚合凝胶法通过使内水相凝胶化，避免了液膜的破裂和内水相的渗漏，从而提高复乳的稳定性。有人利用甘草酸单铵盐在热水中易溶，稍冷即呈凝胶状的溶解特性，将其作为复乳内水相，制得的复乳在 4℃冷藏很稳定，贮存 6 个月以上，外观和显微结构也未见明显改变。

5. 稳定剂

可在内外水相中加入高分子物质作为稳定剂，如在外水相中添加增稠剂黄原胶，使 W_1/O 与 W_2 两者之间的黏度比约为 1，因此初乳能够很好地分散于外水相中，且因增稠剂的触变性阻止了相分离，复乳的稳定性大为提高。有研究制备依托泊苷复乳，结果表明单用 PEG400 或用 30%的 PEG400 作为内水相溶媒不能制得初乳，加入羧甲基纤维素或羧甲基甲壳素则可形成较稳定的初乳。

W/O/W 型复乳应用潜力大，在药物缓控释和生物靶向性分布等领域中具有独特优越性。然而其属于热力学不稳定体系，不稳定性成了阻碍该剂型走向产业和市场的最主要原因。目前国内外尚未有复乳产品上市，但通过调整乳化剂、油相、制备工艺、内水相、稳定剂等影响复乳稳定性的因素，并借助科学的评价和分析方法，可逐步地解决这一问题。

三、复乳在药剂学中的应用现状

1. 作为药物缓控释系统

采用 W/O 型乳状液作分散相的 W/O/W 型复乳在抗癌药物缓控释及靶向方面的应用有很多报道，将水溶性抗癌药物分散到油相中，通过超声等方法形成亚微米级的 W/O 型初乳，再通过亲水性 SPG 膜分散到外水相葡萄糖溶液中，形成 W/O/W 型抗癌药物复乳，把它用于动脉注射治疗肝癌，临床试验效果明显。有人分别制备了包埋万古霉素、阿糖胞苷、5-氟尿嘧啶等的 W/O/W 型复乳，也有人先制备了平阳霉素明胶微球乳剂 S/O，再分散于 1% 明胶水溶液中，形成 S/O/W 型复乳，动物实验表明其体内释药平稳持久，具有良好的淋巴亲和性，并可降低其肺毒性，流动性及通针性均较好。

复乳在药物控释系统中的另外一个应用就是制备载药微球或微囊、脂质体、纳米粒等。将水溶性药物（包括蛋白、多肽）分散到内水相中，包囊材料如聚乳酸及其共聚物、聚己内酯、乙基纤维素等溶解在低沸点油相中，高速搅拌或超声乳化形成初乳，初乳通过亲水膜分散到外水相中得到 W/O/W 型复乳，通过稀释、加热或减压等方法除去溶剂，得到载药微球或微囊。

有人制备了丹皮酚 W/O/W 型复乳型凝胶。采用司盘-80 和三乙醇胺皂为复乳的乳化剂，以羧甲基纤维素钠（CMC-Na）和聚乙烯醇（PVA-124）作为混合型亲水性凝胶基质。结果表明，制得的丹皮酚 W/O/W 型复乳凝胶，药物浓度高，不易挥发，作用持久，成膜性好，具有缓释作用。

有人建立了水包油包水（$W_1/O/W_2$）多乳液制备丝素蛋白（SF）微球的方法，提高了载药量和载药效率。SF 和地塞米松磷酸钠（DSP）为水相（W_1），液体石蜡为油相，异丙醇为另一个水相（W_2），SF 微球载药量为 $28.45 \sim 79.21\mu g/mg$，载药效率为 $30.80\% \sim 87.16\%$。在体外测量微球的药物释放曲线，当异丙醇与 SF 比低于 3:1 时，爆破释放显著，但载药量和载药效率较高；当配比高于 4:1 时，其载药量和效率较高，连续释放效果明显；当比例为 4:1 时，也表现出一定的连续释放效果。

2. 用作人造红细胞的载体

有研究以单甲氧基聚乙二醇聚乳酸共聚物（PELA）为膜材，用 W/O/W 的复乳-溶剂扩散法制备了包埋牛血红蛋白（BHb）的微胶囊作为人造红细胞。研究发现复乳过程搅拌分散速率、有机溶剂种类和固化方法对 BHb 活性有明显影响。当搅拌分散速率小于 9000r/min，以乙酸乙酯为有机相时，采用复乳-溶剂扩散法包埋 BHb 的过程对 BHb 活性无明显影响。当搅拌分散速率高于 12000r/min 时，BHb 活性降低。复乳-溶剂扩散法制备微胶囊过程中固化液体积与微胶囊中 BHb 活性密切相关，通过增大固化液和复乳液的体积比可较好地保持 BHb 的活性。最后制得了粒径 $10\mu m$ 左右、包埋率 93%、P_{50} 和 Hill 系数均接近于天然 BHb 的微胶囊。

3. 胃肠道解毒剂的载体

有人研发成功了辅助治疗尿毒症的新型药物，即载药复乳。该技术是将膜分离技术与吸附分离技术结合起来创新设计的一种新型药物，经口服通过胃肠道专一、快速地清除尿毒症患者体液中的毒性物质（尿素、肌酐等），作为一种辅助治疗尿毒症的方法，可有效地减少患者血液净化的次数，其费用只相当于血液净化的十分之一。体外实验结果表明，该复合乳剂对尿毒素的清除量及清除尿毒素的选择性都明显优于国内外同类产品，分离平衡所需的时间也只有同类产品的六分之一，并解决了对毒性物质的选择性及药物副作用等问题。动物试验（300 只大鼠）结果表明，对尿素氮、肌酐和尿酸的清除率都在 30% 以上，最高的清除率达到 80%，清除量是现国内产品的 30 倍和国外产品的 10 倍以上；清除分离的速率也提高 1 倍左右，各项指标均高于国内其他同类药物。未观察到对胃肠道的副作用（而其他药物均出现明显的胃肠道反应），动物治疗的有效率均高于其他同类药物。该复合乳剂使用的材料均为无毒或低毒，而低毒材料由于受到膜的保护不对人体造成危害。该产品外观为乳白色乳状黏稠液体，日服剂量每人每日 5g 左右。口服后通过肠道的毛细管与血液中的毒性物质进行交换，清除患者血液中的毒性物质。其分离原理为选择性物理转移和选择性化学亲和吸附。

◎ **参考文献**

［1］杨丽. 药剂学［M］. 北京：人民卫生出版社，2011.

［2］崔德福. 药剂学［M］. 7 版. 北京：人民卫生出版社，2011.

［3］方亮. 药剂型［M］. 3 版. 北京：中国医药科技出版社，2016.

［4］国家药典委员会. 中华人民共和国药典 2015 年版［M］. 北京：中国医药科技出版社，2015.